国家科学技术学术著作出版基金资助出版

中国民族医药学会图书出版规划项目

中国藏药资源 ITS2 鉴别

第一辑

钟国跃　王晓云　吴　波　主编

北京科学技术出版社

图书在版编目（CIP）数据

中国藏药资源 ITS2 鉴别 . 第一辑 / 钟国跃，王晓云，
吴波主编 . —北京 : 北京科学技术出版社 , 2023.1
ISBN 978-7-5714-2635-4

Ⅰ . ①中… Ⅱ . ①钟… ②王… ③吴… Ⅲ . ①藏医—
中药资源—中药鉴定学—中国 Ⅳ . ① R291.4

中国版本图书馆 CIP 数据核字（2022）第 202149 号

策划编辑：侍 伟
责任编辑：侍 伟 李兆弟 吕 慧
责任校对：贾 荣
图文制作：樊润琴
责任印制：李 茗
出 版 人：曾庆宇
出版发行：北京科学技术出版社
社 址：北京西直门南大街16号
邮政编码：100035
电 话：0086-10-66135495（总编室） 0086-10-66113227（发行部）
网 址：www.bkydw.cn
印 刷：北京捷迅佳彩印刷有限公司
开 本：889 mm × 1 194 mm 1/16
字 数：677千字
印 张：30.75
版 次：2023年1月第1版
印 次：2023年1月第1次印刷
ISBN 978-7-5714-2635-4

定 价：498.00元

序

藏医药具有悠久的历史，在医药理论、诊疗技术、药用资源、药物炮制加工和临床应用方面具有显著特色，是我国具有代表性的少数民族医药之一，不仅在历史上为藏族聚居区各族人民的医疗保健、民族繁衍做出了重要贡献，而且至今仍在藏族聚居区的医疗体系中发挥着重要的作用，并正在逐步走出藏族聚居区，走向世界。

藏药是在藏医药理论指导下，用于疾病防治、养身保健的药物，主要来源于动物、植物、矿物及其加工品。藏药材在来源和产地上表现出明显的地域性和多元化特点，大致可以分为三大类。第一类为主要（或仅）产自我国青藏高原的药材，第二类为产自我国青藏高原以外区域的药材，第三类为进口药材。第一类药材多为藏医传统使用的特色药材品种，构成了藏药的主体；第二类和第三类药材主要是藏医药在发展历史过程中，借鉴、吸纳的其他传统医学使用的药材，如阿育吠陀医学、阿拉伯医学和中医学等使用的药材。据文献记载和初步调查显示，藏药资源有 3 000 余种，其中植物类药物资源约占 80%。目前，藏医医疗机构实际使用的医院制剂和藏药制药企业生产较多的成方制剂约有 1 150 个（独立处方），制剂处方中使用的藏药材品种有 500 余个，涉及植物类资源物种约 650 种（含种下分类等级），其中，有 70% ~ 80% 是主要分布于青藏高原的特色藏药资源。在药材生产和资源利用方面，绝大多数特色藏药材主要来源于野生，由各地藏医医疗机构和藏药制药企业委托农牧民采集，或者自行组织人员采集。由于青藏高原地域辽阔、地形地貌复杂多样，不同区域分布的药用资源物种具有较大差异，加之不同医师对古籍记载药物的认识存在差异，使得各地采集、使用的药材品种和基原表现出较明显的地域性特点，同属或不同科、属的多种植物作为同一药材基原使用，地方习用品和替代品较多，药材"同名异物""同物异名"

的现象较为常见。

药材基原准确是保证药材质量和临床用药安全有效的基本前提。传统的药材鉴定方法主要有"基原鉴定"（基于形态学特征的传统分类学物种鉴定）、"性状鉴定"（基于药材性状特征的鉴定）、"显微鉴定"（基于药材组织、粉末等显微特征的鉴定）和"理化鉴定"（基于药材所含化学成分理化特性的鉴定）等。药用资源的药用部位多样，药材经干燥或加工后也常存在形态变化或破损，这给基原鉴定带来了困难，传统的鉴别方法存在一定的局限性。近年来，采用分子生物学技术，利用生物物种遗传特征鉴定物种的方法得到了快速的发展和应用。其中，基于DNA条形码（DNA barcoding）的物种鉴定是应用较为广泛的方法之一。DNA条形码是指生物体内能够代表该物种、有足够多变异、易扩增且相对较短的DNA片段。2003年，加拿大动物学家Paul Hebert提出，生物的一段DNA标准序列（即DNA条形码）可以作为物种的条形编码，实现对物种快速、准确的鉴定。此后，从单条DNA条形码的开发，到多条DNA条形码的组合和筛选，再到细胞器"超级DNA条形码"，利用DNA条形码鉴定物种的研究得到了快速的发展。从生物整体或局部获得DNA条形码，通过建立的物种DNA条形码数据库，将鉴定对象的DNA条形码在数据库中进行比对，即可鉴定物种。该方法具有快速、简便、准确的特点，可为解决传统的形态分类学难题提供分子证据。我国学者陈士林通过对5万余份植物样本的研究，建立了以内部转录间隔区2（internal transcribed spacer 2，ITS2）序列为核心、psbA–trnH序列为辅助的植物DNA条形码鉴定体系，在国际上获得了广泛的认同，并构建了"中药材DNA条形码鉴定系统"，为中药材的基原鉴定提供了有力的工具。

藏药材中常见的地方习用品和替代品是藏医学发展过程中，药材品种和药用资源不断发现、积累和丰富的反映。开展藏药材品种的基原鉴定与整理，不仅是规范临床用药、保障用药安全有效的需要，而且对藏药资源的发掘和合理保护利用具有重要的意义。同时，特色藏药材多产自青藏高原，关于特色藏药材资源物种及其分布、生药学鉴定、化学成分等基础研究的资料积累不足，这使仅以传统方法鉴定藏药材基原物种变得更为困难。采用DNA条形码技术进行鉴定，可为传统鉴定方法提供有效的补充。鉴于此，编者在长期开展藏药资源调查和品种整理研究的基础上，结合"十三五"国家重点研发计划"中医药现代化研究"专项"藏、蒙、维等民族药资源信息化共享平台构建、品种整理及繁育保护技术研究"项目（2019YFC1712300）的实施，采用DNA条形码技术对收集到的藏药材样品进行了基原物种鉴定研究，并撰成本书。

编者计划撰写系列著作，分3辑，以藏药资源物种或藏药材名称为条目。本书（第一辑）共收载184条，涉及样品500余份，包括自采样品和商品药材，其中多数为常用特色藏药材。每一条目的内容包括基原物种或药材的名称（中文名及其汉语拼音、藏文名及其音译名）、原植物或药材图片、ITS2条形码序列、藏医药用情况，以及藏药材品种、近缘基原物种或同类药材品种的不同基原物种等的简要信息。为提高本书的使用价值，编者在介绍藏药资源物种与药材基原植物的ITS2条形码序列信息的基础上，同时说明了条目藏药资源物种与药材基原植物的ITS2序列与"NCBI数据库"和（或）"中药材DNA条形码鉴定系统"中收录物种序列比对的结果，供读者参考、使用。

本书是江西中医药大学、江西民族传统药现代科技与产业发展协同中心和重庆市中药研究院长期开展的民族药资源研究的结晶。本书研究样品的收集得益于中华人民共和国科学技术部、国家自然科学基金委员会和国家中医药管理局等的科研项目的资助，还得到了西藏藏医药大学、西藏自治区藏医院、青海省藏医院、太极集团和西藏奇正藏药股份有限公司等单位的大力协助。同时，本书的出版得到了国家科学技术学术著作出版基金的支持，在此一并表示衷心的感谢。

藏药资源种类丰富，独具特色。然而藏药材品种及其基原极为复杂，样品收集与相关调查的难度也较大。限于研究样品的局限性和编写人员的学术水平，书中难免存在错误和疏漏之处，敬请各位同仁赐教。

编 者

2022年6月

凡 例

——•·•·——

1. 收录内容

本书收录了藏药资源物种或药材基原植物的 ITS2 条形码序列，ITS2 条形码序列均来自编者的研究资料。实验材料包括自采样品（包括对口药材及同时采集的腊叶标本）和从药材市场、藏医医疗机构、制药企业等收集的商品药材样品，共计约 500 份。实验材料保存于江西中医药大学中药标本馆。

2. 物种学名的确定

（1）自采样品物种学名。根据与自采对口药材同时采集的腊叶标本的植物形态分类学鉴定结果确定物种学名；当与 DNA 条形码鉴定结果不一致时，采用植物形态分类学鉴定结果。

（2）商品药材的基原物种学名。①当生药学基原鉴定能确定药材样品的基原物种时，根据生药学基原鉴定结果确定基原物种学名；与 DNA 条形码鉴定结果不一致时，采用生药学基原鉴定结果；②当生药学基原鉴定未能确定药材样品的基原物种，但与 NCBI 数据库（https://www.ncbi.nlm.nih.gov/）或者中药材 DNA 条形码鉴定系统（https://www.tcmbarcode.cn/chinz/）比对，可获得 ITS2 序列相似度超过 90% 的物种（通常为多个物种）信息时（在 附 注 中注明比对结果），结合参考文献记载的该药材的基原物种信息，取同种或同属数种暂定其可能的基原物种学名，以供参考；③当生药学基原鉴定未能确定药材样品的基原物种，且 ITS2 序列相似度超过 90% 的物种未见作为该药材基原的文献记载时，则在 ▶ **基　　原** 中注明"不明"，读者可参考 附　　注 内容考虑是否可能为其他基原物种。

3. 条目名称的确定

以物种（自采样品）或药材（商品药材）名称为条目名；若商品药材的基原物种与自采样品物种相同，则合并为 1 条，以自采样品物种名称为条目名。物种名称包括物种中文名（使用《中国植物志》记载的物种中文名）及其汉语拼音、藏药材藏文名及其音译名（参考有关标准、专著中使用的名称）。药材名称包括藏药材中文名及其汉语拼音、藏文名及其音译名（参考有关标准、专著中使用的名称）。

4. 排序

按条目名称汉语拼音排序。

5. 条目内容

▶ **材　　料**　包括实验材料的来源及凭证标本信息。凭证标本信息通常包括采集号（或收集号）、馆藏标本号。部分自采对口药材直接用于实验而未交标本馆保存，故缺馆藏标本号；部分市场收集的药材未编号，仅收录馆藏标本号。

▶ **基　　原**　物种中文名和拉丁学名使用《中国植物志》记载的名称。鉴于藏医药专著、有关药材标准中使用的学名存在与《中国植物志》不一致的情况，必要时列出异名，以便读者对照查阅。未能确定基原者，记为"不明"。"（）"中的百分数为实验材料的 ITS2 序列与 NCBI 数据库或中药材 DNA 条形码鉴定系统比对得到的与该物种或其他物种的 ITS2 序列的相似度（四舍五入取整数）；若无，则是指 NCBI 数据库或中药材 DNA 条形码鉴定系统中无该物种的 ITS2 序列信息，或经比对未得到相应信息。若基原物种有来自不同采样地的多个样品，可能得到多条有差异的 ITS2 序列（通常仅数个碱基有差异），则随机取 1 条序列进行比对。

▶ **形态特征**　主要参考《中国植物志》。未能确定基原物种者则无该内容。另附有植物图片和（或）药材图片。

▶ **药材音译名**　列出条目中药材藏文名的音译名。鉴于不同专著、标准中使用的音译

2

名常有差异，仅列出主要音译名，以便读者查找。

▶ **药用部位** 主要参考有关专著、标准。

▶ **功能主治** 主要参考有关专著、标准。对于有多个药用部位的物种，有文献依据者分别列出各药用部位的功能主治，无文献依据者不区分药用部位。藏药材中同物异名（即同一物种被作为不同的药材的基原使用）的现象较为常见，为便于读者使用，根据文献记载，将部分物种作为不同药材时的功能主治列出。因缺乏文献记载依据，对于部分物种，该项仅列功能或主治的内容。

附 注 主要介绍藏医药古籍、现代文献记载的与本条目相关的藏药材的品种划分、基原物种、标准收载情况等，为读者进行药材基原的 DNA 条形码鉴定提供基原物种信息参考；说明 ITS2 条形码序列比对结果；对于经生药学基原鉴定未能确定基原物种的药材样品，简要说明确定基原的依据。文中出现的藏药材的音译名主要参考相关藏药标准及专著的记载。鉴于藏药材音译名尚无统一的规范名称，且各地藏语发音存在地方特点，不同文献所载名称的汉文用字也有差异，本书仅列出常见名称。同时，本书对于参考文献中记载的藏文名进行了校对、修订，部分难以判断是否有误的藏文名则予以保留，以如实地反映文献的记载。

6.ITS2 条形码序列 / 简并序列

列出实验材料的 ITS2 序列、柱形图及二维码。若有多个样品且不同样品的 ITS2 序列有差异时，则给出简并序列，并分别附上各样品的二维码。简并碱基符号见表 1。

表 1 简并碱基符号

符号	代表碱基	符号	代表碱基	符号	代表碱基
R	A/G	S	G/C	V	G/A/C
Y	C/T	W	A/T	D	G/A/T
M	A/C	H	A/T/C	N	A/T/C/G
K	G/T	B	G/T/C	–	缺失

对于未确定基原物种的商品药材，也列出其 ITS2 序列，以供参考。

7. 文献

本书参考的有关标准名称缩写如下。

《中国药典》:《中华人民共和国药典》(历版,国家药典委员会编,化学工业出版社或中国医药科技出版社出版)。

《部标藏药》:《中华人民共和国卫生部药品标准·藏药》(第1册)(1995年版,中华人民共和国卫生部药典委员会编,青海人民出版社出版)。

《藏标》:《藏药标准》(第1版:第1、2分册合编本)(1979年版,西藏、青海、四川、甘肃、云南、新疆卫生局编,青海人民出版社出版)。

《青海藏标》:《青海省藏药标准》(1992年版,青海省卫生厅编,出版社不详)。

《西藏藏标》:《西藏自治区藏药材标准》(第1~2册)(2012年版,西藏自治区食品药品监督管理局编,西藏人民出版社出版)。

《四川藏标》:《四川省藏药材标准》(2014年版,四川省食品药品监督管理局编,四川科学技术出版社出版)。

8. 索引

本书书末附有资源物种的中文名拼音索引、拉丁学名索引及药材的藏文名索引。

目　录

阿尔泰狗娃花	陆穹
Aertaigouwahua	ལུག་ཆུང་།

▶ **材　　料**

药材标本采集自青海省玉树藏族自治州玉树市仲达乡，采集号 2011134（馆藏标本号 003728）。

▶ **基　　原**

菊科植物阿尔泰狗娃花 *Heteropappus altaicus* (Willd.) Novopokr.（99%）。

▶ **形态特征**

多年生草本，有横走或垂直的根。茎直立，高 20 ～ 60 cm，稀达 100 cm，被上曲或有时开展的毛，上部常有腺，茎上部或全部有分枝。基部叶在花期枯萎；下部叶呈条形、矩圆状披针形、倒披针形或近匙形，长 2.5 ～ 6（～ 10）cm，宽 0.7 ～ 1.5 cm，全缘或有疏浅齿；上部叶渐狭小，呈条形；全部叶两面或下

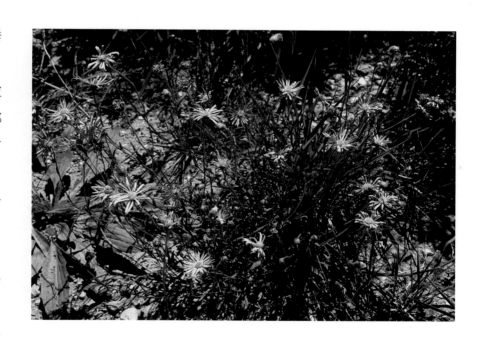

面被粗毛或细毛，常有腺点，中脉在下面稍凸起。头状花序直径 2 ～ 3.5（～ 4）cm，单生枝端或排成伞房状；总苞半球形，直径 0.8 ～ 1.8 cm，总苞片 2 ～ 3 层，近等长或外层稍短，呈矩圆状披针形或条形，长 4 ～ 8 mm，宽 0.6 ～ 1.8 mm，先端渐尖，背面或外层全部为草质，被毛，常有腺，边缘膜质；舌状花约20，管部长 1.5 ～ 2.8 mm，有微毛，舌片浅蓝紫色，呈矩圆状条形，长 10 ～ 15 mm，宽 1.5 ～ 2.5 mm；管状花长 5 ～ 6 mm，管部长 1.5 ～ 2.2 mm，裂片不等大，长 0.6 ～ 1 mm 或 1 ～ 1.4 mm，有疏毛。瘦果扁，呈倒卵状矩圆形，长 2 ～ 2.8 mm，宽 0.7 ～ 1.4 mm，呈灰绿色或浅褐色，被绢毛，上部有腺；冠毛呈污白色或红褐色，长 4 ～ 6 mm，有不等长的微糙毛。花果期 5 ～ 9 月。

▶ **药材音译名**

陆穹、美朵陆穹、露穷、鲁合琼、娄琼。

▶ **ITS2 条形码序列 / 简并序列**

CGCATCGCGTCGCTCCCACCATACCTTCCTTCGGGATGCTAGGTTGGGGGCG
GATAATGGCCTCCCGTTCCTCACGGAGTGGTTGGTCAAAATAAAAGTCCCCT
TTGATGGATGCACGACTAGTGGTGGTTGACAAAACCCGGTATTGTGTCGTGT
GTCTTGTCAAAAGGATGCAACTTAATAGACCCAACGCGTTGTCATGAAACAAC
GCATCGACCG

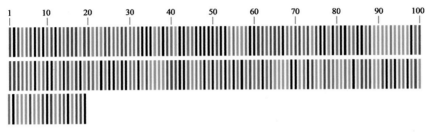

▶ **药用部位**

头状花序。

▶ **功能主治**

清热解毒。适用于"培根"病、脉热病、发
热、食物中毒。

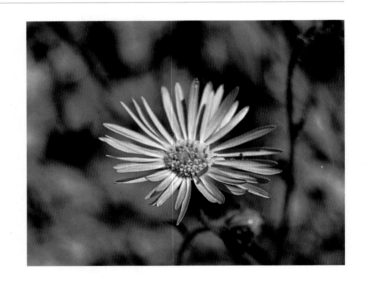

附　注

　　《四部医典》中记载有 ཨེ་ཏོག་ལུག་མིག（美多
漏梅）。《晶珠本草》记载美多漏梅为治毒症、
疫热症之药物，其种类很多。现代文献记载
的藏医所用美多漏梅类的基原涉及菊科紫菀属（*Aster*）、狗娃花属（*Heteropappus*）和飞蓬属（*Erigeron*）
的多种植物，通常将头状花序较大者称作 ལུག་མིག（露米）或 ལུག་ཆེན（露庆），将较小者称作 ལྭ་བྱ་རྩ
（陆穹）。美多漏梅的基原包括缘毛紫菀 *A. souliei* Franch.、重冠紫菀 *A. diplostephioides* (DC.) C. B.
Clarke 等多种紫菀属植物；陆穹多以灰枝紫菀 *A. poliothamnus* Diels 为正品（《青海藏标》以灰枝紫
菀 /ལུག་རུང/ 娄琼之名收载了该种），青海、云南、西藏等地部分藏医将阿尔泰狗娃花 *H. altaicus* (Willd.)
Novopokr.（*A. altaicus* Willd.）、圆齿狗娃花 *H. crenatifolius* (Hand.-Mazz.) Griers.、青藏狗娃花 *H.
bowerii* (Hemsl.) Grers.、半卧狗娃花 *H. semiprostratus* Griers. 作为陆穹的代用品，西藏藏医又称之为
ཁྱི་མིག（其米）。（参见"灰枝紫菀"条）

　　经比对，本材料的 ITS2 序列与阿尔泰狗娃花 *A. altaicus* (Willd.) Novopokr.、千叶阿尔泰狗娃
花 *H. altaicus* (Willd.) Novopokr. var. *millefolius* (Vant.) Wang[*A. millefolius* Vant.、*A. altaicus* Willd. var.
millefolius (Vant.) Hand.-Mazz.] 的 ITS2 序列（NCBI 数据库登录号分别为 LC027396、JN543709）的相
似度均为 99%。

矮紫堇

Aizijin

热衮曼巴

རེ་སྐོན་དམན་པ།

▶ 材　料

药材标本收集自四川省成都市荷花池中药材专业市场（馆藏标本号 003333、003356、003489）。

▶ 基　原

蔷薇科植物无尾果 *Coluria longifolia* Maxim.。

▶ 形态特征

多年生草本。基生叶为间断羽状复叶，长 5 ~ 10 cm；叶轴具沟，有长柔毛，上部小叶紧密排列无间隙，愈向下方则各对小叶片间隔愈疏远，小叶片 9 ~ 20 对，上部者较大，愈向下方则裂片愈小，皆无柄；上部小叶片呈宽卵形或近圆形，长 5 ~ 15 mm，宽 3 ~ 8 mm，先端圆钝或急尖，基部呈

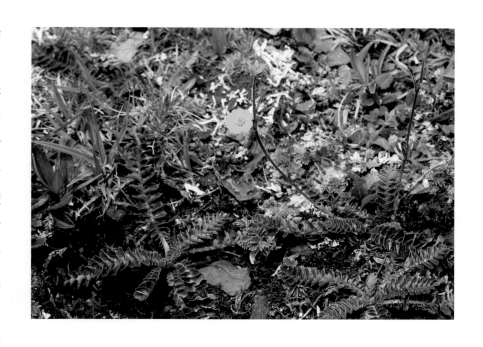

歪形，无柄，边缘有锐锯齿及黄色长缘毛，两面有柔毛或近无毛，下部小叶片呈卵形或长圆形，长 1 ~ 3 mm，宽 0.5 ~ 1 mm，呈歪形，全缘或有圆钝锯齿，具缘毛；叶柄长 1 ~ 3 cm，疏生长柔毛，基部膜质，下延抱茎；托叶呈卵形，全缘或有 1 ~ 2 锯齿，两面具柔毛及缘毛。茎生叶 1 ~ 4，呈宽条形，长 1 ~ 1.5 cm，羽裂或 3 裂。花茎直立，高 4 ~ 20 cm，上部分枝，有短柔毛；聚伞花序有 2 ~ 4 花，稀具 1 花；苞片呈卵状披针形，长 3 ~ 4 mm，具长缘毛；花梗长 1 ~ 2.5 cm，密生短柔毛；花直径 1.5 ~ 2.5 cm；副萼片呈长圆形，长约 2 mm，先端圆钝，有长柔毛及缘毛，萼筒呈钟形，长 2 mm，外面密生短柔毛并有长柔毛，萼片呈三角状卵形，长 3 ~ 4 mm，先端锐尖，外面密生短柔毛并有长柔毛；花瓣呈倒卵形或倒心形，长 5 ~ 7 mm，呈黄色，先端微凹，无毛；雄蕊 40 ~ 60，花丝呈锥形，比花瓣短，无毛，基部扩大，宿存；心皮有数个，子房呈长圆形，无毛，花柱呈丝状。瘦果呈长圆形，长 2 mm，呈黑褐色，光滑无毛。花期 6 ~ 7 月，果期 8 ~ 10 月。

▶ ITS2 条形码序列 / 简并序列

CACGTCGTTGCCCCCCTCAGCCTCCTTGGATGCTGGGTGGGACGGATGATGG
CCTCCCGTGTGCTCGGTCACGCGGTTGGCATAAAAATCAAGTCCTTGGCGAC
TGATGCCACGACAATCGGTGGTTGTCAAACCTCTGTTGCCTGTCGTGTGCGT
GCGTCGCTTAGGGCCTTGTTGCCCCATGCGCATCACTTTGTTGGTGCTATCA
ACG

▶ 药材音译名

热衮曼巴、热衮巴、热功巴、惹贡巴、热功曼
巴、惹贡曼巴。

▶ 药用部位

全草。

▶ 功能主治

清脉热、血热，散瘀血。适用于"木保"病引
起的热性病，以及脉热病、血管炎、血热病。

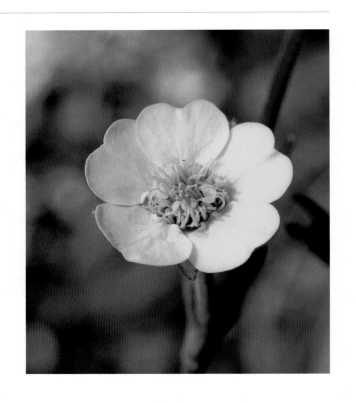

附　注

　　《晶珠本草》记载 རེ་སྐོན་པ།（热衮
巴）为干瘀血、治杂症、清脉热之药物，言其有上、下
2品。现代文献所载各地藏医使用的热衮巴的
基原较为复杂，涉及罂粟科、报春花科及蔷薇
科的多种植物。据考证，热衮巴应以罂粟科植物尼泊尔黄堇 *Corydalis hendersonii* Hemsl.（*Corydalis
nepalensis* Kitamura）、尖突黄堇 *Corydalis mucronifera* Maxim.（扁柄黄堇）等为上品 [རེ་སྐོན་ཇི་དམར།（日
官孜玛）]，《部标藏药》等也收载了这 2 种，紫堇属的部分其他种类为下品 [རེ་སྐོན་དམན་པ།（热衮曼巴），
曼巴为副品、下品或替代品之意]，而其他科属植物不宜作为热衮巴类使用。有文献记载，下品热衮
曼巴的基原为报春花科植物羽叶点地梅 *Pomatosace filicula* Maxim.，《青海藏标》将其作为热衮巴的
基原之一。但据市场调查，市场上作为热衮巴下品销售的主要为蔷薇科植物无尾果 *Coluria longifolia*
Maxim.，也有文献记载其为热功曼巴。此外，文献记载的热衮巴的基原尚有紫堇属（*Corydalis*）的其

他种类及蔷薇科羽叶花属（*Acomastylis*）和委陵菜属（*Potentilla*）的多种植物。（参见"尖突黄堇"条）

经比对，本材料的 ITS2 序列与 *Coluria elegans* Card. 的 ITS2 序列（NCBI 数据库登录号为 AJ302342）的相似度为 97%，与蔷薇科植物欧亚路边青 *Geum urbanum* L.（我国无分布）的 ITS2 序列（中药材 DNA 条形码鉴定系统登录号为 U90802）的相似度为 95%。

本材料商品名为"次品矮紫堇"，经形态鉴定，其基原为无尾果 *Coluria longifolia* Maxim.。NCBI 数据库中未见无尾果 *Coluria longifolia* Maxim. 的 ITS2 信息。《中国植物志》中未记载 *Coluria elegans* Card.，但在植物分类学上，无尾果 *Coluria longifolia* Maxim. 曾被定名为 *Coluria elegans* Card. var. *imbricata* Card.（现该拉丁学名被作为异名），也有文献记载 *Coluria elegans* Card. 的正名为无尾果 *Coluria longifolia* Maxim.，这提示上述 2 种的亲缘关系较近。

凹叶瑞香

Aoyeruixiang

森兴那玛

ཤིན་ཤིང་ལྭ་མ།

▶ **材　　料**

药材标本采集自四川省阿坝藏族羌族自治州马尔康市马尔康镇大郎足沟，采集号 2011017（馆藏标本号 003672）。

▶ **基　　原**

瑞香科植物凹叶瑞香 *Daphne retusa* Hemsl.（97%）。

▶ **形态特征**

常绿灌木，高 0.4 ~ 1.5 m。分枝密而短，稍肉质，当年生枝呈灰褐色，密被黄褐色糙伏毛，一年生枝糙伏毛部分脱落，多年生枝无毛，呈灰黑色，叶痕明显，较大。叶互生，常簇生小枝顶部，革质或纸质，呈长圆形至长圆状披针形或倒卵状椭圆形，长 1.4 ~ 4（~ 7）cm，宽 0.6 ~ 1.4 cm，先端呈

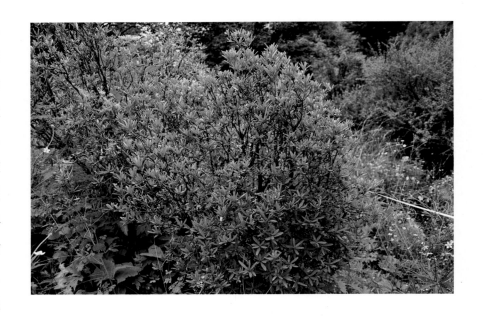

钝圆形，尖头凹下，幼时具 1 束白色柔毛，基部下延，呈楔形或钝形，全缘，微反卷，上面呈深绿色，多皱纹，下面呈淡绿色，两面均无毛，中脉在上面凹下，在下面稍隆起，侧脉不明显；叶柄极短或无。花外面呈紫红色，内面呈粉红色，无毛，芳香，数花组成头状花序，顶生；花序梗短，长 2 mm，密被褐色糙伏毛，花梗极短或无，长约 1 mm，密被褐色糙伏毛；苞片易早落，呈长圆形至卵状长圆形或倒卵状长圆形，长 5 ~ 8 mm，宽 3 ~ 4 mm，先端呈圆形，两面无毛，先端具淡黄色细柔毛，边缘具淡白色长纤毛；萼筒呈圆筒形，长 6 ~ 8 mm，直径 2 ~ 3 mm，裂片 4，呈宽卵形至近圆形或卵状椭圆形，与萼筒近等长或较萼筒长，先端呈圆形至钝形，甚开展，脉纹显著；雄蕊 8，2 轮，下轮着生于萼筒中部，上轮着生于萼筒上部 3/4 或喉部下面，微伸出或不伸出，花丝短，长约 0.5 mm，花药呈长圆形，黄色，长 1.5 mm；花盘呈环状，无毛；子房呈瓶状或柱状，长 2 mm，无毛，花柱极短，柱头密被黄褐色短绒毛。果实浆果状，呈卵形或近圆球形，直径 7 mm，无毛，幼时呈绿色，

▶ ITS2 条形码序列 / 简并序列

CGCATTGTAGGCTCTACAACAGTAATTGGTGTAGGACTGATATGGCTCTCCC
GTACTCATAGTAGTGCGGTTGGTTGAAATAGAGTAACCATTAATGTCATGTAT
TTCATGATGAGCGGTGGTTTGCCTTGGCTTGCCCTCGTTAAGTCATCATGTG
GCATGTCATTGGAGTTGGTTGCATCTGTACTGCAAACCTTTGGATGAAGATAA
TAGTACGCATTG

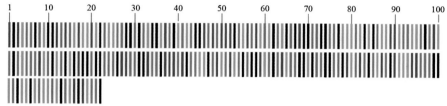

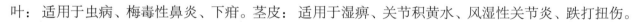

成熟后呈红色。花期 4 ~ 5 月，果期 6 ~ 7 月。

▶ 药材音译名

森兴那玛、森星那玛、深香那马、高朗巴、达合琼巴。

▶ 药用部位

果实、根、枝、叶、茎皮。

▶ 功能主治

果实：升胃温，杀虫；适用于胃寒、消化不良。根、枝、

叶：适用于虫病、梅毒性鼻炎、下疳。茎皮：适用于湿痹、关节积黄水、风湿性关节炎、跌打扭伤。

附　　注

　　《四部医典》《蓝琉璃》等记载有 ཤིན་ཏིག་ནག་པོ། （森兴那玛）；《晶珠本草》将其归于"树木类药物"的"果实类药物"中，言其为治虫病之药物。现代文献记载藏医所用森兴那玛的基原有 2 类，但对其正品基原有争议。一类为瑞香科瑞香属（*Daphne*）植物唐古特瑞香 *D. tangutica* Maxim.、凹叶瑞香 *D. retusa* Hemsl.、藏东瑞香 *D. bholua* Buch.-Ham. ex D. Don、黄瑞香 *D. giraldii* Nitsche 等，该类基原的形态与《晶珠本草》的记载相符，为正品；另一类为木犀科素馨属（*Jasminum*）植物素方花 *J. officinale* L.、西藏素方花 *J. officinale* L. var. *tibeticum* C. Y. Wu、矮素馨 *J. humile* L. 等，该类基原为攀缘状灌木，其形态与《晶珠本草》的记载不符，但与《四部医典系列挂图全集》的森兴那玛的附图（第二十八图 69、70 号图：藤本，羽状复叶，管状花）相似。

　　经比对，本材料的 ITS2 序列与瑞香属植物唐古特瑞香 *D. tangutica* Maxim. 的 ITS2 序列（NCBI 数据库登录号为 MH71096 和 MH710889）的相似度为 100%，与长瓣瑞香 *D. ongilobata* (Lecomte) Turrill 的 ITS2 序列（NCBI 数据库登录号为 MF785719）的相似度为 97%，与凹叶瑞香 *D. retusa* Hemsl. 的 ITS2 序列（NCBI 数据库登录号为 MH117508）的相似度为 97%。

八月瓜

Bayuegua

巴牙札

ན་ཡོ་པ་ཀྲི།

▶ **材　料**

药材标本采集自西藏自治区林芝市波密县易贡乡，采集号 2013299（馆藏标本号 003436）。

▶ **基　原**

木通科植物八月瓜 *Holboellia latifolia* Wall.（100%、99%）。

▶ **形态特征**

常绿木质藤本。茎与枝具明显的线纹。掌状复叶有 3 ~ 9 小叶；叶柄稍纤细，长 3.5 ~ 10 cm；小叶近革质，呈卵形、卵状长圆形、狭披针形或线状披针形，长 5.5 ~ 14 cm，宽（2.5 ~ ）3.5 ~ 5 cm，先端渐尖或尾状渐尖，基部呈圆形或阔楔形，有时近截平，上面呈暗绿色，有光泽，下面呈淡绿色，侧脉每边 5 ~ 6，至近叶缘处网结，

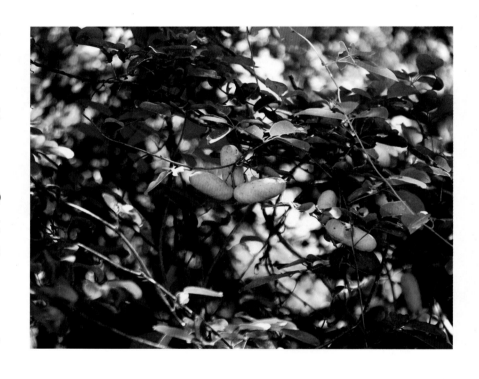

与中脉及纤细的网脉均于下面显著凸起，小叶柄纤细，长 2 ~ 4 cm，中间 1 最长。数朵花组成伞房花序式总状花序；总花梗纤细，长 1 ~ 3.5（~ 5）cm，数枚簇生叶腋，基部覆以阔卵形至近圆形芽鳞片。雄花呈绿白色；外轮萼片呈长圆形，长 12 ~ 15 mm，宽 4 ~ 5 mm，先端钝，内轮萼片较狭，呈长圆状披针形，先端急尖；花瓣极小，呈倒卵形，长不及 1 mm；雄蕊长约 12 mm，花丝呈线形，长约 7 mm，稍粗，花药长约 5 mm，先端具短凸头，退化心皮小，呈卵状锥形，长约 1.5 mm。雌花呈紫色；外轮萼片呈卵状长圆形，长约 22 mm，宽 7 ~ 8 mm，内轮萼片较狭且较短；退化雄蕊小，花药呈棒状；花瓣小；心皮呈长圆形或圆锥状，柱头无柄，偏斜。果实呈不规则长圆形或椭圆形，成熟时呈红紫色，长（3 ~ ）5 ~ 7 cm，直径 2 ~ 2.5 cm，两端钝而先端常具凸头，外面密布小疣凸；种子多数，呈倒卵形，种皮呈褐色。花期 4 ~ 5 月，果期 7 ~ 9 月。

▶ ITS2 条形码序列 / 简并序列

AGCATCGCGTCACCCCCGACTCCGTCGTCTCACCGCGAGATCCCCCGGAGC
CGCGTGGGTGGAGATTGGCCCCCGTGCGTCGCGCGCGGTCGGCCCAAAAA
CGAGCCCTCGACGGCCGGTGTCACGATCAGTGGTGGTTGACGTGCCTCTTTT
CGAAGATGGATGTCGTGCCCGCCGCGTCGTCGAACGGGCCATCCGGACCTTG
TTGGTGCTCACTGAGCACTCGTCCTG

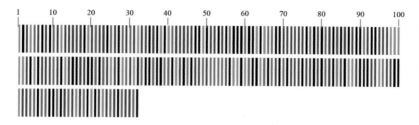

▶ 药材音译名

巴牙札。

▶ 药用部位

果实。

▶ 功能主治

活血、通淋、利产、止痛。适用于难产、
淋病、风湿痛、肢体湿疹;外用于虫蛇
咬伤。

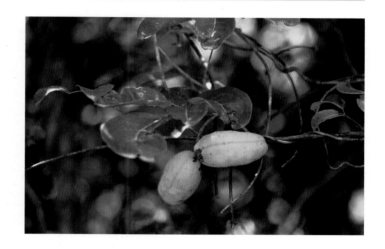

附 注

藏医药用八月瓜 *H. latifolia* Wall. 的记载见于现代文献, བ་ཡོལ་རྩེ། 系汉文名"八月瓜"的音译藏文名。该种在西藏东南部地区又被称为 གཡའ་ཅུང་མ། (嘎叶壮玛)。

经比对,本材料的 ITS2 序列与八月瓜 *H. latifolia* Wall. 的 ITS2 序列(NCBI 数据库登录号为 MF785608 和 MH270479)的相似度为 100% 和 99%,与 *H. angustifolia* Wall. subsp. *angustifolia*(NCBI 数据库登录号为 AY029790,《中国植物志》中未记载该亚种,但记载了狭叶八月瓜 *H. latifolia* Wall. var. *angustifolia* Hook. f. et Thoms.)、*H. latifolia* Wall. subsp. *latifolia*(NCBI 数据库登录号为 AY029783,《中国植物志》中未记载该亚种)、牛姆瓜 *H. grandiflora* Reaub.(NCBI 数据库登录号为 AY029779)、日本野木瓜 *Stauntonia hexaphylla* (Thunb.) Decne.(NCBI 数据库登录号为 AY029784,《中国植物志》中未记载该种)的 ITS2 序列的相似度均为 99%,与鹰爪枫 *H. coriacea* Diels 的 ITS2 序列(中药材 DNA 条形码鉴定系统登录号为 HB1556 MT04)的相似度为 98.7%。

白刺花

Baicihua

吉哇哲布

ཁྱི་བའི་འབྲས་བུ།

▶ 材　料

药材标本采集自西藏自治区林芝市米林县卧龙镇，采集号 2013105（馆藏标本号 003461）。

▶ 基　原

豆科植物白刺花 *Sophora davidii* (Franch.) Skeels（97%）。

▶ 形态特征

灌木或小乔木，高 1 ~ 2 m，有时高 3 ~ 4 m。枝多开展，小枝初被毛，后脱净，不育枝末端明显变成刺，有时分叉。羽状复叶；托叶呈钻状，部分变成刺，疏被短柔毛，宿存；小叶 5 ~ 9 对，形态多变，一般呈椭圆状卵形或倒卵状长圆形，长 10 ~ 15 mm，先端呈圆形或微缺，常具

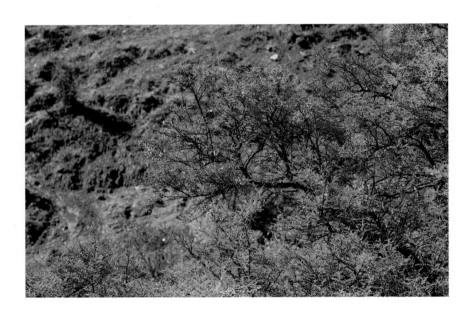

芒尖，基部呈钝圆形，上面几无毛，下面中脉隆起，疏被长柔毛或近无毛。总状花序着生于小枝先端；花小，长约 15 mm，较少；花萼呈钟状，稍歪斜，呈蓝紫色，萼齿 5，不等大，呈圆三角形，无毛；花冠呈白色或淡黄色，有时旗瓣稍带红紫色，旗瓣呈倒卵状长圆形，长 14 mm，宽 6 mm，先端呈圆形，基部具细长柄，柄与瓣片近等长，反折，翼瓣与旗瓣等长，单侧生，呈倒卵状长圆形，宽约 3 mm，具 1 锐尖耳，具明显海绵状折皱，龙骨瓣比翼瓣稍短，呈镰状倒卵形，具锐三角形耳；雄蕊 10，等长，基部联合不到 1/3；子房比花丝长，密被黄褐色柔毛，花柱变曲，无毛，胚珠多数。荚果呈非典型串珠状，稍压扁，长 6 ~ 8 cm，宽 6 ~ 7 mm，开裂方式与砂生槐相同，表面散生毛或近无毛，有 3 ~ 5 种子；种子呈卵球形，长约 4 mm，直径约 3 mm，呈深褐色。花期 3 ~ 8 月，果期 6 ~ 10 月。

▶ 药材音译名

吉哇哲布、觉伟哲吾、吉尾折捕、觉唯摘吾、昂巴且居、次加、昂巴赛尔贡、租朱木、季哇。

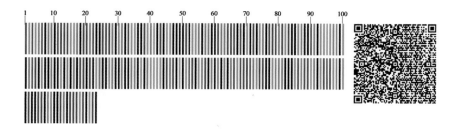

▶ ITS2 条形码序列 / 简并序列

CACATCGTTGCCCCAATGCCTCGGCCCTGTTGCAAGGCATAGCGAAGGGGCG
AATGTTGGCTTCCCGCGAGCGATGCCCTCACGGTTGGCTGAAAATTGAGTCC
GTGGTGGAGTGTGCCGCGATGGATGGTGGTTGAGTAAAAGCTCGAGACCGAT
CGTGTGTGTCACCCCTACCGGATTTGGGACTCCATGACCCATGAGCGGCCGT
TGGCTGCCCACGACG

▶ 药用部位

种子。

▶ 功能主治

清热解毒、上引胆病、催吐。适用于黄疸性肝炎、
化脓性扁桃体炎、白喉、胆囊炎、虫病。

附　注

《四部医典》《度母本草》《晶珠本草》
等中均记载有ཀྱི་བའི་འབྲས་བུ（吉哇哲布），言其为
引吐溢出的胆汁、治虫病及喉蛾病之药物。现
代文献对藏医所用ཀྱི་བའི་འབྲས་བུ（吉哇哲布）的基
原有争议，多以豆科植物砂生槐 *S. moorcroftiana*
(Benth.) Baker 为其正品，但各地习用的基原有
所不同。青海、甘肃、云南（迪庆）、四川（甘
孜）藏医也习用白刺花 *S. davidii* (Franch.) Skeels [*S.*

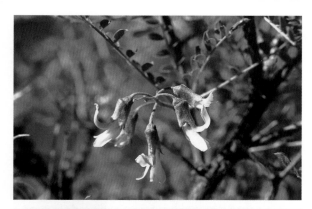

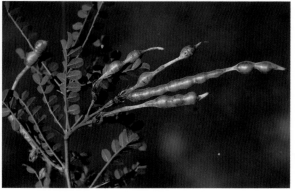

moorcroftiana (Benth.) Baker var. *davidii* Franch.、*S. moorcroftiana* (Benth.) Baker subsp. *viciifolia* (Hance)
Yakovl.]，青海藏医还习用苦豆子 *S. alopecuroides* L.；此外，文献记载的吉哇哲布的基原还有白花灰
毛槐 *S. glauca* Lesch. var. *albescebs* Rehd. et Wils.、槐 *S. japonica* L. 等。

经比对，本材料的 ITS2 序列与白刺花 *S. davidii* (Franch.) Skeels 的 ITS2 序列（NCBI 数据库登录
号为 JX495432、JX495431、JX495430）的相似度为 97%，与砂生槐 *S. moorcroftiana* (Benth.) Baker 的
ITS2 序列（NCBI 数据库登录号为 JX495454）的相似度为 100%。

白花龙胆

Baihualongdan

榜间嘎保

སྤང་རྒྱན་དཀར་པོ།

▶ 材　　料

药材标本收集自西藏藏医学院藏药有限公司（馆藏标本号 2015091418）、青海省西宁市九康药材市场。

▶ 基　　原

龙胆科植物大花龙胆 *Gentiana szechenyii* Kanitz（100%）。

▶ 形态特征

多年生草本，高 5 ～ 7 cm，基部被枯存的膜质叶鞘包围。主根粗大，短缩，呈圆柱形，具多数略肉质的须根。花枝数个丛生，较短，斜升，呈黄绿色，光滑。叶常对折，先端渐尖，边缘白色，软骨质，密被乳突，中脉白色，软骨质，在两面均明显，并在下面凸起，密被乳突；叶柄白色，膜质，光滑；莲座丛叶发达，呈剑状披针形，长 4 ～ 6 cm，

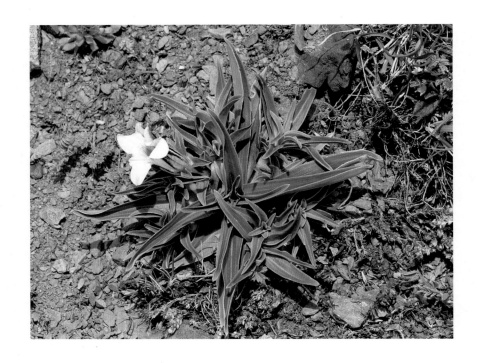

宽 0.3 ～ 1 cm；茎生叶少，密集，呈椭圆状披针形或卵状披针形，长 1.5 ～ 3 cm，宽 0.3 ～ 0.6 cm。花单生枝顶，基部包于上部叶丛中，无花梗；萼筒白色，膜质，有时上部带紫红色，呈倒锥状筒形，长 1.2 ～ 1.7 cm，裂片稍不整齐，呈椭圆形，长 7 ～ 17 mm，先端钝，具短小尖头，边缘白色，软骨质，具乳突，中脉白色，软骨质，在背面凸起，光滑或具乳突，弯缺宽，呈截形；花冠上部呈蓝色或蓝紫色，下部呈黄白色，具蓝灰色宽条纹，呈筒状钟形，长 4 ～ 6 cm，裂片呈卵圆形或宽卵形，长 5 ～ 6 mm，先端钝圆，具短小尖头，全缘，褶整齐，呈卵形，长 2.5 ～ 3 mm，先端钝，全缘；雄蕊着生于花冠筒中部，整齐，花丝呈钻形，长 15 ～ 17 mm，花药呈狭矩圆形，长 4 ～ 5 mm；子房呈披针形，长 1.2 ～ 1.5 cm，先端渐尖，基部钝，柄粗壮，长 1.7 ～ 2 cm，花柱呈线形，长 1 ～ 1.3 cm，

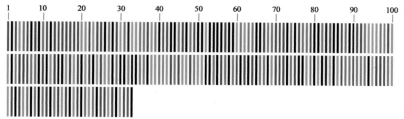

▶ ITS2 条形码序列 / 简并序列

CGCATCGCGTCGCCCCCCCAACACCGTGCATGAATTCATGCCGGTCGTCGGA
GGGGCGGATATTGGCTTCCCGTGCTTCGGTGCGGCTGGCCTAAATTCAAGTC
CCTTGCGACGGACACGACGACAAGTGGTGGTTGAATTACTCAACTAAGGTGC
TGTCGCGCGTTGACCCGTCGGATGAGGAGACTTCTTTGACCCTAACGCATGT
GTCGTCACGACGTATGCCACGACCG

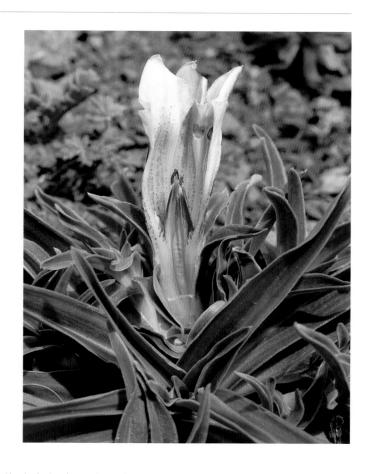

柱头 2 裂，裂片呈钝三角形。蒴果内藏，呈狭椭圆形，长 1.7 ~ 2 cm，先端渐尖，基部钝，柄粗壮，长达 2.3 cm；种子深褐色，呈矩圆形，长 1 ~ 1.2 mm，表面具浅蜂窝状网隙。花果期 6 ~ 11 月。

▶ 药材音译名

榜间嘎保、邦见嘎保、邦见嘎布。

▶ 药用部位

带花全草或花。

▶ 功能主治

清湿热、泻肝胆实火、镇咳、利喉、健胃。适用于感冒发热、肝炎、目赤、咽痛、胃炎、脑膜炎、气管炎、肺热咳嗽、尿痛、阴痒、阴囊湿疹、天花。

附 注

青藏高原分布的龙胆属（*Gentiana*）植物种类较多，藏医使用的该属植物的药材主要分为龙胆花 [统称为 སྤང་རྒྱན།（榜间）] 和秦艽花 [统称为 ཀྱི་ལྕེ།（吉解）] 2 类，各类药材又按花色划分其下的品种。《蓝琉璃》《晶珠本草》记载榜间按花色分为白色、蓝色、黑色、杂色等品种，以白者为上品。现代文献也多参考古籍文献的记载划分品种，但不同文献对不同品种及其基原的记载多有差异，涉及龙胆属的多种植物。《部标藏药》等收载的白者 [སྤང་རྒྱན་དཀར་པོ།（榜间嘎保）] 的基原有高山龙胆 *G. algida*

Pall.、黄花龙胆 *G. algida* Pall. var. *przewalskii* Maxim.（云雾龙胆 *G. nubigena* Edgew.）、岷县龙胆 *G. purdomii* Marq.、大花龙胆 *G. szechenyii* Kanitz，共 4 种；另外，文献记载的榜间嘎保的基原还有蓝玉簪龙胆 *G. veitchiorum* Hemsl.、倒锥花龙胆 *G. obconica* T. N. Ho 等多种。药材又称"高山龙胆""白花龙胆""龙胆花"。（参见"岷县龙胆"条）

经比对，本材料的 ITS2 序列与大花龙胆 *G. szechenyii* Kanitz 的 ITS2 序列（NCBI 数据库登录号为 KT907726）的相似度为 100%，与蓝玉簪龙胆 *G. veitchiorum* Hemsl. 的 ITS2 序列（NCBI 数据库登录号为 KF563966）的相似度为 99%，与高山龙胆 *G. algida* Pall. 的 ITS2 序列（NCBI 数据库登录号为 KU512311）的相似度为 94%。

本实验中，未鉴定西宁样品基原物种，初步鉴定西藏样品为岷县龙胆，但 2 个样品的 ITS2 序列一致；经比对，2 个样品的 ITS2 序列与自采的岷县龙胆 *G. purdomii* Marq. 样品的 ITS2 序列相似度为 94.4%。根据 ITS2 序列和药材性状，并参考相关文献记载，暂定本材料的基原为大花龙胆 *G. szechenyii* Kanitz。

白花枝子花

Baihuazhizihua

吉孜青保

འཛིན་ཙེ་ཆེན་པོ།

▶ **材　料**

药材标本采集自青海省黄南藏族自治州同仁市保安镇，采集号 1408099（馆藏标本号 003276）。

▶ **基　原**

唇形科植物白花枝子花 *Dracocephalum heterophyllum* Benth.（异叶青兰）（100%、96%）。

▶ **形态特征**

草本。茎在中部以下具长分枝，高 10 ~ 15 cm，有时高达 30 cm，呈四棱形或钝四棱形，密被倒向的小毛。茎下部叶具较叶片长或与叶片等长的柄，柄长 2.5 ~ 6 cm，叶片呈宽卵形至长卵形，长 1.3 ~ 4 cm，宽 0.8 ~ 2.3 cm，先端钝或呈圆形，基部呈心形，下面疏被短柔毛或几无毛，边缘被短睫毛及浅圆齿；

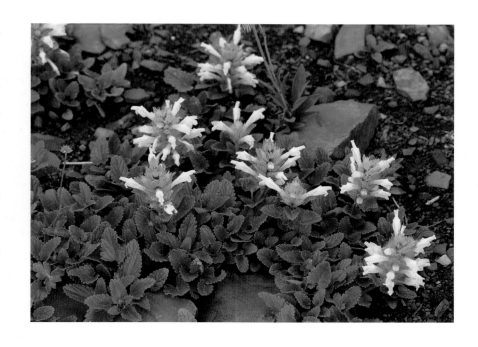

茎中部叶与基生叶同形，具与叶片等长或较叶片短的柄，边缘具浅圆齿或尖锯齿；茎上部叶变小，叶柄变短，锯齿常具刺而与苞片相似。轮伞花序生于茎上部叶腋，长 4.8 ~ 11.5 cm，具 4 ~ 8 花，因上部节间变短而花又长于节间，故各轮花密集；花具短梗；苞片较萼稍短或长为萼的 1/2，呈倒卵状匙形或倒披针形，疏被小毛及短睫毛，边缘每侧具 3 ~ 8 小齿，齿具长刺，刺长 2 ~ 4 mm；花萼长 15 ~ 17 mm，呈浅绿色，外面疏被短柔毛，下部毛较密，边缘被短睫毛，2 裂至近中部，上唇 3 裂至本身长度的 1/4 或 1/3，齿近等大，呈三角状卵形，先端具刺，刺长约 15 mm，下唇 2 裂至本身长度的 2/3，齿呈披针形，先端具刺；花冠呈白色，长（1.8 ~ ）2.2 ~ 3.4（~ 3.7）cm，外面密被白色或淡黄色短柔毛，2 唇近等长；雄蕊无毛。花期 6 ~ 8 月。

▶ **药材音译名**

吉孜青保、吉孜嘎保、居孜青保、吉子青保、吉普嘎尔、吉普巴尕尔套合。

▶ ITS2 条形码序列 / 简并序列

CGATCGCGTCGCCCCCCTCCATCGAGGTGGGGCGGATATTGGCCCCCCGT
GCGCCCCGGCGTGCGGCCGGCCCAAATGCGATCCCTCGGCGACTCGTGTCG
CGACAAGTGGTGGTTGAACTCATCAATCTCATGGTCGTGCTCCTGTGTCGTC
CGACGGGCATCAACGAACGACCCAACGGCGTCGGTGCCTCACGGCTCCACGC
CTTCGACCG

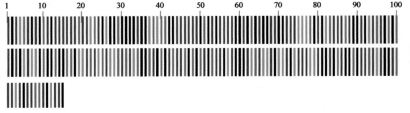

▶ 药用部位

全草。

▶ 功能主治

清泻肝热、利胆、祛翳明目。适用于黄疸性肝炎、黄疸性发热、肝火上升所致的牙龈肿痛、出血、口腔溃疡、牙痛、眼翳。

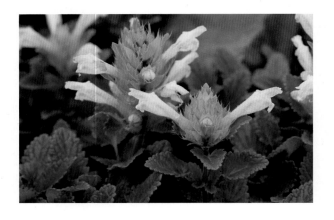

附　注

　　《蓝琉璃》记载有 འཇིབ་རྩི། （吉孜）；《晶珠本草》记载其名为 འཇིབ་རྩི་ཆེན་པོ། （吉孜青保），言其为治口病、牙病及肝热病之药物，将其按花色分为白 [འཇིབ་རྩི་དཀར་པོ། （吉子嘎保）]、蓝或青 [འཇིབ་རྩི་ཆེན་པོ། （吉孜青保）] 2 种。现代文献记载的吉孜类的基原包括唇形科青兰属（*Dracocephalum*）、鼠尾草属（*Salvia*）、荆芥属（*Nepeta*）、黄芩属（*Scutellaria*）、水苏属（*Stachys*）等的多种植物，大致按花色分为花白（或黄）色者 [འཇིབ་རྩི་དཀར་པོ། （吉子嘎保）]、花蓝（或紫）色者 [འཇིབ་རྩི་སྔུག་པོ། （吉子莫保）] 2 种。文献记载异叶青兰 *D. heterophyllum* Benth.（白花枝子花）为白者（吉孜嘎保）的基原之一；四川、青海藏医也将唇形科植物黄花鼠尾草 *Salvia roborowskii* Maxim.（粘毛鼠尾草）作为吉子嘎保使用，但《部标藏药》和《青海藏标》则将异叶青兰 *D. heterophyllum* Benth.（白花枝子花）作为异叶青兰 /འཇིབ་རྩི་ཆེན་པོ།/ 吉孜青保（居孜青保）的基原收载。据《晶珠本草》按花色对吉孜类的划分，白花枝子花 *D. heterophyllum* Benth.、粘毛鼠尾草 *Salvia roborowskii* Maxim. 应为白者吉子嘎保（也可理解为浅花色类）的基原。

　　经比对，本材料的 ITS2 序列与白花枝子花 *D. heterophyllum* Benth. 的 ITS2 序列（NCBI 数据库登录号为 KF041170、KF041167）的相似度为 100% 和 96%，与 *D. parviflorum* Nutt（《中国植物志》未记载该种）的 ITS2 序列（NCBI 数据库登录号为 JQ669097）的相似度为 95%。

薄叶鸡蛋参

Baoyejidanshen

尼哇

 སྙི་བ།

▶ **材　　料**

药材标本采集自西藏自治区山南市加查县崔久乡崔久沟，采集号 2013226（馆藏标本号 003458）。

▶ **基　　原**

桔梗科植物薄叶鸡蛋参 *Codonopsis convolvulacea* Kurz. var. *vinciflora* (Kom.) L. T. Shen [*Codonopsis convolvulacea* Kurz. subsp. *vinciflora* (Kom.) D. Y. Hong、*Codonopsis vinciflora* Kom.]（100%、99%）。

▶ **形态特征**

茎基极短而有少数瘤状茎痕。根块状，呈近卵球状或卵状，长 2.5 ~ 5 cm，直径 1 ~ 1.5 cm，表面呈灰黄色，上端具短细环纹，下部疏生横长皮孔。茎缠绕或近直立，不分枝或有少数分枝，长可达 1 m 或更长，无毛或被毛。叶互生或有时对生，均匀分布于茎上或密集地聚生于茎中下部，被毛或无毛；叶柄明显，长可达 1.6 cm；叶片薄，膜质，呈近条形至宽大而呈卵圆形，基部呈楔形、圆钝或心形，先端钝、急尖或渐尖，长 2 ~ 10 cm，宽 0.2 ~ 10 cm，脉细而明显，边缘明显具齿。花单生主茎及侧枝先

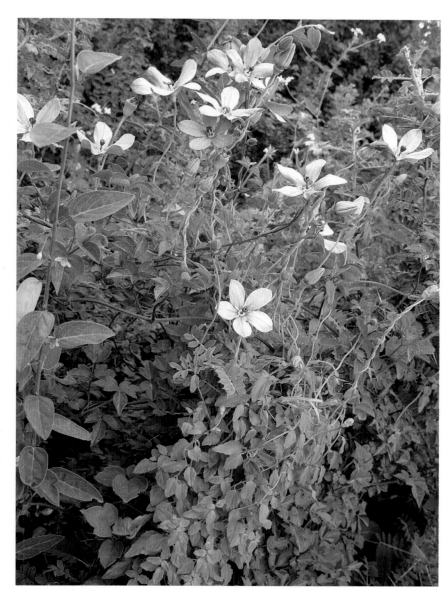

▶ ITS2 条形码序列 / 简并序列

CGCATCGCGTCGCACCCCTACCAAAACTAAAGGTGGGGGAGCGGATACTGGC
CTCCCGTGCCTTGCGGCGCGGCTGGCTCAAAACGGAGTTCCCCGCGAAGGAC
GCACGACAAGTGGTGGTTGATAACAAGGCCCTCGCAATTTGTCGCGCACACG
TCCTGCGATTGGGTTGGCTCTCGTGACCCTGATGCGCCTTACTTAGGCGCTC
CGACCG

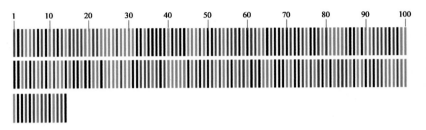

端，花梗长 2 ~ 12 cm，无毛；花萼贴生至子房先端，裂片上位着生，筒部呈倒长圆锥状，长 3 ~ 7 mm，直径 4 ~ 10 mm，裂片呈狭三角状披针形，先端渐尖或急尖，全缘，长 0.4 ~ 1.1 cm，宽 1 ~ 5 mm，无毛，裂片间弯缺尖狭或稍钝；花冠呈辐状而近 5 全裂，裂片呈椭圆形，长 1 ~ 3.5 cm，宽 0.6 ~ 1.2 cm，呈淡蓝色或蓝紫色，先端急尖；花丝基部宽大，内密被长柔毛，上部纤细，长仅 1 ~ 2 mm，花药长 4 ~ 5 mm。蒴果上位部分呈短圆锥状，裂瓣长约 4 mm，下位部分呈倒圆锥状，长 1 ~ 1.6 cm，直径 8 mm，有 10 脉棱，无毛；种子极多，呈长圆状，无翼，长 1.5 mm，呈棕黄色，有光泽。花果期 7 ~ 10 月。

▶ 药材音译名

尼哇、聂哇、尼哇俄吉、尼哇沃坚。

▶ 药用部位

块根、花。

▶ 功能主治

块根：补脾益胃、增强嗅觉；适用于感冒、胸痛、咳嗽、食欲不振、营养不良。花：适用于肝热。

附　注

《四部医典》《蓝琉璃》《晶珠本草》等记载有治胸痛及感冒、止呕逆、开胃之药物 ཉི་བ། （尼哇）。现代文献记载，各地藏医所用尼哇以鸡蛋参 *Codonopsis convolvulacea* Kurz.、薄叶鸡蛋参 *Codonopsis convolvulacea* Kurz. var. *vinciflora* (Kom.) L. T. Shen 为正品；其他作为尼哇或其类似品药用的还有大叶党参 *Codonopsis affinis* Hook. f. et Thoms.、大萼党参 *Codonopsis macrocalyx* Diels、大花金钱豹 *Campanumoea javanica* Bl. 等。《部标藏药》以鸡蛋参 ཉི་བ། 尼哇之名收载了鸡蛋参 *Codonopsis convolvulacea* Kurz.。鸡蛋参 *Codonopsis convolvulacea* Kurz. 为我国特有种。据《中国植物志》记载，

不同地区分布的该种的形态变异较大，在植物分类学上曾被分为多个种，但这些变异类型在形态上并无明确的界限，仅在分布区域上有所不同，现《中国植物志》中记载了 6 个变种。据调查，西藏分布的主要为薄叶鸡蛋参 *Codonopsis convolvulacea* Kurz. var. *vinciflora* (Kom.) L. T. Shen（辐冠党参），而不同地区使用的鸡蛋参可能还涉及其他变种。

经比对，本材料的 ITS2 序列与薄叶鸡蛋参 *Codonopsis convolvulacea* Kurz. subsp. *vinciflora* (Kom.) D. Y. Hong、毛叶辐冠参 *Pseudocodon hirsutus* (Hand.-Mazz.) D. Y. Hong 的 ITS2 序列（NCBI 数据库登录号分别为 KY071111、KY071112）的相似度均为 100%，与 *Codonopsis vinciflora* Kom.（薄叶鸡蛋参）的 ITS2 序列（NCBI 数据库登录号为 KC435424 和 KC282669）的相似度为 99%，与毛叶鸡蛋参 *Codonopsis hirsuta* (Hand.-Mazz.) D. Y. Hong et L. M. Ma [*Codonopsis convolvulacea* Kurz. var. *hirsuta* (Hand.-Mazz.) Nannf.] 的 ITS2 序列（NCBI 数据库登录号为 KY071075 ～ KY071081、KY071085）的相似度为 97%，与鸡蛋参 *Codonopsis convolvulacea* Kurz. 的 ITS2 序列（NCBI 数据库登录号为 KY071088 ～ KY071090）的相似度为 96%。

《中国植物志》中未记载毛叶辐冠参 *P. hirsutus* (Hand.-Mazz.) D. Y. Hong，将党参属（*Codonopsis*）分为党参亚属（Subgen. Codonopsis）、锥果党参亚属（Subgen. Obconicicapsula）和辐冠党参亚属（Subgen. Pseudocodonopsis）3 个亚属，也有植物分类文献记载有辐冠参属（*Pseudocodon*）。

抱茎獐牙菜

Baojingzhangyacai

桑蒂

ཟངས་ཏིག

▶ **材　　料**

药材标本采集自四川省甘孜藏族自治州道孚县，采集号 1408235（馆藏标本号 003226）；四川省甘孜藏族自治州道孚县八美镇，采集号 0408235（馆藏标本号 003227）；西藏自治区林芝市米林县里龙乡才巴村，采集号 2013292（馆藏标本号 003472）。

▶ **基　　原**

龙胆科植物抱茎獐牙菜 *Swertia franchetiana* H. Smith（100%）。

▶ **形态特征**

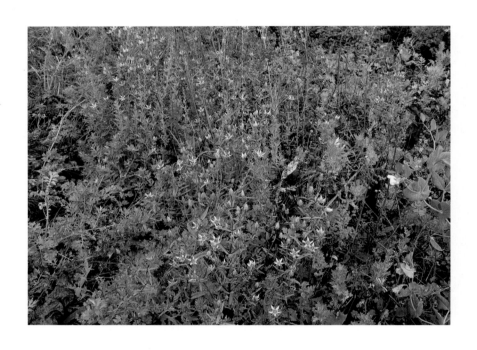

一年生草本，高 15 ～ 40 cm。主根明显。茎直立，呈四棱形，棱上具窄翅，下部常带紫色，直径 1.5 ～ 3 mm，从基部起分枝，枝细弱，斜升。基生叶在花期枯存，具长柄，叶片呈匙形，长 1 ～ 1.5 cm，先端钝，基部渐狭，下面具 1 脉；茎生叶无柄，呈披针形或卵状披针形，长达 37 mm，宽 1.5 ～ 8 mm，茎上部及枝上的叶较小，先端锐尖，基部呈耳形，半抱茎，并向茎下延成窄翅，叶脉 1 ～ 3，在下面较明显。圆锥状复聚伞花序几乎占据整个植株，具多花；花梗粗，直立，四棱形，长达 4 cm；花 5 基数，直径 1.5 ～ 2.5 cm；花萼呈绿色，稍短于花冠，裂片呈线状披针形，长 7 ～ 12 mm，先端锐尖，具小尖头，背面中脉凸起；花冠呈淡蓝色，裂片呈披针形至卵状披针形，长 9 ～ 15 mm，先端渐尖，具芒尖，基部有 2 腺窝，腺窝呈囊状，呈矩圆形，边缘具长柔毛状流苏；花丝呈线形，长 5 ～ 7 mm，花药呈深蓝灰色，呈线形，长 2 ～ 2.5 mm；子房无柄，呈窄椭圆形，花柱短，不明显，柱头 2 裂，裂片呈半圆形。蒴果呈椭圆状披针形，长 1.2 ～ 1.6 cm；种子呈近圆形，直径 0.5 mm，表面具细网状突起。花果期 8 ～ 11 月。

▶ ITS2 条形码序列 / 简并序列

CGCATCGCGTCGCCCCCCCGACCTCGTGTGTTAACTCGTACGGGTGACGTGA
GGGGGCGGAAACTGGCTTCCCGTGCTTGGCTGCGGCTGGCCTAAATGCGAGT
CCTTTGCGACGGACGCGACGACAAGTGGTGGTTGTTTGTCTCAACTAAGGTG
CTGTCGCACGACGACCGTCGAATGAGGAGACTCCCTGACCCTGATGCACGTG
TCTGCATGACGCTTGCTACGACCG

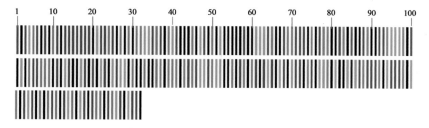

▶ 药材音译名

桑蒂、蒂达、滴达、桑斗、加波色格坚。

▶ 药用部位

全草。

▶ 功能主治

清肝利胆、退诸热。适用于黄疸性肝炎、病毒性肝炎、血病。

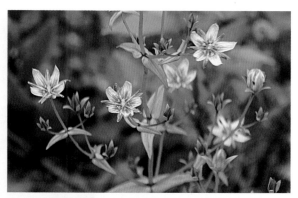

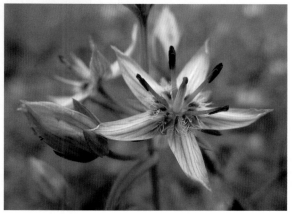

附 注

ཏིག་ཏ།（蒂达）为一类主要治疗肝胆疾病的藏药的总称，其药材商品习称藏茵陈。《晶珠本草》记载蒂达分为印度蒂达、尼泊尔蒂达和西藏蒂达3类，其中西藏蒂达又分为སུམ་ཅུ་ཏིག（松居蒂）、ཟངས་ཏིག（桑蒂）、སྤྲུལ་ཏིག（机合蒂）等6种。据现代文献记载和实地调查显示，各地藏医使用的桑蒂的基原包括獐牙菜属（*Swertia*）的多种植物，其种类因地而异，抱茎獐牙菜 *S. franchetiana* H. Smith 为其中之一。《青海藏标》以川西獐牙菜 /ཟངས་ཏིག/ 桑斗之名收载了川西獐牙菜 *S. mussotii* Franch.，并在"附注"中说明桑斗的基原包括獐牙菜属的多种植物，抱茎獐牙菜 *S. franchetiana* H. Smith 为青海常用的基原之一。（参见"川西獐牙菜""大籽獐牙菜"条）

经比对，本材料的 ITS2 序列与抱茎獐牙菜 *S. franchetiana* H. Smith 的 ITS2 序列（NCBI 数据库登录号为 KP834682 ~ KP834687、KP834690 ~ KP834693）的相似度为 100%。

篦齿虎耳草

Bichihuercao

松蒂

ཤུམ་ཏིག

▶ 材　料

药材标本收集自西藏藏医学院藏药有限公司（馆藏标本号 2015091426）。

▶ 基　原

虎耳草科植物篦齿虎耳草 *Saxifraga umbellulata* Hook. f. et Thoms. var. *pectinata* (Marquand et Airy-Shaw) J. T. Pan（伞梗虎耳草 *S. pasumensis* Marq. et Shaw）。

▶ 形态特征

多年生草本，高 5.5 ~ 10 cm。茎不分枝，被褐色腺毛。基生叶密集，呈莲座状，匙形，长 0.8 ~ 1.35 cm，宽 2 ~ 3 mm，先端钝，边缘具软骨质齿，无毛；茎生叶呈长圆形至近匙形，长 4.5 ~ 6.6 mm，宽 1.5 ~ 2 mm，两面和边缘均具褐色腺毛或腹面无毛。聚伞花序呈伞状或复伞状，长 3 ~ 5.5 cm，具

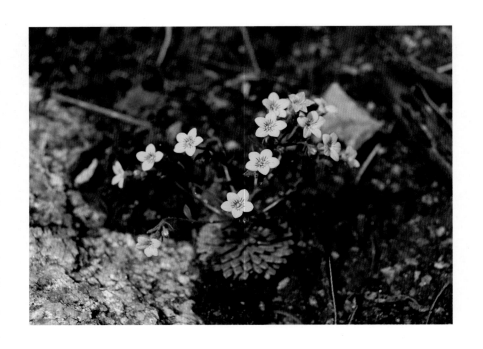

2 ~ 23 花；花梗长 0.7 ~ 1.7 cm，纤弱，被褐色腺毛；萼片在花期通常直立，呈卵形至三角状狭卵形，长 2.2 ~ 3.5 mm，宽约 1.3 mm，先端急尖或稍钝，腹面无毛，背面和边缘多少具褐色腺毛，3 脉于先端不汇合；花瓣呈黄色，提琴状长圆形至提琴形，长 6.5 ~ 9 mm，宽 2.9 ~ 3.2 mm，先端钝圆至急尖，基部狭缩成长 0.4 ~ 0.5 mm 的爪，具 3 ~ 5 脉，具 2 痂体；雄蕊长约 3 mm，花丝呈钻形；子房近上位，呈阔卵球形，长约 1 mm，花柱 2，长约 0.5 mm。花期 6 ~ 9 月。

▶ 药材音译名

松蒂、松滴、松居蒂、松吉地、松吉斗、松斗、塞迪、松久滴达。

▶ 药用部位

全草。

▶ ITS2 条形码序列 / 简并序列

CGTACACACGTCTCCCACAAACCTTTGCCCATTGCGGACGGAGAGCTTTGTG
CGAGCAGAGATTGGTTTCCCGTGCTCTCGCGGCGCGGCCTACCTAAAAACAG
AGAGCCAGTGACAAAGCGTCACGTCTAGTGGTGGTTAATGTGCCTTTTTGGC
CGGCCAGTTCGCGGCGTGAATGCTTGTCGCTTGGAAATCTCGACCGACACCT
TGAACGTCGTCCAATCGGCGTGCTACTGTCG

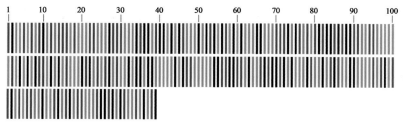

▶ 功能主治

清肝胆热、排脓敛疮。适用于肝热、胆囊热、
时疫感冒发热、疮热等。

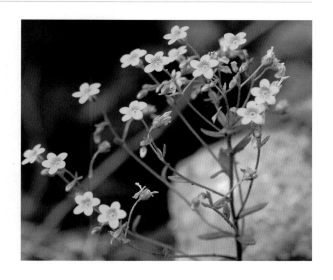

附　注

据现代文献记载和实地调查显示，现藏医所用 སུམ་ཏིག [松蒂，སུམ་ཅུ་ཏིག（松居蒂）] 的基原主要为虎耳草属（Saxifraga）植物，但各地藏医所用种类有所不同，主要受各地资源分布情况影响。《部标藏药》《藏标》《青海藏标》等标准中收载的松蒂的基原有小伞虎耳草 S. umbellulata Hook. f. et Thoms.、伞梗虎耳草 S. pasumensis Marq. et Shaw[篦齿虎耳草 S. umbellulata Hook. f. et Thoms. var. pectinata (Marquand et Airy-Shaw) J. T. Pan]、灯架虎耳草 S. candelabrum Franch.、唐古特虎耳草 S. tangutica Engl.、聚叶虎耳草 S. confetifolia Engl. 等。此外，文献记载的松蒂的基原还有爪瓣虎耳草 S. unguiculata Engl.、青藏虎耳草 S. przewalskii Engl.、山地虎耳草 S. montana H. Smith 等。（参见"松蒂""狭瓣虎耳草""山地虎耳草""川西獐牙菜"条）

经比对，本材料的 ITS2 序列与小伞虎耳草 S. umbellulata Hook. f. et Thoms. 的 ITS2 序列（NCBI 数据库登录号为 MF197587 ～ MF197591）的相似度为 100%，与异毛虎耳草 S. heterotricha Marquand et Airy-Shaw、褐斑虎耳草 S. brunneopunctata H. Smith（藏中虎耳草 S. signatella Marquand）的 ITS2 序列（NCBI 数据库登录号分别为 LN812446、KU524096）的相似度均为 99%。

通过基原鉴定，确定本材料的基原为篦齿虎耳草 S. umbellulata Hook. f. et Thoms. var. pectinata (Marquand et Airy-Shaw) J. T. Pan。NCBI 数据库中未见该种的 ITS2 信息。

波棱瓜子

Bolengguazi

塞季美朵

གསེར་གྱི་མེ་ཏོག

▶ 材　料

药材标本收集自四川省成都市荷花池中药材专业市场（馆藏标本号 003344）。

▶ 基　原

葫芦科植物波棱瓜 *Herpetospermum pedunculosum* (Ser.) C. B. Clarke（*H. caudigerum* Wall.）。

▶ 形态特征

一年生攀缘草本。茎、枝纤细，有棱沟，初时具疏柔毛，最后变成近光滑无毛。叶柄长 4 ~ 8（~ 10）cm，具与茎枝一样的毛被，后渐脱落；叶片膜质，呈卵状心形，长 6 ~ 12 cm，宽 4 ~ 9 cm，先端尾状渐尖，边缘具细圆齿或有不规则的角，基部呈心形，弯缺张开，宽、深均 1 ~ 2 cm，两面粗糙，初时具黄褐色

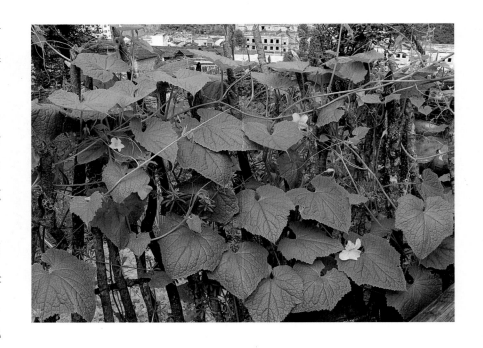

长柔毛，后渐脱落，叶脉在叶背隆起，具长柔毛；卷须 2 歧，近无毛。雌雄异株。雄花通常为单生花，同一总状花序并生，单生花花梗长达 10 ~ 16 cm，总状花序具 5 ~ 10 花，长达 12 ~ 40 cm，有疏柔毛；花梗长 2 ~ 6 cm，疏生长柔毛；萼筒上部膨大，呈漏斗状，下部呈管状，长 2 ~ 2.5 cm，先端直径 8 ~ 9 mm，基部直径 2 mm，被短柔毛，裂片呈披针形，长 8 ~ 9 mm；花冠呈黄色，裂片呈椭圆形，急尖，长 20 ~ 22 mm，宽 12 ~ 15 mm；雄蕊花丝呈丝状，长 2 ~ 3 mm，花药长 5 ~ 6 mm；退化雌蕊呈近钻形，长 4 ~ 5 mm。果柄粗壮，长 1 ~ 2 cm；果实呈阔长圆形，三棱状，被长柔毛，成熟时 3 瓣裂至近基部，里面呈纤维状，长 7 ~ 8 cm，宽 3 ~ 4 cm；种子呈淡灰色，长圆形，基部呈截形，具小尖头，先端不明显 3 裂，长约 12 mm，宽 5 mm，厚 2 ~ 3 mm。花果期 6 ~ 10 月。

▶ 药材音译名

塞季美朵、色吉美多、塞吉美多、色吉梅朵、塞拉美朵、塞美塞古。

▶ ITS2 条形码序列 / 简并序列

CGCATCGCTTCCTCCTGCGCAACCCCCTCTTCGGGTGGGGTTCTTTGCGCCGC
GGGGAACACGTTGGCCTCCCGTGCGCACCGTCGCGCGGATGGCTTAAATTCG
AGTCCTCGGCGCCTGTCGTCGCGACACTACGGTGGTTGATCCAACCTCGGTA
CCGCGTCGCGACCTCCAGCACTAATAAAGGACTCCCACATGACCCTCTGAAC
GTCGTTCTAAAAGACGATGCTCTCGACG

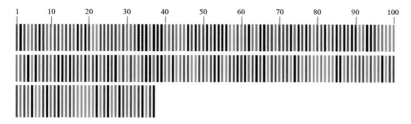

▶ 药用部位

种子。

▶ 功能主治

平肝、泻火、解毒。适用于六腑热症，"赤巴"热，"赤巴"
外散所致的眼黄、肤黄、小便黄，肝病，胆病，消化不良。

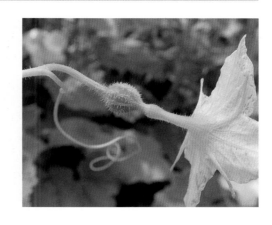

附 注

གསེར་གྱི་མེ་ཏོག（塞季美朵）在《度母本草》《四部医典》
《晶珠本草》等古籍中均有记载，为清腑热、疗胆热症之药物。据现代文献记载和调查表明，各地藏
医多以波棱瓜 H. pedunculosum (Ser.) C. B. Clarke 作为塞季美朵的正品，以种子入药；文献记载部分地
区藏医有以葫芦科植物南赤瓟 Thladiantha harmsii Lévl.（T. nudiflora Hemsl. ex Forbes et Hemsl.）、王
瓜 Thladiantha setispina A. M. Lu et Z. Y. Zhang（刚毛赤瓟）、三尖栝楼 Trichosanthes lepiniana (Naud.)
Cogn.（马干铃栝楼）等的种子作为波棱瓜子代用品的情况；波棱瓜子也有与木鳖子药材 [葫芦科植
物木鳖子 Momordica cochinchinensis (Lour.) Spreng. 的种子]"名 - 物"相混的情况。（参见"木鳖子"条）

经比对，本材料的 ITS2 序列与葫芦科植物菝葜叶栝楼 Trichosanthes smilacifolia C. Y. Wu ex C.
H. Yueh、两广栝楼 Trichosanthes reticulinervia C. Y. Wu ex S. K. Chen、栝楼 Trichosanthes kirilowii
Maxim.、密毛栝楼 Trichosanthes villosa Bl. 的 ITS2 序列（中药材 DNA 条形码鉴定系统登录号分别为
HE661382、HE661377、S0600 和 HE661390）的相似度均为 98%，与三棱瓜 Edgaria darjeelingensis C.
B. Clarke 的 ITS2 序列（NCBI 数据库登录号为 GQ183042）的相似度为 93%。

通过基原鉴定，确定本材料的基原为波棱瓜 H. pedunculosum (Ser.) C. B. Clarke。NCBI 数据库中
未收录该种的 ITS2 序列信息。

草地老鹳草

Caodilaoguancao

波尔琼

ཕོར་ཆུང་།

▶ 材　料

药材标本采集自甘肃省甘南藏族自治州夏河县扎油乡扎油沟，采集号 1408130（馆藏标本号 003280）。

▶ 基　原

牻牛儿苗科植物草地老鹳草 *Geranium pratense* Linn.（100%）。

▶ 形态特征

多年生草本，高 30 ~ 50 cm。根茎粗壮，斜生，具多数纺锤形块根，上部被鳞片状残存的基生托叶。茎单一或数个丛生，直立，假二叉状分枝，被倒向弯曲的柔毛和开展的腺毛。叶基生，在茎上对生；托叶呈披针形或宽披针形，长 10 ~ 12 mm，宽 4 ~ 5 mm，外被疏柔毛；基生叶和茎下部叶具长柄，

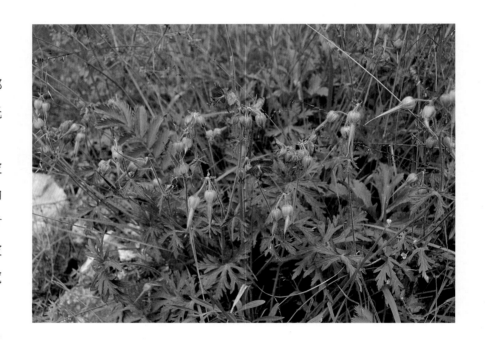

柄长为叶片的 3 ~ 4 倍，被倒向短柔毛和开展的腺毛，近叶片处被毛密集，向上叶柄渐短，明显短于叶片；叶片呈肾圆形或上部叶呈五角状肾圆形，基部呈宽心形，长 3 ~ 4 cm，宽 5 ~ 9 cm，掌状 7 ~ 9 深裂至近茎部，裂片菱形或狭菱形，羽状深裂，小裂片呈条状卵形，常具 1 ~ 2 齿，表面被疏伏毛，背面通常仅沿脉被短柔毛。总花梗腋生或于茎顶集为聚伞花序，长于叶，密被倒向短柔毛和开展的腺毛，每梗具 2 花；苞片呈狭披针形，长 12 ~ 15 mm，宽约 2 mm；花梗与总花梗相似，明显短于花，向下弯曲或果期下折；萼片呈卵状椭圆形或椭圆形，长 10 ~ 12 mm，宽 4 ~ 5 mm，背面密被短柔毛和开展的腺毛，先端具长约 2 mm 的尖头；花瓣呈紫红色、宽倒卵形，长为萼片的 1.5 倍，先端钝圆，基部呈楔形；雄蕊稍短于萼片，花丝上部呈紫红色，下部扩展，具缘毛，花药呈紫红色；雌蕊被短柔毛，花柱分枝呈紫红色。蒴果长 2.5 ~ 3 cm，被短柔

▶ ITS2 条形码序列 / 简并序列

CGCGCTCCGTCGCACCTCAACCCCGAACCCCGAAACGGGCCAGGGTGCTTGT
GGTGCGGAGATTGGTCTCCCGTGTGCCTTGCTCGCGGCTGGCCTAAAATTGA
GTCCCGGACGCTCTGTTCTGCGGCCGACGGTGGTTGAGAAGCCCTCGAAAAT
GTGCTGCTGCAGTGCTGCCCGATGCGGACCCTGTGACCCTTGCGCGACCTCT
CCCCTTGGGGTGAGGGAGCTCCATCTG

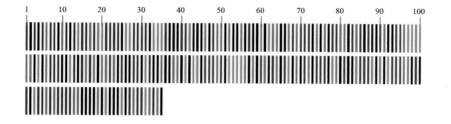 

毛和腺毛。花期 6 ~ 7 月，果期 7 ~ 9 月。

▶ 药材音译名

波尔琼、波尔穷、波日尔琼、波日青、拉岗拥哇拉冈、幸木头勒曼巴、嘎都尔曼巴、喀图曼巴。

▶ 药用部位

根及根茎。

▶ 功能主治

清热止痛、利肺杀虫。适用于温病时疫、寄生虫病、肺病。

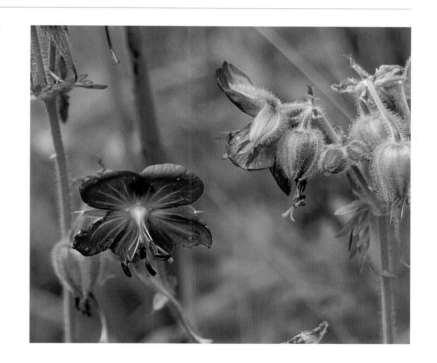

 附　注

　　藏医药用草地老鹳草 *Geranium pratense* Linn. 的情况较为复杂。《晶珠本草》中记载：治疫疠、肺热、脉病之药物 གདུར（嘎都尔），分为上 [ལི་གདུར（力嘎都）]、下 [གདུར་དམན་པ（嘎都尔曼巴）] 2 品；治疫疠、止痛、治虫病之药物 བོར（波尔），分为大 [བོར་ཆེན（波尔庆）]、小 [བོར་ཆུང（波尔琼）] 2 种；治喑哑症和肺病、益小肠、催熟、止热泻之药物 ལ་གང（拉岗），分为 ལ་གང་གོན་པ（拉岗果巴）和 ལ་གང་གཡུ་ལ（拉岗拥哇）2 种；治眼病、云翳之药物 ཞིམ་ཐིག་ལེ（兴托里），分为大、中、小 3 类，每类又有 2 种，共计 6 种。现代文献记载的上述 4 种药物的基原涉及牻牛儿苗科老鹳草属（*Geranium*）植物及虎耳草科、蓼科、景天科、蔷薇科、莎草科的多属多种植物。据不同文献记载，草地老鹳草 *G. pratense* Linn. 为嘎都尔曼巴、波尔琼、拉岗拥哇或兴托里副品 [ཞིམ་ཐིག་ལེ་དམན་པ（幸木头勒曼巴）] 的基原之一。《四川藏标》以草原

老鹳草 /ཤེར་ཆུང་/ 波尔琼之名收载了草地老鹳草 *G. pratense* Linn.。

　　经比对，本材料的 ITS2 序列与草地老鹳草 *G. pratense* Linn.、*G. palustre* Linn.（《中国植物志》未记载该种）、丘陵老鹳草 *G. collinum* Sweet、大花老鹳草 *G. himalayense* Klotzsch 的 ITS2 序列（NCBI 数据库登录号分别为 KX421237、KX421244、KY750238 和 KX167628）的相似度均为 100%，与老鹳草 *G. wilfordii* Maxim.、鼠掌老鹳草 *G. sibiricum* L.、黑药老鹳草 *G. melanandrum* Franch.、突节老鹳草 *G. krameri* Franch. et Sav.、粗根老鹳草 *G. dahuricum* DC.、*G. tripartitum* R. Knuth（《中国植物志》未记载该种）的 ITS2 序列（NCBI 数据库登录号分别为 DQ192623、JF976470、JF976465 ～ JF976466、DQ192627、DQ192625、DQ192624）的相似度均为 98%。

草木犀

Caomuxi

甲贝

རྒྱ་སྤོས།

▶ **材　料**

药材标本采集自甘肃省甘南藏族自治州卓尼县纳浪镇，采集号 1408034（馆藏标本号 003271）。

▶ **基　原**

豆科植物草木犀 *Melilotus officinalis* (Linn.) Pall.（*M. suaveolens* Ledeb.）（100%）。

▶ **形态特征**

二年生草本，高 40 ~ 100（~ 250）cm。茎直立，粗壮，多分枝，具纵棱，微被柔毛。羽状三出复叶；托叶呈镰状线形，长 3 ~ 5（~ 7）mm，中央有 1 脉纹，全缘或基部有 1 尖齿；叶柄细长；小叶呈倒卵形、阔卵形、倒披针形至线形，长 15 ~ 25（~ 30）mm，宽 5 ~ 15 mm，先端钝圆或呈截形，基部呈阔楔形，边缘具不整齐疏浅齿，上面无毛，粗糙，下面散生短柔毛，侧脉 8 ~ 12 对，平行直达齿尖，在两面均不隆起，顶生小叶稍大，具较长的小叶柄，侧生小叶的小叶柄短。总状花序长 6 ~ 15（~ 20）cm，腋生，具 30 ~ 70 花，初时稠密，花开后渐疏松，花序轴在花期显著伸展；苞片呈刺毛状，长约 1 mm；花长 3.5 ~ 7 mm，花梗与苞片等长或较苞片稍长；花萼呈钟形，长约 2 mm，脉纹 5，甚清晰，萼齿呈三角状披针形，稍不等长，

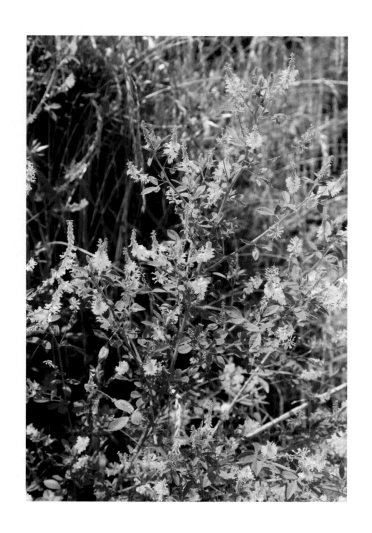

比萼筒短；花冠呈黄色，旗瓣呈倒卵形，与翼瓣近等长，龙骨瓣稍短或三者均近等长；雄蕊筒在花后常宿存，包于果实外；子房呈卵状披针形，胚珠 4 ~ 8，花柱长于子房。荚果呈卵形，长 3 ~ 5 mm，宽约 2 mm，先端具宿存花柱，表面具凹凸不平的横向细网纹，呈棕黑色，有 1 ~ 2 种子；种子呈卵形，长 2.5 mm，呈黄褐色，平滑。花期 5 ~ 9 月，果期 6 ~ 10 月。

▶ ITS2 条形码序列 / 简并序列

CATATCGAAGCCTCCTGCCAATTTCCTTTTGATAGGTATTGTGCATGCTGGT
GAATGTTGGCCTCCCGTGAGCTCTATTGTCTCATGGTTGGTTGAAAATCGAG
ACCTTGGTAGGGTGTGCCATGATAGATGGTGGTTGTGTGACCCACGAGAAAC
CAAGATCATGTGCTGCCCTATTCAATTCGGCCTCTTTTACCCATATGCGTTTT
GTAAACGCTCGTGATG

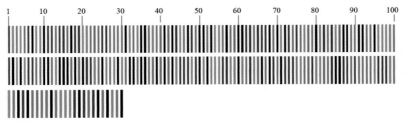

▶ 药材音译名

甲贝、贾贝、故的那、大卡热。

▶ 药用部位

全草。

▶ 功能主治

清热解毒、消炎、敛脓。适用于脾脏病、肠痧、
疫疠、乳蛾、四肢化脓等。

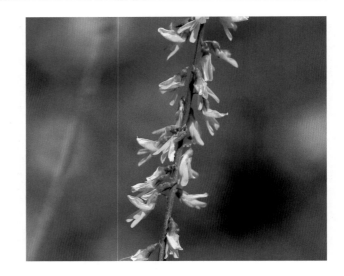

附 注

　　《四部医典》记载有 ྒྱ་ཚོས། （甲贝）；《晶

珠本草》记载其功效同 ྒྱ་ཚོས། [榜贝，即甘松，来源于败酱科植物甘松 *Nardostachys chinensis* Batal.、匙

叶甘松 *N. jatamansi* (D. Don) DC.]，记载其为治宿热毒热、消肿胀、干涸四肢脓水之药物。据现代文

献记载，各地藏医所用甲贝的正品多为豆科植物草木犀 *Melilotus officinalis* (Linn.) Pall.，其代用品有

十字花科植物红紫桂竹香 *Cheiranthus roseus* Maxim. 及败酱科植物缬草 *Valeriana officinalis* Linn.、黑

水缬草 *V. amurensis* Smir. ex Komarov、毛节缬草 *V. stubendorfii* Kreyer ex Komarov（《中国植物志》将

该拉丁学名作为缬草 *V. officinalis* Linn. 的异名）等。《甘露本草明镜》记载"花黄色或白色"，由此

推断，可能白花草木犀 *M. albus* Medic ex Desr. 也作为药用。

　　经比对，本材料的 ITS2 序列与草木犀 *M. officinalis* (Linn.) Pall.、白花草木犀 *M. albus* Medic ex

Desr.、细齿草木犀 *M. dentate* (Waldst. et Kit.) Pers. 的 ITS2 序列（NCBI 数据库登录号分别为 Z97687、

JF461307 ～ JF461309、JF461314 ～ JF461318、JF461310、JF461311，DQ006009、DQ311984、AB546797，

JF461313、JF461312）的相似度均为 100%。

草玉梅

Caoyumei

苏嘎

སུབ་ཀ།

▶ **材　　料**

药材标本采集自西藏自治区那曲市巴青县，采集号 2013133（馆藏标本号 003459）。

▶ **基　　原**

毛茛科植物草玉梅 *Anemone rivularis* Buch.-Ham. ex DC.（99%、100%）。

▶ **形态特征**

植株高（10～）15～65 cm。根茎木质，垂直或稍斜，直径 0.8～1.4 cm。基生叶 3～5，有长柄；叶片肾状五角形，长（1.6～）2.5～7.5 cm，宽（2～）4.5～14 cm，3 全裂，中全裂片呈宽菱形或菱状卵形，有时呈宽卵形，宽（0.7～）2.2～7 cm，3 深裂，深裂片上部有少数小裂片和牙齿，侧全裂片不等 2 深裂，两面均有糙伏毛；叶柄长（3～）5～22 cm，有白色柔毛，基部有短鞘。花葶 1（～3），直立；聚伞花序长（4～）10～30 cm，（1～）2～3 回分枝；苞片 3（～4），有柄，近等大，长（2.2～）3.2～9 cm，似基生叶，呈宽菱形，3 裂至近基部，一回裂片多少细裂，柄扁平，膜质，长 0.7～1.5 cm，宽 4～6 mm；花直径（1.3～）2～3 cm；萼片 6～10，呈白色，倒卵形或椭圆状倒卵形，长

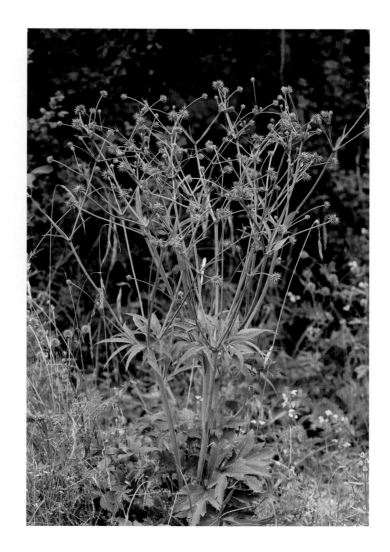

0.6～1.4 cm，宽 3.5～10 mm，外面有疏柔毛，先端密被短柔毛；雄蕊长约为萼片之半，花药呈椭圆形，花丝呈丝形；心皮 30～60，无毛，子房呈狭长圆形，有拳卷的花柱。瘦果呈狭卵球形，稍扁，长 7～8 mm，宿存花柱呈钩状弯曲。5～8 月开花。

▶ ITS2 条形码序列 / 简并序列

CACACAGCGTCGCCCCCCACCAATCCCTTTGGCTGGGGGACGGAGATTGGCC
CCCCGAGCCCCCCGGGCACGGTCGGCACAAATGTTGGTCCTCGGCGGCGAG
CGTCGCGGTCAGCGGTGGTTGTATTCTCATCCCCCAAAGACACAAATGACGC
GTCCGCCTCGTCGCATGCAGGCCAGAGCTAACCCCTGGAGGGAGACCTCCAC
CTG

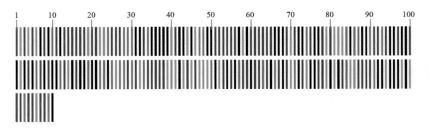

▶ 药材音译名

苏嘎、速嘎、素嘎、素尕哇、苏玛，
苏卜嘎、锁嘎哇。

▶ 药用部位

成熟果实、叶、花、根。

▶ 功能主治

果实：去腐、提升胃温、引流黄水；
适用于胃虫、痞块、刺痛、蛇咬伤、
寒性肿瘤、淋病、关节积黄水等。

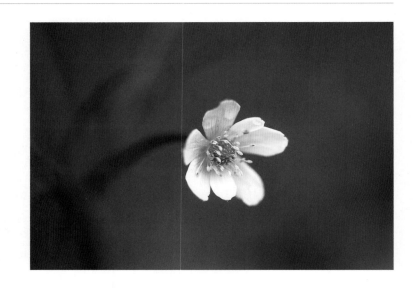

附　注

　　ཨོ་མ།（苏嘎）为《四部医典》《晶珠本草》等中记载的止腐生阳、治黄水病之药物。现代文献记载藏医所用苏嘎的基原涉及毛茛科银莲花属（*Anemone*）的多种植物，《四部医典系列挂图全集》第二十九图中苏嘎附图所示植物形态也与银莲花属植物相似。据现代文献记载和实地调查，各地藏医常用的苏嘎的基原有草玉梅 *A. rivularis* Buch.-Ham. ex DC.、钝裂银莲花 *A. obtusiloba* D. Don、展毛银莲花 *A. demissa* Hook. f. et Thoms. 等，多以草玉梅 *A. rivularis* Buch.-Ham. ex DC. 为正品；《部标藏药》等将前 2 种作为苏嘎的基原收载。此外，文献记载的苏嘎的基原还有卵叶钝裂银莲花 *A. obtusiloba* D. Don var. *ovalifolia* Briinl、匙叶银莲花 *A. trullifolia* Hook. f. et Thoms.、条叶银莲花 *A. trullifolia* Hook. f. et Thoms. var. *linearis* (Bruhl) Hand.-Mazz. 等。

　　经比对，本材料的 ITS2 序列与草玉梅 *A. rivularis* Buch.-Ham. ex DC. 的 ITS2 序列（NCBI 数据库登录号为 AY055396 和 GU732571）的相似度分别为 100% 和 99%。

长果婆婆纳

Changguopopona

董那童赤

ཕྱུརྨ་ནག་དོམ་མཐྲིས།

▶ **材　　料**

药材标本采集自甘肃省甘南藏族自治州合作市，采集号 1408038（馆藏标本号 003246）。

▶ **基　　原**

玄参科植物长果婆婆纳 *Veronica ciliata* Fisch.（100%）。

▶ **形态特征**

多年生草本，高 10 ~ 30 cm。茎丛生，上升，不分枝或基部分枝，有 2 列或几乎遍布的灰白色细柔毛。叶无柄或下部叶有极短的柄，叶片呈卵形至卵状披针形，长 1.5 ~ 3.5 cm，宽 0.5 ~ 2 cm，两端急尖，稀钝，全缘或中段有尖锯齿或整个边缘具尖锯齿，两面被柔毛或几乎无毛。总状花序 1 ~ 4，侧生于茎先端叶腋，短且花密集，几乎成头状，稀伸长，除花冠外各部分被多细胞长柔毛或长硬毛；苞片呈宽条形，长于花梗；花梗长 1 ~ 3 mm；花萼裂片呈条状披针形，花期长 3 ~ 4 mm，果期稍伸长，宽至 1.5 mm；花冠呈蓝色或蓝紫色，长 3 ~ 6 mm，筒部短，占全长的 1/5 ~ 1/3，内面无毛，裂片呈倒卵圆形至长矩圆形；花丝大部分游离。蒴果呈卵状锥形，狭长，先端钝而微凹，长 5 ~ 8 mm，宽 2 ~ 3.5 mm，几乎遍布长硬毛，花柱长 1 ~ 3 mm；种子呈矩圆状卵形，长 0.6 ~ 0.8 mm。花期 6 ~ 8 月。

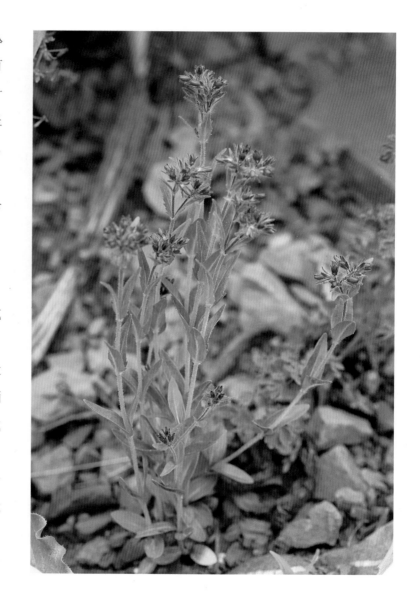

▶ **ITS2 条形码序列 / 简并序列**

CGCATCGCGTCGCCCCCTCCATATCCCTAGGGATCTGTGAGCGGAGCGGAAA
ATGGTCTCCCGTGTGCCTTTGTGCCCGCGGCTGGCCTAAATAAGATCCTGCA
TCGATGGATGTCACGACCAGTGGTGGTTGAAAACTCAATCGTGCTATCGTGC
ATCACCACATCGTTTGTTAGGTATCGAGTTGACTTAACGGTGCTTCACGTGC
CTCCGACCG

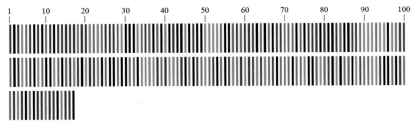

▶ **药材音译名**

董那童赤、冬那端赤、冬纳冬扯、
帕下嘎门巴。

▶ **药用部位**

全草。

▶ **功能主治**

清热、消炎、止痛。适用于血热
引起的背痛、"查隆"病、肝热证、
胆热证。

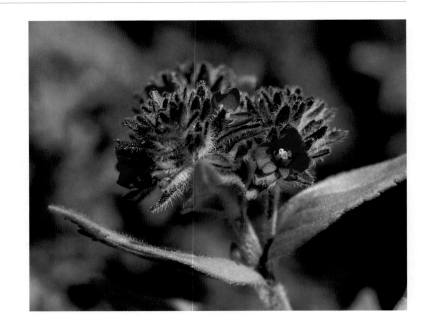

附　注

　　《度母本草》记载 བ་ཤ་ཀ།（帕
下嘎）分上、下 2 品；《鲜明注释》记载无上品帕下嘎时可以下品 བ་ཤ་ཀ་དམན་པ།（帕下嘎门巴）代之。《晶
珠本草》分别记载有 ཐུབ་ནག་རྡོ་མཞིན།（冬那端赤）和帕下嘎，并言在不产帕下嘎的地方可以用冬那端赤代
替，二者均为治疗疮、生肌、止血、清疮热之药物。也有人认为《晶珠本草》（汉译本）记载的替代
药物并非 ཐུབ་ནག་རྡོ་མཞིན།（冬那端赤），而是 གཡུ་སྟོང་གསེར་མགོ།（优东塞尔果），是罂粟科紫堇属（*Corydalis*）
植物。据现代文献记载和实地调查显示，藏医均以爵床科植物鸭嘴花 *Adhatoda vasica* Nees 为巴夏嘎
的正品，但藏族聚居区不产该种，历史上药材多为进口，目前使用较少，现各地多用巴夏嘎的代用品，
但各地所用代用品的基原也有差异。西藏藏医习用的代用品的基原主要为玄参科婆婆纳属（*Veronica*）
植物，被称为 བ་ཤ་ཀ་དམན་པ།（帕下嘎门巴），在康巴地区又被称为 ཐུབ་ནག་རྡོ་མཞིན།（冬那端赤、董那童赤），
《西藏藏标》以 ཐུབ་ནག་རྡོ་མཞིན།/ 董那童赤 / 董那童赤之名、《四川藏标》以毛果婆婆纳 /ཐུབ་ནག་རྡོ་མཞིན།/ 当

娜冬赤之名收载了长果婆婆纳 *V. ciliata* Fisch.、长果婆婆纳拉萨亚种 *V. ciliata* Fisch. subsp. *cephaloides* (Pennell) Hong、毛果婆婆纳 *V. eriogyne* H. Winkl.。青海以及西藏昌都、云南迪庆藏医习用的代用品的基原包括罂粟科紫堇属多种植物，被称为巴夏嘎或 ཟ་བཤང་ （扎桑），《西藏藏标》以 ཟ་བཤང་ 扎桑 / 扎桑之名收载了皱波黄堇 *C. crispa* Prain；《青海藏标》附录中以哇夏嘎之名收载了赛北紫堇 *C. impatiens* (Pall.) Fisch.[据《中国植物志》记载和实地调查显示，青藏高原分布的应为与赛北紫堇 *C. impatiens* (Pall.) Fisch. 接近的假北紫堇 *C. pseudoimpatiens* Fedde]，并指出"（哇夏嘎）正品有争议，有待研究"。（参见"鸭嘴花"条）

经比对，本材料的 ITS2 序列与长果婆婆纳 *V. ciliata* Fisch. 的 ITS2 序列（NCBI 数据库登录号为 MH808646、KC153528）的相似度为 100%，与长梗婆婆纳 *V. lanosa* Royle ex Benth.、木茎婆婆纳 *V. fruticans* Jacq. 的 ITS2 序列（NCBI 数据库登录号分别为 AY540868、EU282107）的相似度均为 97%，与 *V. saturejoides* Vis. 的 ITS2 序列（NCBI 数据库登录号为 AF313005）的相似度为 96%。后 2 种未见《中国植物志》记载。

长花党参

Changhuadangshen

陆堆多吉

ཀླུ་བདུད་རྡོ་རྗེ།

▶ 材　　料

药材标本采集自西藏自治区山南市加查县崔久乡崔久沟，采集号 2013206（馆藏标本号 003425）。

▶ 基　　原

桔梗科植物长花党参 *Codonopsis thalictrifolia* Wall. var. *mollis* (Chipp) L. T. Shen（*C. mollis* Chipp）。

▶ 形态特征

根常肥大，呈长圆锥状或圆柱状，长 15 ～ 20 cm，直径 0.5 ～ 1 cm，表面呈灰黄色，近上部有细密环纹，下部疏生横长皮孔。茎直立或上升，主茎可育，较粗壮，长 15 ～ 30 cm，直径 2 ～ 3 mm，呈黄绿色或绿色，疏生柔毛或无毛；侧枝不育，较纤细，具叶，集生于主茎基部，长 4 ～ 6 cm，直径 1 ～ 2 mm，呈绿色，被柔毛。主茎上的叶互生，侧枝上的叶近对生，叶柄短，长不足 2 mm，被柔毛，叶片呈近圆形，长 6 ～ 16 mm，宽 3 ～ 16 mm，先端钝或急尖，基部呈近心形或平截，近全缘或有圆钝齿，呈灰绿色而被柔毛。花单生主茎先端，使茎呈花葶状，花微下垂，花梗有柔毛；花萼贴生至子房中部，筒部呈半球状，长 3 ～ 4 mm，直径 6 ～ 10 mm，无毛或微粗糙，裂片间弯缺宽钝，裂片呈矩圆形，先端钝，全缘，长 6 ～ 7 mm，宽 2 ～ 3 mm，外面被毛；花冠呈管状钟形，长 3 ～ 4.8 cm，直径 1.5 ～ 4.3 cm，浅裂，

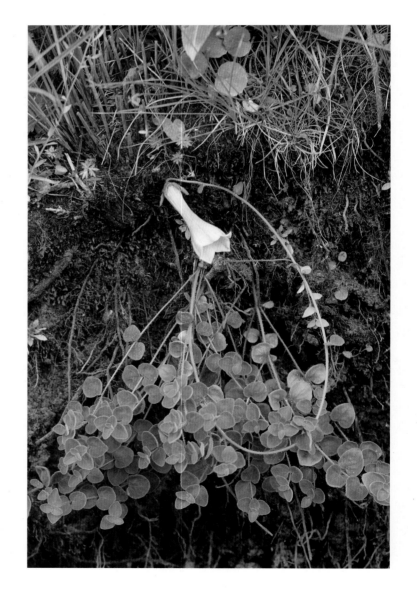

▶ **ITS2 条形码序列 / 简并序列**

CGCATCGCGTCGCCTCCCTTAACTTAATTGTTTACAAAACAAGTCAAGGAAAG
GGGGAGCGGATACTGGCCTCCCGTGCCTTGCGGCGCGGCTGGCTCAAAACG
GAGTCCCCCGTGAAGGACGCACGACAAGTGGTGGTTGATAACAAGGCCCTCG
CGTCCCGTCGTGCGCACGTCCTGCGCTGGGTTGGCTCTCGTGACCCTGACG
CGTCTAGGCTTAAGCCCAAGGCGCTCCGACCG

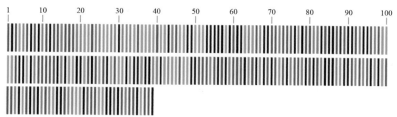

裂片呈三角状，先端圆钝，长 3 ~ 4 mm，宽 7 ~ 9 mm，花冠筒长 1.8 ~ 2.3 cm，直径 6 ~ 9 mm，全为淡蓝色，内、外无毛；雄蕊花丝基部微扩大，长约 1 cm，花药呈龙骨状，长约 3 mm，药隔有柔毛。蒴果下部呈半球状，上部呈圆锥状，有喙；种子多数，呈椭圆状，无翼，细小，呈棕黄色，光滑无毛。花果期 7 ~ 10 月。

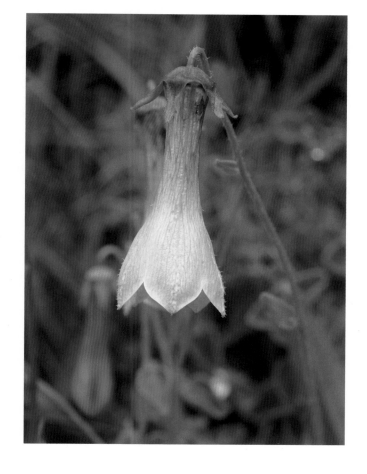

▶ **药材音译名**
陆堆多吉、鲁堆多吉、陆堆多吉窍、陆堆多吉门巴、芦堆多吉。

▶ **药用部位**
全草。

▶ **功能主治**
干黄水、消肿。适用于风湿性关节炎、疮疖肿痛、麻风病。

附　注

《晶珠本草》在"旱生草类药物"的"叶茎花果同采类药物"中记载有ꟷꟷꟷ（陆堆多吉），言其为治疗中风症、"隆"病、臁疮、邪魔病（魔隆病）之药物，分为黑（陆堆多吉、陆堆多吉那保）、白（陆堆多吉嘎保）2 种。现代文献记载的陆堆多吉类药材的基原主要为桔梗科党参属（*Codonopsis*）

植物，该药材又被称为"藏党参"，局部地区也习用沙参属（*Adenophora*）植物。各地藏医通常以脉花党参 *C. nervosa* (Chipp) Nannf. 作为黑者 [ཀླུ་བདུད་རྡོ་རྗེ་ནག་པོ（陆堆多吉那保），又称རྒྱས་པ་ཀླུ་བདུད་རྡོ་རྗེ（吉布陆都多吉）] 的基原，以同属其他多种植物作为白者 [ཀླུ་བདུད་རྡོ་རྗེ་དཀར་པོ（陆堆多吉嘎保），或统称陆堆多吉] 的基原；或不区分黑、白品种，而将其分为正品和副品（替代品）2 类，正品 [ཀླུ་བདུད་རྡོ་རྗེ་མཆོག（陆堆多吉窍）] 的基原为脉花党参 *C. nervosa* (Chipp) Nannf.，副品 [ཀླུ་བདུད་རྡོ་རྗེ་དམན་པ（陆堆多吉曼巴）] 的基原主要为长花党参 *C. thalictrifolia* Wall. var. *mollis* (Chipp) L. T. Shen；《部标藏药》和《藏标》以藏党参 /ཀླུ་བདུད་རྡོ་རྗེ/ 鲁堆多吉（陆堆多吉）之名收载了长花党参 *C. mollis* Chipp [*C. thalictrifolia* Wall. var. *mollis* (Chipp) L. T. Shen]，规定以其全草入药；《青海藏标》附录中以党参 /ཀླུ་བདུད་རྡོ་རྗེ/ 鲁都多杰之名收载了党参 *C. pilosula* (Franch.) Nannf.（该种为中药党参的基原），规定以其根入药。此外，各地作陆堆多吉类药材基原的还有灰毛党参 *C. canescens* Nannf.、球花党参 *C. subglabosa* W. W. Sm.、三角叶党参 *C. deltoidea* Chipp、川藏沙参 *A. liliifolioides* Pax et Hoffm. 等，这些植物应为地方习用的代用品。（参见"灰毛党参"条）

经比对，本材料的 ITS2 序列与唐松草党参 *C. thalictrifolia* Wall. 的 ITS2 序列（NCBI 数据库登录号为 KF366896、KF366895）的相似度为 100% 和 99%，与川党参 *C. tangshen* Oliv.、素花党参 *C. pilosula* (Franch.) Nannf. var. *modesta* (Nannf.) L. T. Shen、党参 *C. pilosula* (Franch.) Nannf. 的 ITS2 序列（NCBI 数据库登录号分别为 HAP00319、HAP00318、GQ434465）的相似度均为 99%。NCBI 数据库中未收录长花党参 *C. thalictrifolia* Wall. var. *mollis* (Chipp) L. T. Shen 的 ITS2 序列信息。

长花滇紫草

Changhuadianzicao

哲莫

འབྲི་མོག

▶ **材　　料**

药材标本采集自西藏自治区拉萨市墨竹工卡县尼玛江热乡 302 省道旁，采集号 2013312（馆藏标本号 003444）。

▶ **基　　原**

紫草科植物长花滇紫草 *Onosma hookeri* Clarke var. *longiflorum* Duthie ex Stapf。

▶ **形态特征**

多年生草本，高 20 ～ 30 cm，被开展的硬毛及贴伏的伏毛，硬毛基部具基盘。茎单一或数条丛生，不分枝。基生叶呈倒披针形，长 5 ～ 15 cm，宽 5 ～ 15 mm，上面被长硬毛，下面密生短伏毛；茎生叶无柄，呈披针形或狭披针形，长 3 ～ 8 cm，宽 4 ～ 10 mm，先端尖，基部钝

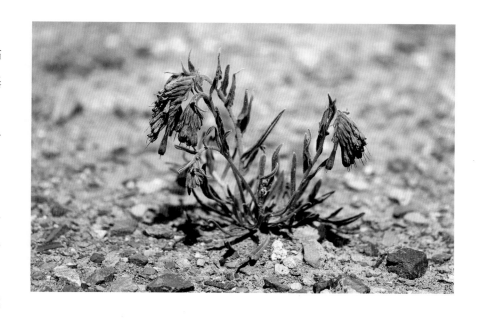

或呈圆形。花序通常单生茎顶；花多数，排列紧密，花期直径 3 ～ 5 cm；苞片呈狭披针形；花梗短，长约 3 mm，密生硬毛；花萼裂片呈钻形，长 10 ～ 15 mm，生硬毛或伏毛；花冠呈筒状钟形，蓝色、紫色或淡红蓝色，干燥后多呈淡蓝色，通常长 30 ～ 33 mm，外面中部以上有向上贴伏的伏毛及短柔毛，内面除腺体外无毛，裂片呈宽三角形，长约 1.5 mm，宽约 3 mm，反卷；花药基部结合，长 7 ～ 8 mm，不育先端长约 1 mm，花丝呈线形，长 5 ～ 6 mm，花丝着生于花冠筒上 2/3 处；花柱长 22 ～ 28 mm，无毛，外伸。花期 6 ～ 7 月。

▶ **药材音译名**

哲莫、知毛、芝莫、志毛合。

▶ **药用部位**

根。

▶ **ITS2 条形码序列 / 简并序列**

CGCATCTCGTCACTCTATCCCCAACTCCGGTGGATTGGGTGGATTGTGACCT
CCTGTTCCCTCGGGTGTAGTTGGTYGAAATTTGAGTCCGGATCTTAGGACTT
CACGACAAGTGGTGGTTGTATAACAACTCGCGTCATGCCGTGTGCCGAACCT
CCGTGCCTCCTAAGACCCTAAGGTGCGTGTTTCCCATACAATTTGTAGGGAT
GCTCGTGCTACGATTG

▶ **功能主治**

清热凉血、养肺。适用于肺炎、结核
空洞、鼻衄、高山多血症。

附　注

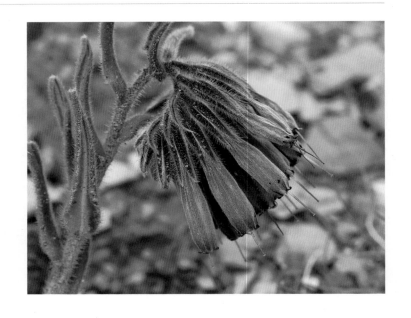

　　《蓝琉璃》在"药物补述"中记
载了治肺病及血病之药物 འབྲི་མོག（哲
莫）；《宇妥本草》记载哲莫根据其
形态分为黑（叶淡青色粗糙）、白
（叶具毛）2 种；《晶珠本草》则记
载株势强者为哲莫，株势弱者为 བྱི་མོག
（齐莫）。现代文献记载的哲莫的基原均为紫草科滇紫草属（*Onosma*）植物，其药材又习称藏紫草。
《部标藏药》《青海藏标》等收载的哲莫的基原为长花滇紫草 *O. hookeri* Clarke var. *longiflorum* Duthie
ex Stapf、细花滇紫草 *O. hookeri* Clarke 及其同属多种植物。不同文献记载的哲莫的基原还有多枝滇紫
草 *O. multiramosum* Hand.-Mazz.、密花滇紫草 *O. confertum* W. W. Smith、滇紫草 *O. paniculatum* Bur. et
Franch.、西藏滇紫草 *O. waltonii* Duthie 等。

　　经比对，本材料的 ITS2 序列与细花滇紫草 *O. hookerii* Clarke 的 ITS2 序列（NCBI 数据库登录号
为 KU853042、KU853043、EF199858）的相似度为 99%、98% 和 98%，与滇紫草 *O. paniculatum* Bur.
et Franch. 的 ITS2 序列（NCBI 数据库登录号为 EF199859）的相似度为 95%。NCBI 数据库中未收录
长花滇紫草 *O. hookeri* Clarke var. *longiflorum* Duthie ex Stapf 的 ITS2 序列信息。

长茎藁本

Changjinggaoben

杂

ཙད།

▶ **材　料**

药材标本采集自青海省果洛藏族自治州达日县，采集号 1408187（馆藏标本号 003251）。

▶ **基　原**

伞形科植物长茎藁本 *Ligusticum thomsonii* C. B. Clarke（100%）。

▶ **形态特征**

多年生草本，高 20 ～ 90 cm。根多分叉，长可达 15 cm，直径 2 cm；根颈密被纤维状枯萎叶鞘。茎多条，自基部丛生，具条棱及纵沟纹。基生叶具柄，柄长 2 ～ 10 cm，基部扩大为具白色、膜质边缘的叶鞘，叶片呈狭长圆形，长 2 ～ 12 cm，宽 1 ～ 3 cm，羽状全裂，羽片 5 ～ 9 对，呈卵形至长圆形，长 0.5 ～ 2 cm，宽 0.5 ～ 1 cm，边缘具不规则锯齿至深裂，背面网状脉纹明显，脉上具毛；茎生叶较少，仅 1 ～ 3，无柄，向上渐简化。复伞形花序顶生或侧生，顶生者直径 4 ～ 5 cm，侧生者常小而不发育；总苞片 5 ～ 6，呈线形，长 0.5 cm，具白色、膜质边缘；伞幅 12 ～ 20，长 1 ～ 2.5 cm；小总苞片 10 ～ 15，线形至线状披针形，具白色、膜质边缘，长 0.5 ～ 0.7 cm；

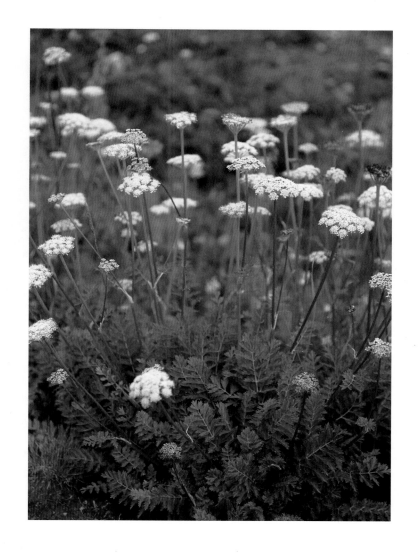

萼齿微小；花瓣呈白色，卵形，长约 1 mm，具内折小舌片；花柱基隆起，花柱 2，向下反曲。分生果呈长圆状卵形，长 4 mm，宽 2.5 mm，主棱明显凸起，侧棱较宽；每棱槽内油管 3 ～ 4，合生面油管 8；胚乳腹面平直。花期 7 ～ 8 月，果期 9 月。

▶ ITS2 条形码序列 / 简并序列

CGCATCGTCTTGCCCACAAACCACACACACTGAGAAGTTGTGCTGTTTTGGG
GGCGGAAACTGGCCTCCCGTACCTTGTTGTGCGGTTGGCGGAAAAACGAGTC
TCCGGCGACGGACGTCGCGACATCGGTGGTTGTAAAAGACCCTCTTGTCTTG
TCGCGCGAATCCTCGTCATCTTAGAGAGCTCCAGGACCCTTAGGCAGCACAC
ACTCTGTGCGCTTCGATTG

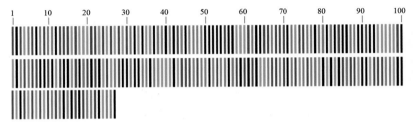

▶ 药材音译名

杂、则、者。

▶ 药用部位

全草。

▶ 功能主治

解毒。适用于热病、毒病（宝石毒、丹毒、梅毒、
接触毒等）。

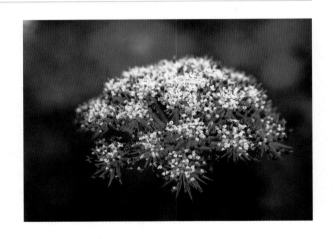

附　注

　　《晶珠本草》中分别记载有 ཙོ།（杂）和 སྐྱི།（加哇、甲哇）；杂为治毒病之药物，加哇为治黄水病、腰肾寒症之药物。现代文献记载的杂和加哇的基原包括伞形科的多属多种植物。《藏药志》记载各地藏医所用杂的基原有西藏棱子芹 *Pleurospermum hookeri* C. B. Clarke var. *thomsonii* C. B. Clarke（*Pleurospermum tibetanicum* Wolff）、美丽棱子芹 *Pleurospermum amabile* Craib ex W. W. Smith、长茎藁本 *L. thomsonii* C. B. Clarke、舟瓣芹 *Sinolimprichtia alpina* H. Wolff 等。也有文献认为西藏棱子芹 *Pleurospermum hookeri* C. B. Clarke var. *thomsonii* C. B. Clarke 等为加哇的基原。《部标藏药》等收载的加哇的基原有西藏棱子芹 *Pleurospermum tibetanicum* Wolff、迷果芹 *Sphallerocarpus gracilis* (Bess.) K.-Pol.。（参见"西藏棱子芹"条）

　　经比对，本材料的 ITS2 序列与长茎藁本 *L. thomsonii* C. B. Clarke、短尖藁本 *L. mucronatum* (Schrenk) Leute[短尖厚棱芹 *Pachypleurum mucronatum* (Schrenk) Schischk.] 的 ITS2 序列（NCBI 数据库登录号分别为 MK036623、AF009085）的相似度均为 100%，与多苞藁本 *L. involucratum* Dranch.、羽苞藁本 *L. daucoides* (Franch.) Franch. 的 ITS2 序列（NCBI 数据库登录号分别为 EU236175、EU236173）的相似度均为 98%。

长毛风毛菊

Changmaofengmaoju

莪吉秀尔

རྩོད་ཀྱི་བཞུར།

▶ 材　　料

药材标本采集自四川省阿坝藏族羌族自治州红原县城郊，采集号 2011031（馆藏标本号 003712）。

▶ 基　　原

菊科植物长毛风毛菊 *Saussurea hieracioides* Hook. f.（97%）。

▶ 形态特征

多年生草本，高 5 ~ 35 cm。根茎密被干膜质褐色残叶柄。茎直立，密被白色长柔毛。基生叶呈莲座状，基部渐狭成具翼的短叶柄，叶片呈椭圆形或长椭圆状倒披针形，长 4.5 ~ 15 cm，宽 2 ~ 3 cm，先端急尖或钝，全缘或有不明显的稀疏浅齿；茎生叶与基生叶同形或呈线状披针形或线形，无柄；全部叶质薄，两面呈褐色或黄绿色，两面及边缘被稀疏的长柔毛。头状花序单生茎顶；总苞呈宽钟状，直径 2 ~ 3.5 cm，总苞片 4 ~ 5 层，全部或边缘呈黑紫色，先端长渐尖，密被长柔毛，外层呈卵状披针形，长 1 cm，宽 3 mm，中层呈披针形，长 1.3 cm，宽 2.5 mm，内层呈狭披针形或线形，长 2.5 cm，宽 2 mm；小花呈紫色，长 1.8 cm，细管部长 1 cm，檐部长 8 mm。瘦果呈圆柱状，褐色，无毛，长 2.5 mm；冠毛呈淡褐色，2 层，外层短，呈糙毛状，长 2 ~ 3 mm，内层长，呈羽毛状，长 1.4 cm。花果期 6 ~ 8 月。

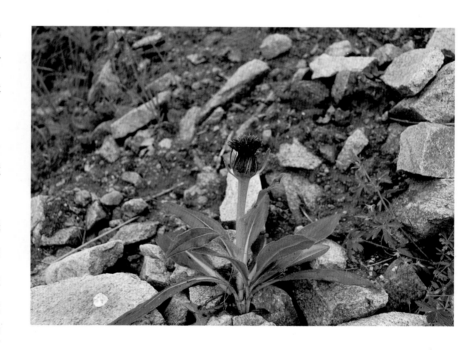

▶ 药材音译名

莪吉秀尔、俄吉秀、莪吉秀、贝珠牙扎、贝都牙扎、贝珠牙扎。

▶ 药用部位

全草或地上部分。

▶ ITS2 条形码序列 / 简并序列

CGCATCGCGTCGCTCCCAACCACGCCTCCCTCATGGGGATGTGTTTTGTTTG
GGGCGGAGAATGGTCTCCCGTGCTCATGGTGCGGTTGGCCTAAAAAGGAGTC
CCCTTCGACGGACGCACGACTAGTGGTGGTTTTCAAGGCCTTCGTATCGAGT
TGTGCATACGTGAGGGAATCGCTCTTCAAAGACCCCAACGTGTCGTCTTGCG
ACGACGCTTCGACCG

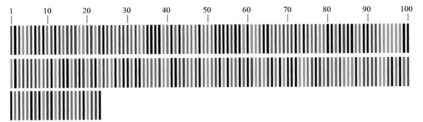

▶ 功能主治

渗湿利尿、清热。适用于水肿、腹水、膀胱炎、小便不利。

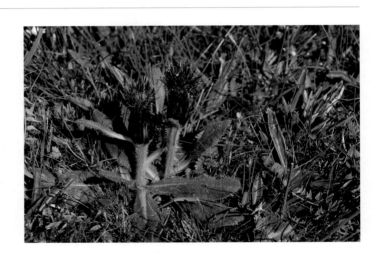

附　注

　　《四部医典》中记载有 སྲོ་ལྗི་བའུར།（莪吉秀）;《晶珠本草》以 བེར་ནག་འཛར།（贝珠牙扎）为其正名，两者互为异名，为引出心肾水肿水之药物。现代文献多认为莪吉秀的基原为长毛风毛菊 *S. hieracioides* Hook. f.、美丽风毛菊 *S. superba* Anthony 等，部分地区也使用矮华丽风毛菊 *S. superba* Anthony f. *pygmaea* Anthony，但文献也指出这些种类的形态与《晶珠本草》等古籍的记载均不完全相符。《部标藏药》在"莪吉秀 /སྲོ་ལྗི་བའུར།/ 风毛菊"条下收载了长毛风毛菊 *S. hieracioides* Hook. f.、美丽风毛菊 *S. superba* Anthony。

　　经比对，本材料的 ITS2 序列与风毛菊属植物打箭风毛菊 *S. tatsienensis* Franch. 的 ITS2 序列（NCBI 数据库登录号为 AY366306）的相似度为 100%，与维西风毛菊 *S. spathulifolia* Franch. 的 ITS2 序列（NCBI 数据库登录号为 EF420936、AB254685）的相似度为 99%，与长毛风毛菊 *S. hieracioides* Hook. f. 的 ITS2 序列（NCBI 数据库登录号为 AY366310、AB254655）的相似度为 97%。

　　本材料被鉴定为长毛风毛菊 *S. hieracioides* Hook. f.。《中国植物志》记载美丽风毛菊的拉丁学名为 *S. pulchra* Lipsch.，而将 *S. superba* Anthony 作为长毛风毛菊 *S. hieracioides* Hook. f. 的异名。但本材料的 ITS2 序列与采集自青海省的美丽风毛菊 *S. superba* Anthony 有一定差异，故本书暂将该 2 种分别收录。（参见"美丽风毛菊"条）

匙叶小檗	吉尔哇
Chiyexiaobo	སྐྱེར་པ།

▶ 材　　料

药材标本采集自青海省海东市互助土族自治县，采集号 2011069（馆藏标本号 003646）。

▶ 基　　原

小檗科植物匙叶小檗 *Berberis vernae* Schneid.（100%）。

▶ 形态特征

落叶灌木，高 0.5 ~ 1.5 m。老枝呈暗灰色，细弱，具条棱，无毛，散生黑色疣点，幼枝常呈紫红色。茎刺粗壮，单生，呈淡黄色，长 1 ~ 3 cm。叶纸质，呈倒披针形或匙状倒披针形，长 1 ~ 5 cm，宽 0.3 ~ 1 cm，先端圆钝，基部渐狭，上面呈亮暗绿色，中脉扁平，侧脉微显，下面呈淡绿色，中脉和侧脉微隆起，两面

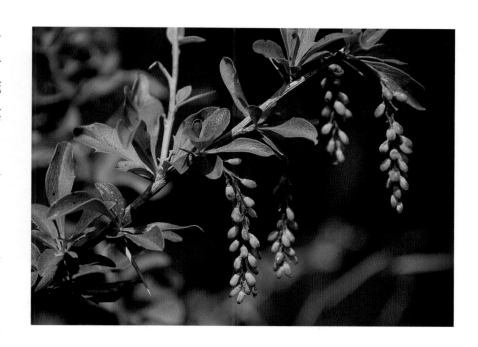

网脉显著，无毛，不被白粉，无乳突，叶缘平展，全缘，偶具 1 ~ 3 刺齿；叶柄长 2 ~ 6 mm，无毛。穗状总状花序具 15 ~ 35 花，长 2 ~ 4 cm，包括总梗长 5 ~ 10 cm，无毛；花梗长 1.5 ~ 4 mm，无毛；苞片呈披针形，短于花梗，长约 1.3 mm；花呈黄色；小苞片呈披针形，长约 1 mm，常呈红色；萼片 2 轮，外萼片呈卵形，长 1.5 ~ 2.1 mm，宽约 1 mm，先端急尖，内萼片呈倒卵形，长 2.5 ~ 3 mm，宽 1.5 ~ 2 mm；花瓣呈倒卵状椭圆形，长 1.8 ~ 2 mm，宽约 1.2 mm，先端近急尖，全缘，基部缩成爪，具 2 分离腺体；雄蕊长约 1.5 mm，药隔先端不延伸，平截；胚珠 1 ~ 2，近无柄。浆果呈长圆形，淡红色，长 4 ~ 5 mm，先端不具宿存花柱，不被白粉。花期 5 ~ 6 月，果期 8 ~ 9 月。

▶ 药材音译名

吉尔哇、吉尕尔、给尔驯、杰巴、杰唯哇兴、赛尔训。

▶ ITS2 条形码序列 / 简并序列

CGCACAGCGTCGCGCTCAACACAAGCAATGTTTTCGTGTTGATGAGCGGAAG
TTGGCCACCCGAGCTATCTCAGCTCGGTAGGCCTAAATGATGGCCTCGAGCG
ATGGGCATCACGATCTATGGTGGTTTAGAACCCCTGTCGTCGTAGACCGGCG
TCGTGTTTGCCTCGTTGAATGCTCGAGCTGTACAAACCCTTGTGTGTTGCAT
CTAACACTCACCTTG

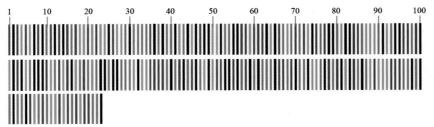

▶ 药用部位

茎皮和根皮（刮去栓皮层）、果实、花。

▶ 功能主治

茎皮和根皮：清热解毒、燥湿、排黄水；适用于痢疾、
尿路感染、肾炎、疮疖、结膜炎、黄水病等。果实：
适用于腹痛、消化不良、腹胀、痢疾。花：利湿、止泻、
止血、消炎；适用于腹泻、血症、中耳炎、眼疾。

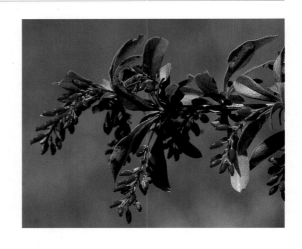

附　注

　　《四部医典》《度母本草》《晶珠本草》等古籍中记载有敛毒、干黄水之药物 �སྐྱེར་པ།（吉尔哇）；《晶珠本草》记载吉尔哇分为白（吉尔哇嘎保）和黑（吉尔哇那保）2 种。吉尔哇为藏医药用的小檗科小檗属（*Berberis*）多种植物的总称，其药用部位包括茎皮和根皮 [ཤྱེར་ཤུན།（吉尔训）]、果实 [ཤྱེར་འབྲས།（吉尔寨）]、花 [ཤྱེར་བའི་མེ་ཏོག（杰唯美多）]。现代文献记载的吉尔哇的基原包括多种小檗属植物，主要有直穗小檗 *B. dasystachya* Maxim.、小檗 *B. vulgaris* L.、甘肃小檗 *B. kansuensis* Schneid.、黄芦木 *B. amurensis* Rupr.、刺红珠 *B. dictyophylla* Franch.、无脉小檗 *B. nullinervis* Ying、鲜黄小檗 *B. diabhana* Maxim.、毛序小檗 *B. trichiata* Ying、匙叶小檗 *B. vernae* Schneid.、阔叶小檗 *B. plalyphylla* Ahrendt 等分布于西藏、青海及周边地区的种类。有人认为，古籍对吉尔哇白、黑种类的划分系根据植物大小，白者植株高大，黑者植株矮小。

　　经比对，本材料的 ITS2 序列与匙叶小檗 *B. vernae* Schneid.、小檗 *B. vulgaris* L.、*B. croatica* Horvat. 和埃特勒小檗 *B. aetnensis* C. Presl（《中国植物志》未记载后 2 种）的 ITS2 序列（前 1 种的中药材 DNA 条形码鉴定系统登录号为 HAP00051，后 3 种的 NCBI 数据库登录号分别为 EF488082、EF488085、EF488086）的相似度均为 100%。

匙叶翼首花

Chiyeyishouhua

榜孜多乌

 སྤང་རྩི་དོ་བོ།

▶ **材　　料**

药材标本采集自四川省甘孜藏族自治州道孚县鲜水镇一格村，采集号1408221（馆藏标本号003262）。

▶ **基　　原**

川续断科植物匙叶翼首花 *Pterocephalus hookeri* (C. B. Clarke) Höeck.（100%）。

▶ **形态特征**

多年生无茎草本，高 30 ~ 50 cm，全株被白色柔毛。根粗壮，单一，木质化，呈近圆柱形，直伸，多条扭曲，表面呈棕褐色或黑褐色，内面白色，长 8 ~ 15 cm，直径 1.5 ~ 2.5 cm。叶全部基生，呈莲座丛状，叶片呈倒披针形，长 5 ~ 18 cm，宽 1 ~ 2.5 cm，先端钝或急尖，基部渐狭成翅状柄，全缘或 1 回羽状深裂，裂片 3 ~ 5 对，呈斜卵形或披针形，长 1 ~ 2 cm，顶裂片大，呈披针形；背面中脉明显，呈白色，侧脉不明显，表面呈绿色，疏被白色糙伏毛，背面呈苍绿色，密被糙硬毛，在中脉两侧更密，边缘具长缘毛。花葶由叶丛抽出，高 10 ~ 40 cm，无叶，直径 2 ~ 4 mm，疏或密被白色贴伏或伸展长柔毛，具沟；头状花序单生于茎顶，直立或微下垂，直径 3 ~ 4 cm，呈球形；总苞

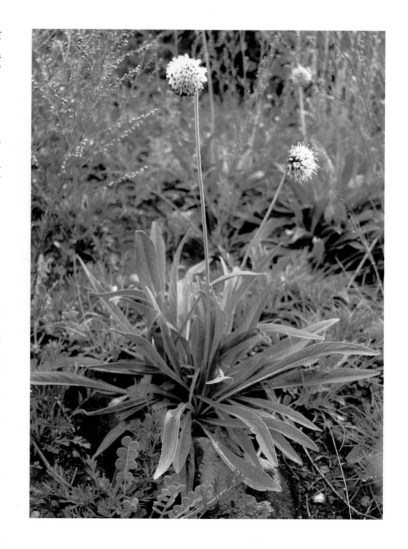

片 2 ~ 3 层，呈长卵形至卵状披针形，先端急尖，长 1.2 ~ 1.8 cm，宽 5 ~ 7 mm，脉不明显，被毛，边缘密被长柔毛；苞片呈线状倒披针形，长 10 ~ 12 mm，基部有细爪，中脉显著，边缘被柔

▶ ITS2 条形码序列 / 简并序列

CGCATCGCGTCGCCCCCCCACCACGTCTCCCCGCCAAAGGGCGCGTGCGGC
AGGGGGTGCGGACAATGGCCTCCCGTTCCCCAGCGTGCGGTTGGTCCAAAAT
CGAGTCCCCGGGCGGCGGACGTCACGACGAGTGGTGGTTGAACAAGCCTTCT
TATCGAGTCGTGCGCTTCCCCGTCGCCAGGGCGGCCATTTGACCCTGACGCG
TCGTCTTTTCGACGGTGCTCCGACCG

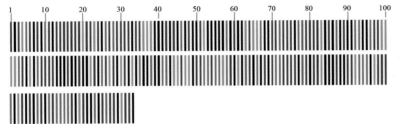 

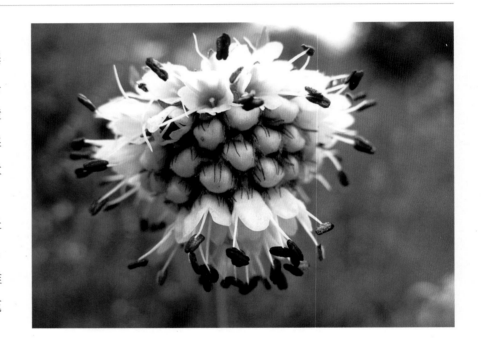

毛；小总苞长 4 ~ 5 mm，直径 1.5 mm，呈筒状，基部渐狭，先端略张开，具波状锯齿，外面被白色糙硬毛；花萼全裂，具 20 柔软的羽状毛；花冠呈筒状漏斗形，黄白色至淡紫色，长 10 ~ 12 mm，外面被长柔毛，先端 5 浅裂，裂片钝，近等长，长约 3.5 mm；雄蕊 4，稍伸出花冠管外，花药呈黑紫色，长约 3 mm；子房下位，包于小总苞内，花柱长约 15 mm，伸出花冠管外，柱头呈扁球形，淡褐色。瘦果长 3 ~ 5 mm，呈倒卵形，淡棕色，具 8 纵棱，疏生贴伏毛，具 20 棕褐色宿存萼刺，刺长约 10 mm，被白色羽状毛。花果期 7 ~ 10 月。

▶ 药材音译名

榜孜多乌、榜孜毒沃、榜姿多乌、榜姿多沃、邦子拖乌、榜孜加尔巴合、邦孜加尔巴合。

▶ 药用部位

全草或根。

▶ 功能主治

有小毒。解毒除瘟、清热止泻、祛风通痹。适用于瘟毒、新旧热病、垢甲病、痹证、痢疾、关节炎等。

附 注

《四部医典》中记载有解毒、治疫毒症、旧热（心热）之药物 ཤང་ཙི་དོག（榜孜多乌）；《蓝琉璃》《晶珠本草》等记载榜孜多乌有 3 类，即榜孜多乌、ལུག་ཙི་དོག（鲁孜多乌、榜孜鲁孜）、ལུག་ཙི་འཁར་བ（邦孜加尔巴合、鲁孜加尔巴合）。现代文献记载的 3 类榜孜多乌的基原包括川续断科翼首花属（*Pterocephalus*）、川续断属（*Dipsacus*）及菊科风毛菊属（*Saussurea*）的多种植物。关于榜孜多乌的基原，各地藏医所用基原基本一致，主要为匙叶翼首花 *P. hookeri* (C. B. Clarke) Höeck.，该种的形态与《蓝琉璃》《晶珠本草》记载的榜孜多乌及《四部医典系列挂图全集》的榜孜多乌的附图相符，为正品，《中国药典》《部标藏药》等收载的翼首草 /ཤང་ཙི་དོག/ 榜孜毒乌的基原也为该种；而关于鲁孜多乌和邦孜加尔巴合的基原，不同文献的记载不一致，且相互有交叉，包括匙叶翼首花 *P. hookeri* (C. B. Clarke) Höeck.（邦孜加尔巴合）、裂叶翼首花 *P. bretschneideri* (Batal.) Pretz.（榜孜多沃、鲁孜多乌、邦孜加尔巴合）、日本续断 *D. japonicas* Miq.（鲁孜多乌）、川续断 *D. asperoides* C. Y. Cheng et T. M. Ai（鲁孜多乌）、大头续断 *D. chinensis* Bat.（鲁孜多吾、邦孜加尔巴合）、唐古特雪莲 *S. tangutica* Maxim.（鲁孜多乌）、苞叶雪莲 *S. obvallata* (DC.) Sch.-Bip.（鲁孜多乌）、紫苞风毛菊 *S. purpurascens* Y. L. Chen et S. Y. Liang（鲁孜多乌）等。

经比对，本材料的 ITS2 序列与匙叶翼首花 *P. hookeri* (C. B. Clarke) Höeck. 的 ITS2 序列（中药材 DNA 条形码鉴定系统登录号为 HAP00475）的相似度为 100%。

重冠紫菀

Chongguanziwan

美朵路梅

མེ་ཏོག་ལུག་མིག

▶ **材　料**

药材标本采集自青海省果洛藏族自治州玛沁县东倾沟乡，采集号 2011115（馆藏标本号 003725）；青海省果洛藏族自治州久治县智青松多镇德合隆寺，采集号 1408148（馆藏标本号 003301）。

▶ **基　原**

菊科植物重冠紫菀 *Aster diplostephioides* (DC.) C. B. Clarke（100%）。

▶ **形态特征**

多年生草本。根茎粗壮，有顶生的茎或莲座状叶丛。茎直立，高 16 ～ 45 cm，粗壮，下部为枯叶残存的纤维状鞘所围裹，被卷曲或开展的柔毛，上部被具柄腺毛，不分枝，上部有较疏的叶或几无叶。下部叶与莲座状叶呈长圆状匙形或倒披针形，渐狭成细长或具狭翅而基部呈宽鞘状的柄，连柄长 6 ～ 16 cm，稀达 22 cm，宽 1 ～ 4 cm，先端尖或呈近圆形，有小尖头，全缘或有小尖头状齿；中部叶呈长圆状或线状披针形，基部稍狭或呈近圆形；上部叶渐小，长达 3.5 mm，宽 0.4 mm；全部叶质薄，上面被微腺毛或近无毛，下面沿脉和边缘有开展的长疏毛，离基三出脉和侧脉在下面稍高起，网脉明显。头状花序单生，直径 6 ～ 9 cm；总苞呈半球形，直径

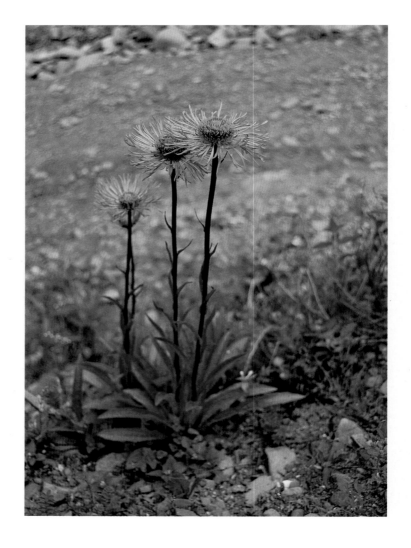

2 ～ 2.5 cm，总苞片约 2 层，呈线状披针形，先端细尖，较花盘长，长 15 mm，宽 1 ～ 3 mm，外层总苞片呈深绿色，草质，背面被较密的黑色腺毛，特别在基部被长毛，内层总苞片边缘有时狭膜

▶ ITS2 条形码序列 / 简并序列

CRCATCGCGTCGCTCCCACCATTTCTTTCCTTCRGGATGMTTGGCTGGGGG
CGGATACTGGTCTCCCGTTCCTCACCGAGYGGTTGGCCAAAATAAGAGTCTC
CTTTGACGGACGCACGACTAGTGGTGGTTGATAAAACCCRGAATGGTGTCGT
GTGTCTTGTCMAAAGGGTGCATCTTAATAGACCCAAYGCGTTGTCAWTTAAC
GACGCTTCGACCG

003725 样本：

CACATCGCGTCGCTCCCACCATTTCTTCCTTCGGGATGCT
TGGCTGGGGGCGGATACTGGTCTCCCGTTCCTCACCGAG
TGGTTGGCCAAAATAAGAGTCTCCTTTGACGGACGCACGA
CTAGTGGTGGTTGATAAAACCCGGAATGTGTCGTGTGTCT
TGTCAAAGGGTGCATCTTAATAGACCCAACGCGTTGTCA
TTTAACGACGCTTCGACCG

003301 样本：

CGCATCGCGTCGCTCCCACCATTCTTTCCTTCAGGATGAT
TGGCTGGGGGCGGATACTGGTCTCCCGTTCCTCACCGAG
CGGTTGGCCAAAATAAGAGTCTCCTTTGACGGACGCACGA
CTAGTGGTGGTTGATAAAACCCAGAATGGTGTCGTGTGTC
TTGTCCAAAGGGTGCATCTTAATAGACCCAATGCGTTGTC
AATTAACGACGCTTCGACCG

质；舌状花常 2 层，80 ~ 100，管部长 1.5 mm，舌片呈蓝色或蓝紫色，线形，长 20 ~ 30 mm，宽 1 ~ 2.5 mm；管状花长 5 ~ 6 mm，上部呈紫褐色或紫色，后呈黄色，近无毛，管部长 1.5 ~ 2 mm，裂片长 1 mm；花柱附片长 1.25 mm；冠毛 2 层，外层冠毛极短，膜片状，呈白色，内层冠毛呈污白色，有长 4.5 ~ 5 mm 的微糙毛。瘦果呈倒卵圆形，长 3 ~ 3.5 mm，宽 1 ~ 1.5 mm，除边肋外，两面各具 1 肋，被黄色密腺点及疏贴毛。花期 7 ~ 9 月，果期 9 ~ 12 月。

▶ 药材音译名

美朵路梅、美多漏梅、美多路梅、美多罗米、美多露米、梅朵露米。

▶ 药用部位

头状花序。

功能主治

清热解毒、镇咳祛痰。适用于瘟疫、中毒症、支气管炎、咳嗽气喘、咳吐脓血、小便短赤；外用于癣。

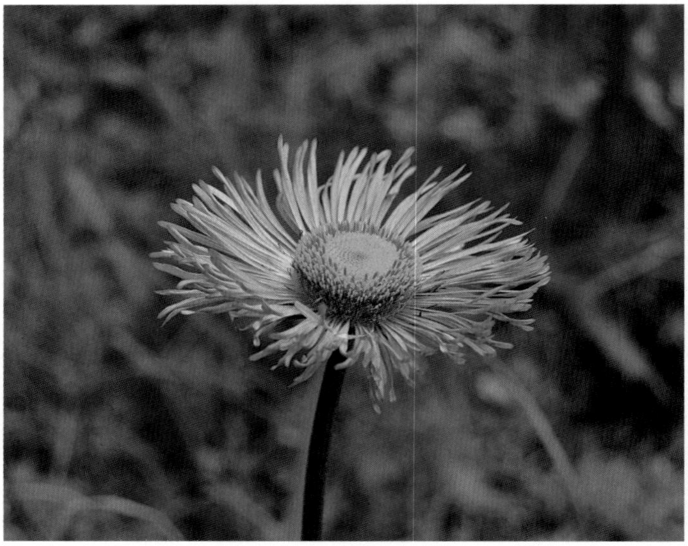

附　注

《四部医典》中记载有 མེ་ཏོག་ལུག་མིག（美多漏梅）。《晶珠本草》记载美朵路梅的种类很多，将其大致分为大、小 2 种，或分为黄、蓝、黑 3 种。现代文献记载的各地藏医使用的美朵路梅的基原较为复杂，涉及菊科紫菀属（*Aster*）、飞蓬属（*Erigeron*）和狗娃花属（*Heteropappus*）的多种植物，其药材又被称为藏紫菀。各地藏医使用不同名称，通常将头状花序较大者称为 ལུག་མིག（露米）或 ལུག་ཆེན།（露庆），将较小者称为 ལུག་ཆུང་།（露琼），但临床用药时并未严格区分各品种。《部标藏药》《藏标》《青海藏标》《四川藏标》等收载的藏紫菀（重冠紫菀）/མེ་ཏོག་ལུག་མིག/ 美多漏梅（梅朵露米）的基原为缘毛紫菀 *A. souliei* Franch.、块根紫菀 *A. asteroides* O. Ktze.、柔软紫菀 *A. flaccidus* Bunge（萎软紫菀）、重冠紫菀 *A. diplostephioides* (DC.) C. B. Clarke；《部标藏药》《青海藏标》以灰枝紫菀 /ལུག་ཆུང་།/ 露琼（娄琼）之名收载了灰枝紫菀 *A. poliothamnus* Diels。文献记载的美朵路梅的基原尚有紫菀 *A. tataricus* L. f.、线叶紫菀 *A. farreri* Hand.-Mazz.（狭苞紫菀 *A. farreri* W. W. Sm. et J. F. Jeffr.）、滇藏紫菀 *A. tsarungensis* (Eriers.) Ling.、绵毛紫菀 *A. gossypiphorus* Ling[厚棉紫菀 *A. prainii* (Drumm.) Y. L. Chen]、云南紫菀 *A. yunnanensis* Franch. 以及短葶飞蓬 *Erigeron breviscapus* (Vant.) Hand.-Mazz. 等。（参见“灰枝紫菀”“藏紫菀”“阿尔泰狗娃花”条）

采集自青海玛沁及久治的材料均被鉴定为重冠紫菀 *A. diplostephioides* (DC.) C. B. Clarke，但二者的 ITS2 序列有一定差异（相似度为 95%）。经比对，采集自玛沁的材料的 ITS2 序列与重冠紫菀 *A. diplostephioides* (DC.) C. B. Clarke、四川紫菀 *A. setchuenensis* Franch. 的 ITS2 序列（NCBI 数据库登录号分别为 JN543847、JN543850）的相似度均为 100%；采集自久治的材料的 ITS2 序列与重冠紫菀 *A. diplostephioides* (DC.) C. B. Clarke 的 ITS2 序列（NCBI 数据库登录号为 JN543847）的相似度为 95%，与萎软紫菀 *A. flaccidus* Bunge、块根紫菀 *A. asteroides* O. Ktze. 的 ITS2 序列（NCBI 数据库登录号分别为 JN543844、JN543841）的相似度均为 97%。暂将 2 种材料均作为重冠紫菀 *A. diplostephioides* (DC.) C. B. Clarke 收录。未见藏医药用四川紫菀 *A. setchuenensis* Franch. 的记载。

臭蚤草

Chouzaocao

明间赛保

 མིང་ཅན་སེར་པོ།

▶ **材　　料**

药材标本采集自西藏自治区山南市浪卡子县羊卓雍措，采集号 2011333。

▶ **基　　原**

菊科植物臭蚤草 *Pulicaria insignis* Drumm. ex Dunn。

▶ **形态特征**

多年生草本。根茎长，粗壮，多分枝，直径 5 ～ 8 mm，上端有密集的分枝和被白色密毛的芽，由枯萎残存的叶柄和叶片所围裹。茎直立或斜升，高 5 ～ 25 cm，粗壮，直径 2 ～ 3.5 mm，不分枝或有 2 ～ 3 花序枝，被密集开展的长粗毛，基部被稠密的绢状长茸毛；节间长约 1 cm，上部达 3 cm。基生叶呈倒披针形，

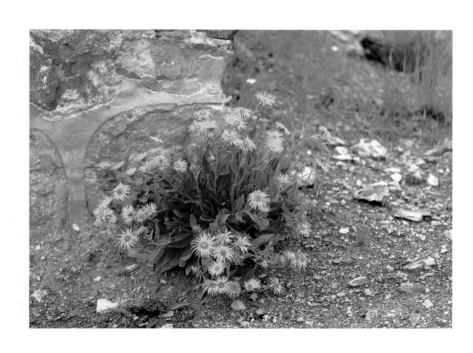

下部渐狭成长柄，茎生叶呈长圆形或卵圆状长圆形，先端钝或稍尖，全缘，基部等宽，无柄，半抱茎，长 4 ～ 8 cm，宽 1.2 ～ 2 cm，质厚，两面被毡状长贴毛，边缘和叶脉有密生的长达 2 mm 的粗毛；中脉在下面稍凸起，侧脉 4 ～ 5 对，不明显。头状花序在舌状花开展时直径 4 ～ 6 cm，在茎端单生，有时另有 1 ～ 2 侧生的头状花序生于短柄上；总苞呈宽钟状，高 1.2 ～ 1.5（～ 2）cm，直径 2 ～ 2.5 cm，总苞片多层，呈线状披针形或线形，上端渐细尖，外层总苞片草质，外面全部和内面上部密被长粗毛，内层总苞片上部草质，被较疏的毛，边缘膜质，最内层总苞片除中脉外膜质，稍被毛和缘毛；舌状花呈黄色，外面有毛，舌片狭长，长 1 ～ 2 cm，宽达 1.5 mm，先端有 3 齿，花柱分枝长，呈线形，稍扁，先端钝；两性花花冠无毛，长约 7 mm，呈管状，上部 2/3 渐扩大，有卵圆状披针形裂片，花药长约 4 mm，先端呈尖披针形，基部有长尾部，花柱分枝先端较钝；冠毛白色，外层有 5 膜片，膜片呈狭长披针形，长 1 ～ 1.3 mm，渐尖，内层有 5 羽状毛，向上端较粗厚，

▶ ITS2 条形码序列 / 简并序列

CGCATCGCGTCGCCCCCTCCTCGCACTCAGTGCTTGTGAGTGGGGCGGATAT
TGGCCTCCCGTTCGCCTTGGCTCATGGTTGGCCCAAATGTGATCCCTTAGTG
ACTCGCATCGCGACTAGTGGTGGTTGAATAGCTCAATCTCGCGGCATGTCGC
GTTTGGTGTTGTTGTCTGTGAGGGCATCGGATGTAAACCCAACGGTGGCGGT
GCTTGCATCGCGCCTTCGACCG

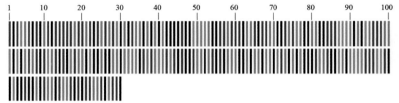

与管状花花冠近等长。瘦果呈近圆
柱形，有棱，先端呈截形，基部稍狭，
被浅褐色绢毛，长 2.5 ~ 3.5 mm。
花期 7 ~ 9 月。

▶ 药材音译名

明见赛保、明间赛保、明涧色博、
芒间色保、芒涧、吾巴拉八、多丹、
色门色布。

▶ 药用部位

花序。

▶ 功能主治

清热、消炎、消肿。适用于喉蛾、
疔毒、感染性炎症与肿胀、血热等。

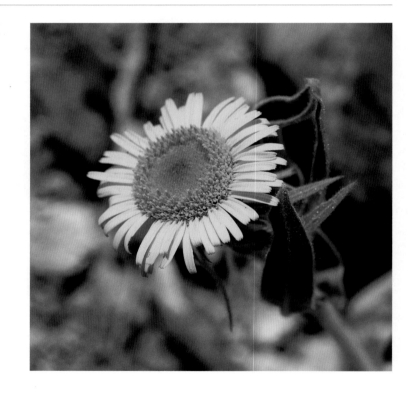

附　注

　　མེང་ཅན། （明间、芒涧）为《蓝琉璃》在"药物补述"中记载的药物。《蓝琉璃》《晶珠本草》记载"明间"分为黄 [མེང་ཅན་སེར་པོ། （明间赛保）]、黑 [མེང་ཅན་ནག་པོ། （明间那保）]、黑的副品或蓝 [མེང་ཅན་སྔོན་པོ། （明间温保）]3 类。据现代文献记载和实地调查显示，不同地区藏医习用的明间类的品种和基原有差异，基原主要包括菊科和牻牛儿苗科植物，西藏藏医习以菊科植物臭蚤草 *Pulicaria insignis* Drumm. ex Dunn 作为黄者（明间赛保），以垂头菊属（*Cremanthodium*）植物作为黑者（明间那保），青海、甘肃及四川西部等地藏医则以矮垂头菊 *Cremanthodium humile* Maxim. 及其同属多种植物作为黄者（明见赛保），以牻牛儿苗科植物熏倒牛 *Biebersteinia heterostemon* Maxim. 作为黑者（明涧那保）。《部标藏药》等收载的垂头菊 ཞང་ཚན་སེར་པོ། / 芒间色保的基原为条叶垂头菊 *Cremanthodium lineare* Maxim. 和矮垂头菊 *Cremanthodium humile* Maxim.，规定以其头状花序入药；《部标藏药》（附录）和《青海藏标》收载的熏倒牛 ཞང་ཚན་ནག་པོ། / 明见那保的基原为熏倒牛 *B. heterostemon* Maxim.，规定以其地上部分入药，其功能主治"清热解毒，制疠除瘟。用于瘟病，热病，痈疽，疔疮"，与垂头菊不同。据调查，青海省西宁市九康药材市场也有以菊科植物高原天名精 *Carpesium lipskyi* Winkl. 的头状花序作为垂头菊销售的情况。（参见"条叶垂头菊"条）

经比对，本材料的 ITS2 序列与 *P. vulgaris* Gaertn.[蚤草 *P. prostrate* (Gilib.) Ascher]、*P. crispa*、*P. canariensis*（《中国植物志》未记载后 2 种）的 ITS2 序列（NCBI 数据库登录号分别为 AF228406、AF228381、AH005949）无显著相似性，与唇形科植物头花香薷 *Elsholtzia capituligera* C. Y. Wu 的 ITS2 序列（NCBI 数据库登录号为 KT210235）的相似度为 97%。NCBI 数据库中未收录臭蚤草 *P. insignis* Drumm. ex Dunn 的 ITS2 序列信息。

川赤芍

Chuanchishao

拉豆玛保

ར་དུག་དམར་པོ།

▶ 材　料

药材标本采集自甘肃省甘南藏族自治州夏河县唐尕昂乡，采集号 1408083（馆藏标本号 003278）。

▶ 基　原

毛茛科植物川赤芍 *Paeonia veitchii* Lynch [*P. anomala* L. subsp. *veitchii* (Lynch) D. Y. Hong et K. Y. Pan]（100%）。

▶ 形态特征

多年生草本。根呈圆柱形，直径 1.5 ~ 2 cm。茎高 30 ~ 80 cm，稀超过 1 m，无毛。叶为二回三出复叶，叶片呈宽卵形，长 7.5 ~ 20 cm；小叶呈羽状分裂，裂片呈窄披针形至披针形，宽 4 ~ 16 mm，先端渐尖，全缘，表面呈深绿色，沿叶脉疏生短柔毛，背面呈淡绿色，无毛；叶柄长 3 ~ 9 cm。花 2 ~ 4，生于茎

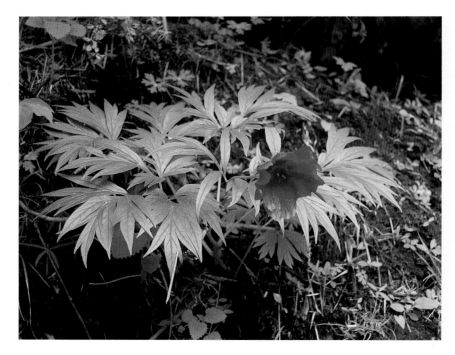

先端及叶腋，有时仅先端 1 朵开放，而叶腋有发育不好的花芽，直径 4.2 ~ 10 cm；苞片 2 ~ 3，分裂或不分裂，呈披针形，大小不等；萼片 4，呈宽卵形，长 1.7 cm，宽 1 ~ 1.4 cm；花瓣 6 ~ 9，呈倒卵形，长 3 ~ 4 cm，宽 1.5 ~ 3 cm，呈紫红色或粉红色；花丝长 5 ~ 10 mm；花盘肉质，仅包裹心皮基部；心皮 2 ~ 3（~ 5），密生黄色绒毛。蓇葖果长 1 ~ 2 cm，密生黄色绒毛。花期 5 ~ 6 月，果期 7 月。

▶ 药材音译名

拉豆玛保、斑玛、匝日登。

▶ 药用部位

根、花。

▶ ITS2 条形码序列 / 简并序列

CGTATCCCGTCGCACCCCCAACCCGTCCCAACTCGGACATGATGGCTGGTGG
GAGCGGATATTGGCCTCCCGTGTACTCGCGTTACGGTTGGTCTAAAATTGAG
CCCCGAGCGACGAACGTCACGACAAGTGGTGGTCTGTAATAGCTATTTCGTG
TTGTGCGTTGTCTCGTCGCCCGTGGGAGCTCACAATGACCCCAAAGCATCGT
CACGATGATGCATCCATCG

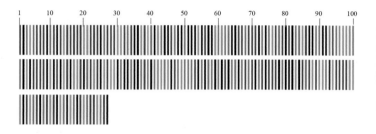

▶ 功能主治

根：消炎、杀虫、解毒；适用于
虫病、疫疠、突发高热、梅毒性
鼻炎、炭疽等。花：消炎、解毒；
适用于皮肤病、炎症。

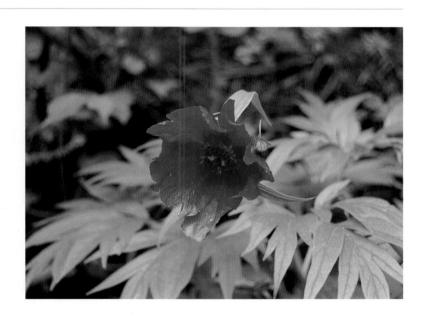

附　注

　　《晶珠本草》中记载有治疠
虫病之药物 ར་དུག（拉豆）。现代文
献中记载的"拉豆"的基原主要
有牡丹属（*Paeonia*）植物川赤芍
P. veitchii Lynch[*P. anomala* L. subsp. *veitchii* (Lynch) D. Y. Hong et K. Y. Pan]、芍药 *P. lactiflora* Pall.、
牡丹 *P. suffruticosa* Andr. 等 3 种，不同文献中有拉豆、ར་དུག་དམར་པོ（拉豆玛保）、ཙེར་དུག（匝日登）等名
称，各名称的基原也有差异。有文献记载拉豆或拉豆玛保的基原为豆科植物披针叶黄华 *Thermopsis
lanceolata* R. Br.，但其形态与《晶珠本草》的记载不符。（参见"黄牡丹"条）

　　经比对，本材料的 ITS2 序列与川赤芍 *P. veitchii* Lynch、窄叶赤芍 *P. anomala* L. 的 ITS2 序列（NCBI
数据库登录号分别为 KT944692、GQ434602）相似度均为 100%。

川西小黄菊

Chuanxixiaohuangju

阿夏塞尔郡

ཨ་བྱག་གཟེར་འཛོམས།

▶ 材　料

药材标本采集自四川省甘孜藏族自治州康定市折多山斯木措康定机场旁，采集号 2013028（馆藏标本号 003474）、1408231（馆藏标本号 003240）；收集自四川省成都市荷花池中药材专业市场（馆藏标本号 003352）、西藏藏医学院藏药有限公司（馆藏标本号 20150914013）。

▶ 基　原

菊科植物川西小黄菊 *Pyrethrum tatsienense* (Bur. et Franch.) Ling ex Shih（99%）。

▶ 形态特征

多年生草本，高 7 ~ 25 cm。茎单生或少数茎呈簇生，不分枝，有弯曲的长单毛，上部及接头状花序处的毛稠密。基生叶呈椭圆形或长椭圆形，长 1.5 ~ 7 cm，宽 1 ~ 2.5 cm，2 回羽状分裂，一、二回全部全裂，一回侧裂片 5 ~ 15 对，二回为掌状或掌式羽状分裂，末回侧裂片呈线形，宽 0.5 ~ 0.8 mm，叶柄长 1 ~ 3 cm；茎生叶少数，直立贴茎，与基生叶同形并等样分裂，无柄；全部叶呈绿色，有稀疏的长单毛或几无毛。头状花序单生茎顶；总苞直径 1 ~ 2 cm，总苞片约 4 层，外层呈线状披针形，长约 6 mm，中内层呈长披针形至宽线形，长 7 ~ 8 mm，外层基部和中外层中脉有稀疏的长单毛，或全部苞片呈灰色，被稠密、弯曲的长单毛，全部苞片边缘呈黑褐色或褐色，膜质；舌状花呈橘黄色或微带橘红色，舌片呈线形或宽线形，长达 2 cm，先端 3 齿裂。

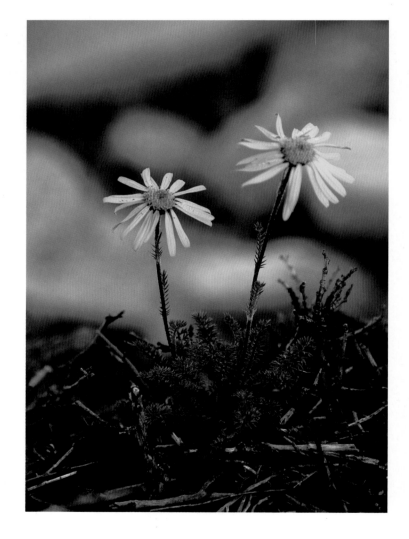

▶ **ITS2 条形码序列 / 简并序列**

CGCATCGCGTCGCCCCCCACAATTCTCCGTAAAGGGAACTTGTGTTTTGGGG
GCGGATATTGGTCTCCCGTGCTCATGGCGTGGTTGGCYGAAATAGGAGTCCC
TTCGATGGACGCACGAACTAGTGGTGGTCGTAAAAACCCTCGTCTTTTGTTT
CGTGCTGTTAGTCGTAAKGGAAAGCTCTTTAAAAACCCCAATGTGCCGTCTT
TTGACGACGCTTCGACCG

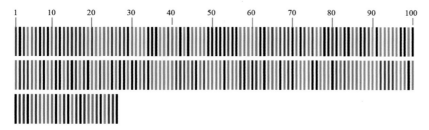 

003474 样本：

CGCATCGCGTCGCCCCCCACAATTCTCCGTAAAGGGAACT
TGTGTTTTGGGGGCGGATATTGGTCTCCCGTGCTCATGGC
GTGGTTGGCTGAAATAGGAGTCCCTTCGATGGACGCACGA
ACTAGTGGTGGTCGTAAAAACCCTCGTCTTTTGTTTCGTG
CTGTTAGTCGTAAGGGAAAGCTCTTTAAAAACCCCAATGT
GCCGTCTTTTGACGACGCTTCGACCG

003240 样本：

CGCATCGCGTCGCCCCCCACAATTCTCCGTAAAGGGAACT
TGTGTTTTGGGGGCGGATATTGGTCTCCCGTGCTCATGGC
GTGGTTGGCCGAAATAGGAGTCCCTTCGATGGACGCACGA
ACTAGTGGTGGTCGTAAAAACCCTCGTCTTTTGTTTCGTG
CTGTTAGTCGTAATGGAAAGCTCTTTAAAAACCCCAATGT
GCCGTCTTTTGACGACGCTTCGACCG

瘦果长约 3 mm，具 5 ~ 8 椭圆形凸起的纵肋；
冠毛长 0.1 mm，分裂至基部。花果期 7 ~ 9 月。

▶ **药材音译名**

阿夏塞尔郡、阿恰、阿夏塞儿卷、阿恰塞俊、
阿恰赛尔保、阿加塞窘。

▶ **药用部位**

全草或花序。

▶ **功能主治**

散瘀、止痛、敛黄水。适用于黄水病、脑震荡、

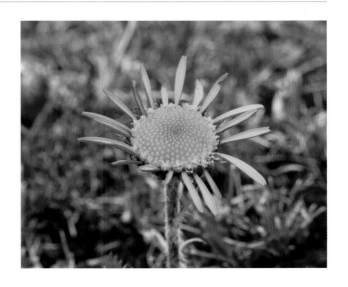

瘟疫、太阳穴痛、跌打损伤、瘟热疮疡。

附　注

ཨ་བྱག（阿皮夏、阿恰）在《月王药诊》《四部医典》《晶珠本草》等古籍中均有记载，为治黄水病和头骨裂之药物。《晶珠本草》记载阿皮夏分为上 [ཨ་བྱག་ནོད་པ།（阿恰贵巴）]、下 [ཨ་བྱག་གཡུང་བ།（阿恰永哇）]2 品。据现代文献记载和调查显示，各地藏医均以川西小黄菊 *P. tatsienense* (Bur. et Franch.) Ling ex Shih（粗糙鞑新菊 *Chrysanthemum tatsienense* Bur. et Franch.）为上品阿恰贵巴，多称其为 ཨ་བྱག་གཟེར་འཛོམས།（阿夏塞尔郡）。该种的形态与《四部医典系列挂图全集》的 ཨ་བྱག་གཟེར་འཛོམས།（阿夏塞尔郡）附图所示植物形态相符，《部标藏药》等收载的打箭菊 /ཨ་བྱག་གཟེར་འཛོམས།/ 阿夏塞尔郡的基原也为该种，商品药材又称打箭菊。文献记载的阿恰的下品（阿恰永哇）的基原包括菊科植物红舌千里光 *Senecio rufus* Hand.-Mazz.[橙舌狗舌草 *Tephroseris rufa* (Hand.-Mazz.) B. Nord.] 等多种千里光属（*Senecio*）和狗舌草属（*Tephroseris*）植物。

经比对，本材料的 ITS2 序列与粗糙鞑新菊 *C. tatsienense* Bur. et Franch.[《中国植物志》将该拉丁学名作为川西小黄菊 *P. tatsienense* (Bur. et Franch.) Ling ex Shih 的异名]、菊科植物 *Tanacetum tatsienense* (Bureau & Franchet) K. Bremer & Humphries[《中国植物志》未记载该种；有文献将该拉丁学名作为川西小黄菊 *P. tatsienense* (Bur. et Franch.) Ling ex Shih 的异名]、伞形科植物裂叶独活 *Heracleum millefolium* Diels 的 ITS2 序列（NCBI 数据库登录号分别为 EF577321、AB683326、HQ686399）的相似度均为 99%。

川西獐牙菜

Chuanxizhangyacai

桑蒂

ཟངས་ཏིག

▶ **材　料**

药材标本采集自青海省玉树藏族自治州玉树市，采集号 1408213（馆藏标本号 003221）；青海省玉树藏族自治州称多县通天河畔三江源纪念碑旁，采集号 1408214（馆藏标本号 003222）；西藏自治区昌都市丁青县城郊，采集号 2013127（馆藏标本号 003456）；收集自云南省迪庆藏族自治州藏医院（馆藏标本号 003357）。

▶ **基　原**

龙胆科植物川西獐牙菜 *Swertia mussotii* Franch.（99%、100%）。

▶ **形态特征**

一年生草本，高 15 ~ 60 cm。主根淡黄色。茎直立，四棱形，棱上有窄翅，下部直径 2 ~ 5 mm，从基部起呈塔形或帚状分枝；枝斜展，有棱。叶无柄，卵状披针形至狭披针形，长 8 ~ 35 mm，宽 3 ~ 10 mm，基部略呈心形，半抱茎，下面中脉明显凸起。圆锥状复聚伞花序具多花；花梗细瘦，四棱形，长达 5 cm；花 4 基数，直径 8 ~ 13 mm；花萼绿色，裂片线状披针形或披针形，长 4 ~ 7 mm，背面具明显的 3 脉；花冠暗紫红色，裂片披针形，长 7 ~ 9 mm，先端具尖头，基部具 2 沟状狭矩圆形腺窝，腺窝边缘具柔毛状流苏；子房无柄，矩圆形，花柱粗短，柱头 2 裂。蒴果矩圆状披针形，长 8 ~ 14 mm；种子椭圆形，深褐色，长约 1 mm。花果期 7 ~ 10 月。

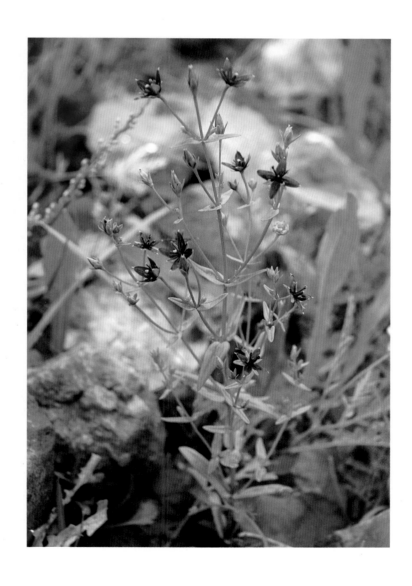

▶ ITS2 条形码序列 / 简并序列

CGCATCGCGTCGCCCCYCCGACCCCAGTGTGTTAACTCKTCACRGGTSACGT
GAGGGGRCGGAAACTGGCTTCCCGTGCTTSGCTCGCGGCTGGCCTAAATRYG
AGTCCCTTGYGACGGACGCGACGACAAGTGGTGGTTGATTTSTCTCAACTAA
GGTGCTGYCGTCGCGACGYCYGTCGARTKAGGAGACTCCYYGACCCTGATGC
AYGCGTCKTCRYGAYGCTTGCTACGACCG

003221 和 003222 样本：

CGCATCGCGTCGCCCCCCCGACCCCGTGTGTTAACTCGT
ACGGGTGACGTGAGGGGGCGGAAACTGGCTTCCCGTGCT
TGGCTGCGGCTGGCCTAAATGCGAGTCCCTTGTGACGGA
CGCGACGACAAGTGGTGGTTGTTTGTCTCAACTAAGGTGC
TGTCGCGACGCCCGTCGAATGAGGAGACTCCCCGACC
CTGATGCACGCGTCTTCGCGACGCTTGCTACGACCG

003456 样本：

CGCATCGCGTCGCCCCCCCGACCCCGTGTGTTAACTCGT
ACGGGTGACGTGAGGGGGCGGAAACTGGCTTCCCGTGCT
TGGCTGCGGCTGGCCTAAATGCGAGTCCCTTGTGACGGA
CGCGACGACAAGTGGTGGTTGTTTGTCTCAACTAAGGTGC
TGTCGTCCGACGCCCGTCGAATGAGGAGACTCCCCGACC
CTGA TGCACGCGTCTTCGTGACGCTTGCTACGACCG

003357 样本：

CGCATCGCGTCGCCCCTCACCCCAGTGTGTTAACCTTCA
CAGGTCACGTGAGGGGACGGAAACTGGCTTCCCGTGCTT
CGTCGCGGCTGGCCTAAATATGAGTCCCTTGCGACGGAC
GCGACGACAAGTGGTGGTTGATTTCCTCAACTAAGGTGCT
GCCGCGCGACGTCTGTCGAGTTAGGAGACTCCTTGACCC
TGATGCATGCGTCGTCACGATGCTTGCTACGACCG

▶ 药材音译名

桑蒂、蒂达、桑斗、加波色格坚。

▶ 药用部位

全草。

▶ 功能主治

清肝利胆、退诸热。适用于黄疸性肝炎、病毒性肝炎、血液病。

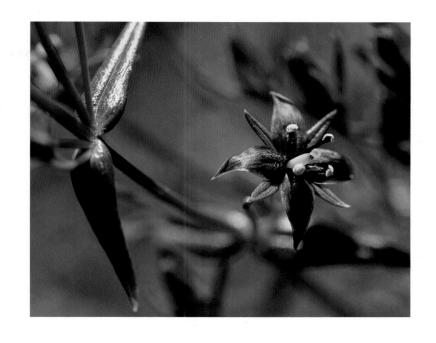

附 注

ཏིག་ཏ།（蒂达）为一类主要治疗肝胆疾病的藏药的总称，商品被称为藏茵陈。《晶珠本草》中记载蒂达分为印度蒂达、尼泊尔蒂达和西藏蒂达 3 类，其中西藏蒂达又分为 ཤུམ་ཏིག（松蒂）、རྩང་ཏིག（桑蒂）、སྤྱགས་ཏིག（机合蒂）等 6 种。据现代文献记载和实地调查显示，印度蒂达和尼泊尔蒂达均来源于印度獐牙菜 *S. chirayita* (Roxb. ex Flemi) Karsten；而西藏蒂达的基原极为复杂，仅各地藏医使用的桑蒂的基原就涉及龙胆科獐牙菜属（*Swertia*）的多种植物。《部标藏药》《藏标》《青海藏标》等收载的蒂达或桑蒂的基原有川西獐牙菜 *S. mussotii* Franch.、抱茎獐牙菜 *S. franchetiana* H. Smith、普兰獐牙菜 *S. purpurascens* Wall.。此外，文献记载在不同地区当作桑蒂或蒂达（统称）使用的还有美丽獐牙菜 *S. angustifolia* Buch.-Ham. ex D. Don var. *pulchella* (D. Don) Burk.、北方獐牙菜 *S. diluta* (Turcz.) Benth. et Hook. f.、紫红獐牙菜 *S. punicea* Hemsl.（云南迪庆）、华北獐牙菜 *S. wolfangiana* Gruning、二叶獐牙菜 *S. bifolia* A. Batal.、四数獐牙菜 *S. tetraptera* Maxim.、云南獐牙菜 *S. yunnanensis* Burk.、大籽獐牙菜 *S. macrosperma* (C. B. Clarke) C. B. Clarke（云南）等。（参见"抱茎獐牙菜""獐牙菜""椭圆叶花锚""湿生扁蕾""松蒂"条）

经比对，本材料的 ITS2 序列与川西獐牙菜 *S. mussotii* Franch. 的 ITS2 序列（NCBI 数据库登录号为 KU363298 ~ KU363300 和 KP834703 ~ KP834704）的相似度分别为 100% 和 99%，与紫红獐牙菜 *S. punicea* Hemsl. 的 ITS2 序列（NCBI 数据库登录号为 KC861333）的相似度为 98%。

川藏香茶菜

Chuanzangxiangchacai

兴替那保

ཞིམ་ཐིག་ནག་པོ།

▶ **材　料**

药材标本采集自西藏自治区昌都市察雅县吉塘镇，采集号 2011177（馆藏标本号 003740）。

▶ **基　原**

唇形科植物川藏香茶菜 *Rabdosia pseudoirrorata* C. Y. Wu（99%）。

▶ **形态特征**

丛生小灌木，高 30 ～ 50 cm，具极多分枝。主根呈圆柱形，木质，粗壮，向下密生须根。幼枝呈四棱形，具条纹，带褐色，被贴生的极短柔毛；老枝呈近圆柱形，浅灰褐色，脱皮。茎生叶对生，呈长圆状披针形或卵形，小，长 0.7 ～ 2.5 cm，宽 0.6 ～ 1.5 cm，先端钝，基部渐狭成楔形，边缘在中部两边有 4 ～ 6 圆齿状锯齿，坚纸质，上面呈榄绿色，下面色较淡，两面密被贴生的极短柔毛及腺体，侧脉每侧 3 ～ 4，斜上升，在上面微凹，在下面凸起；叶柄长 1 ～ 4 mm，被极短柔毛。聚伞花序生于茎枝上部渐变小的苞叶或苞片腋内，具 3 ～ 7 花，被与茎相同的毛，具梗，总梗长 0.3 ～ 1.5 cm，花梗长 2 ～ 3 mm；下部苞叶与茎生叶同形，向上渐变小而全缘，小苞

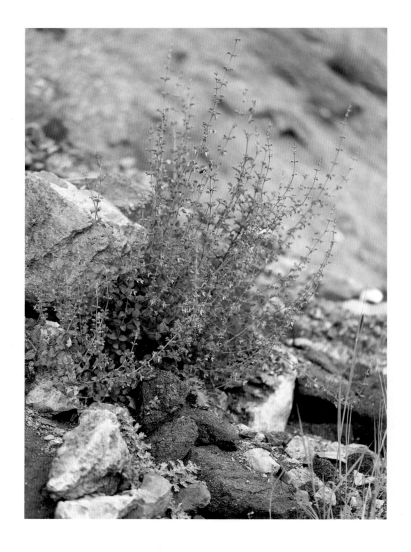

片呈卵形或线形，长 1 ～ 3 mm，常短于花梗；花萼呈钟形，长约 3 mm，直径约 3.2 mm，外被短柔毛及腺点，内面无毛，萼齿 5，略呈 3/2 式二唇形，下唇 2 齿稍大，呈卵形，先端具小突尖；花冠呈浅紫色，长约 9 mm，外被短柔毛，内面在下唇中央被微柔毛，花冠筒长约 4 mm，基部上方浅

▶ **ITS2 条形码序列 / 简并序列**

CGCATCGCGTCGCTCCCCCCCACCACTCTGGCGAGGGGGGGCGGATATTGG
CCTCCCGTGCGCCTCGGCGTGCGGCCGGCCCAAATGCGATCCCCCGGCGAC
TCGCGTCGCGACAAGTGGTGGTTGAACATCTCAATCTCGCGTCTCGTCGTGC
TGCCGAGCCGTCCGTGGTGATCCGAACGATGACCCAACGGAGCTTGCTCCTT
CGACCG

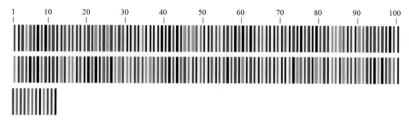

囊状凸起，至喉部宽约 2 mm，冠檐二唇形，上唇外反，长约 3 mm，宽约 4 mm，先端相等 4 圆裂，下唇呈宽卵圆形，较上唇长，长达 5 mm，宽 4 mm，开花时下反，因而露出雄蕊及花柱；雄蕊 4，与花冠下唇近等长或略超出花冠下唇，花丝扁平；花柱伸出或内含于花冠下唇，先端相等 2 浅裂；花盘呈环状，前方微隆起。小坚果呈卵状长圆形，长约 1.6 mm，直径约 1.1 mm，灰白色。花果期 7 ～ 9 月。

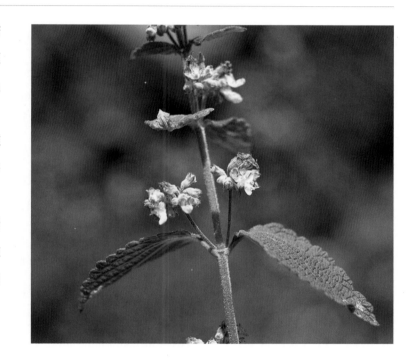

▶ **药材音译名**

兴替那保、兴托里那保、兴替那布、兴替纳博、兴木蒂那博、嘎拉塔马、阿咱、掐冬色古、兴替里、森蒂。

▶ **药用部位**

地上部分。

▶ **功能主治**

消炎止痛、杀虫。适用于翳障、沙眼、结膜炎、寄生虫引起的胃肠绞痛。

附　注

《四部医典》中记载有除眼翳障之药物 ཞིམ་ཐིག་ལེ།（兴托里、兴替里）。《晶珠本草》中记载兴托里系多种药物的总称，言其分为 6 种。不同的藏医药古籍文献对兴托里的品种划分不同，将其划分为黑、白、蓝或大、中、小等多种。现代文献记载的兴托里大致分为黑 [ཞིམ་ཐིག་ནག་པོ།（兴替那保）、ཞིམ་ཐིག་ལེ་ནག་པོ།（兴托里那保）]、白 [ཞིམ་ཐིག་དཀར་པོ།（兴替嘎保）、ཞིམ་ཐིག་ལེ་དཀར་པོ།（兴托里嘎保）]2 类，或不划分品种而统称为兴托里，其基原涉及唇形科、玄参科、牻牛儿苗科的多属多种植物；但不同文献记载的各品种的基原既有差异也有交叉，黑者（兴托里那保）的基原主要为唇形科香茶菜属（*Rabdosia*）和益母草属（*Leonurus*）植物，白者（兴替嘎保）的基原有唇形科植物夏至草 *Lagopsis supina* (Steph.) Ik.-Gal. ex Knorr. 和白花铃子香 *Chelonopsis albiflora* Pax et Hoffm. ex Limpr.、玄参科植物短腺小米草 *Euphrasia regelii* Wettst.、牻牛儿苗科植物牻牛儿苗 *Erodium stephanianum* Willd. 等。《西藏藏标》以 ཞིམ་ཐིག་ནག་པོ།/ 兴替那布 / 香茶菜之名收载了川藏香茶菜 *R. pseudoirrorata* C. Y. Wu。文献记载作为兴替那保基原的还有山地香茶菜 *R. oresbia* (W. W. Smith) Hara、露珠香茶菜 *R. irrorata* (Forrest ex Diels) Hara、小叶香茶菜 *R. parvifolia* (Batal.) Hara、益母草 *Leonurus japonicas* Houtt. 等。

经比对，本材料的 ITS2 序列与短距香茶菜 *Isodon melissoides* (Benth.) C. Y. Wu et H. W. Li（*R. brevicalcarata* C. Y. Wu et H. W. Li）、弯锥香茶菜 *I. loxothyrsus* (Hand.-Mazz.) H. Hara[*R. loxothyrsa* (Hand.-Mazz.) Hara]、白叶香茶菜 *I. leucophyllus* (Dunn) Kudô[*R. leucophylla* (Dunn) Hara]、露珠香茶菜 *I. irroratus* (Forrest ex Diels) Kudô[*R. irrorata* (Forrest ex Diels) Hara]、大叶香茶菜德钦变种 *I. grandifolius* (Hand.-Mazz.) Hara var. *atuntzensis* C. Y. Wu[*R. grandifolia* (Hand.-Mazz.) Hara var. *atuntzensis* C. Y. Wu]、柔茎香茶菜 *I. flexicaulis* C. Y. Wu et H. W. Li（*R. flexicaulis* C. Y. Wu et H. W. Li）和腺叶香茶菜 *I. adenolomus* (Hand.-Mazz.) Hara[*R. adenoloma* (Hand.-Mazz.) Hara] 的 ITS2 序列（NCBI 数据库登录号分别为 FJ593385、FJ593381、FJ593377、FJ593374、FJ593371、FJ593367 和 FJ593356）的相似度均为 100%，与川藏香茶菜 *I. pharicus* (Prain) Murata[*R. pseudoirrorata* C. Y. Wu]（NCBI 数据库登录号为 MG232832、MG232817）的相似度为 99%。

在《中国植物志》中，香茶菜属的拉丁学名为 *Rabdosia*，将 *Isodon* 作为其异名。在《中国植物志》英文版（*Flora of China*）中，川藏香茶菜的拉丁学名为 *I. pharicus* (Prain) Murata，*R. pseudoirrorata* C. Y. Wu 为其异名。

船盔乌头

Chuankuiwutou

榜嘎

ཙོང་དཀར

▶ **材　　料**

药材标本采集自西藏自治区拉萨市林周县恰拉山，采集号 2013156。

▶ **基　　原**

毛茛科植物船盔乌头 *Aconitum naviculare* (Brühl.) Stapf（99%）。

▶ **形态特征**

块根小，呈胡萝卜形或纺锤形，长 0.8 ~ 1.5 cm。茎高 5 ~ 30（~ 45）cm，下部无毛，上部疏被反曲而紧贴的短柔毛，不分枝或下部分枝。基生叶有长柄，叶片似甘青乌头，肾状五角形或肾形，长 1 ~ 2 cm，宽 1.4 ~ 3 cm，3 裂至近中部，中央裂片呈菱状倒梯形，侧裂片呈斜扇形，不等 2 裂至近中部，表面疏被短柔毛，背面无毛，叶柄长 2.5 ~ 14 cm，无毛，基部具不明显的鞘；茎生叶 1 ~ 3，稀疏排列，具较短的柄。总状花序有 1 ~ 5 花；花序轴和花梗被反曲的短柔毛；下部苞片呈叶状，其他苞片呈线形；下部花梗长 2.5 ~ 6 cm，上部花梗长约 2 cm；小苞片生于花梗近顶部或与花邻接处，呈线形，长 6 ~ 7 mm，

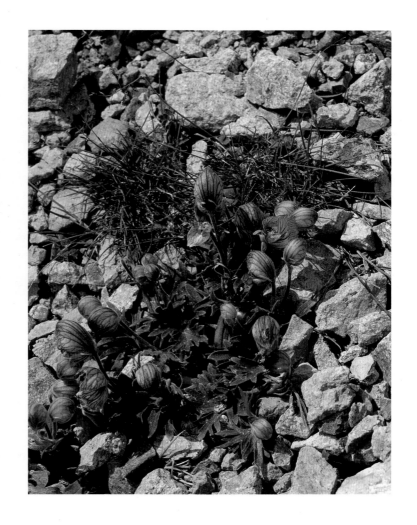

宽 0.5 ~ 1 mm；萼片呈堇色或紫色，外面疏被短柔毛，上萼片呈船形，自基部至喙长约 1.6 cm，宽约 5 mm，下缘稍凹或近直，侧萼片长约 1.6 cm；花瓣无毛，爪细长，瓣片小，长约 2.5 mm，唇长约 1.5 mm，微凹，距近头形，长约 1 mm，稍向前弯；花丝疏被短毛，全缘或有 2 小齿；心皮 5，子房疏被短柔毛。蓇葖果长 1 ~ 1.2 cm；种子呈倒金字塔形，长约 2 mm，生横膜翅。9 月开花。

▶ ITS2 条形码序列 / 简并序列

CACACAGCGTCGCACCCCGTCAACCACGTTGTCGGGGAACGGAGATTGGCCC
CCCGGGCCCCTGGGGCACGGTCGGCACAAATGTTTGTCCCCGGCGGCGAGC
GTCGCGGTCAGTGGTGGTTGTATTTCTCATCCTCCAAAGACATCAAGACGCG
TCGTCCTCGTTGCATGTTGGGACACATCGACCCCACGAAGCCGTTTTGCGCG
GCATTCACCCTG

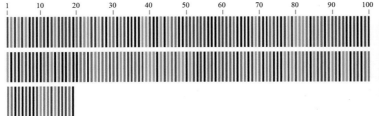

▶ 药材音译名

榜嘎、庞阿嘎保。

▶ 药用部位

全草。

▶ 功能主治

清热解毒、生肌收口、燥湿。适用于传染病引起的发热、肝胆热病、血症、胃热、疮疡、蛇蝎咬伤、黄水病。

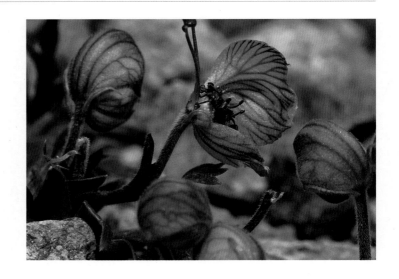

附　注

　　《晶珠本草》中记载有白、黄、红、黑 4 种 ཤང་ （榜阿）类药物，各类的功效有所不同，以白者 [ཤང་དཀར་པོ（榜阿嘎保），简称 ཤང་དཀར（榜嘎）] 和黑者 [ཤང་ནག་པོ（榜阿那保），简称 ཤང་ནག（榜那）] 较为常用。现代文献记载的榜阿类药材的基原涉及毛茛科、玄参科的多种植物。据文献记载和实地调查显示，各地藏医所用 "榜嘎" 的基原主要为船盔乌头 A. naviculare (Brühl.) Stapf（船形乌头）、甘青乌头 A. tanguticum (Maxim.) Stapf（唐古特乌头），西藏藏医多用前者，青海、甘肃、四川藏医多用后者。（参见 "甘青乌头" 条）

　　经比对，本材料的 ITS2 序列与船盔乌头 A. naviculare (Brühl.) Stapf、甘青乌头 A. tanguticum (Maxim.) Stapf 的 ITS2 序列（NCBI 数据库登录号分别为 KM098000、KM097991，KM098044、KM098041）的相似度均为 99%，与北乌头 A. kusnezoffii Reichb. 的 ITS2 序列（NCBI 数据库登录号为 KX369365）的相似度为 97%。

粗毛肉果草

Cumaorouguocao

巴雅巴

 སྐྱ་ཡག་པ།

▶ 材　　料

药材标本采集自西藏自治区山南市加查县崔久乡崔久沟，采集号 2013220（馆藏标本号 003431）。

▶ 基　　原

玄参科植物粗毛肉果草 *Lancea hirsuta* Bonati。

▶ 形态特征

多年生矮小草本，高 4 ~ 8 cm，茎、叶被多细胞粗毛。根茎细长，多分枝，具纤维状须根，节上有膜质鳞片。叶少数，对生，呈卵状矩圆形，纸质，长 3 ~ 5 cm，先端钝，边缘有浅圆齿，基部渐狭成有翅的短柄，在茎基部的叶较小，鳞片状。花 4 ~ 10 聚集成短而顶生的总状花序；苞片呈卵状披针形，较花萼长，基部扩大，半抱茎；花萼呈钟状，膜质，长约 7 mm，萼齿呈披针形，

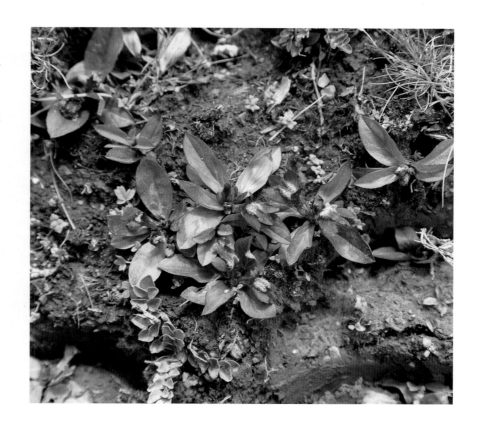

有缘毛；花冠呈蓝紫色，长 2.8 ~ 3.2 cm，花冠筒长达 2 cm 或更长，外面被毛，上唇全部 2 裂，呈截形，无缘毛，下唇开展，中裂片显著浅 2 裂；雄蕊着生于花冠喉部，有 2 花丝被毛；花柱无毛，与雄蕊等长。花期 7 月。

▶ 药材音译名

巴雅巴、巴亚巴、巴丫巴、巴雅杂瓦、巴雅杂巴、巴瓦仁归、扩雅巴。

▶ 药用部位

全草或根、叶、种子。

▶ ITS2 条形码序列 / 简并序列

CGCATCGCGTCGCCCCCTCACACTCTTCGGAGTTGACGTGTGGGGGCGGTAT
TGGCCTCCCGTGCGCATGTCCGTGCGGCTGGCCCAAATGCGATCCCGCAGC
GACGCATGTCACAACCAGTGGTGGAAGAATATTCGTTCTTGCGTGCTGTTGT
GACTCCAACGGCGTCATGTGCTCGGGCATCACAATCGACCCAACTGTGCGTT
AACTCGCGCTTTCGACCG

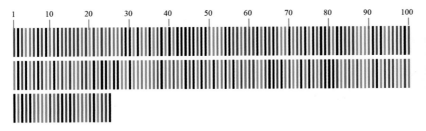

▶ 功能主治

全草：愈合脉管、涩脉止血、生脂、消散外部肌肿。根：养肺、托引肺脓。叶：适用于诸疮。种子：适用于心脏病、血瘤、肠绞结、妇女癥瘕。

附　注

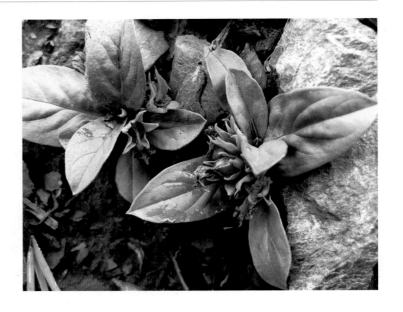

པ་ཡག་པ།（巴雅巴）系《四部医典》记载的补肺之药物，《晶珠本草》记载为 སྤ་ཡག་ཚ་ག（巴雅杂瓦）。据调查，现各地藏医使用的巴雅巴的基原有肉果草 L. tibetica Hook. f. et Thoms.（L. tibetica Hook. f. et Hsuan）、粗毛肉果草 L. hirsuta Bonati，二者的形态与《四部医典系列挂图全集》第二十九图中 པ་ཡག（巴雅）附图所示形态相符。《部标藏药》等收载了肉果草 L. tibetica Hook. f. et Thoms.。（参见"肉果草"条）

　　经比对，本材料的 ITS2 序列与肉果草 L. tibetica Hook. f. et Thoms. 的 ITS2 序列（NCBI 数据库登录号为 FJ172736、KX181004、AF478939）的相似度为 99%。NCBI 数据库中未收录粗毛肉果草 L. hirsuta Bonati 的 ITS2 序列信息。

翠雀花

Cuiquehua

洛赞巴

ལོ་བཙན་པ།

▶ **材　料**

药材标本收集自西藏藏医学院藏药有限公司（馆藏标本号 2015091403）。

▶ **基　原**

毛茛科植物黄毛翠雀花 *Delphinium chrysotrichum* Finet et Gagnep.。

▶ **形态特征**

茎高（5 ~）11 ~ 20 cm，疏被开展的短柔毛，不分枝或自下部有 1（~ 2）分枝。基生叶和下部叶有长柄；叶片为亚革质，呈肾形或圆肾形，长（1.2 ~）1.6 ~ 3.2 cm，宽（2 ~）2.9 ~ 5.2 cm，掌状 3 深裂至距基部 3 ~ 4 mm 处，裂片互相覆压或邻接，边缘有小裂片和钝锯齿，两

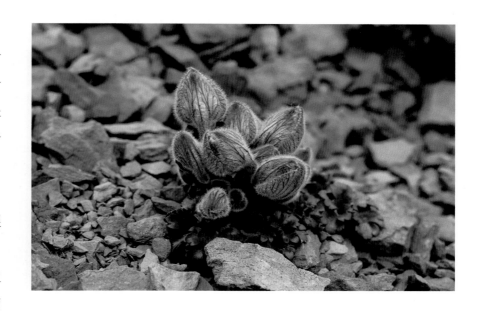

面疏被短柔毛；叶柄长 6 ~ 11 cm。伞房花序生于茎或分枝端，有 2（~ 4）花；苞片有柄，3 裂；花梗长 3.4 ~ 8 cm，至少上部密被开展的柔毛（长 0.2 ~ 1 mm），并混有黄色短腺毛；小苞片生于花梗中部或上部，似苞片或呈披针状线形；萼片宿存，呈紫色，外面密被淡黄色长柔毛，上萼片呈船状或圆卵形，长 2 ~ 3 cm，距比萼片短或与萼片近等长，呈圆锥状或圆锥状钻形，长 1.5 ~ 2.4 cm，基部直径 7 ~ 12 mm，末端钝；花瓣先端 2 浅裂，无毛或疏被柔毛；退化雄蕊瓣片长约 7 mm，2 裂超过中部，腹面有黄色髯毛，爪长 6 ~ 9 mm；雄蕊无毛；心皮 3，子房被柔毛。蓇葖果长约 1.7 cm；种子为四面体形，长约 2 mm，沿棱有宽翅。8 ~ 9 月开花。

▶ **药材音译名**

洛赞巴。

▶ **药用部位**

全草。

▶ ITS2 条形码序列 / 简并序列

CACACAGCGTCGCACCCCGCCAACCAGGTTGACGGGGAGCGGAGACTGGCC
CCCCGCGCCCGCACGGGCACGGTCGGCTAAAATTTCGGTCCCACGCGGCGA
GCGTCGCGGTCAGCGGTGGTTGTGCTCATCATCCCCCGAGGACGTCAAGACG
CGGCCGCCCGCCGCGCGACGGGACGCGCAGACCCCACGGAGCCGCCCCCGG
GCGGCGTCCACCCTG

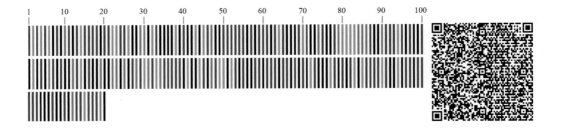

▶ 功能主治

清热、止泻、止痛。适用于腹胀、腹痛、热泻。

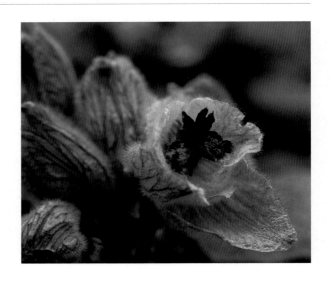

附　注

　　《四部医典》记载有止泻、愈疮之药物 རྒྱ་སྐྱེགས།（恰刚），《鲜明注释》记载其名为 དུག་ལ་སེལ།（逮木萨）。《晶珠本草》记载逮木萨根据生境不同分为山顶生 [ལོ་བཙན་ཆེན་པོ།（洛赞青保）]、生山中部 [ལོ་བཙན་པ།（洛赞巴、玉龙哇）] 和生低处或湖畔 [རྒྱ་སྐྱེགས་པ།（下冈哇、夏冈巴）]3 类。现代文献记载的恰刚类药物的基原主要为毛茛科翠雀属（*Delphinium*）植物，包括有多种，但不同文献对 3 类恰刚的基原有不同的观点，3 类的基原相互交叉，各地习用的种类也有所不同。据文献记载，黄毛翠雀花 *D. chrysotrichum* Finet et Gagnep. 为洛赞巴的基原之一。此外，文献记载作为洛赞巴基原的还有贡噶翠雀花 *D. hui* Chen、竞生翠雀花 *D. yangii* W. T. Wang、察瓦龙翠雀花 *D. chrysotrichum* Finet et Gagnep. var. *tsarongense* (Hand.-Mazz.) W. T. Wang、长距翠雀花 *D. tenii* Lévl.、拉萨翠雀花 *D. gyalanum* Marq. et Shaw 等。（参见"光序翠雀花""蓝翠雀花""三果大通翠雀花"条）

　　经比对，本材料的 ITS2 序列与直距翠雀花 *D. orthocentrum* Franch.、深红翠雀花 *D. cardinal* Hook.、*D. parishii* A. Gray（《中国植物志》未记载后 2 种）的 ITS2 序列（NCBI 数据库登录号分别为 AY150242、AF258740、AF258716）的相似度均为 98%。

　　通过基原鉴定，确定本材料的基原为黄毛翠雀花 *D. chrysotrichum* Finet et Gagnep.。NCBI 数据库中未收录该种的 ITS2 序列信息。

大果大戟	独其
Daguodaji	ང་བྱིད།

▶ 材　料

药材标本采集自西藏自治区林芝市工布江达县，采集号 2011291（馆藏标本号 003706）。

▶ 基　原

大戟科植物大果大戟 *Euphorbia wallichii* Hook. f.（喜马拉雅大戟 *E. himalayensis* Boiss.）（100%）。

▶ 形态特征

多年生草本。根呈圆柱状，长达 50 cm，直径可达 5 cm。茎单一或数个丛生，基部少分枝，上部多分枝，高可达 1 m，直径达 1.2 cm，光滑无毛。叶互生，呈椭圆形、长椭圆形或卵状披针形，长 5 ~ 10 cm，宽 1.2 ~ 2.9 cm，先端尖或钝尖，基部渐圆或近平截，几无柄或具极短的柄，全缘，无毛，主脉明显，侧脉羽

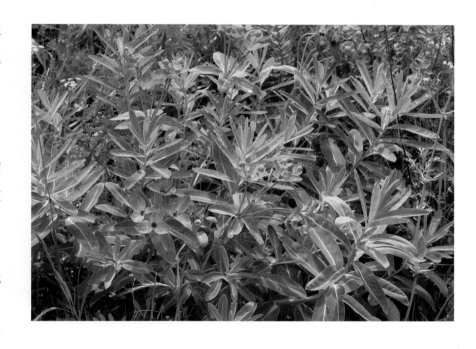

状，近边缘处消失；总苞叶常 5，很少为 3 ~ 4 或 6 ~ 7，常呈卵形，很少呈卵状椭圆形或长圆形，长 4 ~ 6 cm，宽 2 ~ 3.5 cm，先端钝尖，基部圆或近平截，无柄，伞幅 3 ~ 7，长可达 5 cm；次级总苞叶常 3，呈卵形至阔卵形，长 2.5 ~ 3.5 cm，先端钝尖，基部近平截，次级伞幅常 3，长 1 ~ 2 cm；苞叶 2，同次级总苞叶，老时略呈黄色或黄绿色。花序单生二歧分枝先端，基部无柄；总苞呈阔钟状，高约 5 mm，直径 6 ~ 7 mm，外部被褐色短柔毛，边缘 4 裂，裂片呈半圆形，先端不规则撕裂，内侧密被白色柔毛；腺体 4，呈肾状圆形，淡褐色至黄褐色；雄花多数，明显伸出总苞外；雌花 1，子房柄长 3 ~ 5 mm，被短柔毛，子房幼时被少许柔毛，老时毛渐稀或无毛，花柱 3，分离，柱头 2 裂。蒴果呈球状，长、直径均为 0.9 ~ 1.1 cm，无毛，花柱易脱落，成熟时分裂为 3 分果爿；种子呈棱柱状，长 5 ~ 6 mm，直径 4 ~ 5 mm，呈淡褐色或灰褐色，腹面具 1 沟纹；种阜呈盾状，基部具极短的柄。花果期 5 ~ 8（~ 9）月。

▶ ITS2 条形码序列 / 简并序列

CTCAATCGTCGCCCCAACCACCTCCCTCATGAGGGATGTTGGCGGGGCGGAT
GCTGGCTTCCCGTGTGCTTGAGCTCACGGTTGGCCCAAATGCCCGGTCCTCG
GCGGCCACGCCACGACAATCGGTGGTTGAAAGACCCTCGCTAATCATCGTGT
GCGCTCGGTCGACCATGCAGACCTACGAGACCCCAAAGCGTACCCAAGGGTG
CGCTCGCTCTG

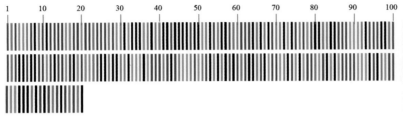

▶ 药材音译名

独其、图其、图尔其、塔乐、塔奴、塔庆。

▶ 药用部位

块根。

▶ 功能主治

消炎、利尿、泻下、驱肠虫。适用于疮、皮癣、皮肤炭疽、畜癫病、寒或热引起的肠道疾病、肠虫病。

附　注

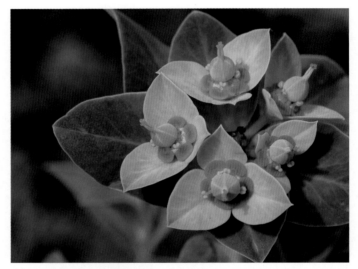

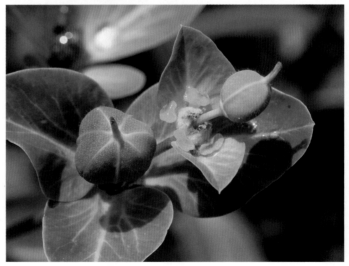

《四部医典》《晶珠本草》分别记载有 ཐར་ནུ། （独其）和 ཐར་ནུ།（塔奴）。独其又名 ཅི་ཤ་དྲ།（芝齐大）、ཐར་ཆེན།（塔庆），为泻诸病、引吐"培根"病之药物；据《晶珠本草》记载，独其除独根多汁外，其他状如塔奴（ཐར་ནུ།），按根的颜色、汁液量分为上 [ཤ་མ་དྲ་ཤི།（夏玛独其）]、中（芝齐大）、下 [ཀུ་ཊ་ར་ན།（固达拉那）]3 品。塔奴为托引、治皮肤炭疽、泻时疫病之药物；据《蓝琉璃》《晶珠本草》记载，塔奴按植株性状分为大（塔奴）、小 [ཆུན་བུ།（春布）]2 种。现代文献记载的上述 2 种药物的基原均为大戟属（*Euphorbia*）植物，各有多种，二者的基原也存在交叉。《西藏藏标》以 དུག་བྱེད། / 独其 / 喜马拉雅大戟之名收载了喜马拉雅大戟 *E. himalayensis* Boiss.（大果大戟 *E. wallichii* Hook. f.），以 ཐར་ནུ། / 塔奴 / 大戟之名收载了疣果大戟 *E. micractina* Boiss.（甘青大戟），以 ཤུན་བུ། / 春布 / 春布之名收载了高山大戟 *E. stracheyi* Boiss.。也有文献记载，大果大戟 *E. wallichii* Hook. f. 也为塔乐的基原。

《中国植物志》将 *E. himalayensis* Boiss. 作为大果大戟 *E. wallichii* Hook. f. 的异名。

经比对，本材料的 ITS2 序列与大果大戟 *E. wallichii* Hook. f. 的 ITS2 序列（NCBI 数据库登录号为 KF264462）的相似度为 100%，与 *E. sarawschanica* Regel（《中国植物志》未记载该种）的 ITS2 序列（NCBI 数据库登录号为 GU979438）的相似度为 97%。

大托叶云实

Datuoyeyunshi

甲木哲

འཇམ་འབྲས།

▶ **材　　料**

药材标本收集自安徽省亳州市中国（亳州）中药材交易中心（馆藏标本号 003555）、四川省成都市荷花池中药材专业市场（馆藏标本号 003509）。

▶ **基　　原**

豆科植物刺果苏木 *Caesalpinia bonduc* (Linn.) Roxb.（*Guilandia bonduc* Linn.）（100%）。

▶ **形态特征**

有刺藤本，各部均被黄色柔毛。刺直或弯曲。叶长 30 ～ 45 cm；叶轴有钩刺；羽片 6 ～ 9 对，对生，羽片柄极短，基部有 1 刺；托叶大，呈叶状，常分裂，脱落；在小叶着生处常有 1 对托叶状小钩刺；小叶 6 ～ 12 对，膜质，呈长圆形，长 1.5 ～ 4 cm，宽 1.2 ～ 2 cm，先端圆钝而有小凸尖，基部斜，两

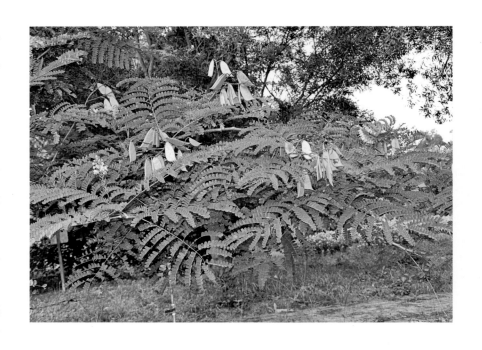

面均被黄色柔毛。总状花序腋生，具长梗，上部稠密，下部稀疏；花梗长 3 ～ 5 mm；苞片呈锥状，长 6 ～ 8 mm，被毛，外折，开花时渐脱落；花托凹陷；萼片 5，长约 8 mm，内外均被锈色毛；花瓣呈黄色，最上面 1 片有红色斑点，呈倒披针形，有柄；花丝短，基部被绵毛；子房被毛。荚果革质，呈长圆形，长 5 ～ 7 cm，宽 4 ～ 5 cm，先端有喙，膨胀，外面具细长针刺；种子 2 ～ 3，呈近球形，铅灰色，有光泽。花期 8 ～ 10 月，果期 10 月至翌年 3 月。

▶ **药材音译名**

甲木哲、江木寨、江木塞、将斋、尖木哲、加木哲、甲木摘、降哲、甲白哲布。

▶ **药用部位**

成熟种子。

▶ ITS2 条形码序列 / 简并序列

CACAATGTTGCCCCTCCACCCTTGACCCTCTCATGAGGGCATAGTGGGATGG
GCGGATTATGGCCTCCCGTGAGCCTTGTCTTGTGGTTGGTCGAAAAAAGAGC
CTTTGGTGGCGATCGCCACTCTCCTCGGTGGATGAGCATGCCTCGATGCCGG
TTGTGCGCGTGTCGTTTCATTGATTGGGCTCCTAGACCCTACTGTGTTGCTT
TGTGCGACTGAGAACCAACG

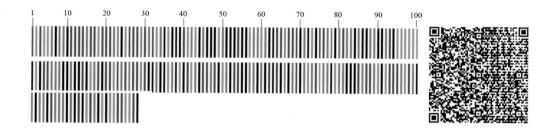

▶ 功能主治

温肾、逐寒。适用于肾寒症、胃寒。

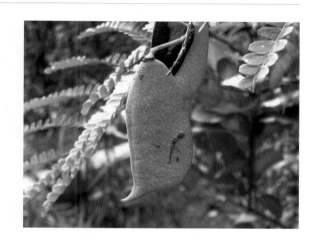

附　注

　　《四部医典》中记载有生胃火（暖胃）之药物 ཀྲ་ཤད།（嘎惹札）和治肾寒症之药物 རྫས་འབྲས།（甲木哲）。据《蓝琉璃》《晶珠本草》等记载，嘎惹札和甲木哲的基原自古即有争议。现多数藏医及《部标藏药》等均以大托叶云实 C. crista Linn.[《中国植物志》将该拉丁学名作为刺果苏木 C. bonduc (Linn.) Roxb. 的异名] 为正品，但不同地区也使用一些替代品。据《迪庆藏药》《新修晶珠本草》记载，国内并未有大托叶云实药材生产，青海、甘肃、四川等地藏医多使用同属植物苦石莲 C. minax Hance（喙荚云实）的种子；云南迪庆部分藏医还使用使君子科植物使君子 Quisqualis indica Linn. 的果实。也有文献认为甲木哲的基原为鼠李科勾儿茶属（Berchemia）植物、桃金娘科植物海南蒲桃 Syzygium hainanense Chang et Miau、睡莲科植物莲 Nelumbo nucifera Gaertn. 和芡实 Euryale ferox Salisb. 等的种子。

　　经比对，本材料的 ITS2 序列与刺果苏木 G. bonduc Linn. 的 ITS2 序列（NCBI 数据库登录号为 KU508343、KX372797）的相似度为 100%，与 C. murifructa Gillis & Proctor(《中国植物志》未记载该种) 的 ITS2 序列（NCBI 数据库登录号为 KX372799）的相似度为 97%，与 C. volkensii Harms(《中国植物志》未记载该种）的 ITS2 序列（NCBI 数据库登录号为 KX372800）的相似度为 96%。

　　本材料未经基原鉴定。据 ITS2 鉴别结果，并参考相关文献记载，确定其基原为刺果苏木 C. bonduc (Linn.) Roxb.（在《中国高等植物图鉴》中名为大托叶云实）。

大籽蒿

Dazihao

坎巴嘎布

 མཁན་པ་དཀར་པོ།

▶ 材　　料

药材标本采集自西藏自治区日喀则市江孜县，采集号 2011317（馆藏标本号 003673）；收集自甘肃省兰州市黄河中药材专业市场（馆藏标本号 003375）。

▶ 基　　原

菊科植物大籽蒿 *Artemisia sieversiana* Ehrhart ex Willd.（100%）。

▶ 形态特征

一至二年生草本。主根单一，垂直，呈狭纺锤形。茎单生，直立，高 50 ~ 150 cm，细，有时略粗，稀下部稍木质化，基部直径可达 2 cm，纵棱明显，分枝多；茎、枝被灰白色微柔毛。下部与中部叶呈宽卵形或宽卵圆形，两面被微柔毛，长 4 ~ 8（~ 13）cm，宽 3 ~ 6（~ 15）cm，2 ~ 3 回羽状全裂，稀深裂，每

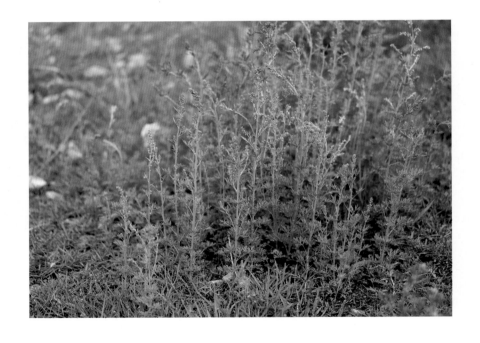

侧有 2 ~ 3 裂片，裂片常不规则羽状全裂或深裂，基部侧裂片常有第 3 次分裂，小裂片呈线形或线状披针形，长 2 ~ 10 mm，宽 1 ~ 1.5（~ 2）mm，有时小裂片边缘有缺齿，先端钝或渐尖，叶柄长（1 ~）2 ~ 4 cm，基部有小型羽状分裂的假托叶；上部叶及苞片叶羽状全裂或不分裂，而呈椭圆状披针形或披针形，无柄。头状花序大，多数，呈半球形或近球形，直径（3 ~）4 ~ 6 mm，具短梗，稀近无梗，基部常有线形小苞叶，在分枝上排成总状花序或复总状花序，在茎上组成开展或略狭窄的圆锥花序；总苞片 3 ~ 4 层，近等长，外层、中层总苞片呈长卵形或椭圆形，背面被灰白色微柔毛或近无毛，中肋绿色，边缘狭膜质，内层总苞片呈长椭圆形，膜质；花序托凸起，呈半球形，有白色托毛；雌花 2（~ 3）层，20 ~ 30，花冠呈狭圆锥状，檐部具（2 ~）3 ~ 4 裂齿，花柱呈线形，略伸出花冠外，先端二叉，叉端钝尖；两性花多层，80 ~ 120，花冠呈管状，花药呈披针形或线状

▶ ITS2 条形码序列 / 简并序列

CGCATCGCGTCGCCCCCCCACAGTTCTCCGCAAAGGGAACTTGTGTATTGGG
GGCGGATATTGGTCTCCCGTGCTCTCATGGCGTGGTTGGCCGAAATAGGAGT
CCCTTCGATGGACGCACGAACTAGTGGTGGTCGTAAAAACCCTCGTCTTTTG
TTTCGTGCCGTTAGTCGCTAGGGAAACTCTTAGAAAACCCCAACGTGTCGTC
TCTTGACGACGCTTCGACCG

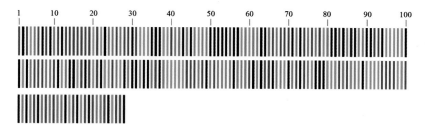

披针形，上端附属物尖，呈长三角形，基部有短尖头，花柱与花冠等长，先端叉开，叉端呈截形，有睫毛。瘦果呈长圆形。花果期 6 ~ 10 月。

▶ 药材音译名

坎巴嘎布、坎甲、侃甲、坎巴、堪加、坎巴嘎保。

▶ 药用部位

全草。

▶ 功能主治

清热解毒、散肿止血、利肾。适用于四肢关节肿胀、痈疖、肉瘤、肺病、肾病、咯血、衄血。

附　注

ཁན་པ།[འཁན་པ།（坎巴）] 为《四部医典》记载的止血、消四肢肿胀之药物。《晶珠本草》记载坎巴分为白 [ཁན་དཀར།（坎嘎尔），ཁན་པ་དཀར་པོ།（坎巴嘎保）的简称]、灰 [ཁན་སྐྱ།（坎甲）]、红 [ཁན་དམར།（坎玛尔），ཁན་པ་དམར་པོ།（坎巴玛保）的简称]、黑 [ཁན་ནག（坎那），ཁན་པ་ནག་པོ།（坎巴那保）的简称]4 种，但对各种的形态记载较为简单。《中华本草·藏药卷》记载藏医多以菊科蒿属（*Artemisia*）植物作为坎巴嘎保 /ཁན་པ་དཀར་པོ།（白坎巴）。高原分布的蒿属植物种类很多，仅据古籍文献的记载很难判断其具体的基原种类，各地所用种类也不相同，现藏医使用较多的为分布较广的大籽蒿 *A. sieversiana* Ehrhart ex Willd. 和冷蒿 *A. frigid* Willd.，二者为 ཁན་སྐྱ།（侃甲，灰坎巴）或 ཁན་དཀར།（侃嘎尔）的基原。《部标藏药》和《青海藏标》以大籽蒿 /ཁན་སྐྱ།/ 坎甲（侃甲）、冷蒿 /འཁན་དཀར/ 侃嘎尔之名收载了这 2 种。

经比对，本材料的 ITS2 序列与大籽蒿 *A. sieversiana* Ehrhart ex Willd. 的 ITS2 序列（NCBI 数据库登录号为 JQ173386）的相似度为 100%，与东亚栉齿蒿 *A. maximovicziana* (F. Schum.) Krasch. ex Poljak. 的 ITS2 序列（NCBI 数据库登录号为 KU855162、KU855164）的相似度为 99%。

大籽獐牙菜

Dazizhangyacai

桑蒂

ཟངས་ཏིག

▶ **材　　料**

药材标本采集自四川省甘孜藏族自治州泸定县，采集号 1408285（馆藏标本号 003220、003225）。

▶ **基　　原**

龙胆科植物大籽獐牙菜 *Swertia macrosperma* (C. B. Clarke) C. B. Clarke（100%）。

▶ **形态特征**

一年生草本，高 30 ~ 100 cm。根呈黄褐色，粗壮。茎直立，呈四棱形，常呈紫色，从中部以上分枝，下部直径 1.5 ~ 5 mm。基生叶及茎下部叶在花期常枯萎，具长柄，叶片呈匙形，连柄长 2 ~ 6.5 cm，宽达 1.5 cm，先端钝，全缘或有不整齐的小齿，基部渐狭；茎中部叶无柄，叶片呈矩圆形或披针形，稀倒卵形，长 0.4 ~ 4.5 cm，宽 0.3 ~ 1.5 cm，愈向茎上部叶愈小，先端急尖，基部钝，具 3 ~ 5 脉。圆锥状复聚伞花序具多花，开展；花梗细弱，长 4 ~ 15 mm；花 5 基数，稀 4 基数，小，直径 4 ~ 8 mm；花萼呈绿色，长为花冠的 1/2，裂片呈卵状椭圆形，长 2.5 ~ 4 mm，先端钝，背面具 1 脉；花冠呈白色或淡蓝色，裂片呈

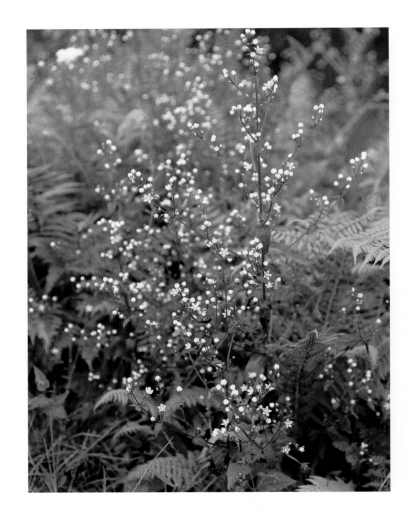

椭圆形，长 4 ~ 8 mm，先端钝，基部具 2 腺窝，腺窝呈囊状，矩圆形，边缘仅具数根柔毛状流苏；花丝呈线形，长 4 ~ 5 mm，花药呈椭圆形，长约 1.5 mm；子房无柄，呈卵状披针形，花柱短而明显，柱头呈头状。蒴果呈卵形，长 5 ~ 6 mm；种子 3 ~ 4，较大，呈矩圆形，长 1.5 ~ 2 mm，呈褐色，表面光滑。花果期 7 ~ 11 月。

▶ ITS2 条形码序列 / 简并序列

CGCATCGCGTCGCCCCCCCAACCCCGTGTGTTAACTCGTACGGGTGACGTGA
GGGGGCGGAAATTGGCTTCCCGTGCTTGCCCGCGGCTGGCCTAAATGCGAGT
CCCTTGCGATGGACGCGACGACAAGTGGTGGTTGATTGTCTCAACTAAGGTG
CTGTCACGCGACGTCCGTCGAATAAGGAGACTCCCCGACCCTGATGCTCGCG
TCGTCATGACGCTTGCTACGACCG

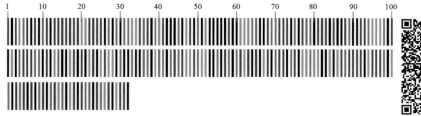

▶ 药材音译名

桑蒂、蒂达、滴达、桑斗、加波色格坚。

▶ 药用部位

全草。

▶ 功能主治

清肝利胆、退诸热。适用于黄疸性肝炎、
病毒性肝炎、血液病。

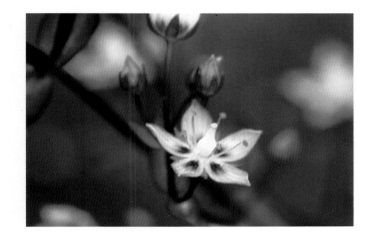

附　注

ཏིག་ཏ།（蒂达）为一类主要治疗肝胆疾病的藏药的总称，商品又被称为藏茵陈。《晶珠本草》中记载蒂达按产地分为印度蒂达、尼泊尔蒂达和西藏蒂达三大类，其中西藏蒂达又有松蒂、桑蒂、机合滴等6种。据现代文献记载和实地调查显示，现在藏医使用的ཟངས་ཏིག（桑蒂）的基原包括獐牙菜属（*Swertia*）的多种植物，各地习用的种类与当地分布的资源种类相关，大籽獐牙菜 *S. macrosperma* (C. B. Clarke) C. B. Clarke 为云南藏医习用的桑蒂的基原之一。（参见"川西獐牙菜""抱茎獐牙菜""獐牙菜""篦齿虎耳草"条）

经比对，本材料的 ITS2 序列与大籽獐牙菜 *S. macrosperma* (C. B. Clarke) C. B. Clarke、青叶胆 *S. mileensis* T. N. Ho et W. L. Shi 的 ITS2 序列（前者的 NCBI 数据库登录号为 KU363201 ～ KU363203，后者的中药材 DNA 条形码鉴定系统登录号为 LX007、LX008）的相似度均为 100%。

单子麻黄

Danzimahuang

策敦木

མཚེ་ལྡུམ། (མཛེ་ལྡུམ།)

▶ **材　　料**

药材标本采集自西藏自治区那曲市索县至巴青县途中，采集号 2011449（馆藏标本号 003652）。

▶ **基　　原**

麻黄科植物单子麻黄 *Ephedra monosperma* Gmel. ex Mey.（99%）。

▶ **形态特征**

草本状矮小灌木，高 5 ~ 15 cm。木质茎短小，长 1 ~ 5 cm，多分枝，弯曲并有节结状突起，皮多呈褐红色；绿色小枝开展或稍开展，常微弯曲，节间细短，长 1 ~ 2 cm，稀更长，直径约 1 mm。叶 2 对生，膜质，呈鞘状，长 2 ~ 3 mm，下部 1/3 ~ 1/2 合生，裂片呈短三角形，先端钝或尖。雄球花生于小枝上

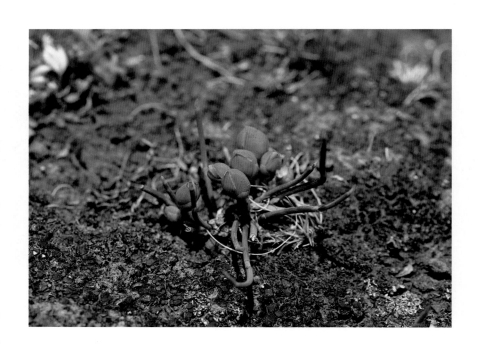

下各部，单生枝顶或对生节上，多呈复穗状，长 3 ~ 4 mm，直径 2 ~ 4 mm；苞片 3 ~ 4 对，广圆形，中部呈绿色，两侧膜质边缘较宽，合生部分近 1/2；假花被较苞片长，倒卵圆形；雄蕊 7 ~ 8，花丝完全合生。雌球花单生或对生节上，无梗，成熟时肉质，呈红色，微被白粉，呈卵圆形或矩圆状卵圆形，长 6 ~ 9 mm，直径 5 ~ 8 mm；苞片 3 对，基部合生，最上 1 对苞片约 1/2 分裂；雌花通常 1，稀 2，胚珠的珠被管较长而弯曲，稀较短直。种子外露，多为 1，呈三角状卵圆形或矩圆状卵圆形，长约 5 mm，直径约 3 mm，无光泽。花期 6 月，种子 8 月成熟。

▶ **药材音译名**

策敦木、才敦、才屯、才敦木、普润疟玛。

▶ **药用部位**

全草。

▶ ITS2 条形码序列 / 简并序列

CAAACCACAATTCGCCCCCCGGCTCATGTCGTCGGGGGGACGGCCTTGACCG
TCCGGTCCGCCTCGGCGGTGCGGTCGGTTGAAATGCAGAAGGGGACCTTCGC
ATGCTCTCCGACGGTGGGAGGTTGCGCATCGCGGCCCGCTTCCCGGGAGGG
GTCGCATCCGGCACCGGCCGTGCGGGAGATGCTGCGCGAGGTTTCCCGATC
GAAAAAGGACTTCACCAAAGGCGGGAGTTATTCCCGTCACAAACG

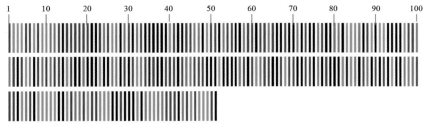

▶ 功能主治

清热解毒、止咳平喘、利尿消肿、止血。适用于风寒感冒，胸闷喘咳，肝热、"赤巴"热、脾热等热症引起的疾病，血管破裂引起的出血症。

附 注

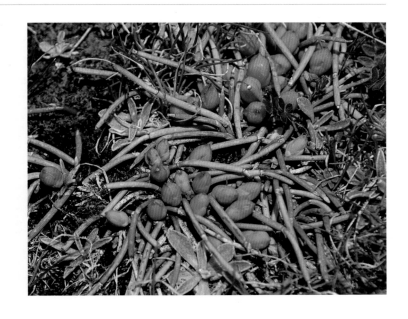

མཚེ་ལྡུམ། [མཛེ་ལྡུམ།（策敦木）] 为《四部医典》记载的止血、清肝热之药物。《晶珠本草》记载策敦木按生长地（生境）不同分为岩生麻黄、坡生麻黄、坡生无果麻黄和水生麻黄 4 种。现代文献记载藏医使用的策敦木主要为前 3 种，三者的基原均为麻黄属（*Ephedra*）植物，主要为分布于青藏高原的种类，包括山岭麻黄 *E. gerardiana* Wall.、西藏中麻黄 *E. intermedia* Schrenk ex Mey. var. *tibetica* Stapf、丽江麻黄 *E. likinensis* Florin（*E. likiangensis* Florin）、藏麻黄 *E. saxatilis* Royle ex Florin、单子麻黄 *E. monosperma* Gmel. ex Mey.、异株矮麻黄 *E. minuta* Florin（*E. minuta* Florin var. *dioeca* C. Y. Cheng）、膜果麻黄 *E. przewalskii* Stapf 等，但通常不再细分品种，统称为策敦木。《藏标》以麻黄 /མཚེ་ལྡུམ/ 策敦木之名收载了草麻黄 *E. sinica* Stapf、中麻黄 *E. intermedia* Schrenk ex Mey.、木贼麻黄 *E. equisetina* Bunge。

经对比，本材料的 ITS2 序列与单子麻黄 *E. monosperma* Gmel. ex Mey.、异株矮麻黄 *E. minuta* Florin、丽江麻黄 *E. likinensis* Florin 的 ITS2 序列（NCBI 数据库登录号分别为 KX779075，AY755756，AY394069，GU968547、AY755739）的相似度均为 99%。

刀豆

Daodou

卡玛肖夏

ཀ་བལ་མ་ནོ་ག།

▶ **材　　料**

药材标本收集自广西壮族自治区玉林市中药材专业市场（产地：越南。馆藏标本号 003563）、甘肃省兰州市黄河中药材专业市场（馆藏标本号 003382）。

▶ **基　　原**

豆科植物刀豆 *Canavalia gladiata* (Jacq.) DC.（100%）。

▶ **形态特征**

缠绕草本，长达数米，无毛或稍被毛。羽状复叶具 3 小叶，小叶呈卵形，长 8 ~ 15 cm，宽（4 ~ ）8 ~ 12 cm，先端渐尖或具急尖的尖头，基部呈宽楔形，两面薄被微柔毛或近无毛，侧生小叶偏斜；叶柄常较小叶片短；小叶柄长约 7 mm，被毛。总状花序具长总花梗，有数花生于总轴中部以上；花梗极短，生于花序轴隆起的节上；小苞片呈卵形，长约 1 mm，早落；花萼长 15 ~ 16 mm，稍被毛，上唇长约为萼管的 1/3，具 2 阔而圆的裂齿，下唇 3 裂，齿小，长 2 ~ 3 mm，急尖；花冠呈白色或粉红色，长 3 ~ 3.5 cm，旗瓣呈宽椭圆形，先端凹入，基部具不明显

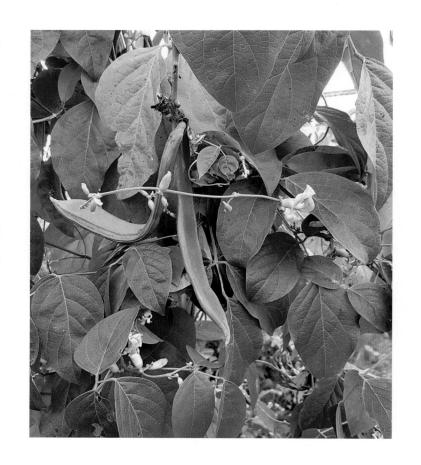

的耳及阔瓣柄，翼瓣和龙骨瓣均弯曲，具向下的耳；子房呈线形，被毛。荚果呈带状，略弯曲，长 20 ~ 35 cm，宽 4 ~ 6 cm，离缝线约 5 mm 处有棱；种子呈椭圆形或长椭圆形，长约 3.5 cm，宽约 2 cm，厚约 1.5 cm，种皮呈红色或褐色，种脐长约为种子周长的 3/4。花期 7 ~ 9 月，果期 10 月。

▶ **药材音译名**

卡玛肖夏、卡肖、克肖、夏龙朵、旅朵帕拉。

▶ ITS2 条形码序列 / 简并序列

CACAATGTTCCCCCTACACCTATGCCTTTTCCAATAAGGTATTTTGTGGGGT
GAAGGTTGGCTTCCCATAAGCATTGCCTTGTGGTTGGTTGAAATATGAGTCC
TTGGTGGAATGCCCCATGATAAATGGTAGTTGAGTGATCCTCGAGGCCAATC
ATGCATGGCTTCCTCTCACATTTGGACCTTGACCCCTTGAGTTTTCTTTAGAA
CACTCATAATG

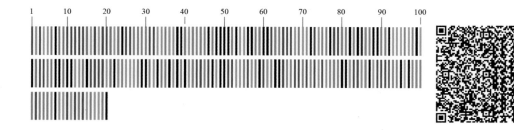

▶ 药用部位

种子。

▶ 功能主治

补肾、散寒、下气、利肠胃、止呕吐。适用于肾脏疾病、肾气虚损、肠胃不和、呕逆、腹痛吐泻。

附 注

《四部医典》中记载有清肾热之药物 ཁབལ་མ་ཤོ་ག (卡玛肖夏)。《晶珠本草》在"树木类药物"的"果实类药物"中记载有 4 种 ཤོ་ག (肖夏),言各种的功效有所不同,卡玛肖夏为其中之一,其种子有白、红、黑 3 种,以白者质佳。现代文献记载藏医所用卡玛肖夏 [简称 ཁབལ་ཤོ (卡肖)] 的基原有洋刀豆 *C. ensiformis* (L.) DC.(直生刀豆)、刀豆 *C. gladiata* (Jacq.) DC.。《部标藏药》(附录)、《藏标》以刀豆 /ཁབལ་ཤོ/ 卡肖之名收载了刀豆 *C. gladiata* (Jacq.) DC.,该种的种子呈红色或褐色,应为红卡肖。直生刀豆 *C. ensiformis* (L.) DC.(洋刀豆)的种子呈白色或黑色,应为古籍记载的白或黑卡肖。据市场调查发现,虽在部分处方中注明为"白刀豆",但实际使用的药材多为红色。刀豆为常见蔬菜,有 2 个栽培品种,即蔓生刀豆和矮生刀豆,前者较常见,其种子呈红色或褐色,后者的种子呈白色。

经比对,本材料的 ITS2 序列与刀豆 *C. gladiata* (Jacq.) DC.、*C. brasiliensis* Mart. ex Benth.(《中国植物志》未记载该种)、洋刀豆 *C. ensiformis* (L.) DC. 的 ITS2 序列(NCBI 数据库登录号分别为 GU217649、KT751428、EU288912)的相似度均为 100%。

本材料(呈红色)的药材名为刀豆,未鉴定其基原。根据 ITS2 鉴别结果,并参考相关文献记载,确定其基原应为刀豆 *C. gladiata* (Jacq.) DC. 的栽培品种——蔓生刀豆。本材料的 ITS2 序列与收集自甘肃兰州市场的雪豆(白刀豆,呈白色)的 ITS2 序列略有差异,故暂与"雪豆"条分别收录。(参见"雪豆"条)

冬葵

Dongkui

玛宁江巴

 མ་ཞིང་ལྱུམ་པ།

▶ **材　料**

药材标本收集自西藏藏医学院藏药有限公司（馆藏标本号 2015091420）。

▶ **基　原**

锦葵科植物野葵 *Malva verticillata* Linn.（冬葵）（100%）。

▶ **形态特征**

二年生草本，高 50 ~ 100 cm。茎干被星状长柔毛。叶呈肾形或圆形，直径 5 ~ 11 cm，通常为掌状 5 ~ 7 裂，裂片呈三角形，具钝尖头，边缘具钝齿，两面被极疏的糙伏毛或近无毛；叶柄长 2 ~ 8 cm，近无毛，上面槽内被绒毛；托叶呈卵状披针形，被星状柔毛。花 3 至多朵簇生叶腋，具极短的柄至近无柄；小苞片 3，呈线状披针形，长 5 ~ 6 mm，被纤毛；花萼杯状，直径 5 ~ 8 mm，裂片 5，呈广三角形，疏被星状长硬毛；花冠稍长于萼片，呈淡

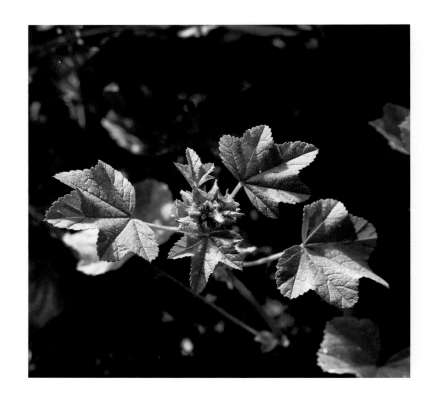

白色至淡红色；花瓣 5，长 6 ~ 8 mm，先端凹入，爪无毛或具少数细毛；雄蕊柱长约 4mm，被毛；花柱分枝 10 ~ 11。果实呈扁球形，直径 5 ~ 7 mm；分果爿 10 ~ 11，背面平滑，厚 1 mm，两侧具网纹；种子呈肾形，直径约 1.5 mm，无毛，呈紫褐色。花期 3 ~ 11 月。

▶ **药材音译名**

玛宁江巴、尖巴、江巴、锦巴、宁玛江巴、玛能尖木巴。

▶ **药用部位**

花、果实（种子）、根。

▶ ITS2 条形码序列 / 简并序列

CGCATCGTCGCCCCCGTCAAACCCCGAGCCCTCGGGCCGGGATCGACGCGC
GGGCGGAAATTGGCCTCCCGTGCGCTCACCGCTCGCGGTTGGTCTAAATTCG
AGTCCTCGGCGATGAAGCGCCGCGACGATCGGTGGGAACGCCTTCGGCTGC
CTCGTTCGGAGTCGCGCGCGCTCGTCGATCGGGACGCTTTCGACCCTTTAAG
GCATCGCGACGTCGATGCTCGCATCG

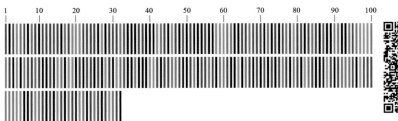

▶ 功能主治

利尿通淋、清热消肿、强肾、止渴。花：适用于遗精。果实：适用于尿闭、浊淋、水肿、口渴、肾热、膀胱热。根：适用于肾衰、食欲不振。

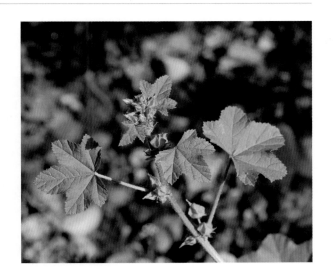

附　注

　　《晶珠本草》记载 ལྕམ་པ། （江巴）分为雄 [ཕོ་ལྕམ། （破尖木）]、雌 [མོ་ལྕམ། （莫尖木）]、中或藏 [མ་ནིང་ལྕམ་པ། （玛宁江巴）]3 种。现代文献记载的江巴类药材的基原包括锦葵科植物野葵 *M. verticillata* Linn.（玛宁江巴）、中华野葵 *M. verticillata* Linn. var. *chinensis* (Miller) S. Y. Hu、锦葵 *M. sylvestris* Cavan.（*M. sinensis* Cavan.，莫尖木）、蜀葵 *Althaea rosea* L.[*A. rosea* (Linn.) Cavan.，破尖木]、圆叶锦葵 *M. rotundifolia* Linn.。藏医临床主要使用的为宁玛江巴和破尖木。野葵 *M. verticillata* Linn. 为《部标藏药》等收载的冬葵果 /ལྕམ་པ། / 江巴或冬葵 /ལྕམ་པ། / 加木巴的基原之一。

　　经比对，本材料的 ITS2 序列与圆叶锦葵 *M. pusilla* Smith（*M. rotundifolia* Linn.）、野葵 *M. verticillata* Linn.（冬葵）的 ITS2 序列（前者的 NCBI 数据库登录号为 KJ999383，后者的中药材 DNA 条形码鉴定系统登录号为 S0533、S0283、HAP00063、FHCQ051、FHAG523、EF419487、CQ0209 ～ CQ0213、BZ278）的相似度均为 100%。

　　本材料未进行基原鉴定，据 ITS2 鉴别结果，并参考相关文献记载，确定其基原为野葵 *M. verticillata* Linn.（冬葵）。本材料的分果爿多为 10 ～ 11，具网状纹，而圆叶锦葵 *M. rotundifolia* Linn. 的分果爿为 13 ～ 15，无网状纹，与本材料不符。

独一味	达巴
Duyiwei	ཏ་ལྦུག་ས།

▶ 材　料

药材标本采集自西藏自治区昌都市类乌齐县卡玛多乡，采集号 2013115（馆藏标本号 003463）；收集自青海省西宁市九康药材市场（根。馆藏标本号 003633）、广西壮族自治区玉林市中药材专业市场（根。馆藏标本号 003558、003559）、安徽省亳州市中国（亳州）中药材交易中心（叶。产地：四川。馆藏标本号 003549）。

▶ 基　原

唇形科植物独一味 *Lamiophlomis rotata* (Benth.) Kudô（*Phlomis rotata* Benth. ex Hook. f.）（91%）。

▶ 形态特征

多年生草本，高 2.5 ～ 10 cm。根茎伸长，粗厚，直径达 1 cm。叶片常 4，辐状两两相对，呈菱状圆形、菱形、扇形、横肾形至三角形，长 4 ～ 13 cm，宽 4.4 ～ 12 cm，先端钝、圆形或急尖，基部呈浅心形或宽楔形，下延至叶柄，边缘具圆齿，上面呈绿色，密被白色疏柔毛，具皱纹，下面色较淡，仅沿脉疏被

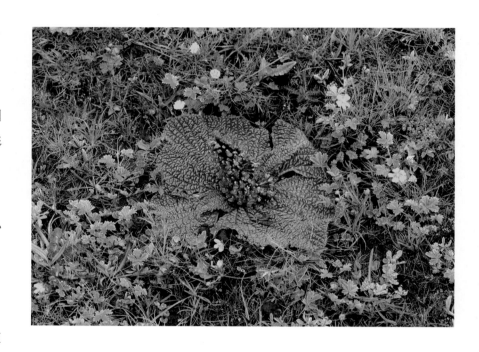

短柔毛，侧脉 3 ～ 5 对，在叶片中部以下生出，其上再在一侧分枝而呈扇形，与中肋在两面均凸起；下部叶柄伸长，长达 8 cm，上部者变短，至近无柄，密被短柔毛。轮伞花序密集排列成有短葶的头状或短穗状花序，有时下部具分枝而呈短圆锥状，长 3.5 ～ 7 cm，花序轴密被短柔毛；苞片呈披针形、倒披针形或线形，长 1 ～ 4 cm，宽 1.5 ～ 6 mm，下部者最大，向上渐小，先端渐尖，基部下延，全缘，具缘毛，上面被疏柔毛，小苞片呈针刺状，长约 8 mm，宽约 0.5 mm；花萼呈管状，长约 10 mm，宽约 2.5 mm，干时带紫褐色，外面沿脉被疏柔毛，萼齿 5，呈短三角形，先端具长约 2 mm 的刺尖，内面被丛毛；花冠长约 1.2 cm，外面被微柔毛，内面在花冠筒中部密被微柔毛，花冠筒呈管状，基

▶ **ITS2 条形码序列 / 简并序列**

CGCATCGCGTCGCCCCCTCCCCCKCGGGGTGGGGCGGAGATTGGCCCCCC
GTGMGCAGCGATGTGCGCGKCCGGCCCAAATGCGAATCCGCCSTCGACGYGC
GTCGCGWSCAGTGGTGGTTGAACCATCAASTCKCATGCTGTCGMKCCMCACG
SCGTCSTCGGTCCGGAGACRGCMCAGAAACCCAACGGSGCGAGCACGCATCG
TGCCCACGACCG

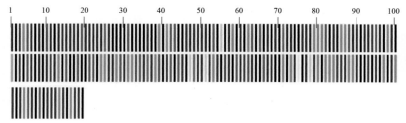

003463 样本：

CGCATCGCGTCGCCCCCTCCCCCTCGGGGTGGGGCGGA
GATTGGCCCCCGTGAGCAGCGATGTGCGCGTCCGGCCC
AAATGCGAATCCGCCCTCGACGCGCGTCGCGTSCAGTGGT
GGTTGAACCATCAAGTCKCATGCTGTCGAKCCMCACGSCG
TCCTCGGTCCGGAGACAGCMCAGAAACCCAACGGSGCGA
GCACGCATCGTGCCCACGACCG

003633 样本：

CGCATCGCGTCGCCCCCTCCCCCGCGGGGTGGGGCGGA
GATTGGCCCCCGTGCGCAGCGATGTGCGCGGCCGGCCC
AAATGCGAATCCGCCGTCGACGCGCGTCGCGACCAGTGG
TGGTTGAACCATCAACTCGCATGCTGTCGCGCCACACGG
CGTCGTTGGTCCGGAGACGGCACAGAAACCCAACGGCGC
GAGCACGCATCGTGCCCACGACCG

003558 和 003559 样本：

CGCATCGCGTCGCCCCCTCCCTCGCTGGGTGGGGCGGA
GATTGGCCCCCGTGCGCAGCGATGTGCGCGGTCGGCCC
AAATGCGAATCCGCCGTCGACGCGCGTCGCGACCAGTGG
TGGTTGAACCATCAACTCGCATGCTGTCGCGCCACACGG
CGTCGTCGGTCCGGAGACGGCACAGAAACCCAACGGCGC
GAGCACGCATCGTGCCCACGACCG

003549 样本：

CGCATCGCGTCGCCCCCTCCCCCGCGGGGTGGGGCGGA
GATTGGCCCCCGTGCGCAGCGATGTGCGCGGCCGGCCC
AAATGCGAATCCGCCGTCGACGTGCGTCGCGACCAGTGG
TGGTTGAACCATCAACTCGCATGCTGTCGCGCCACACGG
CGTCGTCGGTCCGGAGACGGCACAGAAACCCAACGGCGC
GAGCACGCATCGTGCCCACGACCG

部宽约 1.25 mm，向上近等宽，至喉部略增大，宽达 2 mm，冠檐呈二唇形，上唇呈近圆形，直径约 5 mm，边缘具牙齿，内面密被柔毛，下唇外面除边缘外被微柔毛，内面在中裂片中部被髯毛，其余无毛，3 裂，裂片呈椭圆形，长约 4 mm，宽约 3 mm，侧裂片较小，长约 2.5 mm，宽约 2 mm。花期 6 ～ 7 月，果期 8 ～ 9 月。

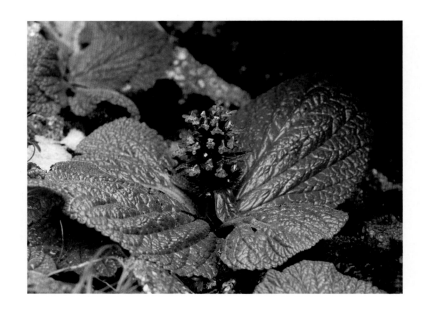

▶ 药材音译名

达巴、大巴、达巴巴、帕拉奴奴、吉布孜、哈吾帕拉、达赤巴、达折合巴、打布巴。

▶ 药用部位

全草或地上部分、根。

▶ 功能主治

接骨、干黄水。适用于骨折挫伤、筋骨疼痛、黄水病。

附　注

ད་བ་དཀར། （达巴）为《月王药诊》等记载的固持软骨、引出黄水之药物。《蓝琉璃》《晶珠本草》均引《图鉴》的记载，言达巴根据生境不同分为山生（白者）和川生（黑者）2 种，其花色有紫色、黄色、白色 3 种。据现代文献记载和实地调查显示，各地藏医多以独一味 *L. rotata* (Benth.) Kudô 为达巴的正品（《中国药典》《部标藏药》等均收载了该种），部分地区藏医也使用唇形科植物美花筋骨草 *Ajuga ovalifolia* Bur. et Franch. var. *calantha* (Diels) C. Y. Wu et C. Chen（美花圆叶筋骨草，花紫色）、玄参科植物藏玄参 *Oreosolen wattii* Hook. f.（花黄色），二者为代用品。

在植物分类学上，独一味 *L. rotata* (Benth.) Kudô 曾被归于糙苏属（*Phlomis*），其拉丁学名为 *Phlomis rotata* Benth. ex Hook. f.，因其无茎等形态特征与糙苏属植物有显著不同，而被独立为单种属独一味属（*Lamiophlomis*）植物。

经比对，本材料的 ITS2 序列与独一味 *Phlomoides rotata* (Benth. ex Hook. f.) Mathiesen [《中国植物志》将 *Phlomoides* 作为糙苏属（*Phlomis*）糙苏组（Sect. Phlomoides）的拉丁学名，但未记载有 *Phlomoides rotata* (Benth. ex Hook. f.) Mathiesen] 的 ITS2 序列（NCBI 数据库登录号为 KY624383、MH258148）的相似度为 93%，与独一味 *L. rotata* (Benth.) Kudô 的 ITS2 序列（NCBI 数据库登录号为 EU827101、EU827099）的相似度为 91%。

杜鹃花

Dujuanhua

达玛

སུག་མ།

▶ **材　　料**

药材标本收集自安徽省亳州市中国（亳州）中药材交易中心（馆藏标本号 003537）。

▶ **基　　原**

杜鹃花科植物雪层杜鹃 *Rhododendron nivale* Hook. f.（100%）。

▶ **形态特征**

常绿小灌木，分枝多而稠密，常平卧成垫状，高（30 ～）60 ～ 90（～ 120）cm。幼枝呈褐色，密被黑锈色鳞片。叶芽鳞早落。叶簇生小枝先端或散生，革质，呈椭圆形、卵形或近圆形，长 3.5 ～ 9（～ 12）mm，宽（1.5 ～）2 ～ 5mm，先端钝或呈圆形，常无短尖头，基部呈宽楔形，边缘稍反卷，中脉在上面稍下陷，

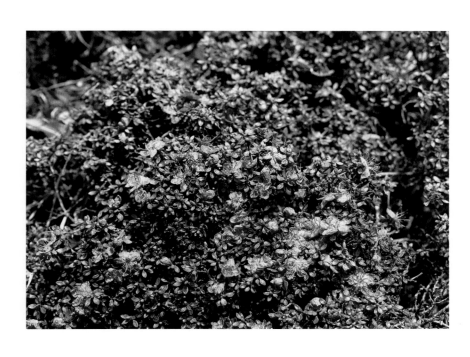

在下面稍凸起，上面呈暗灰绿色，被灰白色或金黄色鳞片，下面呈绿黄色至淡黄褐色，被淡金黄色和深褐色鳞片，两色鳞片混生、邻接或稍不邻接，淡色鳞片常较多；叶柄短，长 0.5 ～ 2（～ 3）mm，被鳞片。花序顶生，有 1 ～ 2（～ 3）花；花梗长 0.5 ～ 1.5 mm，被鳞片，偶有毛；花萼发达，裂片呈长圆形或带状，长 2（～ 4.5）mm，外面通常被一中央鳞片带，在淡色鳞片间偶杂有少数深色鳞片，边缘被鳞片；花冠呈宽漏斗状，长 7 ～ 16 mm，呈粉红色、丁香紫色至鲜紫色，花管为裂片的 1/4 ～ 1/2，长 2.5 ～ 6 mm，内面被柔毛，外面也常被毛，裂片开展；雄蕊 8 ～ 10，与花冠近等长，花丝近基部被毛；子房长 1 ～ 2 mm，被鳞片，花柱通常长于雄蕊，偶较短，上部稍弯斜，无毛或基部稍有毛。蒴果呈圆形至卵圆形，长 3 ～ 5 mm，被鳞片。花期 5 ～ 8 月，果期 8 ～ 9 月。

▶ **药材音译名**

达玛、达里、大勒、大玛、达合玛。

▶ ITS2 条形码序列 / 简并序列

CGCATTGCGTCATCCACTCACCCCGTTCCTCATCGGCGGGTAAGTGCGTGGG
AGGATATTGGCCCCCGTTCACATTCGTGCTCGGTCGGCCTAAAAATGACGG
TCCCCGATGACGGACATCACGGCAAGTGGTGGTTGCCAAACCGTCGCGTCAT
GTCGTGCATGCCATTCTTTGTCGCGGGCTGGCTCATCGACCCTTAAGTACCA
TCAACAACTCTGGTACCTCAACTG

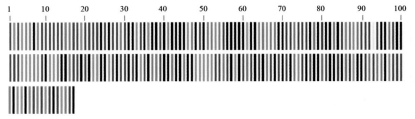

▶ 药用部位

叶（带叶小枝）、花。

▶ 功能主治

清热解毒、利肺。适用于肺部疾病、咽喉疾病、气管炎、梅毒。

附　注

　　《四部医典》记载有治"培根"寒性病之药物 ད་ལི（塔勒）。《蓝琉璃》言 བ་ལི（达里）的花称为 ད་ལི（塔勒）。《晶珠本草》在"树花类药物"和"树叶类药物"中分别记载 ད་ལིས（塔勒）和 བ་ལི（达里），言前者为治"培根"寒性病、滋补延年之药物，后者为治"培根"寒热症之药物，并指出塔勒根据花色、叶色不同分为白 [ད་ལིས་དཀར་པོ、ད་ལི་དཀར་པོ（塔勒嘎保）]、黑 [ད་ལིས་ནག་པོ、ད་ལི་ནག་པོ（塔勒那保）]2 种，达里为塔勒嘎保的叶。《藏药志》记载，སྟག་མ（达玛）为藏语对杜鹃属（*Rhododendron*）植物中大叶型常绿类的统称，塔勒为杜鹃属植物中具鳞片的小叶型常绿类的统称。《部标藏药》和《藏标》中作为达玛基原收载的有陇蜀杜鹃 *R. przewalskii* Maxim.（大板山杜鹃 *R. dabanshanense* Fang et S. X. Wang）、凝毛杜鹃 *R. phaeochrysum* Balf. f. var. *agglutinatum* (Balf. f. et Forrest) Chamberlain（*R. agglutinatum* Balf. f. et Forrest）。不同文献记载的达玛的基原尚有光蕊杜鹃 *R. coryanum* Tagg et Forrest、海绵杜鹃 *R. pingianum* Fang 等多种。据文献记载，雪层杜鹃 *R. nivale* Hook. f. 为 ད་ལིས་ནག་པོ（塔勒那保）的基原之一。

　　经比对，本材料的 ITS2 序列与髯花杜鹃 *R. anthopogon* D. Don、雪层杜鹃 *R. nivale* Hook. f.、山育杜鹃 *R. oreotrephes* W. W. Smith 的 ITS2 序列（NCBI 数据库登录号分别为 MH532947，MH258139，MH086274 ～ MH086296）的相似度均为 100%。

　　本材料未经基原鉴定。据 ITS2 鉴别结果，并参考物种分布情况及藏医药专著文献的记载，暂定其基原为雪层杜鹃 *R. nivale* Hook. f.。髯花杜鹃 *R. anthopogon* D. Don 和山育杜鹃 *R. oreotrephes* W. W. Smith 均仅分布于台湾，也无藏医药用的记载。

短穗兔耳草

Duansuituercao

直打洒曾

འབྲི་ཏ་ས་འཛིན།

▶ 材　料

药材标本采集自青海省果洛藏族自治州玛多县玛查里镇，采集号 1408203（馆藏标本号 003233）；青海省果洛藏族自治州达日县窝赛乡，采集号未标记（馆藏标本号 003232）；青海省黄南藏族自治州河南蒙古族自治县 203 省道旁，采集号 1408118（馆藏标本号 003286）；西藏自治区那曲市安多县与青海省海西蒙古族藏族自治州格尔木市交界处唐古拉山口，采集号 2013320（馆藏标本号 003462）；收集自四川省成都市荷花池中药材专业市场（馆藏标本号 003334）。

▶ 基　原

玄参科植物短穗兔耳草 *Lagotis brachystachya* Maxim.（99%）。

▶ 形态特征

多年生矮小草本，高 4 ~ 8 cm。根茎短，长不及 3 cm；根多数，簇生，呈条形，肉质，长可达 10 cm，根颈为多数残留的老叶柄形成的棕褐色纤维状鞘包裹。匍匐走茎带紫红色，长可超过 30 cm，直径 1 ~ 2 mm。叶全部基出，呈莲座状；叶柄长 1 ~ 3（~ 5）cm，扁平，翅宽；叶片呈宽条形至披针形，长 2 ~ 7 cm，先端渐尖，基部

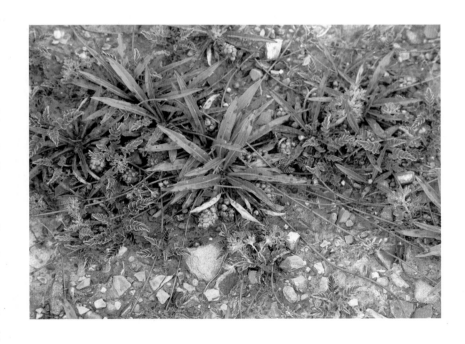

渐窄成柄，全缘。花葶数条，纤细，倾卧或直立，高度不超过叶；穗状花序呈卵圆形，长 1 ~ 1.5 cm；花密集；苞片呈卵状披针形，长 4 ~ 6 mm，下部苞片长可达 8 mm，纸质；花萼呈两裂片状，与花冠筒近等长或较花冠筒稍短，后方开裂至 1/3 以下，除脉外均为膜质且透明，被长缘毛；花冠呈白色或微带粉红色或紫色，长 5 ~ 6 mm，花冠筒伸直后较唇部长，上唇全缘，呈卵形或卵状矩圆形，宽 1.5 ~ 2 mm，下唇 2 裂，裂片呈矩圆形，宽 1 ~ 1.2 mm；雄蕊贴生于上唇基部，较花冠稍短；花柱伸出花冠外，柱头头状；花盘 4 裂。果实呈红色，卵圆形，先端大而微凹，光滑无毛。花果

▶ ITS2 条形码序列 / 简并序列

CGCATCGCGTCGCCCCCACCCAATCCCCAGGGATMTGTGTGCGGGGCGGAA
ATTGGTCTCCCGTGTGCCTCGTGCACGTGGCTGGCCCAAATACGATCCGRCA
TCGACGGATGTCACGACCAGTGGTGGTTGAATCTATCTTGCTGTCGTGCTCA
CCCCGTCGCTTGCTCGGCATCAATTAAATCCAACGGTGCTAACGCGCCTCCG
ACCG

003233、003232 和 003286 样本：

CGCATCGCGTCGCCCCCACCCAATCCCCAGGGATCTGTG
TGCGGGGCGGAAATTGGTCTCCCGTGTGCCTCGTGCACG
TGGCTGGCCCAAATACGATCCGGCATCGACGGATGTCAC
GACCAGTGGTGGTTGAATCTATCTTGCTGTCGTGCTCACC
CCGTCGCTTGCTCGGCATCAATTAAATCCAACGGTGCTAA
CGCGCCTCCGACCG

003462 和 003334 样本：

CGCATCGCGTCGCCCCCACCCAATCCCCAGGGATCTGTG
TGCGGGGCGGAAATTGGTCTCCCGTGTGCCTCGTGCACG
TGGCTGGCCCAAATACGATCCGGCATCGACGGATGTCAC
GACCAGTGGTGGTTGAATCTATCTTGCTGTCGTGCTCACC
CCGTCGCTTGCTCGGCATCAATTAAATCCAACGGTGCTAA
CGCGCCTCCGACCG

期 5 ~ 8 月。

▶ 药材音译名

直打洒曾、直打萨曾、志达萨增。

▶ 药用部位

全草。

▶ 功能主治

散瘀、排脓。适用于血热性化脓
症、肺胃瘀血、"赤巴"胸闷、
黄水病、脓疡。

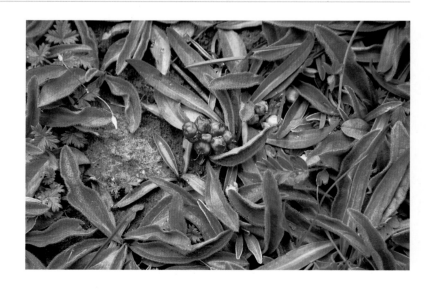

附 注

　　《四部医典》中记载有排脓血、敛黄水之药物 འབྲི་ཏ་ས་འཛིན། （直打洒曾）；《蓝琉璃》在"药物补述"中记载有 ཙི་ཙི་འཛིན། （孜孜洒曾），言其为止血、排脓之药物；《晶珠本草》记载直打洒曾又名孜孜洒曾。现代文献记载的萨曾的基原主要包括蔷薇科草莓属（*Fragaria*）的多种植物及玄参科植物短穗兔耳草 *Lagotis brachystachya* Maxim.，《藏标》分别以草莓 /ཙི་ཙི་འཛིན།/ 孜孜洒曾、短穗兔耳草 / འབྲི་ཏ་ས་འཛིན།/ 直打洒曾之名收载了草莓 *F. nilgerrensis* Schtr.（黄毛草莓）及其同属多种植物和短穗兔耳草 *L. brachystachya* Maxim.，但二者的功能主治相同。据《四部医典系列挂图全集》中直打洒曾的附图（第二十八图 88 号图）和其副品 འབྲི་ཏ་ས་འཛིན་དམན་པ། （直打洒曾曼巴）的附图（第二十八图 87 号图）以及《晶珠本草》记载的形态来看，应以短穗兔耳草 *L. brachystachya* Maxim. 为正品，草莓属植物为副品。部分地区藏医也以蓼科植物多穗蓼 *Polygonum polystachyum* Wall. ex Meisn. 作为直打萨增，以虎耳草科植物喜马拉雅虎耳草 *Saxifraga brunonis* Wall. 作为直打洒曾曼巴。（参见"野草莓"条）

　　经比对，本材料的 ITS2 序列与短穗兔耳草 *L. brachystachya* Maxim. 的 ITS2 序列（NCBI 数据库登录号为 KC413414 ~ KC413417）的相似度为 99%，与 *L. korolkowii* (Regel & Schmalh.) Maxim.（《中国植物志》未记载该种）的 ITS2 序列（NCBI 数据库登录号为 KC413440）的相似度为 98%。

短尾铁线莲

Duanweitiexianlian

叶芒嘎保

དབྱི་མོང་དཀར་པོ།

▶ **材　　料**

药材标本采集自甘肃省甘南藏族自治州卓尼县木耳镇，采集号 1408020（馆藏标本号 003293）。

▶ **基　　原**

毛茛科植物短尾铁线莲 *Clematis brevicaudata* DC.（99%）。

▶ **形态特征**

木质藤本。枝有棱，小枝疏生短柔毛或近无毛。叶为一至二回羽状复叶或二回三出复叶，有 5 ~ 15 小叶，有时在茎上部为三出叶；小叶片呈长卵形、卵形至宽卵状披针形或披针形，长（1 ~ ）1.5 ~ 6 cm，宽 0.7 ~ 3.5 cm，先端渐尖或长渐尖，基部呈圆形、截形至浅心形，有时呈楔形，边缘疏生粗锯齿或牙齿，有时 3 裂，两面近无毛或疏生短柔毛。圆锥状聚伞花序腋生或顶生，常比叶短；花梗长 1 ~ 1.5 cm，有短柔毛；花直径 1.5 ~ 2 cm；萼片 4，开展，白色，呈狭倒卵形，长约 8 mm，两面均有短柔毛，内面较疏或近无毛；雄蕊无毛，花药长 2 ~ 2.5 mm。瘦果呈卵形，长约

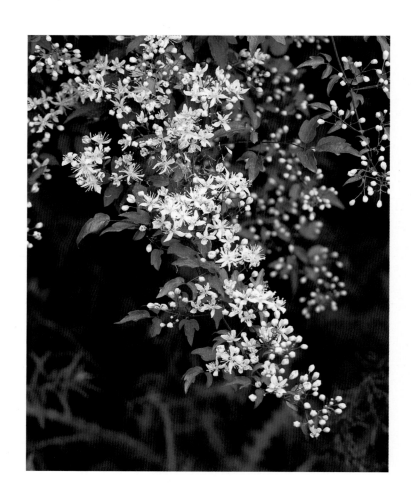

3 mm，宽约 2 mm，密生柔毛，宿存花柱长 1.5 ~ 3 cm。花期 7 ~ 9 月，果期 9 ~ 10 月。

▶ **药材音译名**

叶芒嘎保、叶芒、叶蒙、叶濛、依蒙、叶濛嘎保、益蒙嘎保。

▶ **药用部位**

枝、叶、花。

▶ ITS2 条形码序列 / 简并序列

CACACAGCGTCGCCCCCCACCAACCCGTTGGCTGGGGGACGGAAACTGGCC
CCCCGAGCCCCCACGGGCACGGCCGGCACAAATGTTGGTCCTCGGCGGCGA
GCGTCGCGGTCAGCGGTGGTTGTATTCTCATCCCCCAAAGACAGAAACGACG
CGCACGCCTCGCCGCACGCAGGCGTAACGAACCCAGAGAAGCTCTCCCCGGA
GGCTCCAACCTG

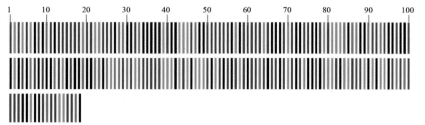

▶ 功能主治

温体祛寒、健胃消积、止泻、利痰、
排脓散痈、消痞块、攻瘤疾；外用除
疮排脓。适用于胃中胀满、消化不良、
呕吐、肠痈、痞块。

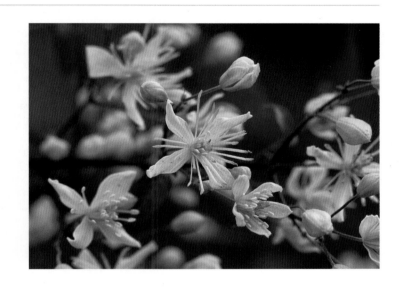

附　注

ਹੁਕ੍ਰਰ੍|（叶芒）为藏医使用的多种
来源于毛茛科铁线莲属（*Clematis*）植
物的药材的总称，又称为藏木通。《晶
珠本草》等藏医药古籍和现代文献将叶芒分为白（花白色，叶芒嘎保）、黑（花外面黄色带红色，
叶芒那保）、花（花色像余甘子果核色，叶芒察沃）、黄（花黄色，叶芒赛保）4 种；或分为白（花
白色或黄色）、黑（花黑色或杂色）2 种。现代文献中记载的叶芒的基原均为铁线莲属植物，但不同
文献对其各品种的基原有不同的观点。短尾铁线莲 *C. brevicaudata* DC. 为白者叶芒嘎保的基原之一。
《青海藏标》以短尾铁线莲 /ਹੁਕ੍ਰਰ੍ਕ੍ਰਕ੍ਰ/ 叶芒嘎保之名收载了短尾铁线莲 *C. brevicaudata* DC. 及其同
属数种植物；《部标藏药》《藏标》以藏木通 /ਹੁਕ੍ਰਰ੍ਕ੍ਰਕ੍ਰ/ 叶芒嘎保（益蒙嘎保）之名收载了绣球藤 *C.
montana* Buch.-Ham. ex DC. 及其开白花的同属数种植物。（参见"甘青铁线莲""甘川铁线莲"条）

经比对，本材料的 ITS2 序列与短尾铁线莲 *C. brevicaudata* DC.、威灵仙 *C. chinensis* Osbeck、直
萼铁线莲 *C. erectisepala* L. Xie（《中国植物志》未记载该种）、钝萼铁线莲 *C. peterae* Hand.-Mazz. 的
ITS2 序列（NCBI 数据库登录号分别为 GU732583、KT602425、GU732592、GU732615）的相似度均
为 99%。

钝叶独活	珠嘎
Dunyeduhuo	ཤུ་དང་ཀར།

▶ 材　　料

药材标本采集自西藏自治区山南市浪卡子县羊卓雍措，采集号 2011336（馆藏标本号 003659）。

▶ 基　　原

伞形科植物钝叶独活 *Heracleum obtusifolium* Wall. ex DC.（100%）。

▶ 形态特征

多年生草本，高 60～80 cm。根呈圆柱形，分歧，呈棕褐色。茎直立，具棱槽，被灰白色细柔毛。茎下部叶叶柄长 14～33 cm，叶片呈椭圆形至广卵形，2 回羽状分裂，长 14～30 cm，末回裂片呈卵形至长卵形，长 5～8 cm，边缘有齿，上表面呈黄绿色，下表面密被灰白色柔毛或绒毛；茎上部叶具宽鞘，叶片羽状深裂，长 3 cm。复伞形花序顶

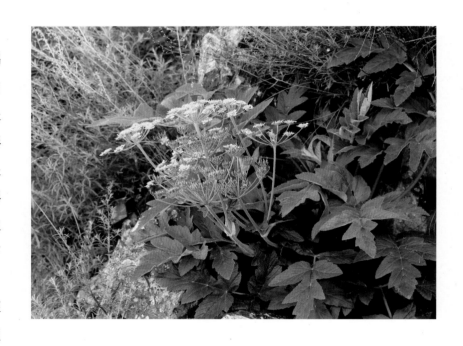

生或侧生，花序梗长 12 cm，无总苞片；伞幅 15～18；小总苞片少数，呈披针形，长约 4 mm；花白色；花瓣二型；萼齿呈线形；花柱基呈扁圆锥形。果实呈倒卵形，直径 0.8～1 cm，背部极扁，每棱槽有油管 1，其长度为分生果长度的 3/4，合生面有油管 2，胚乳腹面平直。

▶ 药材音译名

珠嘎、珠玛、珠嘎尔、朱玛嘎博、朱那、珠加、志甲、独嘎间。

▶ 药用部位

根、果实。

▶ 功能主治

根：苦、辛，温；消炎祛寒、消肿、除风镇痛、止血杀虫；适用于各种炎症、麻风、丹毒、头痛、关节病、溃疡、痈疽疔疮等。果实：外用于创伤出血。

▶ ITS2 条形码序列 / 简并序列

CACATTGACCTGCCCACAACCACACACTCCTTGAGGAGCTGTGCCGGTTTGG
GGGCGGGAACTGGCCTCCCGTGCCTTCTCGCGTGGTTGGCAAAAAAGCGAGT
CTCCGGCTACGGACGTCGTGACATTGGTGGTTTTAAAAGACCCTCTTGTCTT
GTCTGGCGGATCCGGGTCATCTTAGCGAGCTCCAGGACCCTTAGGCGGCACA
CACTGTGTGCGCTTTGACTG

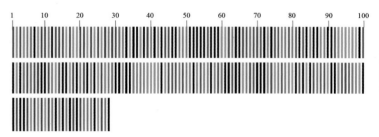

附 注

《四部医典》《度母本草》等古籍中记载有ཤུ་དག（珠嘎）；《晶珠本草》记载其名为ཤུ（珠玛），言其分为白（珠嘎）、黑（珠那）、黄或蓝（珠色）3 种，又言黑者在内地称为"当归"。现代文献记载的各地藏医使用的珠玛类药材的基原较为复杂，主要包括多种伞形科独活属

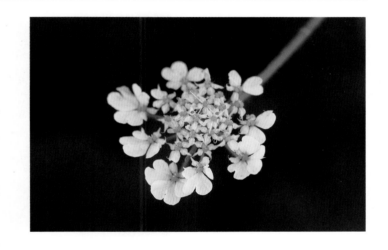

（*Heracleum*）、羌活属（*Notopterygium*）植物，多以白亮独活 *H. candicans* Wall. ex DC. 作为白者（珠嘎）的正品，钝叶独活 *H. obtusifolium* Wall. ex DC. 也为白者基原之一。此外，文献记载作为珠玛或珠嘎基原的还有粗糙独活 *H. scabridum* Franch.、滇独活 *H. rupula* Franch.、羌活 *N. incisum* Ting ex H. T. Chang、宽叶羌活 *N. forbesiide* Boiss. 及败酱科植物阔叶缬草 *Valeriana fauriei* Brig. 等。

经比对，本材料的 ITS2 序列与钝叶独活 *H. obtusifolium* Wall. ex DC.、白亮独活 *H. candicans* Wall. ex DC. 的 ITS2 序列（NCBI 数据库登录号分别为 EU185671、HQ686489）的相似度均为 100%。

多刺绿绒蒿

Duocilüronghao

刺儿恩

ཚེར་སྔོན།

▶ **材　料**

药材标本收集自四川省成都市荷花池中药材专业市场（馆藏标本号 003521）。

▶ **基　原**

罂粟科植物多刺绿绒蒿 *Meconopsis horridula* Hook. f. et Thoms.（100%）。

▶ **形态特征**

一年生草本，全体被黄褐色或淡黄色、坚硬而平展的刺。刺长 0.5 ～ 1 cm。主根肥厚而延长，呈圆柱形，长超过 20 cm，上部直径 1 ～ 1.5 cm，果时达 2 cm。叶全部基生，叶片呈披针形，长 5 ～ 12 cm，宽约 1 cm，先端钝或急尖，基部渐狭而入叶柄，全缘或呈波状，两面被黄褐色或淡黄色平展的刺；

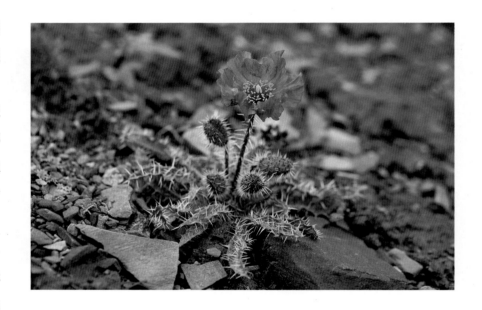

叶柄长 0.5 ～ 3 cm。花葶 5 ～ 12 或更多，长 10 ～ 20 cm，坚硬，呈绿色或蓝灰色，密被黄褐色平展的刺，有时花葶基部合生。花单生花葶，半下垂，直径 2.5 ～ 4 cm；花芽呈近球形，直径约 1 cm 或更大；萼片外面被刺；花瓣 5 ～ 8，有时 4，呈宽倒卵形，长 1.2 ～ 2 cm，宽约 1 cm，呈蓝紫色；花丝呈丝状，长约 1 cm，颜色比花瓣深，花药呈长圆形，稍旋扭；子房呈圆锥状，被黄褐色平伸或斜展的刺，花柱长 6 ～ 7 mm，柱头呈圆锥状。蒴果呈倒卵形或椭圆状长圆形，稀宽卵形，长 1.2 ～ 2.5 cm，被锈色或黄褐色、平展或反曲的刺，刺基部增粗，通常 3 ～ 5 瓣自先端开裂至全长的 1/4 ～ 1/3；种子呈肾形，种皮具窗格状网纹。花果期 6 ～ 9 月。

▶ **药材音译名**

刺儿恩、才儿恩、才温、阿恰才温。

▶ **药用部位**

全草或花。

▶ ITS2 条形码序列 / 简并序列

CGCACCGAGTCACCCCCTTCAACTCCTGTCCTTGTGCCATCTGGAGACATTG
ATATCGGAGAGTGGATGGGGGCGGAGATTGACCCCCCGTGCCTTGCGGTGCG
GTCGGTCTAAATAAAGGCCCTGGGAGGCCGGCGTCACGATTTGTGGTGGTCG
ACACTCGTTGTCTCTCCTCATTCCGAAATCCGTGTCTGTTGTGCCACCGTGA
AGGACCACCAGGACCCCATTGGGCCGCTAATGCGGCACCCACTCTG

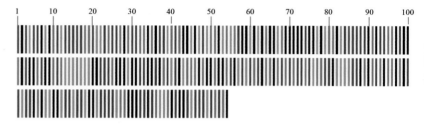

▶ 功能主治

接骨、清热、止痛、活血化瘀。适用于头伤、骨折、
骨裂、胸背疼痛、关节热痛。

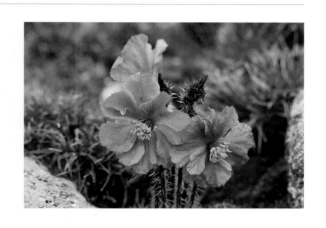

附　注

　　据藏医药古籍和现代文献记载，来源于绿绒
蒿属（*Meconopsis*）植物的藏药材主要分为 ཚེར་སྔོན།
（刺儿恩）、ཨུ་ཕྲུག（欧贝）和 སྨུག་ཆུང་མངན་ཡོན།（木穹
典云。《四部医典》将刺儿恩类中花红紫色者也称为木穹典云）3 类，其中刺儿恩和木穹典云为治骨
裂、抬升软骨之药物；欧贝为清肺肝热之药物，按花色又分为蓝、黄、红、白 4 类。《晶珠本草》
言："刺儿恩虽有 3 种，但形状和功效基本相同……3 种皆被刺。"现藏医所用"刺儿恩"的基原
主要为多刺绿绒蒿 *M. horridula* Hook. f. et Thoms.、总状绿绒蒿 *M. horridula* Hook. f. et Thoms. var.
racemosa (Maxim.) Prain（*M. racemosa* Maxim.），一般多以多刺绿绒蒿为正品，《部标藏药》《青海
藏标》等以多刺绿绒蒿 /ཚེར་སྔོན།/ 刺儿恩之名收载了该 2 种。据《迪庆藏药》记载，云南迪庆藏医以长
叶绿绒蒿 *M. lancifolia* (Franch.) Franch. ex Prain 作为木穹典云，以菊科植物长柱垂头菊 *Cremanthodium*
rhodocephalum Diels（红花垂头菊）等垂头菊属（*Cremanthodium*）植物作为木穹典云的替代品，称
其为 སྨུག་ཆུང་མངན་ཡོན་དཀར་པ།（木琼单圆曼巴）。欧贝的基原则包括全缘叶绿绒蒿 *M. integrifolia* (Maxim.)
Franch.、五脉绿绒蒿 *M. quintuplinervia* Regel 等多种同属植物。（参见"总状绿绒蒿"条）

　　经比对，本材料的 ITS2 序列与多刺绿绒蒿 *M. horridula* Hook. f. et Thoms.、总状绿绒蒿 *M.*
racemosa Maxim.、长叶绿绒蒿 *M. lancifolia* (Franch.) Franch. ex Prain 的 ITS2 序列（NCBI 数据库登录
号分别为 KU508307、KU508306 和 JF411033）的相似度均为 100%。

方枝柏

Fangzhibai

秀巴

ཤུག་པ།

▶ 材　料

药材标本采集自青海省黄南藏族自治州泽库县麦秀镇哈藏村，采集号 1408109（馆藏标本号 003716）。

▶ 基　原

柏科植物方枝柏 *Sabina saltuaria* (Rehd. et Wils.) Cheng et W. T. Wang（97%）。

▶ 形态特征

乔木，高达 15 m，胸径达 1 m。树皮呈灰褐色，裂成薄片状脱落；枝条平展或向上斜展，树冠呈尖塔形。小枝呈四棱形，通常稍呈弧状弯曲，直径 1 ~ 1.2 mm。鳞叶呈深绿色；二回分枝上的叶交叉对生，排成 4 列，紧密，呈菱状卵形，长 1 ~ 2 mm，先端钝尖或微钝，微向内曲，

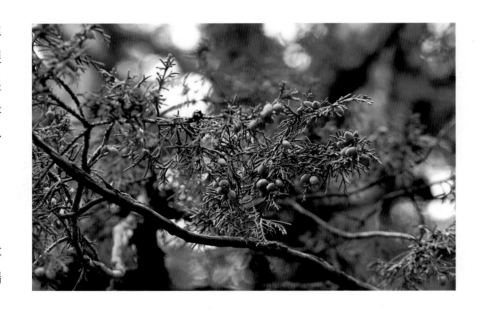

背面微圆或上部有钝脊，腺体位于中下部或近基部，呈扩圆形或卵形，微凹下，不明显；一回分枝上的叶 3 叶交叉轮生，先端急尖或渐尖，长 2 ~ 4 mm，背面腺体较窄长；幼树上的叶 3 叶交叉轮生，呈刺形，长 4.5 ~ 6 mm，上部渐窄成锐尖头，上面凹下，微被白粉，下面有纵脊。雌雄同株；雄球花呈近圆球形，长约 2 mm；雄蕊 2 ~ 5 对，药隔呈宽卵形。球果直立或斜展，呈卵圆形或近圆球形，长 5 ~ 8 mm，成熟时呈黑色或蓝黑色，无白粉，有光泽，苞鳞分离部分的尖头圆；种子 1，呈卵圆形，上部稍扁，两端钝尖或基部圆，长 4 ~ 6 mm，直径 3 ~ 5 mm。

▶ 药材音译名

秀巴、徐巴、甲秀、加徐、代瓦德如、秀日、秀巴次坚。

▶ 药用部位

带叶嫩枝、果实、树脂。

▶ ITS2 条形码序列 / 简并序列

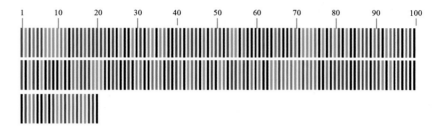

CACTCCAAAATTGCCCTCCCCCGCGAGGAGCGTAGATGGCCGTCCGTGTCCG
CAAGTGGGGCGGTCGGCTGAAATGAGCACGAGGTCCGTCGATCCGTCGCGAC
GAGCGGTGGTTCCCAAAGGCCGGCGTTGGTTTGCGCTGATCGAGCGATGCCT
CGTGTGGAACTTTATCTTTGGTGCCCCGGCCCGCCAGAGCGCGGGCATGGTG
CATCTTCTACCG

▶ 功能主治

带叶嫩枝：清肝热、胆热、肺热、祛湿、利尿；适用于肝热、胆热、肺热、风湿性关节炎、肾炎、淋病、月经不调、炭疽病。果实：清肾热、愈疮、利胆；适用于肝胆病、肾病、膀胱病、淋病、脾病、痛风。树脂：干黄水、愈疮；适用于疮疡久溃不愈。

附 注

《蓝琉璃》记载 ཤུག་རིགས། （秀惹，柏类）有 3 种，即 རྒྱ་ཤུག（加秀）、ལྭ་ཤུག（拉秀）和 ཤུག་ཚེར [秀才，ཤུག་པ་ཚེར་ཅན།（秀巴才尖）的简称]。《晶珠本草》记载柏分为多种，圆叶刺柏、酸叶刺柏、短叶刺柏的功效相同，རྒྱ་ཤུག（加徐）为柏的总称。据现代文献记载，藏医使用的柏类植物的药材统称 ཤུག་རིགས།（秀惹）或 ཤུག་པ།（秀巴），按药用部位分为以枝叶入药的刺柏叶 [ཤུག་ཚེར（秀才）] 和圆柏叶 [ཤུག་རིས།（秀日）、ཤུག་པ།（秀巴）]，以及以果实（球果）入药的 སྤ་འབྲུ།（巴珠木），不同植物的同一部位也常作同一药材使用。这些药物的基原包括方枝柏 *S. saltuaria* (Rehd. et Wils.) Cheng et W. T. Wang、大果圆柏 *S. tibetica* Kom.、高山柏 *S. squamata* (Buch.-Hamilt.) Ant.、香柏 *S. pingii* (Cheng ex Ferré) Cheng et W. T. Wang var. *wilsonii* (Rehd.) Cheng et L. K. Fu、刺柏 *Juniperus formosana* Hayata、杜松 *J. rigida* Sieb. et Zucc.、侧柏 *Platycladus orientalis* (L.) Franco 等。（参见"香柏"条）

经比对，本材料的 ITS2 序列与垂枝香柏 *S. pingii* (Cheng ex Ferré) Cheng et W. T. Wang（*J. pingii* Cheng）、圆柏 *S. chinensis* (Linn.) Ant.（*J. chinensis* Linn.）的 ITS2 序列（NCBI 数据库登录号分别为 EU243568、EU243566）的相似度均为 100%，与方枝柏 *J. saltuaria* (Rehd. et Wils.) Cheng et W. T. Wang[*S. saltuaria* (Rehd. et Wils.) Cheng et W. T. Wang、*J. saltuaria* Rehder et E. H. Wilson] 的 ITS2 序列（NCBI 数据库登录号 EU243567）的相似度为 97%。

风毛菊

Fengmaoju

索贡莫保

 སྲོལ་གོང་སྨུག་པོ།

▶ **材　　料**

药材标本收集自西藏藏医学院藏药有限公司（馆藏标本号 20150914010）。

▶ **基　　原**

不明。

▶ **药材音译名**

索贡莫保、索公巴、索尔
公木保、索公玛保、苏尔
公玛保、索尔公玛保、松
觉底打。

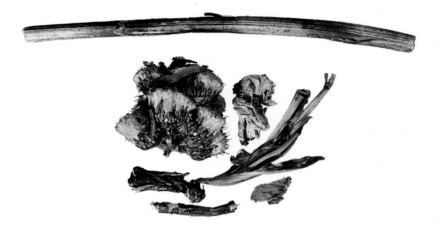

▶ **药用部位**

全草。

▶ **功能主治**

清热解毒、疏筋活络。适
用于食物中毒、筋脉疼痛、
头部受伤、咽喉肿痛、胸腔积黄水、四肢水肿、上身疼痛。

附　注

　　《四部医典》记载有治头骨裂（头破）及毒热症之药物 སྲོལ་གོང་།（索公）。《晶珠本草》以 སྲོལ་གོང་པ།
（索公巴）为条目名，言其按花色分为黄、绿（或蓝）、紫（或红）3 种；其中黄者为正品，为清热毒，
治头骨骨折、喉部疾病、虚热引起的背刺痛，干胸腔及四肢黄水之药物。现代文献记载的索公巴类药
材的基原涉及菊科的多属多种植物，且各地习用的种类有所不同，其中黄者 [སྲོལ་གོང་སེར་པོ།（索宫色保）]
的基原为糖芥绢毛菊 *Soroseris hookeriana* (C. B. Clarke) Stebb. subsp. *erysimoides* (Hand.-Mazz.) Stebb.[空
桶参 *Soroseris erysimoides* (Hand.-Mazz.) Shih] 等；紫者 [སྲོལ་གོང་སྨུག་པོ།（索贡莫保），或称红者 སྲོལ་གོང་དམར་པོ།
（索公玛保）] 的基原为星状风毛菊 *Saussurea stella* Maxim.（星状雪兔子）、合头菊 *Syncalathium
kawaguchii* (Kitam.) Ling 等。星状风毛菊 *Saussurea stella* Maxim. 为四川、青海藏医习用，但其形态
与《晶珠本草》记载的"茎如蒲公英，中空，折断有乳汁"不符，应为代用品；绿者的基原不明。

　　经比对，本材料的 ITS2 序列与星状雪兔子 *Saussurea stella* Maxim.、维西风毛菊 *Saussurea*

▶ ITS2 条形码序列 / 简并序列

CGCATCGCGTCGCCCCCAACCACGCCTCCCTCATGGGGATGTGTTTTGTTTG
GGGCGGAGAATGGTCTCCCGTGCTCATGGTGCGGTTGGCCTAAAAAGGAGCC
CCCTTTGACGGACGCACGACTAGTGGTGGTTTTCAAGGCCTTCGTATCGAGT
TGTGCATACGCGAGGGAATCGCTCTCCAAAGACCCCAACGTGTCGTCTTGCG
ACGACGCTTCGACCG

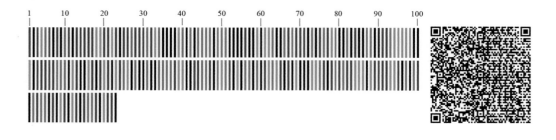

---

spathulifolia Franch. 的 ITS2 序列（NCBI 数据库登录号分别为 AB254686、EF420936）的相似度均为 99%。

本材料未经基原鉴定，其 ITS2 序列与星状雪兔子 *Saussurea stella* Maxim.（馆藏标本号 003418）的 ITS2 序列的相似度约为 99%。但星状雪兔子为无茎莲座状草本，而本材料有茎（花葶），显然非星状雪兔子，可能系风毛菊属有茎（花葶）的种类。难以确定其基原，暂收录以供参考。（参见"星状雪兔子"条）

伏毛铁棒锤

Fumaotiebangchui

榜阿那保

 བོང་ང་ནག་པོ

▶ **材　　料**

药材标本采集自青海省海东市循化撒拉族自治县道帏藏族乡比隆村，采集号 1408070（馆藏标本号 003238）。

▶ **基　　原**

毛茛科植物伏毛铁棒锤 *Aconitum flavum* Hand.-Mazz.（100%）。

▶ **形态特征**

块根呈胡萝卜形，长约 4.5 cm，直径约 8 mm。茎高 35 ～ 100 cm，中部或上部被反曲而紧贴的短柔毛，密生多数叶，通常不分枝。茎下部叶在开花时枯萎；叶片呈宽卵形，长 3.8 ～ 5.5 cm，宽 3.6 ～ 4.5 cm，基部呈浅心形，3 全裂，全裂片再细裂，末回裂片呈线形，两面无毛，疏被短缘毛；叶柄长 3 ～ 4 mm。顶生总状花序狭长，长为茎的 1/5 ～ 1/4，有 12 ～ 25 花；花序轴及花梗密被紧贴的短柔毛；下部苞片似叶，中部以上的苞片呈线形；花梗长 4 ～ 8 mm；线形小苞片生于花梗顶部，长 3 ～ 6 mm；萼片呈黄色带绿色或暗紫色，外面被短柔毛，上萼片呈盔状船形，高 1.5 ～ 1.6 cm，侧萼片长约 1.5 cm，下萼片呈斜长圆状卵形；花瓣疏被短毛，瓣片长约

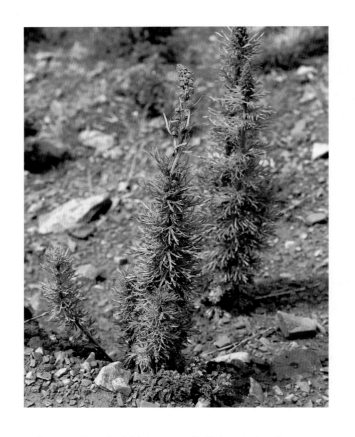

7 mm，唇长约 3 mm，距长约 1 mm，向后弯曲；心皮 5，无毛或疏被短毛。蓇葖果无毛，长 1.1 ～ 1.7 cm；种子呈倒卵状三棱形，长约 2.5 mm，光滑，沿棱具狭翅。花期 7 ～ 8 月。

▶ **药材音译名**

榜阿那保、榜那、榜阿那布、庞阿那保、曼钦、旺那合。

▶ **药用部位**

块根、幼苗、叶、花。

▶ **ITS2 条形码序列 / 简并序列**

CACACAGCGTCGCACCCCGTCAACCACGTTGTCGGGGAGCGGAGATTGGCCCC
CCCGGGTCCCTGCGGGCACGGTCGGCACAAATGTTTGTCCCCGGCGGCGAG
CGTCGCGGTCAGTGGTGGTTGTATTTCTCATCCTCCAAAGACATCAAGACGC
GTCGTCCTCGTTGCATGTTGGGACACATCGACCCCAAGGAGCCGCTTCGCGC
GGCATTCACCCTG

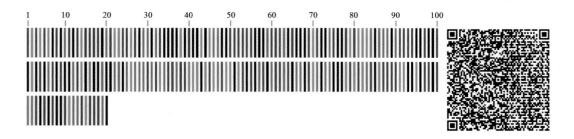

▶ **功能主治**

块根：有大毒；驱寒止痛、祛风定惊；适用于"隆"病、寒症、黄水病、麻风、癫狂等。幼苗：有毒；清热、止痛；适用于流感、疫伤、风湿、疮疖。叶、花：有小毒；消炎、止痛；适用于炎症、头痛、牙痛。

附 注

《月王药诊》《四部医典》等中均记载有 ལྕང་ང་ (榜阿) 类药物。《晶珠本草》将榜阿分为白 [ལྕང་ང་དཀར་པོ (榜阿嘎保)，简称 "ལྕང་དཀར" (榜嘎)]、红 [ལྕང་ང་དམར (榜玛)]、黄 [ལྕང་སེར (榜赛)]、黑 [ལྕང་ང་ནག་པོ (榜阿那保)，简称 ལྕང་ནག (榜那)]4 类，前 3 者为解毒、消炎之药物，而黑者（榜那）有大毒，为镇痛之药物。现代文献记载藏医所用榜阿类药物的基原涉及毛茛科乌头属（*Aconitum*）、金莲花属（*Trollius*）、玄参科马先蒿属（*Pedicularis*）植物。现藏医临床使用较多的为白（榜嘎）和黑（榜那）2 类，这 2 类的基原均为乌头属植物，其中黑者（榜那）的基原种类较多，常用的有伏毛铁棒锤 *A. flavum* Hand.-Mazz.、铁棒锤 *A. pendulum* Busch、伏毛直序乌头 *A. richardsonianum* Lauener var. *pseudosessiliflorum* (Lauener) W. T. Wang、工布乌头 *A. kongboense* Lauener、短柄乌头 *A. brachypodum* Diels 等。伏毛铁棒锤 *A. flavum* Hand.-Mazz. 和铁棒锤 *A. pendulum* Busch 的幼苗也可药用，称为 འཛིན (增巴)，其功能主治为"清热退烧，止痛。用于流感，瘟疫，热毒，疮疖"，与根不同。（参见"铁棒锤""工布乌头""甘青乌头"条）

经比对，本材料的 ITS2 序列与伏毛铁棒锤 *A. flavum* Hand.-Mazz. 的 ITS2 序列（NCBI 数据库登录号为 KU508296）的相似度为 100%，与北乌头 *A. kusnezoffii* Reichb.、乌头 *A. carmichaeli* Debx.、高乌头 *A. sinomontanum* Nakai 的 ITS2 序列（NCBI 数据库登录号分别为 KU508296、KX369365、KX674997）的相似度均为 99%。

甘川铁线莲

Ganchuantiexianlian

叶芒那保

དབྱི་མོ་ནག་པོ།

▶ **材　　料**

药材标本采集自西藏自治区山南市加查县崔久乡崔久沟，采集号 2013203（馆藏标本号 003457）。

▶ **基　　原**

毛茛科植物甘川铁线莲 *Clematis akebioides* (Maxim.) Hort. ex Veitch（98%）。

▶ **形态特征**

藤本。茎无毛，有明显的棱。叶为一回羽状复叶，有 5 ～ 7 小叶；小叶片基部常 2 ～ 3 浅裂或深裂，侧裂片小，中裂片较大，呈宽椭圆形、椭圆形或长椭圆形，长 2 ～ 4 cm，宽 1.3 ～ 2 cm，先端钝或呈圆形，少数渐尖，基部呈圆楔形至圆形，边缘有不整齐的浅锯齿，裂片常 2 ～ 3 浅裂或不裂，叶两面光滑无毛。花单生或 2 ～ 5

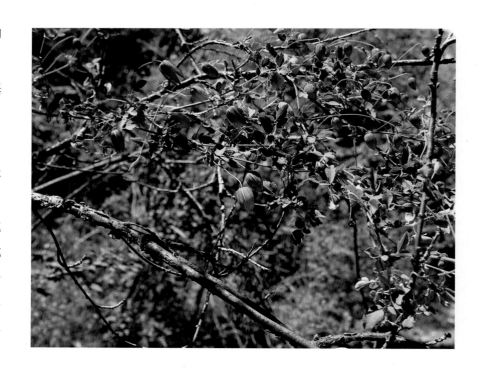

簇生，花梗长 5 ～ 10 cm；苞片大，常 2 ～ 3 浅裂，中裂片较大，呈宽椭圆形或椭圆形、狭椭圆形，长 1.5 ～ 2.8 cm，全缘或有少数锯齿；萼片 4 ～ 5，呈黄色，斜上展，呈椭圆形、长椭圆形或宽披针形，长 1.8 ～ 2（～ 2.5）cm，宽 0.7 ～ 1.1 cm，先端锐尖成小尖头，外面边缘有短绒毛，内面无毛；花丝下面扁平，被柔毛，花药无毛。未成熟的瘦果呈倒卵形、椭圆形，被柔毛，长约 3 mm，宿存花柱被长柔毛。花期 7 ～ 9 月，果期 9 ～ 10 月。

▶ **药材音译名**

叶芒那保、叶芒那布、依蒙那布、依蒙那保、叶蒙嘎保、依蒙嘎保、依蒙、亦蒙、叶蒙、叶濛。

▶ **药用部位**

二年生的带花藤茎。

▶ ITS2 条形码序列 / 简并序列

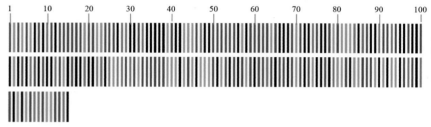

CACACAGCGTCGCCCCCCACCAACCCGTTGGCTGGGGGACGGAAACTGGCC
CCCCGAGCCCCCACGGGCACGGTCGGCACAAATGTCGGTCCTCGGCGGCGA
GCGTCGCGGTCAGCGGTGGTTGTATTCTCACCCCCCAAAGACAGAAACGACG
CGCACGCCTCGCCGCACGCAGGCGTAACGAACCCAGAGAAGCTCGTCGAGAC
TTCAACCT

▶ 功能主治

温胃、散寒、消食、散痞块、敛黄水、渗湿利水。适用于"培根"病、胃部寒性痞块、寒性水肿、慢性胃病、腹部痞块、消化不良、呕吐、肠痈、炭疽、包囊虫病。

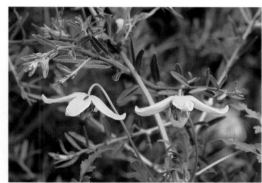

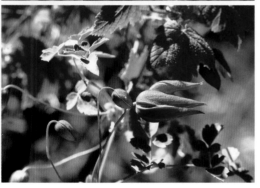

附 注

ཡི་མོང་།（叶芒、依蒙、叶濛、叶蒙）系藏医使用的多种铁线莲属（Clematis）植物药材的总称。藏医药古籍和现代文献通常将叶芒分为白（叶芒嘎保）、黑（叶芒那保）、花（叶芒察沃）、黄（叶芒赛保）4 种，但不同文献记载的各种的基原不尽相同。据不同文献记载，甘川铁线莲 C. akebioides (Maxim.) Hort. ex Veitch 为黑者（叶芒那保）或白者（叶芒嘎保）的基原之一；此外，各地作黑者基原的还有甘青铁线莲 C. tangutica (Maxim.)

Korsh.、大萼铁线莲 C. macropetala Ledeb.（长瓣铁线莲）、灰绿铁线莲 C. glauca Willd.。（参见"甘青铁线莲""短尾铁线莲"条）

经比对，本材料的 ITS2 序列与甘青铁线莲 C. tangutica (Maxim.) Korsh.、中印铁线莲 C. tibetana Kuntze（《中国植物志》未记载该拉丁学名，但记载有西藏铁线莲 C. tenuifolia Royle，有文献记载 C. tibetana Kuntze 为西藏铁线莲 C. tenuifolia Royle 的异名）的 ITS2 序列（NCBI 数据库登录号分别为 GU732633、GU732636）的相似度均为 100%，与甘川铁线莲 C. akebioides (Maxim.) Hort. ex Veitch 的 ITS2 序列（NCBI 数据库登录号为 GU732574）的相似度为 98%。

甘青青兰

Ganqingqinglan

知杨故

ཕྱི་ཡང་ཀུ།

▶ 材　料

药材标本采集自甘肃省甘南藏族自治州夏河县扎油乡扎油沟，采集号 1408133（馆藏标本号 003242）；西藏自治区昌都市江达县佐曲，采集号 2013091（馆藏标本号 003478）；收集自四川省成都市荷花池中药材专业市场（馆藏标本号 003522）。

▶ 基　原

唇形科植物甘青青兰 *Dracocephalum tanguticum* Maxim.（93%）。

▶ 形态特征

多年生草本，有臭味。茎直立，高 35 ～ 55 cm，呈钝四棱形，上部被倒向小毛，中部以下几无毛，具多节，节间长 2.5 ～ 6 cm，在叶腋中生有短枝。叶具柄，柄长 3 ～ 8 mm，叶片呈椭圆状卵形或椭圆形，基部呈宽楔形，长 2.6 ～ 4（～ 7.5）cm，宽 1.4 ～ 2.5（～ 4.2）cm，羽状全裂，裂片 2 ～ 3 对，与中脉成钝角斜展，呈线形，长 7 ～

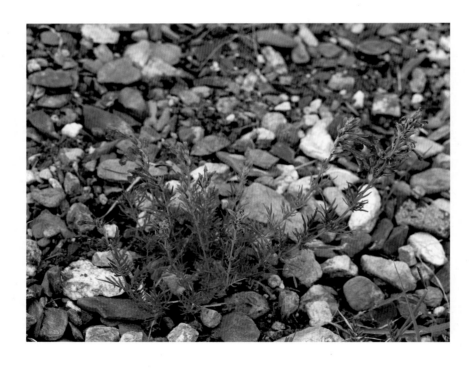

19（～ 30）mm，宽 1 ～ 2（～ 3）mm，顶生裂片长 14 ～ 44 mm，上面无毛，下面密被灰白色短柔毛，全缘，内卷。轮伞花序生于茎顶部 5 ～ 9 节上，通常具 4 ～ 6 花，形成间断的穗状花序；苞片似叶，但极小，只有 1 对裂片，两面被短毛及睫毛，长为花萼的 1/3 ～ 1/2；花萼长 1 ～ 1.4 cm，外面中部以下密被伸展的短毛及金黄色腺点，常带紫色，2 裂至 1/3 处，齿被睫毛，先端锐尖，上唇 3 裂至本身 2/3 稍下处，中齿与侧齿近等大，均呈宽披针形，下唇 2 裂至本身基部，齿呈披针形；花冠呈紫蓝色至暗紫色，长 2 ～ 2.7 cm，外面被短毛，下唇长为上唇的 2 倍；花丝被短毛。花期 6 ～ 8 月或 8 ～ 9 月（南部）。

▶ ITS2 条形码序列 / 简并序列

CGCATCGCGTCGCCCCCCCTCCATCGAGGTGGGGGCGGATATTGGCCCCCC
GTGCGTCCCGGCGCGCGGCCGGCCCAAATGCGATCCCTCGGCGACTCGTGT
CGCGACAAGTGGTGGTTGAACTTTTCAATCTCGTGTTGTCGCGCTCCTGTGT
TGTCCGAACGGGCATCAACGAACGACCCAATGGTGTCGGAGYCTCACGGCTC
CACGCCTTCGACCG

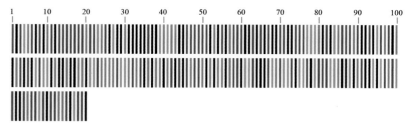

003242 和 003522 样本：

CGCATCGCGTCGCCCCCCCTCCATCGAGGTGGGGGCGGA
TATTGGCCCCCGTGCGTCCCGGCGCGCGGCCGGCCCAA
ATGCGATCCCTCGGCGACTCGTGTCGCGACAAGTGGTGG
TTGAACTTTTCAATCTCGTGTTGTCGCGCTCCTGTGTTGT
CCGAACGGGCATCAACGAACGACCCAATGGTGTCGGAGT
CTCACGGCTCCACGCCTTCGACCG

003478 样本：

CGCATCGCGTCGCCCCCCCTCCATCGAGGTGGGGGCGGA
TATTGGCCCCCGTGCGTCCCGGCGCGCGGCCGGCCCAA
ATGCGATCCCTCGGCGACTCGTGTCGCGACAAGTGGTGG
TTGAACTTTTCAATCTCGTGTTGTCGCGCTCCTGTGTTGT
CCGAACGGGCATCAACGAACGACCCAATGGTGTCGGAGC
CTCACGGCTCCACGCCTTCGACCG

▶ 药材音译名

知杨故、知羊故、志杨故、知羊格、知羊苟、
绿母苦尔古、几乌泽那保。

▶ 药用部位

全草或地上部分。

▶ 功能主治

清肝热、止血、愈疮、干黄水。适用于肝、
胃热，感冒，神疲，头晕，关节炎，黄水病，
血症，疮口不愈。

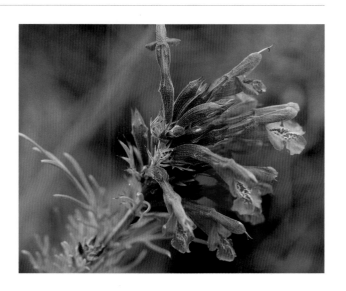

附　注

　　《月王药诊》《晶珠本草》等古籍中均记载有治胃热和肝热之药物ཏྲེ་ཡ་རང་།（知杨故）。据现代文献记载和市场调查显示，各地藏医使用的知杨故多以唇形科植物甘青青兰 *Dracocephalum tanguticum* Maxim.（唐古特青兰）为正品，《部标藏药》等中收载的知杨故的基原也为该种。《迪庆藏药》记载云南迪庆及邻近县的藏医还使用形态相近的同属植物美叶青兰 *D. calophyllum* Hand.-Mazz.、松叶青兰 *D. forrestii* W. W. Sm.、白萼青兰 *D. isabellae* Forr. ex W. W. Sm.。

　　经比对，本材料的 ITS2 序列与香青兰 *D. moldavica* Linn. 的 ITS2 序列（NCBI 数据库登录号为 AY506659）的相似度为 96%，与 *D. kotschyi* Boiss.（《中国植物志》未记载该种）的 ITS2 序列（NCBI 数据库登录号为 AJ420998）的相似度为 95%，与甘青青兰 *D. tanguticum* Maxim. 的 ITS2 序列（NCBI 数据库登录号为 MF785490）的相似度为 93%。

甘青铁线莲

Ganqingtiexianlian

叶芒那保

དབྱི་མོ་ནག་པོ།

▶ **材　料**

药材标本采集自西藏自治区山南市加查县冷达乡巴达村，采集号 2013256（馆藏标本号 003419）。

▶ **基　原**

毛茛科植物甘青铁线莲 *Clematis tangutica* (Maxim.) Korsh.（100%）。

▶ **形态特征**

落叶藤本，长 1 ~ 4 m（生于干旱沙地者长仅 30 cm）。主根粗壮，木质。茎有明显的棱，幼时被长柔毛，后脱落。叶为一回羽状复叶，有 5 ~ 7 小叶；小叶片基部常浅裂、深裂或全裂，侧裂片小，中裂片较大，呈卵状长圆形、狭长圆形或披针形，长（2 ~）3 ~ 4（~ 5.5）cm，宽 0.5 ~ 1.5 cm，先端钝，有短尖头，基部呈楔形，边缘有不整齐的缺刻状锯齿，上面有毛或无毛，下面有

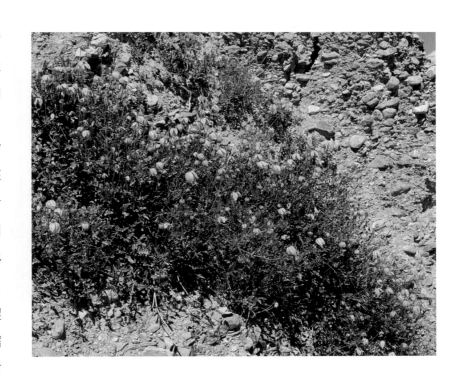

疏长毛；叶柄长（2 ~）3 ~ 4（~ 7.5）cm。花单生，有时为单聚伞花序，有 3 花，腋生；花序梗粗壮，长（4.5 ~）6 ~ 15（~ 20）cm，有柔毛；萼片 4，呈黄色，外面带紫色，斜上展，呈狭卵形、椭圆状长圆形，长 1.5 ~ 3.5 cm，先端渐尖或急尖，外面边缘有短绒毛，中间被柔毛，内面无毛或近无毛；花丝下面稍扁平，被开展的柔毛，花药无毛；子房密生柔毛。瘦果呈倒卵形，长约 4 mm，有长柔毛，宿存花柱长达 4 cm。花期 6 ~ 9 月，果期 9 ~ 10 月。

▶ **药材音译名**

叶芒那保、依蒙那布、依蒙那保、依蒙赛保、叶芒、依蒙、亦蒙、叶蒙、叶濛。

▶ **药用部位**

二年生的带花藤茎。

▶ ITS2 条形码序列 / 简并序列

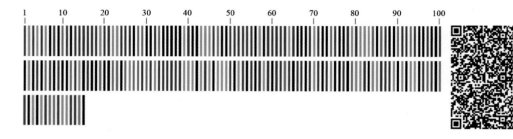

CACACAGCGTCGCCCCCCACCAACCCGTTGGCTGGGGGACGGAAACTGGCC
CCCCGAGCCCCCACGGGCACGGTCGGCACAAATGTCGGTCCTCGGCGGCGA
GCGTCGCGGTCAGCGGTGGTTGTATTCTCACCCCCCAAAGACAGAAACGACG
CGCACGCCTCGCCGCACGCAGGCGTAACGAACCCAGAGAAGCTCGTCGAGAC
TTCAACCTG

▶ 功能主治

温胃、散寒、消食、散痞块、敛黄水、渗
湿利水。适用于"培根"病、胃部寒性痞块、
寒性水肿、慢性胃病、腹部痞块、消化不良、
呕吐、肠痈、炭疽、包囊虫病。

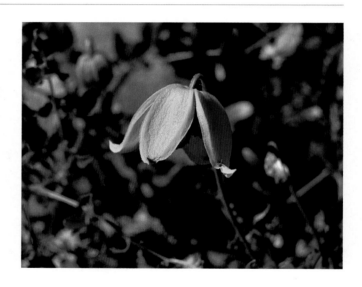

附　注

 དབྱི་མོང་། （叶芒）系藏医使用的多种铁线
莲属（*Clematis*）植物药材的总称。藏医药
古籍和现代文献记载依蒙分为白 [དབྱི་མོང་དཀར་པོ།
（叶芒嘎保）]、黑 [དབྱི་མོང་ནག་པོ།（叶芒那保）]、花 [དབྱི་མོང་ཁྲ་བོ།（叶芒察沃）]、黄 [དབྱི་མོང་སེར་པོ།（叶芒赛保）]
4 种，但不同文献记载的各种的基原不尽相同。据不同文献记载，甘青铁线莲 *C. tangutica* (Maxim.)
Korsh. 为黑者（叶芒那保）或黄者（叶芒赛保）的基原之一。此外，各地作为黑者基原的还有甘川铁
线莲 *C. akebioides* (Maxim.) Hort. ex Veitch、大萼铁线莲 *C. macropetala* Ledeb.（长瓣铁线莲）、灰绿
铁线莲 *C. glauca* Willd. 等。（参见"甘川铁线莲""短尾铁线莲"条）

经比对，本材料的 ITS2 序列与甘青铁线莲 *C. tangutica* (Maxim.) Korsh.、中印铁线莲 *C. tibetana*
Kuntze（有文献记载 *C. tibetana* Kuntze 为《中国植物志》记载的西藏铁线莲 *C. tenuifolia* Royle 的异名）
的 ITS2 序列（NCBI 数据库登录号分别为 GU732633、GU732636）的相似度均为 100%，与甘川铁线
莲 *C. akebioides* (Maxim.) Hort. ex Veitch 的 ITS2 序列（NCBI 数据库登录号为 GU732574）的相似度为
98%。

甘青乌头

Ganqingwutou

榜嘎

ཝོང་དཀར།

▶ 材　　料

药材标本采集自甘肃省甘南藏族自治州合作市，采集号 1408046（馆藏标本号 003264）；收集自四川省成都市荷花池中药材专业市场（药材名：榜嘎。馆藏标本号 003506）、青海省西宁市九康药材市场（药材名：榜嘎。馆藏标本号 003354、003596）。

▶ 基　　原

毛茛科植物甘青乌头 *Aconitum tanguticum* (Maxim.) Stapf（唐古特乌头）（100%、99%）。

▶ 形态特征

多年生草本。块根小，呈纺锤形或倒圆锥形，长约 2 cm。茎高 8 ~ 50 cm，疏被反曲而紧贴的短柔毛或近无毛，不分枝或分枝。基生叶 7 ~ 9，有长柄；叶片呈圆形或圆肾形，长 1.1 ~ 3 cm，宽 2 ~ 6.8 cm，3 深裂至中部或中部以下，深裂片互相覆压，浅裂，边缘有圆锯齿，两面无毛，叶柄长 3.5 ~ 14 cm，无毛，基部具鞘；茎生叶 1 ~ 4，稀疏排列，较小，通常具短柄。顶生总状花序有 3 ~ 5 花；花序轴和花梗密被反曲的短柔毛；苞片呈线形，或有时最下部苞片 3 裂；下部花梗长（1 ~）2.5 ~ 4.5（~ 6.5）cm，上部花梗变短；小苞片生于花梗上部或与花近邻接处，呈卵形至宽线形，长 2 ~ 2.5 mm；萼片呈蓝

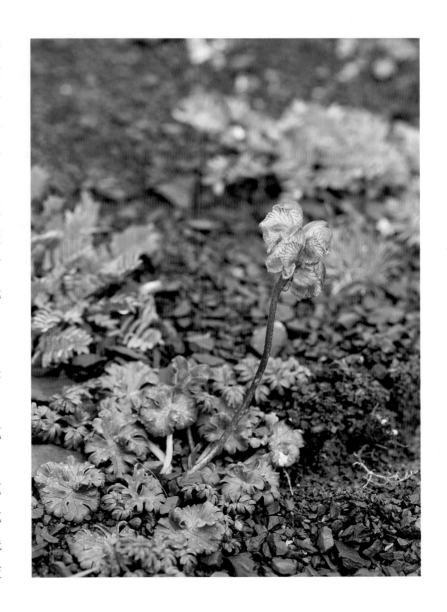

▶ ITS2 条形码序列 / 简并序列

CACACAGCGTCGCACCCTGTCAACCACGTTGTYGGGGAGCGGAGATTGGCCC
CCCGGGCCCCTGCGGGCRCGGTCGGCACAAATGTTTGTCCCCGGCGGCGAG
CGTCGCGGTCAGTGGTGGTTGTATTTCTCATCCTCCAAAGACATCAAGACGC
GTCGTCCTCGTTGCATGTTGGGACACATCGACCCCACGGAGCCGCTTCGCGC
GGCATTCACCCTG

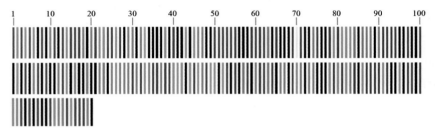

紫色，偶呈淡绿色，外面被短柔毛，上萼片呈船形，宽 6 ~ 8 mm，下缘稍凹或近直，长 1.4 ~ 2.2 cm，侧萼片长 1.1 ~ 2.1 cm，下萼片呈宽椭圆形或椭圆状卵形；花瓣无毛，稍弯，瓣片极小，长 0.6 ~ 1.5 mm，唇不明显，微凹，距短，直；花丝疏被毛，全缘或有 2 小齿；心皮 5，无毛。蓇葖果长约 1 cm；种子呈倒卵形，长 2 ~ 2.5 mm，具 3 纵棱，只沿棱生狭翅。7 ~ 8 月开花。

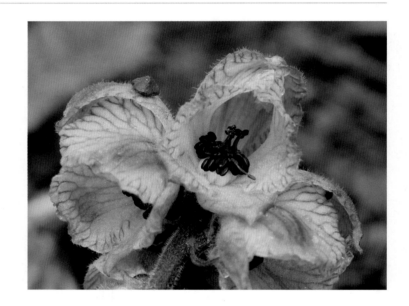

▶ 药材音译名

榜嘎、庞阿嘎保、土玛、索索尔都麦、岗吉循穷。

▶ 药用部位

全草。

▶ 功能主治

清热解毒、生肌收口、燥湿。适用于传染病引起的发热、肝胆热病、血症、胃热、疮疡、蛇蝎咬伤、黄水病。

附　注

《月王药诊》《四部医典》等均记载有 ཝང་ང་ （榜阿）类药物。《晶珠本草》记载榜阿类药物分为白、黑、红、黄 4 种。据现代文献记载和实地调查显示，现藏医临床使用较多的为白者[བོང་ང་དཀར་པོ།（榜阿嘎保），简称 བོང་དཀར།（榜嘎）] 和黑者 [བོང་ང་ནག་པོ།（榜阿那保），简称 བོང་ནག（榜那）]，二者的基原均为乌头属（*Aconitum*）植物。其中，白者（榜嘎）的基原主要为船盔乌头 *A. naviculare* (Brühl.) Stapf 和甘青乌头 *A. tanguticum* (Maxim.) Stapf（唐古特乌头），西藏藏医多用船盔乌头，青海、甘肃、四川藏医多用甘青乌头，这与二者的分布有关，《部标藏药》等也收载了二者。文献记载，榜嘎的基原还有毛果甘青乌头 *A. tanguticum* (Maxim.) Stapf var. *trichocarpum* Hand.-Mazz.、叉苞乌头 *A. creagromorphum* Lauener。黑者（榜那）的基原种类较多，常用的有伏毛铁棒锤 *A. flavum* Hand.-Mazz.、铁棒锤 *A. pendulum* Busch、工布乌头 *A. kongboense* Lauener 等。（参见“船盔乌头”“伏毛铁棒锤”“工布乌头”条）

经比对，本材料的 ITS2 序列与甘青乌头 *A. tanguticum* (Maxim.) Stapf 的 ITS2 序列（NCBI 数据库登录号为 KX171668、AY150234）的相似度为 100%、99%，与保山乌头 *A. nagarum* Stapf 的 ITS2 序列（NCBI 数据库登录号为 AY189790）的相似度为 98%。

成都和西宁的榜嘎样品未经基原鉴定。通过与采集自合作的甘青乌头 *A. tanguticum* (Maxim.) Stapf 样品以及 NCBI 数据库中该种的 ITS2 序列比对，确定其基原为甘青乌头 *A. tanguticum* (Maxim.) Stapf。

甘肃雪灵芝

Gansuxuelingzhi

阿仲嘎保

ཨ་ཀྱོང་དཀར་པོ།

▶ 材　　料

药材标本采集自甘肃省甘南藏族自治州合作市，采集号 1408040（馆藏标本号 003256）。

▶ 基　　原

石竹科植物甘肃雪灵芝 *Arenaria kansuensis* Maxim.（99%）。

▶ 形态特征

多年生垫状草本，高 4 ~ 5 cm。主根粗壮，木质化，下部有密集枯叶。叶片呈针状线形，长 1 ~ 2 cm，宽约 1 mm，基部稍宽，抱茎，边缘狭膜质，下部具细锯齿，稍内卷，先端急尖，呈短芒状，上面微凹入，下面凸出，呈三棱形，质稍硬，紧密排列于茎上。花单生枝端；苞片呈披针形，长 3 ~ 5 mm，

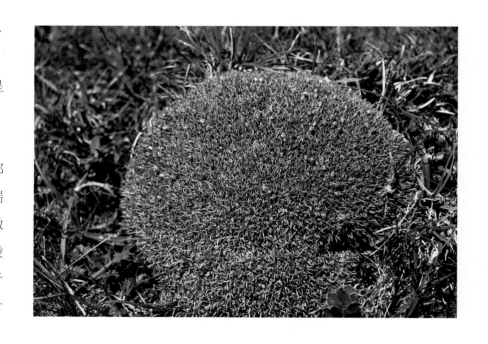

宽 1 ~ 1.5 mm，基部连合成短鞘，边缘宽膜质，先端锐尖，具 1 脉；花梗长 2.5 ~ 4 mm，被柔毛；萼片 5，呈披针形，长 5 ~ 6 mm，基部较宽，边缘宽膜质，先端尖，具 1 脉；花瓣 5，白色，呈倒卵形，长 4 ~ 5 mm，基部狭，呈楔形，先端钝圆；花盘杯状，具 5 腺体；雄蕊 10，花丝呈扁线形，长约 4 mm，花药褐色；子房呈球形，1 室，具多数胚珠，花柱 3，呈线形，长约 3 mm。花期 7 月。

▶ 药材音译名

阿仲嘎保、杂阿仲、阿仲、阿中嘎保、阿仲嘎布、阿仲嘎布、罗门杰布阿仲。

▶ 药用部位

全草。

▶ 功能主治

退热、止咳。适用于各种肺病。

▶ ITS2 条形码序列 / 简并序列

CGCATCGCGTCTCCCCCACCTCCACCTCGTGTGGATGGGGGAGGATGATGGC
TTCCCGTGCCTCACCCGGCATGGCTGGCTTAAAAATTGGAGCCCACGGCAGT
GAGCTGTCGCGGCGATAGGTGGTGAACTAGGCCTTGGCCGAGCAAACAACCC
GTCGTGTAGCGCCTTGCCAATGTGTGCCCGAAGGACCCAGTGATGTTGCCTT
GTTGCAACTCAAACCGTTG

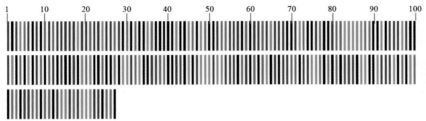

附 注

《四部医典》记载 ཀན་པ་ཨ་རོང་།[འབན་པ་ཨ་རོང་] （坎巴阿仲）] 为清肺热之药物。《蓝琉璃》言 ཨ་རོང་།（阿仲）分为坎巴阿仲、普尔芒阿仲、杂阿仲和兴阿仲4类；《晶珠本草》则将阿仲分为白阿仲（或称草阿仲或杂阿仲）、蒿阿仲（或称坎阿仲）、木阿仲3类。《新修晶珠本草》记载阿仲为藏医使用的多种石竹科无心菜

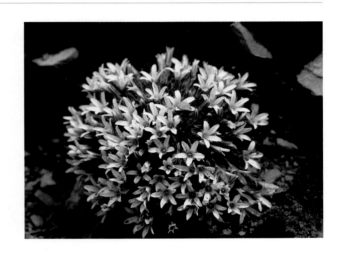

属（*Arenaria*）植物药材的总称，但不同文献记载的各品种的基原还涉及菊科、毛茛科、报春花科等的多种植物。各地藏医所用阿仲的基原有所不同，甘肃雪灵芝 *A. kansuensis* Maxim. 为杂阿仲 [ཇ་ཨ་རོང་]，也称 ཨ་རོང་དཀར་པོ།（阿仲嘎保）] 的基原之一，《部标藏药》以蚤缀 /ཇ་ཨ་རོང་/ 杂阿仲之名、《青海藏标》以甘肃蚤缀 /ཨ་རོང་དཀར་པོ/ 阿仲嘎保之名收载了甘肃蚤缀 *A. kansuensis* Maxim.（甘肃雪灵芝）和卵瓣蚤缀 *A. kansuensis* Maxim. var. *ovatipetala* Tsui（《中国植物志》将卵瓣蚤缀并入了甘肃雪灵芝 *A. kansuensis* Maxim. 中），甘肃、四川、青海藏医多习用这2种。文献记载的阿仲的基原还有同属植物狐茅状雪灵芝 *A. festucoides* Benth.、短瓣雪灵芝 *A. brevipetala* Y. W. Tsui et L. H. Zhou（雪灵芝）、团状雪灵芝 *A. polytrichoides* Edgew. ex Edgew. et Hook. f.（团状福禄草）等10余种。（参见"藓状雪灵芝"条）

经比对，本材料的 ITS2 序列与甘肃雪灵芝 *A. kansuensis* Maxim. 的 ITS2 序列（NCBI 数据库登录号为 MK341328）的相似度为99%，与八宿雪灵芝 *A. baxoiensis* L. H. Zhou 的 ITS2 序列（NCBI 数据库登录号为 JN589123）的相似度为96%。NCBI 数据库未收载甘肃雪灵芝 *A. kansuensis* Maxim. 的 ITS2 序列信息。

高原唐松草

Gaoyuantangsongcao

俄甲久

ལྟགས་རྒྱུ།

▶ **材　　料**

药材标本采集自四川省阿坝藏族羌族自治州马尔康市马尔康镇，采集号 2011018（馆藏标本号 003648）。

▶ **基　　原**

毛茛科植物高原唐松草 *Thalictrum cultratum* Wall.（100%）。

▶ **形态特征**

植株全部无毛或茎上部和叶片背面有稀疏短毛。茎高 50 ～ 120 cm，上部分枝。基生叶和茎下部叶在开花时枯萎；茎中部叶有短柄，为三至四回羽状复叶，叶片长 9 ～ 20 cm，一回羽片 4 ～ 6 对，小叶薄革质，稍肉质，呈菱状倒卵形、宽菱形或近圆形，长 5 ～ 10（～ 14）mm，宽 3 ～ 10（～ 14）mm，先端常急尖，

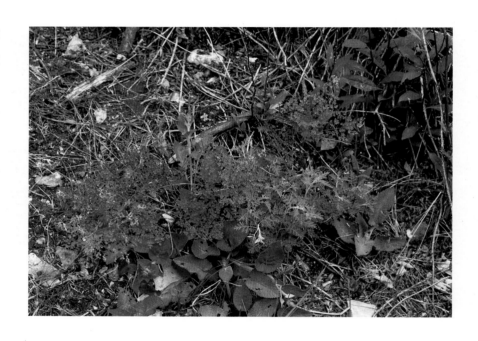

基部钝、呈圆形或浅心形，3 浅裂，裂片全缘或有 2 小齿，表面脉下陷，背面有白粉，脉隆起，脉网明显，叶柄长 1 ～ 4 cm。圆锥花序长 10 ～ 24 cm；花梗细，长 4 ～ 14 mm；萼片 4，绿白色，呈狭椭圆形，长 3 ～ 4 mm，脱落；雄蕊多数，长 6 ～ 8 mm，花药呈狭长圆形，长 2 ～ 2.6 mm，先端有短尖头，花丝呈丝形；心皮 4 ～ 9，近无柄或子房基部缩成短柄，柱头呈狭三角形。瘦果扁，呈半倒卵形，长约 3.5 mm，有 8 纵肋，近无柄或有长约 1 mm 的心皮柄，宿存花柱长约 1.2 mm。6 ～ 7 月开花。

▶ **药材音译名**

俄甲久、莪加久、莪真、鹅正、结居巴、加久巴、司拉嘎保、斯拉纳布曼巴、丝拉那保。

▶ **药用部位**

全草或花序、果实、根及根茎。

▶ ITS2 条形码序列 / 简并序列

CGCACAGCGTCGCCCCCAACCACACATGCTGTGGAAGGGGAGCGGAGATTGG
CCCCCCGAGCCCCACCGGGCACGGTCGGCACAAATGCCTGTCCCTGGCAGC
GGTCGCCGCGGTCAAGTGGTGGCTTCAAATACCATTTCGGTGACCGGTTGGC
GCCGCAGCCCTAGTTGGGACAGAATCGACCCGCAGAGGCCGTTCCGACGGC
GTTTCACCCTG

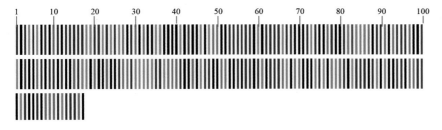

▶ 功能主治

全草或花序、果实：舒肝、祛寒；适用于肝炎、肝肿大、肝棘球蚴病。根及根茎：清疫热、解毒、分清浊；适用于痢疾、炭疽及虫病。

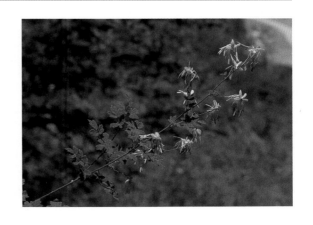

附　注

《四部医典》中记载有 ཙོ་ཞིག (莪真)；《蓝琉璃》言"莪真又名结居巴"；《晶珠本草》记载 ལྕགས་ཀྱི་པ (结居巴) 为降瘟、治毒热症之药物。据现代文献记载，藏医药用的唐松草属 (*Thalictrum*) 植物有 10 余种，涉及多个药材品种，其中结居巴的正品为狭序唐松草 *T. atriplex* Finet et Gagnep.、芸香叶唐松草 *T. rutifolium* Hook. f. et Thoms.，高原唐松草 *T. cultratum* Wall. 也为结居巴基原之一；《四川藏标》以高原唐松草 /ཁྱགས་ཀྱི/ 俄甲久之名收载了高原唐松草 *T. cultratum* Wall.，规定以其根及根茎入药。《四部医典》《晶珠本草》等中记载有祛肝寒之药物 ཟི་ར་ནག་པོ (司拉那保)；据《晶珠本草》记载，ཟི་ར (司拉、孜拉) 为数种药物的统称，分为白 [ཟི་ར་དཀར་པོ (司拉嘎保)]、黑 [ཟི་ར་ནག་པོ (司拉那保)]2 种，此外，还有黄花者，其基原不确定。现代文献记载藏医所用司拉嘎保的基原包括多种毛茛科植物，以腺毛黑种草 *Nigella glandulifera* Freyn et Sint. 为正品。文献记载甘肃、青海、四川藏医也以高原唐松草 *T. cultratum* Wall.、短梗箭头唐松草 *T. simplex* L. var. *brevipes* Hara、长柄唐松草 *T. przewalskii* Maxim. 的种子 (果实) 作为司拉嘎保使用，也有观点认为唐松草属植物作为司拉嘎保使用系误用。(参见"芸香叶唐松草"条)

经比对，本材料的 ITS2 序列与高原唐松草 *T. cultratum* Wall.、长柄唐松草 *T. przewalskii* Maxim.、*T. calabricum* Spreng.（《中国植物志》未记载该种）的 ITS2 序列（NCBI 数据库登录号分别为 KU508335、JX233718、JX233674）的相似度均为 100%。

葛缕子

Gelüzi

郭扭

གོ་སྣོད།

▶ **材　料**

药材标本采集自青海省黄南藏族自治州河南蒙古族自治县赛尔龙乡，采集号 1408115（馆藏标本号 003249）。

▶ **基　原**

伞形科植物葛缕子 *Carum carvi* Linn.（100%）。

▶ **形态特征**

多年生草本，高 30 ~ 70 cm。根呈圆柱形，长 4 ~ 25 cm，直径 5 ~ 10 mm，表皮呈棕褐色。茎通常单生，稀 2 ~ 8。基生叶及茎下部叶的叶柄与叶片近等长，或略短于叶片，叶片呈长圆状披针形，长 5 ~ 10 cm，宽 2 ~ 3 cm，2 ~ 3 回羽状分裂，末回裂片线形或线状披针形，长 3 ~ 5 mm，宽约 1 mm，茎中、上部叶与基生叶同形，较小，无柄或有短柄。无总苞片，稀 1 ~ 3，呈线形；伞幅 5 ~ 10，极不等长，长 1 ~ 4 cm，无小总苞片或偶有 1 ~ 3，呈线形；小伞形花序有 5 ~ 15 花；花杂性，无萼齿；花瓣呈白色或带淡红色；花梗不等长；花柱长度约为花柱基的 2 倍。果实呈长卵形，长 4 ~ 5 mm，宽约 2 mm，成熟后呈黄褐色，果棱明显，每棱槽内油管 1，合生面油管 2。花果期 5 ~ 8 月。

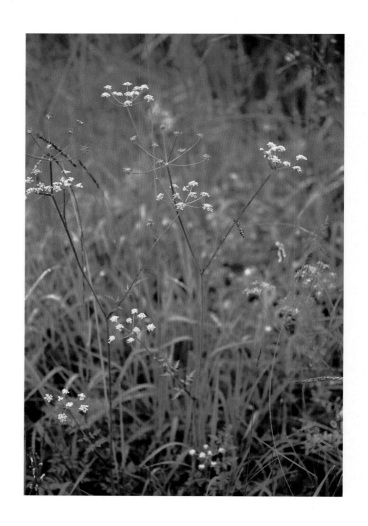

▶ **药材音译名**

郭扭、郭女、郭牛、果扭、果鸟、米几宁、扎帝嘎、阿札孜。

▶ **药用部位**

成熟果实。

▶ ITS2 条形码序列 / 简并序列

CGTATCGTGTTGCCCCCAACCACTCACTCCTCTGGGAGCTATTCCGGTTTAG
GGGCGGAAATTGGCCTCCCGTACCTTGCGGTGCGGATGGCACAAAAGTGAGT
CTCCGATGACGGACGTCGTGACATTGGTGGTTGTTAAAAGAACTTCTTGTCT
TGTCACGTGAATCCCCGTCATCTTATGGAGATCTATGATCCTTAAGCGACAC
ACATTGTGTGCGCTCCAAATG

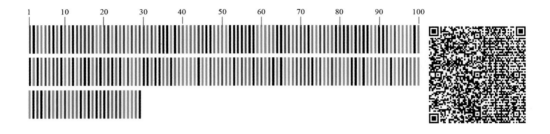

▶ 功能主治

理气、止痛、解毒。适用于"隆"病、眼病、食欲不振、胃痛、腹痛、疝气、"培根"病、夜盲。

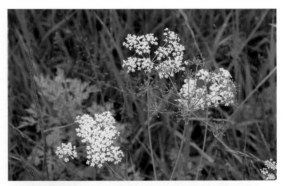

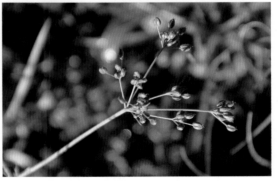

附　注

《晶珠本草》等古籍中记载有祛风、清心热、解毒、治眼病之药物ཀ་ཤུན།（果扭）。现代文献记载各地藏医所用果扭的基原多为葛缕子 *C. carvi* Linn.，《部标藏药》等收载的果扭的基原也为该种，其药材又习称藏茴香。文献记载同属植物田葛缕子 *C. buriaticum* Turcz. 的果实也可同样使用。《四部医典》等中记载有ཟི་ར་དཀར་པོ།（斯拉嘎保）；《蓝琉璃》记载该类药物有白、黑、黄 3 类；《晶珠本草》言ཟི་ར།（司拉、孜拉）分为白 [ཟི་ར་དཀར་པོ།（司拉嘎保）]、黑

[ཟི་ར་ནག་པོ།（司拉那保）]2 种，并记载另有开黄花者，其基原有争议，故未详述。现代文献记载各地藏医所用司拉类药材的基原涉及伞形科、茜草科、毛茛科的多属多种植物。笔者对收集于市场的藏茴香进行 ITS2 鉴别，其 ITS2 序列与伞形科植物迷果芹 *Sphallerocarpus gracilis* (Bess.) K.-Pol.、茴香 *Foeniculum vulgare* Mill. 的 ITS2 序列的相似度均为 96%，这提示市场流通的商品藏茴香的基原可能还包括伞形科其他植物。（参见"藏茴香""高原唐松草"条）

经比对，本材料的 ITS2 序列与葛缕子 *C. carvi* Linn. 的 ITS2 序列（NCBI 数据库登录号为 AF077878）的相似度为 100%。

工布乌头

Gongbuwutou

榜阿那保

 བོང་ང་ནག་པོ།

▶ **材　料**

药材标本采集自西藏自治区拉萨市林周县松盘乡，采集号 2013164（馆藏标本号 003453）；西藏自治区山南市加查县崔久乡崔久沟，采集号 2013201（馆藏标本号 003450）

▶ **基　原**

毛茛科植物工布乌头 *Aconitum kongboense* Lauener（98%）。

▶ **形态特征**

块根呈近圆柱形，长 8 cm，直径 1.5 cm。茎直立，高达 180 cm，上部与花序均密被反曲的短柔毛，不分枝或分枝。叶呈心状卵形，长、宽均达 15 cm，3 全裂，中央全裂片呈菱形，自中部向上近羽状深裂，深裂片呈线状披针形或披针形，侧全裂片呈斜扇形，不等2 深裂至近基部，两面无毛或沿脉疏被短柔毛；最

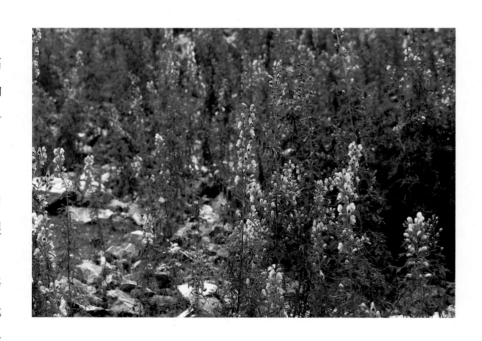

下部叶的叶柄与叶片等长，向上渐短。总状花序长达 60 cm；下部苞片呈叶状，其他苞片呈披针形或钻形；花梗长 1 ～ 10 cm；小苞片生于花梗中部之上或中部附近，下部花梗的小苞片较大，似叶，上部花梗的小苞片较小，呈线形；萼片呈白色带紫色或淡紫色，外面被短柔毛，上萼片呈盔形或船状盔形，高 1.5 ～ 2 cm，喙呈三角形，长约 5 mm，侧萼片长 1.5 cm，下萼片长 1.3 ～ 1.5 cm；花瓣疏被短毛，瓣片长约 8 mm；心皮 3 ～ 4，无毛或疏被白色短柔毛。7 ～ 8 月开花。

▶ **药材音译名**

榜阿那保、榜那、庞阿那保、榜阿那布、曼钦、旺那合。

▶ **药用部位**

块根。

ITS2 条形码序列 / 简并序列

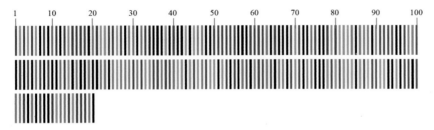

CACACAGCGTCGCACCCCGTCAACCACGTTGTCGGGGAGCGGAGATTGGCCC
CCCGGGCCCCTGCGGGCACGGTCGGCACAAATGTTTGTCCCCGGCKKCGWG
CGTCGCGGTCAGTGGTGGTTGTATTTCTCATCCTCCTAAGACATCAAGACGC
GTCGTCCTCGTTGCACGTTGGGACACATYGACYCCAAGGAGCCGCTTCGTGC
GGCATTCACCCTG

功能主治

驱寒止痛、祛风定惊。适用于“隆”病、寒病、黄水病、麻风、癫狂等。

附　注

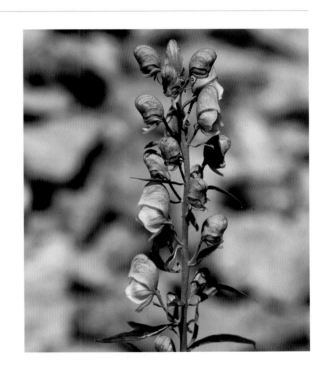

据藏医药古籍和现代文献记载，藏医所用བོང་ང་（榜阿）类药材分为白（榜嘎、榜阿嘎保）、黑（榜那、榜阿那保）、黄（榜赛、榜阿赛保）、红（榜玛、榜阿玛保）等多种，统称为བོང་ང་（榜阿）。现代文献记载榜阿的黑者[བོང་ང་ནག་པོ་（榜阿那保），简称བོང་ནག（榜那）]的基原有伏毛铁棒锤 *A. flavum* Hand.-Mazz.、铁棒锤 *A. pendulum* Busch、伏毛直序乌头 *A. richardsonianum* Lauener var. *pseudosessiliflorum* (Lauener) W. T. Wang、工布乌头 *A. kongboense* Lauener、丽江乌头 *A. forrestii* Stapf 等多种毛茛科乌头属（*Aconitum*）植物，各地习用的种类不相同。工布乌头 *A. kongboense* Lauener 为西藏藏医习用的榜那的基原。（参见“伏毛铁棒锤”“铁棒锤”条）

经比对，本材料的 ITS2 序列与乾宁乌头 *A. chienningense* W. T. Wang 的 ITS2 序列（NCBI 数据库登录号为 AY164646）的相似度为 100%，与黄草乌 *A. vilmorinianum* Kom.、中甸乌头 *A. piepunense* Hand.-Mazz.、丽江乌头 *A. forrestii* Stapf、工布乌头 *A. kongboense* Lauener 的 ITS2 序列（NCBI 数据库登录号分别为 JQ350824、AY189800、AY189783、MH193324 ~ MH193325、KU508297 ~ KU508301）的相似度均为 98%。

光序翠雀花

Guangxucuiquehua

恰冈巴

བྱ་རྐང་པ།

▶ **材　料**

药材标本采集自甘肃省甘南藏族自治州合作市，采集号 1408028（馆藏标本号 003315）；青海省玉树藏族自治州玉树市巴塘乡，采集号 2011141（馆藏标本号 003314）。

▶ **基　原**

毛茛科植物光序翠雀花 *Delphinium kamaonense* Huth（100%）。

▶ **形态特征**

茎高约 35 cm，基部以上稍密被反曲和开展的白色柔毛，其他部分有极稀疏的开展柔毛，通常分枝。基生叶和近基部叶有稍长的柄；叶片呈圆五角形，宽 5 ~ 6.5 cm，3 全裂至近基部，中全裂片呈楔状菱形，3 深裂，二回裂片有 1 ~ 2 呈狭卵形或条状披针形的小裂片，侧全裂片呈扇形，不等 2 深裂，深裂片又 2 回细裂，表面疏被短伏毛，背面沿脉有少数较长的柔毛；叶柄长 8 ~ 12 cm，疏被开展的柔毛；其他叶细裂，小裂片呈线形或狭线形，宽 2 ~ 3 mm。花序通常复总状，有多数花；花序轴有极少开展的柔毛或近无毛；基部苞片呈叶状，其他苞片呈狭线形或钻形；花梗长 1.5 ~ 5 cm，顶部有较密的短柔毛或近无毛，其他部分近无毛；小苞片生于花梗上部，呈钻形，长 4 ~ 6.5 mm；萼片呈深蓝色，椭圆形或倒卵状椭圆形，长 1.1 ~ 1.8 cm，外面有短伏毛，

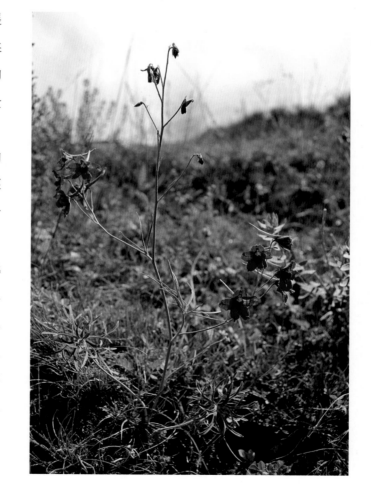

距呈钻形，比萼片稍短，长 1.2 ~ 1.6 cm，稍向上弯曲；花瓣无毛，先端圆形；退化雄蕊蓝色，瓣片呈宽倒卵形，先端微凹，腹面基部之上有黄色髯毛；花丝有少数柔毛；心皮 3，子房密被长柔毛。蓇葖果长约 1 cm；种子四面体形，长约 2 mm，沿棱有狭翅。6 ~ 8 月开花。

▶ ITS2 条形码序列 / 简并序列

CACACAGCGTCGCACCCCGCCAACCAGGTTGACGGGGAGCGGAGAYTGGCC
CCCCGTGCCCGCACGGRCACGGTCGGCACAAATWTCGGTCCCACGCGGCGA
GCGTCGCGGTCAGCGGTGGTTGTGCTCATCATCCCCCGARGACGTCAAGACG
CGGTCGCCCGTCGCGCGACGGGACGCGCAGACCCCACGGAGCCGCCCCCGG
GCGGCGTCCACCCTG

003315 样本：

CACACAGCGTCGCACCCCGCCAACCAGGTTGACGGGGAG
CGGAGATTGGCCCCCCGTGCCCGCACGGGCACGGTCGGC
ACAAATATCGGTCCCACGCGGCGAGCGTCGCGGTCAGCG
GTGGTTGTGCTCATCATCCCCCGAAGACGTCAAGACGCG
GTCGCCCGTCGCGCGACGGGACGCGCAGACCCCACGGAG
CCGCCCCCGGGCGGCGTCCACCCTG

003314 样本：

CACACAGCGTCGCACCCCGCCAACCAGGTTGACGGGGAG
CGGAGACTGGCCCCCCGTGCCCGCACGGACACGGTCGGC
ACAAATTTCGGTCCCACGCGGCGAGCGTCGCGGTCAGCG
GTGGTTGTGCTCATCATCCCCCGAGGACGTCAAGACGCG
GTCGCCCGTCGCGCGACGGGACGCGCAGACCCCACGGAG
CCGCCCCCGGGCGGCGTCCACCCTG

▶ 药材音译名

恰冈巴、恰刚巴、恰冈哇、恰冈、雀冈、夏刚巴、
夏冈哇、下冈哇、玛落刚基、美朵恰刚、逮木萨、
德木萨。

▶ 药用部位

全草或地上部分。

▶ 功能主治

清热、止泻痢、愈疮。适用于肝胆热病、肠
热腹泻、痢疾、黄水、疖肿。

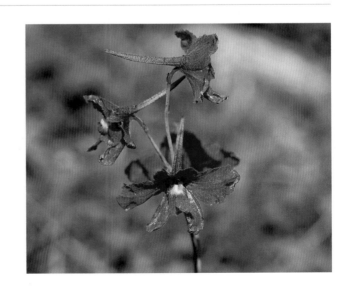

附　注

　　《四部医典》记载有ཇ་གཱ།（恰冈），《鲜明注释》记载其名为ཏིགཱ།（逮木萨）。《晶珠本草》记载逮木萨按生境不同分为山顶生 [ལོ་བཙན་ཆེན་པོ།（洛赞青保）]、生山中部 [ལོ་བཙན་པ།（玉龙哇）] 和生低处或湖畔 [ཇ་གཱ།（夏冈哇）]3 种。现代文献记载的恰冈类药材的基原主要为毛茛科翠雀属（*Delphinium*）植物，其中夏冈哇的基原包括蓝翠雀花 *D. caeruleum* Jacq. ex Camb.、三果大通翠雀花 *D. pylzowii* Maxim. var. *trigynum* W. T. Wang、光序翠雀花 *D. kamaonense* Huth、展毛翠雀花 *D. kamaonense* Huth var. *glabrescens* (W. T. Wang) W. T. Wang、川甘翠雀花 *D. souliei* Franch. 等。《部标藏药》《青海藏标》以展毛翠雀 /ཇ་གཱ།/ 夏刚巴之名收载的基原为展毛翠雀花 *D. kamaonense* Huth var. *glabrescens* (W. T. Wang) W. T. Wang 及同属多种植物。（参见"蓝翠雀花"条）

　　经比对，本材料的 ITS2 序列与光序翠雀花 *D. kamaonense* Huth 的 ITS2 序列（NCBI 数据库登录号为 JF976235）的相似度为 100%，与直距翠雀花 *D. orthocentrum* Franch. 的 ITS2 序列（NCBI 数据库登录号为 AY150242）的相似度为 99%。

诃子

Hezi

阿如拉

ཨ་རུ་ར

▶ 材　料

药材标本收集自藏医医院（地址不明），收集号 20130925-5（馆藏标本号 003388）。

▶ 基　原

使君子科植物诃子 *Terminalia chebula* Retz. 或微毛诃子 *T. chebula* Retz. var. *tomentella* (Kurz) C. B. Clarke（绒毛诃子）（100%）。

▶ 形态特征

诃子：乔木，高达 30 m，直径达 1 m。树皮呈灰黑色至灰色，粗裂而厚；枝无毛，皮孔细长，明显，呈白色或淡黄色；幼枝呈黄褐色，被绒毛。叶互生或近对生，叶片呈卵形或椭圆形至长椭圆形，长 7 ~ 14 cm，宽 4.5 ~ 8.5 cm，先端短尖，基部钝圆或呈楔形，偏斜，全缘或呈微波状，两面无毛，密被细瘤点，侧脉 6 ~ 10 对；叶柄粗壮，长 1.8 ~ 2.3 cm，稀达 3 cm，距先端 1 ~ 5 mm 处有 2（~ 4）

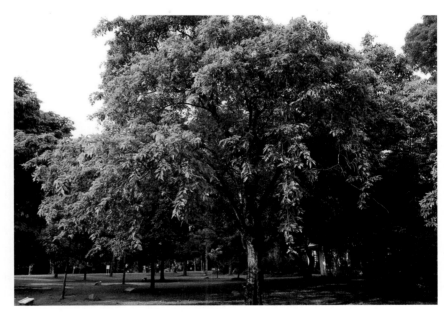

注：上图为诃子 *Terminalia chebula* Retz.。

腺体。穗状花序腋生或顶生，有时又组成圆锥花序，长 5.5 ~ 10 cm；花多数，两性，长约 8 mm；花萼杯状，呈淡绿色带黄色，干时变为淡黄色，长约 3.5 mm，5 齿裂，长约 1 mm，呈三角形，先端短尖，外面无毛，内面被黄棕色柔毛；雄蕊 10，高出花萼，花药小，呈椭圆形；子房呈圆柱形，长约 1 mm，被毛，干时变黑褐色，花柱长而粗，锥尖，胚珠 2，呈长椭圆形。核果坚硬，呈卵形或椭圆形，长 2.4 ~ 4.5 cm，直径 1.9 ~ 2.3 cm，粗糙，青色，无毛，成熟时变为黑褐色，通常有 5 钝棱。花期 5 月，果期 7 ~ 9 月。

微毛诃子：本种与原变种诃子 *T. chebula* Retz. 的区别在于幼枝、幼叶全被铜色平伏长柔毛；苞片长于花；花萼外面无毛；果实呈卵形，长不足 2.5 cm。

▶ ITS2 条形码序列 / 简并序列

CGCATCGCGCTGCCTCCATACCCTCCACCCCTCGAGCGATGGGAGGACGGTC
CGGAAGCGGAAGCTGGCCTCCCGTGACCACGAGCCACGGATGGCCCAAATAC
GCGCTGGGGAAGCAAAGCGCCACGGCATTCGGTGGTCGATCCGAGCCCCAGA
AACAGTGCCCGTGGCGGCCGCATCCGTCCCCAGCCGACGACCCTAAACGTTA
ACCGACG

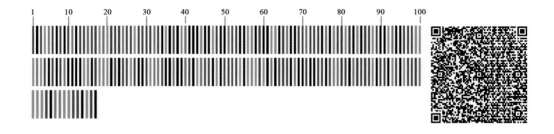

▶ 药材音译名

阿如拉、阿肉拉、阿如热、朗巴吉瓦、吉美、其美与堆孜。

▶ 药用部位

成熟果实。

▶ 功能主治

涩肠止泻、敛肺止咳、降火利咽。适用于久泻、久痢、脱肛、肠风便血、久咳失音、崩漏带下、遗精盗汗。

附　注

ལ་རུ་ར།（阿如拉）为藏医临床上极常用的品种。《蓝琉璃》《晶珠本草》等古籍记载阿如拉有多个品种，或以果实形状、颜色划分品种，或以果实在树上着生的位置划分品种。据现代文献记载及实地调查显示，现各地使用的诃子、诃子肉（除去果核的果肉）、金色诃子、黄诃子皮等的基原主要为诃子 T. chebula Retz.，其药用部位包括果实或果肉（去果核）。《中国药典》《部标藏药》等收载的阿如拉（诃子）的基原有诃子 T. chebula Retz.、绒毛诃子 T. chebula Retz. var. tomentella (Kurz) C. B. Clarke（微毛诃子）、小花诃子 T. chebula Retz. var. parviflora Thwaites。部分文献记载阿如拉的基原尚有恒河诃子 T. chebula Retz. var. gangetica Roxb.。我国仅产有微毛诃子 T. chebula Retz. var. tomentella (Kurz) C. B. Clarke，诃子 T. chebula Retz. 有引种栽培，但诃子药材主要为进口。

经比对，本材料的 ITS2 序列与微毛诃子 T. chebula Retz. var. tomentella (Kurz) C. B. Clarke、诃子 T. chebula Retz. 的 ITS2 序列 [微毛诃子的 NCBI 数据库登录号为 MF096799 ～ MF096801，诃子的中药材 DNA 条形码鉴定系统登录号为 XQG01(2)、HAP00086、END93、END92-1 和 END1] 的相似度均为 100%。

本材料未经基原鉴定。据 ITS2 鉴别结果，并参考文献记载，确定其基原为诃子 T. chebula Retz. 或微毛诃子 T. chebula Retz. var. tomentella (Kurz) C. B. Clarke。

禾叶风毛菊

Heyefengmaoju

杂赤巴冒卡

ཙ་མཉེས་བ་མོ་ཁ།

▶ 材　　料

药材标本采集自四川省甘孜藏族自治州德格县雀儿山，采集号 2013061（馆藏标本号 003428）；西藏自治区那曲市安多县与青海省海西蒙古族藏族自治州格尔木市交界处唐古拉山口，采集号 2013321（馆藏标本号 003433）；收集自青海省西宁市九康药材市场（馆藏标本号 003601）。

▶ 基　　原

菊科植物禾叶风毛菊 *Saussurea graminea* Dunn（98%）。

▶ 形态特征

多年生草本，高 3 ~ 25 cm。根茎多分枝，颈部被褐色纤维状残鞘，自颈部常生出不育枝和花茎。茎直立，密被白色绢状柔毛。基生叶呈狭线形，长 3 ~ 15 cm，宽 1 ~ 3 mm，先端渐尖，基部稍呈鞘状，全缘，内卷，上面被稀疏绢状柔毛或几乎无毛，下面密被绒毛；茎生叶少数，与基生叶同形，较短。头状花序单生茎端；总苞呈

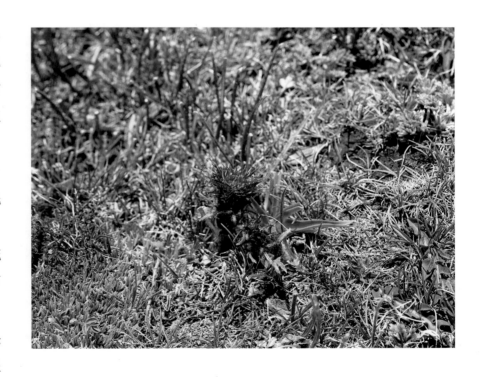

钟状，直径 1.5 ~ 1.8 cm，总苞片 4 ~ 5 层，密或疏被绢状长柔毛，外层呈卵状披针形，长 1 ~ 1.2 cm，宽 2 ~ 3 mm，先端长渐尖，反折，稀不反折，中层呈披针形，长 1.2 cm，宽 2 mm，内层呈线形，长 1.2 cm，宽 1 mm；小花呈紫色，长 1.6 cm，细管部长 7 mm，檐部长 9 mm。瘦果呈圆柱状，长 3 ~ 4 mm，无毛，先端有小冠；冠毛 2 层，呈淡黄褐色，外层短，糙毛状，长 1 ~ 3 mm，内层长，羽毛状，长 9 mm。花果期 7 ~ 8 月。

▶ 药材音译名

杂赤巴冒卡、杂赤巴莫卡、杂赤哇冒卡、杂赤哇毛卡、匝赤把漠卡、杂扯、杂赤、匝赤。

▶ ITS2 条形码序列 / 简并序列

CGYATCGCGTCGCCCCCAACCAYGCCTYCCTYATGGGGATGTGTTTTGTTTG
GGGCGGAGAATGGTCTCCCGTGCTCRTGGTGCGGTTGGCCTAAAAAGGAGTC
CCCTTCGACGGAYGCACGGCTAGTGGTGGTTTTCCAAGGCCTTCGTATCGAG
YTGTGCATAYGCGAGGGAAYCGCTCTCCAAAGACCCCAACGTGTCGTCTTGC
GACGAYGCTTCGACCG

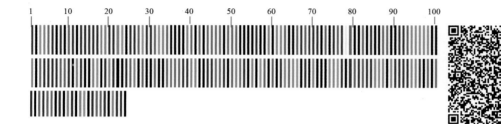

003428 样本:

CGCATCGCGTCGCCCCCAACCATGCCTCCCTCATGGGGA
TGTGTTTTGTTTGGGGCGGAGAATGGTCTCCCGTGCTCR
TGGTGCGGTTGGCCTAAAAAGGAGTCCCCTTCGACGGAC
GCACGGCTAGTGGTGGTTTTCAAGGCCTTCGTATCGAGCT
GTGCATATGCGAGGGAATCGCTCTCCAAAGACCCCAACGT
GTCGTCTTGCGACGATGCTTCGACCG

003433 样本:

CGTATCGCGTCGCCCCCAACCACGCCTCCCTTATGGGGA
TGTGTTTTGTTTGGGGCGGAGAATGGTCTCCCGTGCTCAT
GGTGCGGTTGGCCTAAAAAGGAGTCCCCTTCGACGGATG
CACGGCTAGTGGTGGTTTTCAAGGCCTTCGTATCGAGCTG
TGCATACGCGAGGGAACCGCTCTCCAAAGACCCCAACGT
GTCGTCTTGCGACGATGCTTCGACCG

003601 样本:

CGCATCGCGTCGCCCCCAACCACGCCTTCCTCATGGGGA
TGTGTTTTGTTTGGGGCGGAGAATGGTCTCCCGTGCTCAT
GGTGCGGTTGGCCTAAAAAGGAGTCCCCTTCGACGGACG
CACGGCTAGTGGTGGTTTTCCAAGGCCTTCGTATCGAGTT
GTGCATACGCGAGGGAATCGCTCTCCAAAGACCCCAACGT
GTCGTCTTGCGACGACGCTTCGACCG

▶ **药用部位**

地上部分或头状花序。

▶ **功能主治**

清热凉血。适用于肝炎、胆囊炎、黄疸、胃肠炎、感冒发热、内脏出血。

附　注

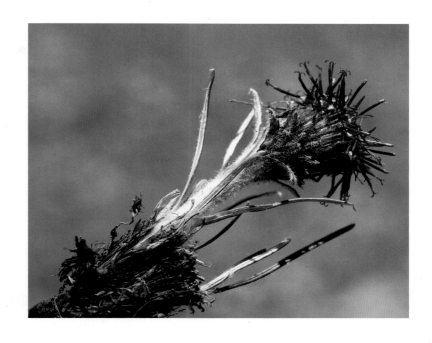

《四部医典》中记载有治"赤巴"病、肝胆病之药物 རྩ་འཁྱིག (杂赤)。《晶珠本草》记载杂赤分为田生的白者 [གསེར་འཁྱིག (赛赤)] 和山生的黑者 [བ་གོག (巴莫卡、巴冒卡)]2 类。现代文献记载的杂赤类药材的基原涉及菊科风毛菊属 (*Saussurea*)、苦荬菜属 (*Ixeris*)、小苦荬属 (*Ixeridium*)、岩参属 (*Cicerbita*)、头嘴菊属 (*Cephalorrhynchus*)、毛连菜属 (*Picris*) 的多种植物，不同文献对黑、白品种的基原有不同观点，各地习用的基原也不尽一致。据文献记载和实地调查显示，禾叶风毛菊 *S. graminea* Dunn 为常用的黑者 (巴冒卡) 的基原之一，又被称为 རྩ་འཁྱིག་བ་གོག (杂赤巴莫卡) 或杂赤。《部标藏药》等收载的杂赤巴莫卡的基原为禾叶风毛菊 *S. graminea* Dunn 及异色风毛菊 *S. brunneopilosa* Hand.-Mazz. (褐毛风毛菊)。不同文献记载的巴冒卡的基原还有矮丛风毛菊 *S. eopygmea* Hand.-Mazz.、沙生风毛菊 *S. arenaria* Maxim.、披针叶风毛菊 *S. lanceifolia* Hand.-Mazz. (小风毛菊 *S. minuta* C. Winkl ）、毛连菜 *Picris hieracioides* L. 等。(参见 "异色风毛菊"条)

经比对，本材料的 ITS2 序列与同属植物篦苞风毛菊 *S. pectinata* Bunge 的 ITS2 序列 (NCBI 数据库登录号为 EF420948) 的相似度为 99%，与禾叶风毛菊 *S. graminea* Dunn、湿地风毛菊 *S. umbrosa* Kom.、小果雪兔子 *S. simpsoniana* (Field. et Gardn.) Lipsch.、柳叶风毛菊 *S. salicifolia* (L.) DC、龙江风毛菊 *S. amurensis* Turcz.、穗花雪兔子 *S. sugimurae* Kitam.、*S. spicata* Maxim.、*S. gracilis* Maxim. (《中国植物志》未记载后 3 种) 的 ITS2 序列 (NCBI 数据库登录号分别为 AJ606242、AB254694、AB254681、EF420939、AB254645、AB254689、AB118130、AB254653) 的相似度均为 98%。

合头菊

Hetouju

索 贡 巴

 སྦལ་གོང་པ།

▶ **材　　料**

药材标本采集自西藏自治区拉萨市林周县恰拉山，采集号 2013159（馆藏标本号 003480）。

▶ **基　　原**

菊科植物合头菊 *Syncalathium kawaguchii* (Kitam.) Ling（100%）。

▶ **形态特征**

一年生草本，高 1 ~ 5 cm。根垂直直伸。茎极短，在接团伞花序处增粗。茎生叶及团伞花序下方莲座状叶丛中的叶呈倒披针形或椭圆形，长 0.5 ~ 1.8 cm，边缘有细浅齿或重锯齿，先端呈圆形或钝，基部呈楔形渐窄而形成长 1.5 cm、宽 5 mm 的翼柄，全部叶两面无毛，呈暗紫红色。

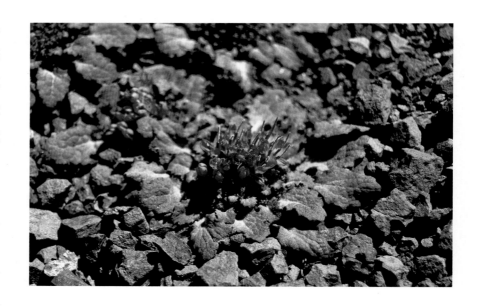

头状花序少数或多数，在茎端排成直径为 2 ~ 5 cm 的团伞花序；总苞呈狭圆柱状，直径 3 mm，小苞片 1，呈线形，总苞片 1 层，苞片 3，呈椭圆形或椭圆状披针形，长约 7 mm，宽约 3 mm，先端钝，外面无毛；舌状小花 3，呈紫红色，舌片先端呈截形，具 5 微齿。瘦果呈长倒卵形，压扁，长 3 mm，宽 1.8 mm，先端呈圆形，无喙状物，呈褐色，有浅黑色色斑，一面有 1 条而另一面有 2 条细脉纹；冠毛呈白色，长 7 mm，呈糙毛状或微锯齿状。果期 6 ~ 10 月。

▶ **药材音译名**

索贡巴、索公巴、搜空哇、索尔公玛保、索公玛保、索公莫保。

▶ **药用部位**

全草。

▶ **功能主治**

清热、解毒、接骨、止痛、干脓血、干黄水。适用于头部外伤、骨裂、骨折、咽喉肿痛、中毒性热症、

▶ ITS2 条形码序列 / 简并序列

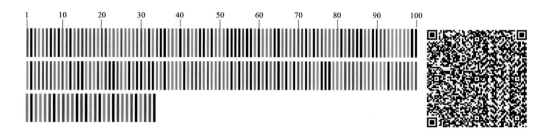

CGCATCGCGTCGTCCCTCACCATACTTTCCTGACGGTTAGTCATGGTGTTTG
GGGCGGAGATTGGTCTCCCGTGCCTTTTGTGCGGTTGGCCTAAATAGGAGTC
CCCTTCAGTGGATACACGGCTAGTGGTGGTTGTATAGACCCTCTTCTTGTGT
CGTGTGTCGTGAGCTGCTAGGGAAACCCTCATCAAAGACCCCACTGTATCGT
CTTGCGACGATGCTTCGACCG

食物中毒、风湿疼痛等。

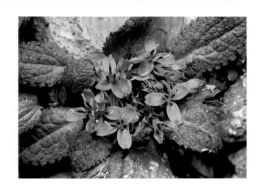

附 注

  《四部医典》中记载有治头骨裂（头破）及毒热症之药物 སོ་གོང་། （索公）。《蓝琉璃》中记载索公分为蓝或青 [སོ་གོང་སྔོན་པོ་ （索公温保）]、黄 [སོ་གོང་སེར་པོ་ （索公色保）]、白 [སོ་གོང་དཀར་པོ་ （索公嘎保）]3 类。《晶珠本草》记载有 སོ་གོང་པ་ （索贡巴），言其按花色分为黄（索公色保）、绿、紫 [སོ་གོང་སྨུག་པོ་ （索贡莫保）] 或红 [སོ་གོང་དམར་པོ་ （索公玛保）]3 种。现代文献记载的索公巴类药材的基原涉及菊科绢毛苣属（*Soroseris*）、风毛菊属（*Saussurea*）、合头菊属（*Syncalathium*）的多种植物，其中黄者（索公色保）的基原有金沙绢毛菊 *Soroseris gillii* (S. Moore) Stebb.、皱叶绢毛苣 *Soroseris hookeriana* (C. B. Clarke) Stebb.、糖芥绢毛苣 *Soroseris hookeriana* (C. B. Clarke) Stebb. subsp. *erysimoides* (Hand.-Mazz.) Stebb.[空桶参 *Soroseris erysimoides* (Hand.-Mazz.) Shih]、绢毛苣 *Soroseris glomerata* (Decue.) Stebbins （团花绢毛苣）等；《部标藏药》以绢毛菊 /སོ་གོང་སེར་པོ་/ 索宫色保之名、《青海藏标》以绢毛菊 /སོ་གོང་པ་/ 索宫巴之名收载了绢毛菊 *Soroseris gillii* (S. Moore) Stebb. （金沙绢毛菊）及其同属多种植物。关于紫者（索公莫保）的基原，《藏药晶镜本草》记载为合头菊 *Syncalathium kawaguchii* (Kitam.) Ling，西藏藏医习用该种，青海藏医则使用星状雪兔子 *Saussurea stella* Maxim. （星状风毛菊），绿者的基原不明。（参见"风毛菊"条）

  经比对，本材料的 ITS2 序列与合头菊 *Syncalathium kawaguchii* (Kitam.) Ling、柔毛合头菊 *Syncalathium pilosum* (Ling) Shih 的 ITS2 序列（NCBI 数据库登录号分别为 JF978844、JF978846）的相似度均为 100%，与红花合头菊 *Syncalathium roseum* Ling 的 ITS2 序列（NCBI 数据库登录号为 HQ436205）的相似度为 99%。

褐毛垂头菊

Hemaochuitouju

嘎肖

ཨ་ཤོ།

▶ 材　料

药材标本采集自甘肃省甘南藏族自治州合作市卡加道乡，采集号 1408063（馆藏标本号 003281）。

▶ 基　原

菊科植物褐毛垂头菊 *Cremanthodium brunneopilosum* S. W. Liu（98%）。

▶ 形态特征

多年生草本，全株呈灰绿色或蓝绿色。根肉质，粗壮，多数。茎单生，直立，高达 1 m，最上部被白色或上半部被白色、下半部被褐色有节的长柔毛（在果期均变成褐色），下部光滑，基部直径达 1.5 cm，被厚密的枯叶柄包围。丛生叶多达 7，茎下部叶均具宽柄，柄长 6 ~ 15 cm，宽 1.5 ~ 2.5 cm，光滑，基部具宽鞘，叶片呈长椭圆形至披针形，长 6 ~ 40 cm，宽 2 ~ 8 cm，先端急尖，全缘或有骨质小齿，基部呈楔形，下延成柄，上面光滑，下面至少在脉上有点状柔毛，叶脉羽状平行或平行；茎中上部叶 4 ~ 5，向上渐小，呈狭椭圆形，基部具鞘；最上部茎生叶呈苞叶状，披针形，先端渐尖。头状花序呈辐射状，下垂，有 1 ~ 13 花，通常排列成总状花序，偶有单生，花序梗长 1 ~ 9 cm，被褐色有节的长柔毛；总苞呈半球形，长 1.2 ~ 1.6 cm，

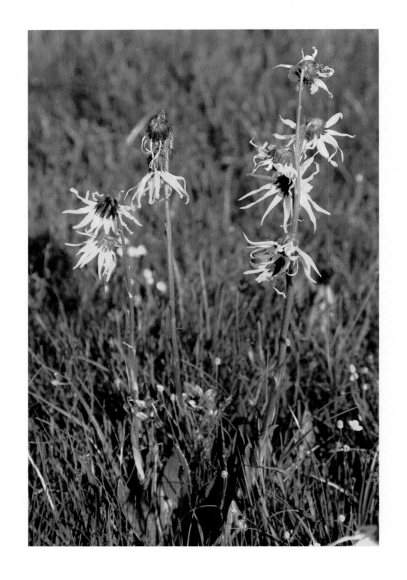

宽 1.5 ~ 2.5 cm，密被褐色有节的长柔毛，基部具披针形至线形、草质的小苞片，总苞片 10 ~ 16，2 层，呈披针形或长圆形，宽 3 ~ 5 mm，先端长渐尖，内层具褐色膜质边缘；舌状花呈

▶ ITS2 条形码序列 / 简并序列

CACATCGCGTCGCCCCCACCACGCCTCCTCGATGGGGATGCTTGGATGTGGG
CGGAGATTGGTCTCCCGTTCCTATGGTGCGGTTGGCTAAAACAGGAGTCTCT
TTCGAYGGACGCACGATTAGTGGTGGTTGACAAGACCCTCTTATCAAGTTGT
GCGTTCTAAGGAGCAAGGAATATCTCTTCAATGACCCCAATGTGTCGTCCTG
TGACGATGCTTCGACTG

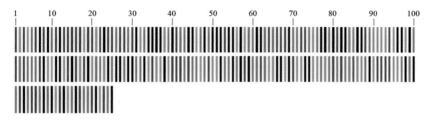

黄色，舌片呈线状披针形，长 2.5 ～ 6 cm，宽 2 ～ 5 mm，先端长渐尖或尾状，膜质，近透明，管部长 5 ～ 7 mm；管状花多数，呈褐黄色，长 8 ～ 10 mm，管部长约 2 mm，檐部呈狭筒形；冠毛呈白色，与花冠等长。瘦果呈圆柱形，长约 6 mm，光滑。花果期 6 ～ 9 月。

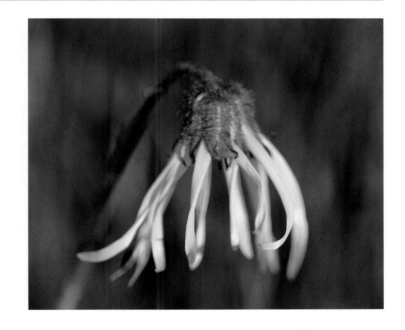

▶ 药材音译名

嘎肖、俄嘎、明间那保、芒涧那保、芒间那保、明间那博。

▶ 药用部位

全草或花序、根及根茎。

▶ 功能主治

清热解毒、利气止痛。适用于"培根"病、食物中毒、胆病、疼痛；外用于疮疖、烧伤。

附　注

《晶珠本草》记载有 ཤོ་མང་ （肖芒），言其分为龙肖、甲肖、曲肖、日肖、嘎肖、陆肖等共 9 种，其中 ཤོ （嘎肖）又分为大 [ཤོ་ཆེ་བ། （嘎肖齐哇）]、小 [ཤོ་ཆུང་། （嘎肖琼哇）]、长 [ཤོ་ལ་ཡུ་རིང་། （肖拉油日）] 3 种，三者在生境和形态上有所不同。现代文献记载的肖芒类药材的基原涉及蓼科、菊科、大戟科等的多属多种植物，各地藏医习用的肖芒类各品种的基原也不尽相同，其中嘎肖的基原主要为菊科垂头菊（*Cremanthodium*）植物。据文献记载，褐毛垂头菊 *C. brunneopilosum* S. W. Liu 为嘎肖的小者（嘎肖琼哇）或长者（肖拉油日）的基原之一；或药材不区分小者和长者而统称为嘎肖。与褐毛垂头菊 *C. brunneopilosum* S. W. Liu 同样药用的还有车前状垂头菊 *C. ellisii* (Hook. f.) Kitam.（嘎肖）、喜马拉雅垂头菊 *C. decaisnei* C. B. Clarke（肖拉油日）、矮垂头菊 *C. humile* Maxim.（嘎肖琼哇）、天山千里光 *Senecio thianschanicus* Regel et Schmalh.（嘎肖琼哇）、巴天酸模 *Rumex patientia* L.（嘎肖）等。另外，《蓝琉璃》在"药物补述"中记载有消炎止痛之药物 མིང་ཅན།（芒间、明见、明间），言其有黄 [མིང་ཅན་སེར་པོ།（明间赛保）]、黑 [མིང་ཅན་ནག་པོ།（明间那保）]、黑的副品（或蓝）[མིང་ཅན་སྔོན་པོ།（明间温保）]3 种；《晶珠本草》则将芒间分为黄、黑 2 种。也有文献记载褐毛垂头菊 *C. brunneopilosum* S. W. Liu 为芒间的黑者（芒间那保）的基原之一，《青海藏标》以熏倒牛 /མིང་ཅན་ནག་པོ།/ 芒间那保之名收载了牻牛儿苗科植物熏倒牛 *Biebersteinia heterostemon* Maxim.；《部标藏药》等收载的黄者（芒间色保）的基原为条叶垂头菊 *C. lineare* Maxim. 和矮垂头菊 *C. humile* Maxim.。（参见"臭蚤草""条叶垂头菊"条）

经比对，本材料的 ITS2 序列与车前状垂头菊 *C. ellisii* (Hook. f.) Kitam.、褐毛垂头菊 *C. brunneopilosum* S. W. Liu 的 ITS2 序列（NCBI 数据库登录号分别为 AY723272、AY176131）的相似度均为 98%。

黑沙蒿

Heishahao

察尔旺那保

ཚེར་བོང་ནག་པོ།

▶ **材　　料**

药材标本采集自西藏自治区日喀则市萨嘎县达吉岭乡萨嘎村，采集号 2011312（馆藏标本号 003642）。

▶ **基　　原**

菊科植物黑沙蒿 *Artemisia ordosica* Krasch.（*A. salsoloides* Willd.）（96%）。

▶ **形态特征**

小灌木。主根粗而长，木质，侧根多；根茎粗壮，直径 1 ~ 3 cm，具多条营养枝。茎多条，高 50 ~ 100 cm，茎皮老时常呈薄片状剥落，分枝多，枝长 10 ~ 35 cm，老枝呈暗灰白色或暗灰褐色，当年生枝呈紫红色或黄褐色，茎、枝与营养枝常组成大的密丛。叶呈黄绿色，初时两面微有短柔毛，后无毛，多少半肉质，干后坚硬；

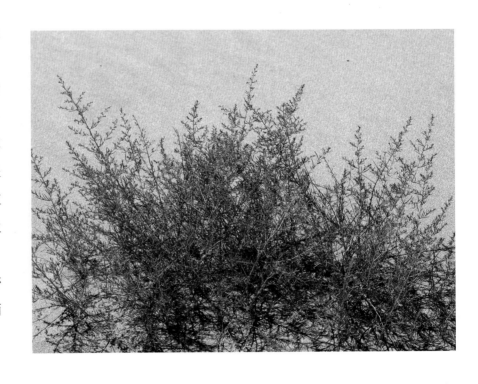

茎下部叶呈宽卵形或卵形，1 ~ 2 回羽状全裂，每侧有 3 ~ 4 裂片，基部裂片最长，有时再 2 ~ 3 全裂，小裂片呈狭线形，叶柄短，基部稍宽大；茎中部呈叶卵形或宽卵形，长 3 ~ 5（~ 7）cm，宽 2 ~ 4 cm，1 回羽状全裂，每侧有 2 ~ 3 裂片，裂片呈狭线形，长 1.5 ~ 3 cm，宽 0.5 ~ 1 mm，通常向中轴方向弯曲或不弧曲；茎上部叶 3 或 5 全裂，裂片呈狭线形，无柄；苞片叶 3 全裂或不分裂，裂片或不分裂的苞片叶呈狭线形。头状花序多数，呈卵形，直径 1.5 ~ 2.5 mm，有短梗及小苞叶，斜生或下垂，在分枝上排成总状或复总状花序，并在茎上组成开展的圆锥花序；总苞片 3 ~ 4 层，外、中层总苞片呈卵形或长卵形，背面呈黄绿色，无毛，边缘膜质，内层总苞片长呈卵形或椭圆形，半膜质；雌花 10 ~ 14，花冠呈狭圆锥状，檐部具 2 裂齿，花柱长，伸出花冠外，先端二叉；两性花 5 ~ 7，

▶ **ITS2 条形码序列 / 简并序列**

CGCATCGCGTCGCCCCCCTCAAATTCTCCGTCAGGGGAGCTTGTGTTTCGGG
GGCGGATACKGGTCTCCCGTGCTCATGGCGCGGTTGGCCGAAATAGGAGTCC
CTTCGATGGACGCACGAACTAGTGGTGGTCGTAAAACCCTCGTCTTTTGTT
TCGTGCCGTTAGTCGAGAGGGAAGCTCGTTAAAAACCCCAACGCAKGGCCTC
TTGACGGCGCTTCGACCG

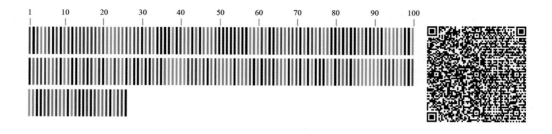

不孕育，花冠呈管状，花药呈线形，先端附属物尖，呈长三角形，基部圆钝，花柱短，先端圆，呈棒状，2 裂，不开叉，退化子房不明显。瘦果呈倒卵形，果壁上具细纵纹并有胶质物。花果期 7 ~ 10 月。

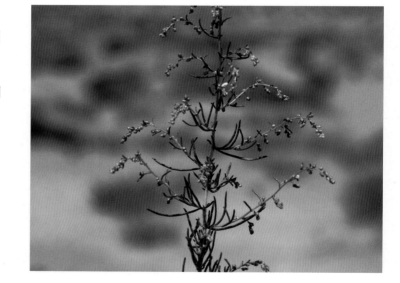

▶ **药材音译名**

察尔旺那保。

▶ **药用部位**

幼苗、根。

▶ **功能主治**

幼苗：清热、润肺、消肿；适用于热性水肿、肺病、咽炎。根：清热、利肺；适用于肺病、气管炎。

　附　注

　　《晶珠本草》记载 ཚེར་སྔོན། （察尔旺、察尔榜）为清热消肿并治喉炎、热症、肺病之药物，言其分为白、黑、紫 3 种。现代文献记载现藏医所用察尔旺类药物的基原均为菊科蒿属（*Artemisia*）植物，但该属植物种类繁多，彼此的形态也较为相似，而古籍对各基原形态的记载简略，故难以准确地考证具体的基原。察尔旺的基原大致有黑沙蒿 *A. ordosica* Krasch.（*A. salsoloides* Willd.）、错那蒿 *A. conaensis* Ling et Y. R. Ling、猪毛蒿 *A. scoparia* Waldst. et Kit.、劲直蒿 *A. edgeworthii* Balakr. 等。ཡ་མན། （要毛）为《晶珠本草》另条记载的燥脓、利疮之药物，为半灌木状草本，分为黑、白 2 种。有文献记载，西藏藏医院使用的要毛为沙蒿 *A. desertorum* Spreng.，其形态与黑者的形态相似，而白者的基原不明。《晶珠本草》记载的察尔旺的黑者为半灌木，与要毛相似，也有观点认为黑沙蒿 *A. ordosica* Krasch.（小灌木）为黑者 [ཚེར་བོང་ནག་པོ།（察尔旺那保）] 的基原之一。

《中国植物志》记载的黑沙蒿的拉丁学名为 *A. ordosica* Krasch.，*A. salsoloides* Willd. 为其异名（Bor. Ital. 34:698.1927）。

经比对，本材料的 ITS2 序列与牡蒿 *A. japonica* Thunb. 的 ITS2 序列（NCBI 数据库登录号为 GU724312）的相似度为 97%，与黑沙蒿 *A. ordosica* Krasch. 的 ITS2 序列（NCBI 数据库登录号为 JF326568）的相似度为 96%。

黑种草子

Heizhongcaozi

司拉那保

ཟེ་ར་ནག་པོ།

▶ 材　　料

药材标本收集自四川省成都荷花池中药材专业市场（馆藏标本号 003349）。

▶ 基　　原

毛茛科植物腺毛黑种草 *Nigella glandulifera* Freyn et Sint.（瘤果黑种草）（100%）。

▶ 形态特征

茎高 35 ～ 50 cm，有少数纵棱，被短腺毛和短柔毛，上部分枝。叶为二回羽状复叶；茎中部叶有短柄，叶片呈卵形，长约 5 cm，宽约 3 cm，羽片约 4 对，近对生，末回裂片呈线形或线状披针形，宽 0.6 ～ 1 mm，表面无毛，背面疏被短腺毛。花直径约 2 cm；萼片呈白色或带蓝色，呈卵形，长约 1.2 cm，宽约 6 mm，基部有短爪，

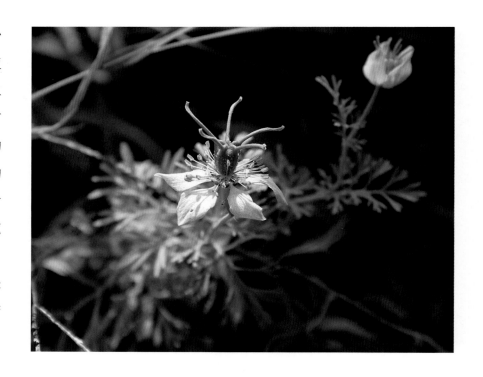

无毛；花瓣约 8，长约 5 mm，有短爪，上唇小，比下唇稍短，呈披针形，下唇 2 裂至中部以下，裂片呈宽菱形，先端呈近球状变粗，基部有蜜槽，边缘有少数柔毛；雄蕊长约 8 mm，无毛，花药呈椭圆形，长约 1.6 mm；心皮 5，子房合生至花柱基部，散生圆形小鳞状突起，花柱与子房等长。蒴果长约 1 cm，有圆鳞状突起，宿存花柱与果实近等长；种子呈三棱形，长约 2.5 mm，有横皱。

▶ 药材音译名

司拉那保、斯拉那保、那保司拉、斯惹纳保、比卡杂热、嘎拉孜热。

▶ 药用部位

成熟种子。

▶ ITS2 条形码序列 / 简并序列

CGCACAGCGTCGTTTCCCACCCACTTATGTGGTGGGAAACGGAGATTGGCCCC
CCCGAGCCCTTCCAGGCACGGTCGGCTCAAATAATGGTCCCGACGGCGAGTG
TCGCGGTCAGAGGTGGTTGTATTTGTCATCCCCCAAAGACAGTAGACGCGGC
AACCTCGTTAGTTGGGACGATAGACCCCTGAAAGCCGTTACCACGGCGTTCA
ACCTG

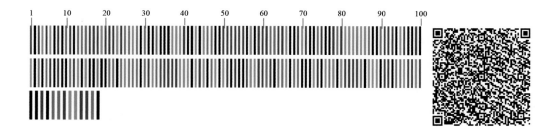

▶ 功能主治

祛肝寒、祛胃湿。适用于肝寒症、肝肿大、胃病、"隆"病。

附 注

　　《四部医典》《晶珠本草》等古籍中记载有祛肝寒之药物 ཟི་ར་ནག་པོ།（司拉那保）。《晶珠本草》记载 ཟི་ར།（司拉、孜拉）为数种药物的统称，言其分为白 [ཟི་ར་དཀར་པོ།（司拉嘎保）]、黑 [ཟི་ར་ནག་པོ།（司拉那保）]2 种，白者为清肺热之药物，黑者为祛肝寒之药物，另有开黄花者，其基原不确定，故未用（未详述）。现代文献记载藏医所用司拉类药物的基原涉及毛茛科、伞形科的多种植物，其中司拉那保的基原包括多种毛茛科植物，以腺毛黑种草 *N. glandulifera* Freyn et Sint. 为正品。《部标藏药》附录以黑种草子 ཟི་ར་ནག་པོ།/ 斯拉那保之名收载了瘤果黑种草 *N. glandulifera* Freyn et Sint.（腺毛黑种草），该种的形态与《晶珠本草》等的记载也相符。据文献记载，黑种草 *N. sativa* L.（*N. damascene* L.）、黑香种草 *N. satica* L.（在我国无分布）也作司拉那保使用。此外，藏医也将毛茛科植物长柄唐松草 *Thalictrum przewalskii* Maxim.、短梗箭头唐松草 *T. simplex* L. var. *brevipes* Hara、高原唐松草 *T. cultratum* Wall. 的种子作为司拉那保的代用品。但也有人认为，以唐松草属植物作司拉那保的记载出自《青藏高原药物图鉴》（第一册），这应系误用。（参见"高原唐松草"条）

　　经比对，本材料的 ITS2 序列与腺毛黑种草 *N. glandulifera* Freyn et Sint. 的 ITS2 序列（中药材 DNA 条形码鉴定系统登录号为 XJ09、XJ03、HZCZ05 ~ HZCZ09、HAP00420）的相似度为 100%。

　　本材料未经基原鉴定。据 ITS2 鉴别结果，并参考相关文献记载，确定其基原为腺毛黑种草 *N. glandulifera* Freyn et Sint.。

红花绿绒蒿

Honghualüronghao

欧贝玛保

ཨུཐལ་དམར་པོ།

▶ **材　料**

药材标本采集自四川省阿坝藏族羌族自治州红原县刷经寺镇，采集号2011025（馆藏标本号003643）。

▶ **基　原**

罂粟科植物红花绿绒蒿 *Meconopsis punicea* Maxim.（99%）。

▶ **形态特征**

多年生草本，高30～75 cm，基部盖以宿存的叶基，其上密被淡黄色或棕褐色、具多短分枝的刚毛。须根呈纤维状。叶全部基生，呈莲座状，叶片呈倒披针形或狭倒卵形，长3～18 cm，宽1～4 cm，先端急尖，基部渐狭，下延入叶柄，全缘，两面密被淡黄色或棕褐色、具多短分枝的刚毛，明显具数条纵脉；叶柄长6～34 cm，基部略扩大成鞘。花葶1～6，从莲座状叶丛中生出，通常具肋，被棕黄色、具分枝且反折的刚毛。花单生基生花葶上，下垂；花芽呈卵形；萼片呈卵形，长1.5～4 cm，外面密被淡黄色或棕褐色、具分枝的刚毛；花瓣4，有时6，呈椭圆形，长3～10 cm，宽1.5～5 cm，先端急尖或圆，呈深红色；花丝呈条形，长1～3 cm，宽

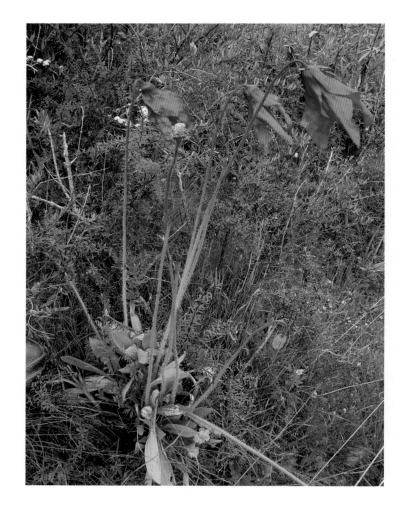

2～2.5 mm，扁平，呈粉红色，花药呈长圆形，长3～4 mm，呈黄色；子房呈宽长圆形或卵形，长1～3 cm，密被淡黄色、具分枝的刚毛，花柱极短，柱头4～6圆裂。蒴果呈椭圆状长圆形，长1.8～2.5 cm，直径1～1.3 cm，无毛或密被淡黄色、具分枝的刚毛，4～6瓣自先端微裂；种子密

▶ ITS2 条形码序列 / 简并序列

CGCACCGAGTCACCCCCTCCAACTCCTGTCCTTGTGTGCTTTCAGGCGACAT
TGGTATCGGAGAGTGGACGTGGGCGGAGATTGGCCCCCTGTGCCTTGCGGTG
CGGTCGGTCTGAATAAAGGCCCTGTGAGGCCAGCGTCACGATTCGTGGTGGT
CGACACTCGTTGTCTCTCCTCATTCCGAAATCCGTGTCTGCTGTGCCGTCGT
GAAGGACCACGAGGACCCCATCGGGCCGTTAATGCGGTACCCACTCTG

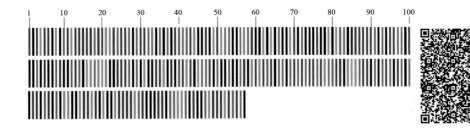

具乳突。花果期 6 ～ 9 月。

▶ 药材音译名

欧贝玛保、欧贝、息乌巴、西吾塔、给吾塔、吾布、
吾巴拉、吾贝玛布、吾布玛保、欧巴玛尔波。

▶ 药用部位

全草或花。

▶ 功能主治

清热、消炎、降血压。适用于陈旧热症，肝、肺热病，
头痛，"查隆"病，血分症。

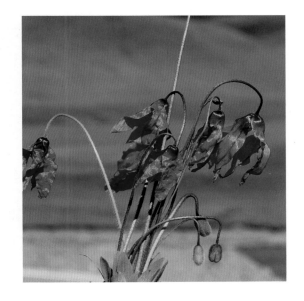

附　注

　　《蓝琉璃》《晶珠本草》等中记载 ཨུཏྤལ།（欧贝）按花色分为白、黄、红、蓝4种，欧贝为总称。现代文献中记载的欧贝类药物的基原均为罂粟科绿绒蒿属（*Meconopsis*）植物，对其品种的分类也多沿用以花色分类的方法，但不同文献记载的各品种的基原种类较多且不尽一致。其中，红者 [ཨུཏྤལ་དམར་པོ།（欧贝玛保）] 的基原有红花绿绒蒿 *M. punicea* Maxim.、锥花绿绒蒿 *M. paniculata* Prain.、吉隆绿绒蒿 *M. pinnatifolia* C. Y. Wu et H. Chuang ex L. H. Zhou。《四川藏标》以红花绿绒蒿 ཨུཏྤལ་དམར་པོ། 欧巴玛尔波之名收载了红花绿绒蒿 *M. punicea* Maxim. 的全草。

　　经比对，本材料的 ITS2 序列与红花绿绒蒿 *M. punicea* Maxim. 的 ITS2 序列（NCBI 数据库登录号为 JX079019）的相似度为99%，与五脉绿绒蒿 *M. quintuplinervia* Regel 的 ITS2 序列（NCBI 数据库登录号为 AY328295）的相似度为98%。

红花岩黄耆

Honghuayanhuangqi

塞玛

སེང་ངམརི

▶ **材　　料**

药材标本采集自青海省海南藏族自治州贵德县尕让乡俄加村，采集号 2011094（馆藏标本号 003907）；甘肃省甘南藏族自治州夏河县唐尕昂乡，采集号 1408095（馆藏标本号 003254）。

▶ **基　　原**

豆科植物红花岩黄耆 *Hedysarum multijugum* Maxim.（99%）。

▶ **形态特征**

半灌木或仅基部木质化而呈草本状，高 40 ～ 80 cm。茎直立，多分枝，具细条纹，密被灰白色短柔毛。叶长 6 ～ 18 cm；托叶呈卵状披针形，棕褐色，干膜质，长 4 ～ 6 mm，基部合生，外被短柔毛；叶轴被灰白色短柔毛；小叶通常 15 ～ 29，具长约 1 mm的短柄；小叶片呈阔卵形、卵圆形，长 5 ～ 8（～ 15）mm，宽 3 ～ 5（～ 8）mm，先端钝圆或

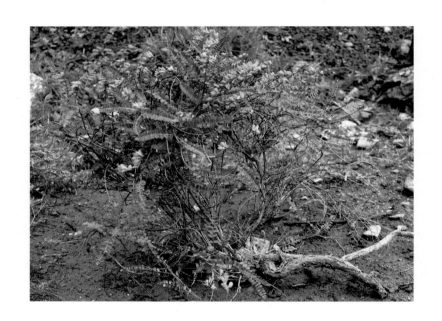

微凹，基部呈圆形或圆楔形，上面无毛，下面被贴伏短柔毛。总状花序腋生，上部明显超出叶，花序长达 28 cm，被短柔毛；花 9 ～ 25，长 16 ～ 21 mm，外展或平展，疏散排列，果期下垂；苞片呈钻状，长 1 ～ 2 mm，与花梗近等长；花萼呈斜钟状，长 5 ～ 6 mm，萼齿呈钻状或锐尖，长度为萼筒的 1/4 ～ 1/3，下萼齿稍长于上萼齿或长度为上萼齿的 2 倍，通常上萼齿间分裂深达萼筒中部以下，亦有时两侧萼齿与上萼间分裂较深；花冠呈紫红色或玫瑰红色，旗瓣呈倒阔卵形，先端呈圆形，微凹，基部呈楔形，翼瓣呈线形，长为旗瓣的 1/2，龙骨瓣稍短于旗瓣；子房呈线形，被短柔毛。荚果通常具 2 ～ 3 节，节荚呈椭圆形或半圆形，被短柔毛，两侧稍凸起，具细网纹，网结通常具不多的刺，边缘具较多的刺。花期 6 ～ 8 月，果期 8 ～ 9 月。

▶ **药材音译名**

塞玛、萨玛、萨玛尔、塞玛玛保、齐乌萨玛。

▶ ITS2 条形码序列 / 简并序列

CATATCGTTGCCCTATGCCCAATGCCTATTGATAGGCACTGTGCAGGGCGAA
TGTTGGCTTCCCGTGAGCATGGTTGTCTCATGGTTGGCTGAAAACTGAGTCC
TTGGTAGGGTGTGTGCCATGATAGATGGTGGTTGTGTGACCCACGAGACCGA
TCATGTGCGGTTCTACCAGATTTGGCCTCTTTGACCCACTTGCGTCCTTGAA
CGCTCATGACG

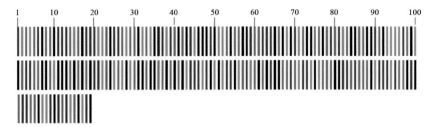

▶ 药用部位

全草或根、花。

▶ 功能主治

止痛、止血、收敛、续脉。适用于炭疽病、虫病、"木保"病疼痛、血痢、筋脉伤断。

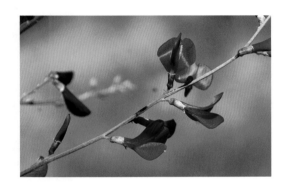

附　注

　　《晶珠本草》记载 སེར་མ། （塞玛）为治心性水肿、引腹水之药物，言其按花色分为紫、白、黑、蓝、红、黄、麝、鼠（雀）、毒9种，各种的功效各有特点。现代文献记载的塞玛类药物的基原涉及豆科岩黄耆属（*Hedysarum*）、黄耆属（*Astragalus*）、棘豆属（*Oxytropis*）、高山豆属（*Tibetia*）、野决明属（*Thermopsis*）、苦马豆属（*Sphaerophysa*）以及远志科等的多科多属多种植物，但不同文献记载的各种塞玛的基原不尽一致。红花岩黄耆 *H. multijugum* Maxim. 为红者 [སེར་དམར། （塞玛、萨玛尔），སེར་མ་དམར་པོ། （塞玛玛保）的简称] 或鼠萨玛 [བྱི་སེར་མ། （齐乌萨玛）] 的基原之一；此外，文献记载各地作为塞玛类药物基原的还有锡金岩黄耆 *H. sikkimense* Benth. ex Baker、多序岩黄耆 *H. polybotrys* Hand.-Mazz.、膜荚黄耆 *A. membranaceus* (Fisch.) Bunge 以及远志科植物西伯利亚远志 *Polygala sibirica* L. 等。

　　经比对，本材料的 ITS2 序列与山竹子 *Corethrodendron fruticosum* (Pallas) B. H. Choi & H. Ohashi （山竹岩黄耆 *H. fruticosum* Pall.）的 ITS2 序列（NCBI 数据库登录号为 KP338134）的相似度为 100%，与红花岩黄耆 *H. multijugum* Maxim.、细枝山竹子 *C. scoparium* Fisch. et Basin. （细枝岩黄耆 *H. scoparium* Fisch. et Mey.）的 ITS2 序列（NCBI 数据库登录号分别为 KP338137、KP338138）的相似度均为 99%，与 *H. membranaceum* Coss. & Balansa （《中国植物志》未记载该种）的 ITS2 序列（NCBI 数据库登录号为 AB854486）的相似度为 97%。

　　《中国植物志》记载 *Corethrodendron* 为岩黄耆属 *Hedysarum* 的异名。

黄花木

Huanghuamu

羌曲兴

བྱང་ཆུབ་ཤིང་།

▶ 材　　料

药材标本采集自西藏自治区山南市加查县冷达乡巴达村，采集号 2013237（馆藏标本号 003427）。

▶ 基　　原

豆科植物黄花木 *Piptanthus concolor* Harrow ex Craib（*P. nepalensis* D. Don）（100%）。

▶ 形态特征

灌木，高 1 ～ 4 m。树皮呈暗褐色，散布不明显皮孔。枝呈圆柱形，具沟棱，幼时被白色短柔毛，后秃净。叶柄长 1.5 ～ 2.5 cm，多少被毛，上面有浅沟，下面圆凸；托叶长 7 ～ 11 mm，被细柔毛，边缘呈睫毛状；小叶呈椭圆形、长圆状披针形至倒披针形，两侧不等大，纸质，长 4 ～ 10 cm，宽 1.5 ～ 3 cm，先端渐尖或锐尖，基部呈楔形，上

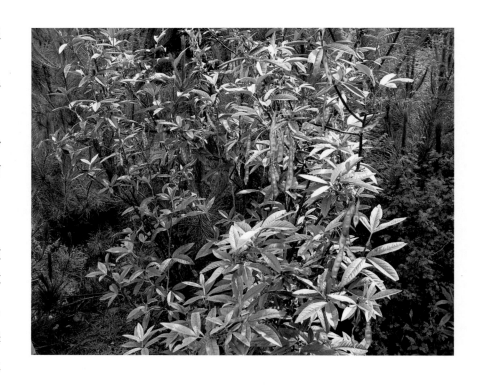

面无毛或中脉两侧有疏柔毛，下面被贴伏短柔毛，边缘具睫毛，侧脉 6 ～ 8 对，近边缘弧曲。总状花序顶生，疏被柔毛，具 3 ～ 7 轮花；花序轴在花期伸长，节间长可达 3 cm；苞片呈倒卵形或卵形，长 7 ～ 12 mm，先端锐尖，密被长柔毛，早落；花梗长 1.5 ～ 1.8 cm，被毛；花萼长 1 ～ 1.4 cm，密被贴伏长柔毛，萼齿 5，上方 2 齿合生，呈三角形，下方 3 齿呈披针形，与萼筒近等长；花冠呈黄色，旗瓣中央具暗棕色斑纹，瓣片呈圆形，长 1.8 ～ 2 cm，宽 1.5 ～ 1.8 cm，先端凹缺，基部呈截形，瓣柄长 4 mm，翼瓣稍短，长 1.6 ～ 1.8 cm，宽 6 ～ 7 mm，龙骨瓣与旗瓣等长或较旗瓣稍长，长 2 ～ 2.2 cm，宽 7 ～ 8 mm；子房柄短，密被柔毛，长 2 ～ 4 mm，胚珠 8 ～ 11。荚果呈线形，长 7 ～ 12 cm，宽 9 ～ 12（～ 15）mm，疏被短柔毛，先端渐尖，果颈无毛；种子呈肾形，暗褐色，略扁，长 5 mm，宽 4 mm。花期 4 ～ 7 月，果期 7 ～ 9 月。

▶ ITS2 条形码序列 / 简并序列

CACATCGTTGCCCCCAATGCCTTAGCCTTGTGCTAGGCTTTGAGTGGGGCGA
ATGTTGGCTTCCCGCGAGCAAGGTCTCACGGTTGGTTGAAAAATTGAGTCCC
TGGTGGAGGGCGCCGCGATGGATGGTGGTTGAGTAAAAGCTCGAGATCGATC
GTGCGCGTCACTCGTGCCGGATCTGGGACTTTGTGACCCATGGGCGTCTTGT
TGGTCGCCCATGACG

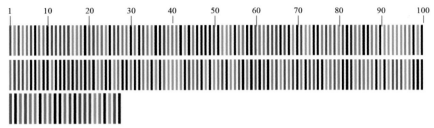

▶ 药材音译名

羌曲兴、象曲兴。

▶ 药用部位

种子。

▶ 功能主治

适用于皮肤病、风湿性关节炎。

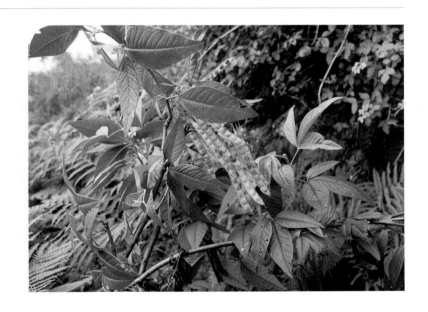

附　注

　　《新修晶珠本草》《甘孜州藏药植物名录》记载 ཤུང་ཚེར་གེར། （羌曲兴）的基原为黄花木 *P. nepalensis* D. Don，《中国植物志》将该拉丁学名作为黄花木 *P. concolor* Harrow ex Craib 的异名。

　　经比对，本材料的 ITS2 序列与黄花木 *P. nepalensis* D. Don 的 ITS2 序列（NCBI 数据库登录号为 AF215922）的相似度为 100%，与绒叶黄花木 *P. tomentosus* Franch.、*P. leiocarpus* Stapf [光果黄花木 *P. nepalensis* (Hook.) D. Don f. *leiocarpus* (Stapf) S. Q. Wei] 的 ITS2 序列（NCBI 数据库登录号分别为 AY091570、AY091569）的相似度均为 99%。

黄葵子

Huangkuizi

索玛拉杂

 སོ་མ་རཱ་ཛོ།

▶ 材　料

药材标本收集自四川省成都市荷花池中药材专业市场（产地：印度。馆藏标本号 003486）。

▶ 基　原

锦葵科植物黄葵 *Abelmoschus moschatus* Medicus（100%）。

▶ 形态特征

一年生或二年生草本，高
1 ~ 2 m，被粗毛。叶通
常掌状 5 ~ 7 深裂，直径
6 ~ 15 cm，裂片呈披针形
至三角形，边缘具不规则
锯齿，偶浅裂成槭叶状，
基部呈心形，两面均疏被
硬毛；叶柄长 7 ~ 15 cm，
疏被硬毛；托叶呈线形，
长 7 ~ 8 mm。花单生叶腋
间，花梗长 2 ~ 3 cm，被
倒硬毛；小苞片 8 ~ 10，
呈线形，长 10 ~ 13 mm；

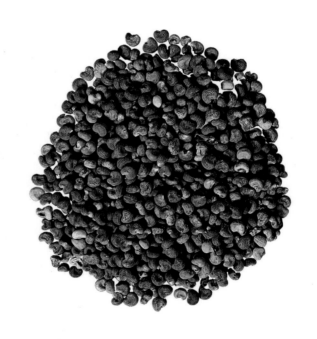

花萼佛焰苞状，长 2 ~ 3 cm，5 裂，常早落；花呈黄色，内面基部暗紫色，直径 7 ~ 12 cm；雄蕊
柱长约 2.5 cm，平滑无毛；花柱分枝 5，柱头呈盘状。蒴果呈长圆形，长 5 ~ 6 cm，先端尖，被黄
色长硬毛；种子呈肾形，具腺状脉纹，具麝香味。花期 6 ~ 10 月。

▶ 药材音译名

索玛拉杂、索玛拉札、索玛热杂、宿玛惹扎、索玛惹扎。

▶ 药用部位

种子。

▶ 功能主治

驱虫、敛黄水、止痒。适用于黄水病、皮肤病、虫病、瘙痒、麻风病。

▶ ITS2 条形码序列 / 简并序列

CGCATCGTCGCTCCCATCCGACCCTTCCCCGAACGGAACGGGTTGCGTTGTG
GGCGGACAATGGCCTCCCGTTCGCGCATCGCTCGCGGTTGGCCCAAAATCGA
GTCATCGGCGACCACGGTGCCGCGACGATCGGTGGTAACGCTTCGAGCTGCC
TCTTTCGTAGTCGCGTGCCGCCGTCGACCCCGGCTCTCCGACCCTTTCGGCA
CCCCAAAACACGGTGCTCGCGTCG

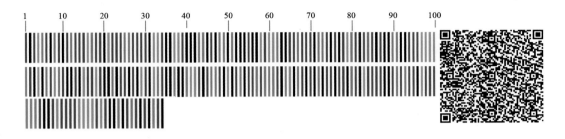

附 注

《月王药诊》《四部医典》中记载有 ཨོ་མ་ར་ཛ། （索玛拉杂）；《晶珠本草》记载："果实三角形，内有种子，状如萝卜子或莨菪子，黑色，肾形，有花纹。"据现代文献记载，藏医所用索玛拉杂的基原为黄蜀葵 *Abelmoschus manihot* (Linn.) Medicus、黄葵 *Abelmoschus moschatus* Medicus（麝香黄葵），《西藏藏标》、《部标藏药》（附录）、《青海藏标》（附录）中收载的黄葵子 / 索玛拉杂的基原即为该 2 种，其种子的形态也与《晶珠本草》的记载相符。也有文献记载索玛拉杂的基原为锦葵科植物苘麻 *Abutilon theophrasti* Medicus、桑科植物大麻 *Cannabis sativa* Linn. 的种子；青海和四川阿坝藏医也使用茄科植物曼陀罗 *Datura stramonium* L. 的种子，但这些种类的种子均无花纹，应系误用。

经比对，本材料的 ITS2 序列与黄葵 *Abelmoschus moschatus* Medicus 的 ITS2 序列（NCBI 数据库登录号为 JQ230968）的相似度为 100%，与咖啡黄葵 *Abelmoschus esculentus* (Linn.) Moench 的 ITS2 序列（NCBI 数据库登录号为 KC404826）的相似度为 92%。

本材料未经基原鉴定。据 ITS2 鉴别结果，并参考相关文献记载，确定其基原为黄葵 *Abelmoschus moschatus* Medicus。本材料的 ITS2 序列与收集自中国（亳州）药材交易中心的黄蜀葵花材料的 ITS2 序列也有差异。（参见"黄蜀葵花"条）

黄牡丹

Huangmudan

拉豆塞保

ར་དུག་སེར་པོ།

▶ 材　料

药材标本采集自西藏自治区林芝市米林县南伊珞巴民族乡南伊沟和扎贡沟之间，采集号 2013278（馆藏标本号 003473）。

▶ 基　原

毛茛科植物黄牡丹 *Paeonia delavayi* Franch. var. *lutea* (Delavay ex Franch.) Finet et Gagnep.（*P. lutea* Delavay ex Franch.）（100%）。

▶ 形态特征

亚灌木，全体无毛。茎高 1.5 m；当年生小枝草质，小枝基部具数枚鳞片。叶为二回三出复叶；叶片呈宽卵形或卵形，长 15 ～ 20 cm，羽状分裂，裂片呈披针形至长圆状披针形，宽 0.7 ～ 2 cm；叶柄长 4 ～ 8.5 cm。花 2 ～ 5，生于枝顶和叶腋，直径 6 ～ 8 cm；苞片 3 ～ 6，呈披针形，大小不等；萼片 3 ～ 4，呈宽卵形，大小不等；花

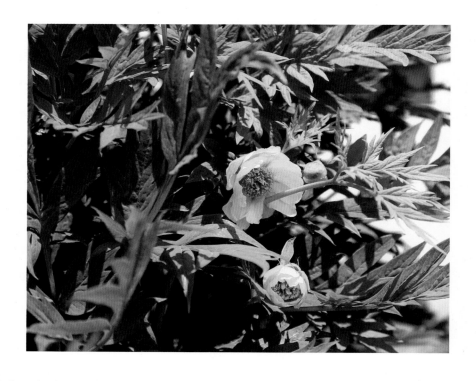

瓣 9 ～ 12，黄色，有时边缘有红色或基部有紫色斑块，呈倒卵形，长 3 ～ 4 cm，宽 1.5 ～ 2.5 cm；雄蕊长 0.8 ～ 1.2 cm，花丝长 5 ～ 7 mm，干时紫色；花盘肉质，包住心皮基部，先端裂片呈三角形或钝圆；心皮 2 ～ 5，无毛。蓇葖果长 3 ～ 3.5 cm，直径 1.2 ～ 2 cm。花期 5 月，果期 7 ～ 8 月。

▶ 药材音译名

拉豆塞保、斑玛、班玛、斑玛塞保。

▶ 药用部位

根或根皮、叶、花、种子。

▶ ITS2 条形码序列 / 简并序列

CGTATCCCGTCGCACCCCCAACCCGTCCCAACGCGGGCACGATGGCTGGTG
GGAGCGGATATTGGCCTCCCGTGTACTCGCGTCGCGGTTGGTCTAAAATCGA
GCCCCGAGCGACGAACGTCACGACAAGTGGTGGTCTGTAATAGCTATTTCGT
GTTGTGCGTTGTCTCGTCGCCCGTGTGAGCTCAAAAAGACCCCAGAGCATCG
TCACGATGATGCTTCCATCG

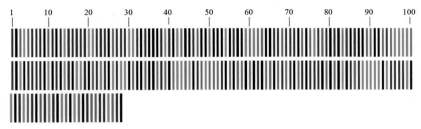

▶ 功能主治

根或根皮：清热解毒；适用于炎症、急性高热、梅毒性鼻炎、炭疽病、乌头中毒。叶：适用于皮肤病。花：润肤色、消皮炎；适用于皮肤病（皮炎、顽癣）。种子：退热、解毒；适用于炭疽病、高热。

附　注

　　黄牡丹 *P. delavayi* Franch. var. *lutea* (Delavay ex Franch.) Finet et Gagnep. 为云南迪庆藏医习用的药材，被称为 པད་མ།（班玛）或 པད་མ་སེར་པོ།（斑玛色博）。《晶珠本草》记载有 ར་དུག（拉豆），言其为治疗毒恶瘟虫病之药物。现代文献多认为拉豆的基原为毛茛科芍药属（*Paeonia*）植物。拉豆在一些文献中也记载为 པད་མ།（班玛）。有人认为，斑玛为莲及芍药属、绿绒蒿属（*Meconopsis*）植物的统称，故来源于芍药属植物的药材宜称为拉豆。作为拉豆基原的还有四川牡丹 *P. decomposita* Hand.-Mazz. [*P. szechuanica* Fang，ར་དུག་དམར་པོ།（拉豆玛保）]、滇牡丹 *P. delavayi* Franch.（斑玛）、牡丹 *P. suffruticosa* Andr.（拉豆玛保）、川赤芍 *P. veitchii* Lynch（拉豆玛保）等。（参见"川赤芍"条）

　　经比对，本材料的 ITS2 序列与黄牡丹 *P. lutea* Delavay ex Franch. 的 ITS2 序列（NCBI 数据库登录号为 AY328312）的相似度为 100%，与牡丹 *P. suffruticosa* Andr. 的 ITS2 序列（中药材 DNA 条形码鉴定系统登录号为 ZJS182）的相似度为 99%。

黄耆

Huangqi

萨完

ཕང་ཚོན།

▶ 材　料

药材标本采集自甘肃省临夏回族自治州至青海省海东市循化撒拉族自治县途中，采集号 2011041（馆藏标本号 003640）。

▶ 基　原

豆科植物黄耆 *Astragalus membranaceus* (Fisch.) Bunge（92%）。

▶ 形态特征

多年生草本，高 50 ～ 100 cm。主根肥厚，木质，常分枝，呈灰白色。茎直立，上部多分枝，有细棱，被白色柔毛。羽状复叶有 13 ～ 27 小叶，长 5 ～ 10 cm；叶柄长 0.5 ～ 1 cm；托叶离生，呈卵形、披针形或线状披针形，长 4 ～ 10 mm，下面被白色柔毛或近无毛；小叶呈椭圆形或长圆状卵形，长 7 ～ 30 mm，宽 3 ～ 12 mm，先端钝圆或微凹，具小尖头或不明显，基部呈圆形，

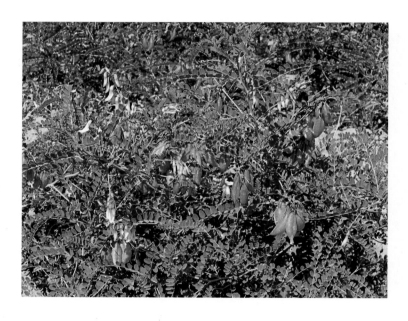

上面呈绿色，近无毛，下面被伏贴的白色柔毛。总状花序稍密，有 10 ～ 20 花；总花梗与叶近等长或较长，至果期显著伸长；苞片呈线状披针形，长 2 ～ 5 mm，背面被白色柔毛；花梗长 3 ～ 4 mm，连同花序轴稍密被棕色或黑色柔毛；小苞片 2；花萼呈钟状，长 5 ～ 7 mm，外面被白色或黑色柔毛，有时萼筒近无毛，仅萼齿有毛，萼齿短，呈三角形至钻形，长仅为萼筒的 1/5 ～ 1/4；花冠呈黄色或淡黄色，旗瓣呈倒卵形，长 12 ～ 20 mm，先端微凹，基部具短瓣柄，翼瓣较旗瓣稍短，瓣片呈长圆形，基部具短耳，瓣柄较瓣片长约 1.5 倍，龙骨瓣与翼瓣近等长，瓣片呈半卵形，瓣柄较瓣片稍长；子房有柄，被细柔毛。荚果薄膜质，稍膨胀，呈半椭圆形，长 20 ～ 30 mm，宽 8 ～ 12 mm，先端具刺尖，两面被白色或黑色细短柔毛，果颈超出萼外；种子 3 ～ 8。花期 6 ～ 8 月，果期 7 ～ 9 月。

▶ 药材音译名

萨完、萨赛、齐乌萨玛。

▶ ITS2 条形码序列 / 简并序列

CATATCGTTGCCCGATGCCTATTGCACTGTGATAGGAATTTCTAGGGCGAAA
GATGGCTTCCCGTGAGCGTTGTTGCCTCGCGGTTGGTTGAAAATCGAGTCCT
TGGTAGGGTGTGCCATGATAGATGGTGGTCGAGTTTGCACGAGACCGATCAT
GTGCGCACTCCCCAAAATATGGACTCTTTGACCCCACACGCGTCTTTTGACG
CTCATGACG

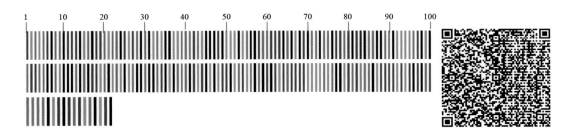

▶ 药用部位

全草或根。

▶ 功能主治

止痛、止血、收敛、续脉。适用于炭疽病、虫病、"木保"病疼痛、血痢、筋脉伤断；外用于创伤。

附 注

《四部医典》记载有ཤང་ཤེར། (萨赛尔)；《晶珠本草》记载其名为ཤང་མ། (塞玛)，言其治心性水肿、引腹水，将其按花色分为紫花、白花、蓝花、红花等9种，各种的功效各有特点。现代文献记载的塞玛类药物的基原极为复杂，涉及豆科黄耆属（*Astragalus*）、岩黄耆属（*Hedysarum*）、棘豆属（*Oxytropis*）、高山豆属（*Tibetia*）、米口袋属（*Gueldenstaedtia*）、雀儿豆属（*Chesneya*）等多属以及远志科植物，且塞玛的各品种的基原多有交叉，尚有待调查研究。据文献记载，黄耆 *A. membranaceus* (Fisch.) Bunge 为蓝花萨玛 [ཤང་སྔོན། (萨完)] 的基原或雀萨玛 [བྱ་ཤང་མ། (齐乌萨玛)] 的代用品之一，但该种的花呈黄色或淡黄色，与《晶珠本草》记载的萨完和齐乌萨玛的花色（蓝色）不符。

经比对，本材料的 ITS2 序列与豆科植物伊朗棘豆 *O. savellanica* Bunge ex Boiss.、小花棘豆 *O. glabra* (Lam.) DC.、甘肃棘豆 *O. kansuensis* Bunge、铺地棘豆 *O. albana* Stev.（*O. humifusa* Kar. et Kir）、*O. pallasii* Pers.、*O. lupinoides* Grossh.、*O. aucherii* Boiss.（《中国植物志》未记载后 3 种）的 ITS2 序列（NCBI 数据库登录号分别为 KM053397、KJ143729、KJ143724、KM053395、KM053393、KM053386、KM053385）的相似度均为 99%，与膜荚黄耆 *A. membranaceus* (Fisch.) Bunge 的 ITS2 序列（NCBI 数据库登录号为 EF685968）的相似度为 92%。

本材料被鉴定为黄耆 *A. membranaceus* (Fisch.) Bunge（膜荚黄耆），但其 ITS2 序列与 NCBI 数据库收录的该种的 ITS2 序列的相似度较低。而文献也未记载有上述经 ITS2 序列比对相似度较高的棘豆属植物作为塞玛药用的情况，暂收录于此。

黄蜀葵花

Huangshukuihua

多丹

མ་ངོག་ལྱག

▶ **材　料**

药材标本收集自安徽省亳州市中国（亳州）中药材交易中心（产地：河南。馆藏标本号 003539）。

▶ **基　原**

锦葵科植物黄蜀葵 *Abelmoschus manihot* (Linn.) Medicus（100%）。

▶ **形态特征**

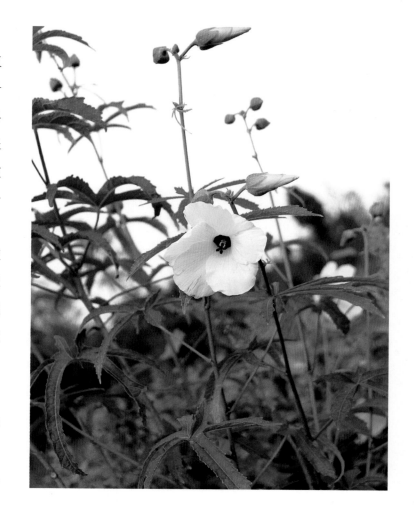

一年生或多年生草本，高 1 ~ 2 m，疏被长硬毛。叶掌状 5 ~ 9 深裂，直径 15 ~ 30 cm，裂片呈长圆状披针形，长 8 ~ 18 cm，宽 1 ~ 6 cm，具粗钝锯齿，两面疏被长硬毛；叶柄长 6 ~ 18 cm，疏被长硬毛；托叶呈披针形，长 1 ~ 1.5 cm。花单生枝端叶腋；小苞片 4 ~ 5，呈卵状披针形，长 15 ~ 25 mm，宽 4 ~ 5 mm，疏被长硬毛；花萼呈佛焰苞状，5 裂，近全缘，较小苞片长，被柔毛，果时脱落；花大，呈淡黄色，内面基部呈紫色，直径约 12 cm；雄蕊柱长 1.5 ~ 2 cm，花药近无柄；柱头呈紫黑色，匙状盘形。蒴果呈卵状椭圆形，长 4 ~ 5 cm，直径 2.5 ~ 3 cm，被硬毛；种子多数，呈肾形，被多条由柔毛组成的条纹。花期 8 ~ 10 月。

▶ **药材音译名**

多丹、多合丹、破尖木、美多哈洛、哈洛嘎保。

▶ **药用部位**

花。

▶ ITS2 条形码序列 / 简并序列

CGCATCGTCGCTCCCATCCAACCCCTCCCCCCGGGGACGGGCTGCGGTGTG
GGCGGACAATGGCCTCCCGTTCGCACACCGCTCGCGGTTGGCCCAAAATCGA
GTCATCGGCGACCACGGTGCCGCGACGATCGGTGGTAACGCTTCGAGCTGCC
TCTTTCGTAGTCGCGCGCTAACGTCGTCCCCGGCTCCCCGACCCTTTCGGCA
CCGCAAGCACGGTGCCCGCGTCG

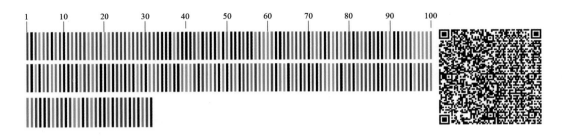

▶ 功能主治

利尿、干脓、养肾。适用于浮肿、遗精、尿道炎、血尿、腰肾疼痛、鼻衄不止、月经过多、子宫炎、白带过多。

附 注

藏医药用秋葵属（*Abelmoschus*）植物黄蜀葵 *Abelmoschus manihot* (Linn.) Medicus 和黄葵 *Abelmoschus moschatus* Medicus 的种子，称之为 སོ་མ་རཱ་ཛ། （索玛拉杂）；药用蜀葵属（*Althaea*）植物蜀葵 *Althaea rosea* (Linn.) Cavan.、锦葵属（*Malva*）植物冬葵 *M. verticillata* L.（野葵）和锦葵 *M. sylvestris* L. 的花，称之为 མདོག་ལྡན། （多丹），药用其种子，称之为 ལྕུམ་པ། （江巴、尖巴），江巴具有驱虫、敛黄水的功效，临床用于皮肤病、黄水病、麻风病等。《西藏藏标》以 མདོག་ལྡན།/ 多丹 / 蜀葵花之名收载了蜀葵 *Althaea rosea* (Linn.) Cavan. 的花。（参见"黄葵子"条）

经比对，本材料的 ITS2 序列与黄蜀葵 *Abelmoschus manihot* (Linn.) Medicus 的 ITS2 序列（NCBI 数据库登录号为 JF421456）的相似度为 100%，但与收集自四川省成都市荷花池中药材专业市场的黄葵子材料的 ITS2 序列有差异。

本材料为市场商品药材，称为黄蜀葵花，但有关藏药文献中未见药用黄蜀葵 *Abelmoschus manihot* (Linn.) Medicus、黄葵 *Abelmoschus moschatus* Medicus 花的记载，暂收录于此以供参考。

灰绿黄堇

Huilühuangjin

陆额

ཕུག་ངལ།

▶ **材　料**

药材标本采集自青海省黄南藏族自治州同仁市保安镇当赛，采集号 1408096（馆藏标本号 003253）。

▶ **基　原**

罂粟科植物灰绿黄堇 *Corydalis adunca* Maxim.（98%）。

▶ **形态特征**

多年生灰绿色丛生草本，高 20 ~ 60 cm，多少具白粉，具主根。茎不分枝至少分枝，具叶。基生叶高达茎的 1/2 ~ 2/3，具长柄，叶片呈狭卵圆形，2 回羽状全裂，一回羽片 4 ~ 5 对，二回羽片 1 ~ 2 对，近无柄，长 5 ~ 8 mm，宽 5 ~ 6 mm，3 深裂，有时裂片 2 ~ 3 浅裂，末回裂片先端圆钝，具短尖；茎

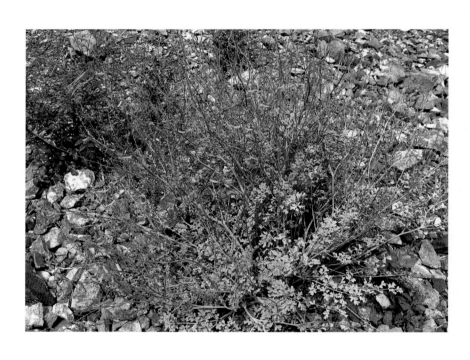

生叶与基生叶同形，上部的具短柄，近 1 回羽状全裂。总状花序长 3 ~ 15 cm，具多花，常较密集；苞片呈狭披针形，与花梗近等长，边缘近膜质，先端渐狭成丝状；花梗长约 5 mm；萼片呈卵圆形，长约 3 mm，渐尖，基部多少具齿；花呈黄色；外花瓣先端呈浅褐色，先近直立，后渐平展，呈兜状，具短尖，无鸡冠状突起；上花瓣长约 1.5 cm，距占花瓣全长的 1/4 ~ 1/3，末端圆钝，蜜腺体约占距长的 1/2；下花瓣长约 1 cm，舟状内凹；内花瓣长约 9 mm，具鸡冠状突起，爪与瓣片近等长；雄蕊束呈披针形；柱头小，呈近圆形，具 6 短柱状突起。蒴果呈长圆形，直立或斜伸，长约 1.8 cm，宽 2.5 mm，具长约 5 mm 的花柱和 1 列种子；种子黑亮，具小凹点，直径约 2 mm，种阜大。

▶ **药材音译名**

陆额、帕蒙丝哇、哇牛丝哇、帕下嘎门巴、优冬塞尔果、扎桑。

▶ **ITS2 条形码序列 / 简并序列**

CGCACCGAGTCGCCCCCACCCCCTCCCCGGGGCGGTGGGAGCGGACAATGG
CCCCCCGTGCCCCCGCGCGCGGCCGGCCCAAATCGAGGCCCCGGGAGGCCG
ACGTCACGATCCGTGGTGGCTGTAAAGGACAAACCGGATCATGTGCACGCCG
CGCCGAACCCCCAGGGCCACAGCGACCCCAACAGGGCCGTCCCCCGGACGG
CGCCCACTCTG

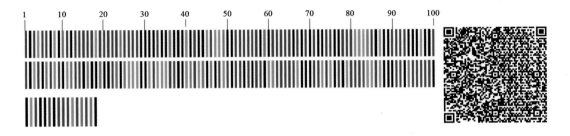

▶ **药用部位**

全草。

▶ **功能主治**

清热解毒、疏肝利胆、止痛止泻。适用于头痛、发热、背心痛、血液病引起的背痛、肝脏热症、胆病、腹泻。

附　注

　　我国约有 200 种紫堇属（*Corydalis*）植物，青藏高原分布的种类极为丰富，藏医药用的种类也较多，涉及多个药材品种。关于灰绿黄堇 *C. adunca* Maxim. 的药用情况，不同文献的记载不尽一致，或不同地区将其作为不同药材使用。《藏药志》记载，灰绿黄堇 *C. adunca* Maxim. 为青海藏医使用的ལུག་རུ། （陆额）的基原，而西藏藏医使用的陆额则为齿苞黄堇 *C. denticulato-bracteata* Fedde（*C. wuzhengyiana* Z. Y. Su et Lidén）、散穗黄堇 *C. paniculata* C. Y. Wu et Chuang（拟锥花黄堇 *C. hookeri* Prain）。《新修晶珠本草》将灰绿黄堇 *C. adunca* Maxim. 和直茎黄堇 *C. stricta* Steph. ex Fisch. 作为བ་ཤུང་ཙིལ་བ།（帕蒙丝哇）的基原，同时也指出二者的形态均与《晶珠本草》的记载不符。云南迪庆、西藏昌都、四川甘孜、青海玉树藏医则将灰绿黄堇 *C. adunca* Maxim. 等数种紫堇属植物作为བ་ཤ།（帕下嘎、巴夏嘎）的副品使用，或称其为གཡུ་ཤུལ་གསེར་མགོ（优冬塞尔果）（注：帕下嘎的正品为爵床科植物鸭嘴花 *Adhatoda vasica* Nees 的地上部分）。也有文献记载，灰绿黄堇 *C. adunca* Maxim. 为ཛ་བཟང་།（扎桑）的基原之一。（参见"鸭嘴花""长果婆婆纳"条）

　　经比对，本材料的 ITS2 序列与灰绿黄堇 *C. adunca* Maxim. 的 ITS2 序列（NCBI 数据库登录号为 LN610768）的相似度为 98%，与 *C. rupestris* Kotschy（《中国植物志》未记载该种）的 ITS2 序列（中药材 DNA 条形码鉴定系统登录号为 X85488）的相似度为 92%，与夏天无 *C. decumbens* (Thunb.) Pers. 的 ITS2 序列（中药材 DNA 条形码鉴定系统登录号为 481-18 PU-04）的相似度为 91%。

灰毛党参

Huimaodangshen

陆堆多吉曼巴

ཀླུ་བདུད་རྡོ་རྗེ་དམན་པ།

▶ 材 料

药材标本采集自四川省甘孜藏族自治州道孚县鲜水镇一格村，采集号 1408227（馆藏标本号 003292）；西藏自治区昌都市江达县城郊，采集号 2013080（馆藏标本号 003468）；西藏自治区昌都市芒康县如美镇多美村拉乌山下，采集号 2011469（馆藏标本号 003682）。

▶ 基 原

桔梗科植物灰毛党参 *Codonopsis canescens* Nannf.（100%）。

▶ 形态特征

多年生草本，茎基具多数细小茎痕，较粗长而直立。根常肥大，呈纺锤状而较少分枝，长 20 ~ 30 cm，直径 1 ~ 2.5 cm，表面呈灰黄色，近上部有细密环纹，下部疏生横长皮孔。主茎 1 至数枝，直立或上升，中部有叶及多数分枝，长 25 ~ 85 cm，直径 2 ~ 5 mm；侧枝通常不育，具叶，呈灰绿色，密被灰白色柔毛。

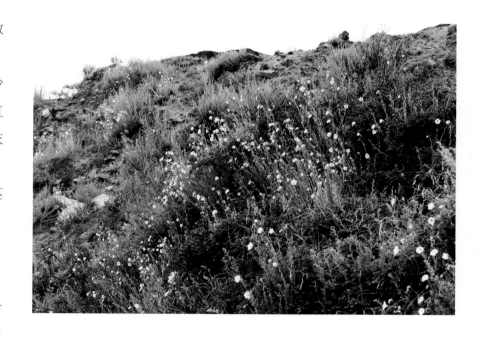

主茎上的叶互生，侧枝上的叶近对生；叶柄短，长不及 2 mm；叶片呈卵形、阔卵形或近心形，长可达 1.5 cm，宽可达 1 cm，先端钝或急尖，基部呈圆形，稀呈浅心形，全缘，叶脉一般不显著，呈灰绿色，两面密被白色柔毛。花着生于主茎及其上部分枝的先端；花梗长 2 ~ 15 cm；花萼贴生至子房中部，筒部呈半球状，具 10 明显的辐射脉，呈灰绿色，密被白色短柔毛，裂片间弯缺宽钝，裂片远隔，呈卵状披针形或狭三角状卵形，先端急尖或微钝，全缘或微皱缩成波状，长 5 ~ 6 mm，宽 2 ~ 3 mm，呈灰绿色，两面密被白色短柔毛，但内面基部渐无毛；花冠呈阔钟状，长 1.5 ~ 1.8 cm，直径 2 ~ 2.5 cm，呈淡蓝色或蓝白色，内面基部具色泽较深的脉纹，浅裂，裂片呈宽三角形，先端及外侧被柔毛；雄蕊无毛，花丝极短，基部微扩大，长 2 ~ 2.5 mm，花药较花丝

▶ ITS2 条形码序列 / 简并序列

CGCATCGCGTCGCCTCCCTTAACTTGACTGTTTACAAARCAAGTCGGGAAAG
GGGGAGCGGATACTGGCCTCCCGTGCCTTGCGGCGCGGCTGGCTCAAAACG
GAGTCCCCGCGAAGGACGCACGACAAGTGGTGGTTGATAACAAGGCCCTCG
CGTCCCGTCGTGCGCACGTCCTGCGCTGGGTTGGCTCTCGTGACCCTGACG
CGTCTGGGCTTAAGCCTAAGGCGCTCCGACCG

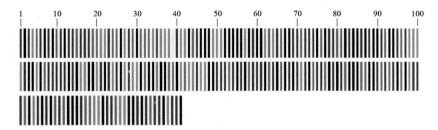

003292 样本：

CGCATCGCGTCGCCTCCCTTAACTTGACTGTTTACAAAC
AAGTCGGGAAAGGGGGAGCGGATACTGGCCTCCCGTGCC
TTGCGGCGCGGCTGGCTCAAAACGGAGTCCCCGCGAAG
GACGCACGACAAGTGGTGGTTGATAACAAGGCCCTCGCGT
CCCGTCGTGCGCACGTCCTGCGCTGGGTTGGCTCTCGTG
ACCCTGACGCGTCTGGGCTTAAGCCTAAGGCGCTCCGAC
CG

003468、003682 样本：

CGCATCGCGTCGCCTCCCTTAACTTGACTGTTTACAAGC
AAGTCGGGAAAGGGGGAGCGGATACTGGCCTCCCGTGCC
TTGCGGCGCGGCTGGCTCAAAACGGAGTCCCCGCGAAG
GACGCACGACAAGTGGTGGTTGATAACAAGGCCCTCGCGT
CCCGTCGTGCGCACGTCCTGCGCTGGGTTGGCTCTCGTG
ACCCTGACGCGTCTGGGCTTAAGCCTAAGGCGCTCCGAC
CG

略长，长约 3 mm。蒴果下部呈半球状，上部呈圆锥状，长 1 ~ 1.3 cm，直径约 1 cm；种子多数，呈椭圆状，无翼，细小，呈棕黄色，光滑无毛。花果期 7 ~ 10 月。

▶ 药材音译名

陆堆多吉曼巴、陆堆多吉、鲁堆多吉、陆堆多吉窍、陆堆多吉门巴、陆堆多吉嘎保。

▶ 药用部位

全草。

▶ 功能主治

干黄水、消肿。适用于风湿性关节炎、麻风病、溃疡。

附　注

《晶珠本草》记载ཀླུ་བདུད་རྡོ་རྗེ། （陆堆多吉）为治疗中风症、"隆"病、臁疮、邪魔病（魔隆病）之药物，言其分为黑 [ཀླུ་བདུད་རྡོ་རྗེ། （陆堆多吉），或称ཀླུ་བདུད་རྡོ་རྗེ་ནག་པོ། （陆堆多吉那保）]、白 [ཀླུ་བདུད་རྡོ་རྗེ་དཀར་པོ། （陆堆多吉嘎保）]2 种。现代文献记载的陆堆多吉的基原涉及桔梗科党参属（*Codonopsis*）和沙参属（*Adenophora*）的多种植物，

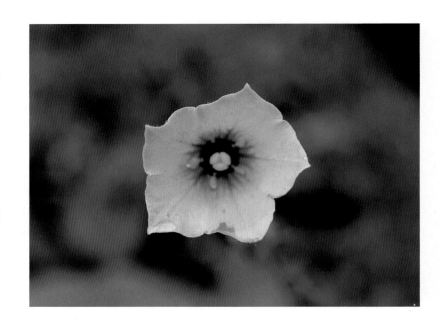

多以长花党参 *C. thalictrifolia* Wall. var. *mollis* (Chipp) L. T. Shen（*C. mollis* Chipp）为正品，《部标藏药》以藏党参 /ཁ་བདུད་རྡོ་རྗེ།/ 鲁堆多吉之名收载了该种，规定以其全草入药，药材又称为藏党参。据文献记载，灰毛党参 *C. canescens* Nannf. 为陆堆多吉或其代用品 [ཀླུ་བདུད་རྡོ་རྗེ་དམན་པ། （陆堆多吉门巴）] 的基原之一。部分地区藏医习用川藏沙参 *A. liliifolioides* Pax et Hoffm. 等沙参属植物，将其作为代用品。（参见"长花党参"条）

经比对，本材料的 ITS2 序列与灰毛党参 *C. canescens* Nannf. 的 ITS2 序列（NCBI 数据库登录号为 KY071046、KY071047、KP318223）的相似度为 100%，与川党参 *C. tangshen* Oliv.、素花党参 *C. pilosula* (Franch.) Nannf. var. *modesta* (Nannf.) L. T. Shen、党参 *C. pilosula* (Franch.) Nannf. 的 ITS2 序列（中药材 DNA 条形码鉴定系统登录号分别为 HAP00319、HAP00318、GQ434465）的相似度为 97%。

灰枝紫菀

Huizhiziwan

娄琼

ལུག་ཆུང་།

▶ 材　　料

药材标本采集自青海省海南藏族自治州贵德县尕让乡俄加村，采集号 2011093（馆藏标本号 003726）；西藏自治区昌都市察雅县吉塘镇，采集号 2011170（馆藏标本号 003747）；青海省海东市循化撒拉族自治县至黄南藏族自治州河南蒙古族自治县途中，采集号未标记（馆藏标本号 003250）。

▶ 基　　原

菊科植物灰枝紫菀 *Aster poliothamnus* Diels（93%）。

▶ 形态特征

丛生亚灌木，高 40 ~ 100 cm。茎多分枝，呈帚状，直径达 1 cm，树皮呈灰褐色，撕裂，当年生枝直立，长 15 ~ 40 cm，纤细，密被短糙毛或柔毛，有腺，有密集的叶。下部叶枯落；中部叶呈长圆形或线状长圆形，长 1 ~ 2 cm，稀 3 cm，宽 0.2 ~ 0.5 cm，稀 0.8 cm，全缘，基部稍狭或急狭，先端钝

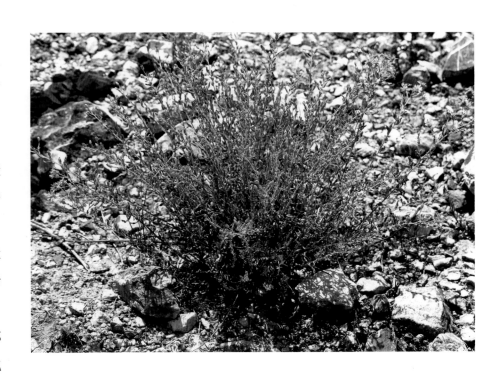

或尖，边缘平或稍反卷；上部叶小，呈椭圆形；全部叶上面被短糙毛，下面被柔毛，两面有腺点，中脉在下面凸起，侧脉不明显。头状花序在枝端密集成伞房状或单生；花序梗细，长 1 ~ 2.5 cm，有疏生的苞叶；总苞呈宽钟状，长 5 ~ 7 mm，直径 5 ~ 7 mm，总苞片 4 ~ 5 层，覆瓦状排列，外层总苞片呈卵圆形或长圆状披针形，长 2 ~ 3 mm，全部或上部草质，先端尖，外面或仅沿中脉密被柔毛和腺点，内层总苞片长达 7 mm，宽 0.7 mm，近革质，上部草质且带红紫色，有缘毛；舌状花 10 ~ 20，呈淡紫色，管部长 2 mm，舌片呈长圆形，长 7 ~ 10 mm，宽 1.2 ~ 2 mm，有 4

▶ ITS2 条形码序列 / 简并序列

CGCATCGCGTCGCTCCCACCATTCATTCCTTCGGGAATCTTGTTTGGGGGCG
GATACTGGTCTCCYGTTCCTCACCGAGCGGTTGGCCAAAATACGAGTCCCCT
TTGACGGATGCACGACTAGTGGTGGTTGAGAAGACCMGGAATCGTGTCGTGC
GTCTTGTCGAAATGGTTCCTCCTAATAGACCCAACGCGTTGTCATGTGACGA
CGCTTCGACCG

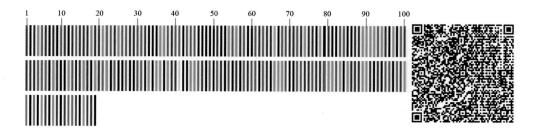

003726 样本：

CGCATCGCGTCGCTCCCACCATTCATTCCTTCGGGAATCT
TGTTTGGGGGCGGATACTGGTCTCCTGTTCCTCACCGAG
CGGTTGGCCAAAATACGAGTCCCCTTTGACGGATGCACGA
CTAGTGGTGGTTGAGAAGACCAGGAATCGTGTCGTGCGTC
TTGTCGAAATGGTTCCTCCTAATAGACCCAACGCGTTGTC
ATGTGACGACGCTTCGACCG

003747 和 003250 样本：

CGCATCGCGTCGCTCCCACCATTCATTCCTTCGGGAATCT
TGTTTGGGGGCGGATACTGGTCTCCCGTTCCTCACCGAG
CGGTTGGCCAAAATACGAGTCCCCTTTGACGGATGCACGA
CTAGTGGTGGTTGAGAAGACCCGGAATCGTGTCGTGCGTC
TTGTCGAAATGGTTCCTCCTAATAGACCCAACGCGTTGTC
ATGTGACGACGCTTCGACCG

脉；管状花呈黄色，长 5 ~ 6 mm，管部长 1.6 ~ 2 mm，裂片长 0.7 mm；冠毛呈污白色，长约 5 mm，有近等长的微糙毛或另有少数外层短毛。瘦果呈长圆形，长 2 ~ 2.5 mm，常一面有肋，被白色密绢毛。花期 6 ~ 9 月，果期 8 ~ 10 月。

▶ 药材音译名

娄琼、鲁合琼、陆穹、美朵陆穹、鲁合琼、露穷、露琼、漏琼。

▶ 药用部位

花（花序）。

▶ 功能主治

清热解毒。适用于"培根"病、脉热病、发热、食物中毒。

附　注

《四部医典》中记载有ལུག་རུང་།（娄琼）。《晶珠本草》以མེ་ཏོག་ལུག་མིག（美多漏梅）为其正名，记载其种类很多，将其分为黄（漏莫合）、蓝（娄琼）、黑（阿夏合）3种。现代文献记载的美多漏梅类药物的基原涉及菊科紫菀属（*Aster*）、飞蓬属（*Erigeron*）、狗娃花属（*Heteropappus*）

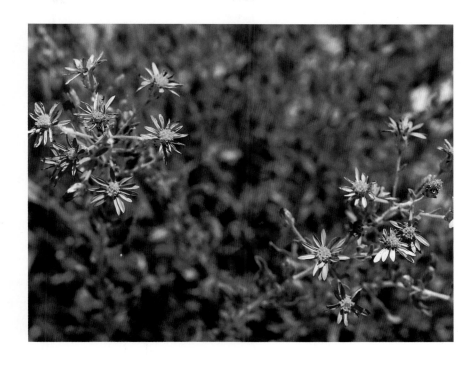

等多属的多种植物，药材又习称为藏紫菀。《部标藏药》《青海藏标》以灰枝紫菀 ལུག་རུང་། 露琼（娄琼）之名收载了灰枝紫菀 *A. poliothamnus* Diels。文献记载的娄琼的基原尚有怒江紫菀 *A. salwinensis* Onne；青海、云南藏医也习以阿尔泰狗娃花 *H. altaicus* (Willd.) Novopokr.、粗毛阿尔泰狗娃花 *H. altaicus* (Willd.) Novopokr. var. *hirsutus* (Hand.-Mazz.) Ling（阿尔泰狗娃花粗毛变种）、圆齿狗娃花 *H. crenatifolius* (Hand.-Mazz.) Griers. 作为陆穹的代用品。（参见"重冠紫菀""阿尔泰狗娃花""藏紫菀"条）

经比对，本材料的 ITS2 序列与镰叶紫菀 *A. falcifolius* Hand.-Mazz. 的 ITS2 序列（NCBI 数据库登录号为 JN543802）的相似度为 95%，与西固紫菀 *A. sikuensis* W. W. Smith et Farr. 的 ITS2 序列（NCBI 数据库登录号为 JN543766）的相似度为 94%，与灰枝紫菀 *A. poliothamnus* Diels 的 ITS2 序列（NCBI 数据库登录号为 JN543763）的相似度为 93%。

鸡爪大黄

Jizhaodahuang

君扎

ལྕུམ་རྩི།

▶ **材　　料**

药材标本采集自青海省果洛藏族自治州达日县满掌乡（馆藏标本号 003274）。

▶ **基　　原**

蓼科植物鸡爪大黄 *Rheum tanguticum* Maxim. ex Regel（唐古特大黄）（99%）。

▶ **形态特征**

多年生高大草本，高 1.5 ～
2 m。根及根茎粗壮，呈黄
色。茎粗，中空，具细棱
线，光滑无毛或在上部的
节处具粗糙短毛。茎生叶
大型，叶片呈近圆形或宽
卵形，长 30 ～ 60 cm，先
端窄长急尖，基部略呈心
形，通常掌状 5 深裂，最
基部 1 对裂片简单，中间
3 裂片多为 3 回羽状深裂，
小裂片呈窄长披针形，基
出脉 5，叶上面具乳突或
粗糙，下面具密短毛；叶

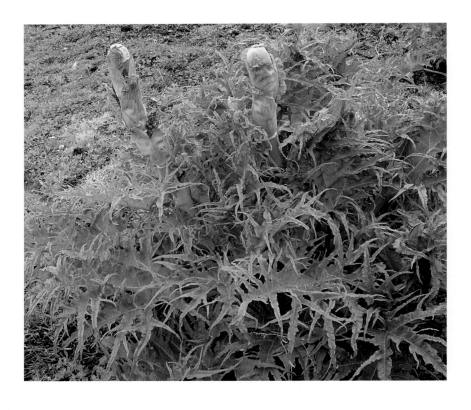

柄呈近圆柱状，与叶片近等长，被粗糙短毛；茎生叶较小，叶柄亦较短，裂片多狭窄；托叶鞘大型，
以后多破裂，外面具粗糙短毛。大型圆锥花序分枝较紧聚；花小，呈紫红色，稀呈淡红色；花梗呈
丝状，长 2 ～ 3 mm，关节位于下部；花被片呈近椭圆形，内轮较大，长约 1.5 mm；雄蕊多为 9，
不外露；花盘薄，与花丝基部连合成极浅的盘状；子房呈宽卵形，花柱较短，平伸，柱头为头状。
果实呈矩圆状卵形至矩圆形，先端圆或平截，基部略呈心形，长 8 ～ 9.5 mm，宽 7 ～ 7.5 mm，翅
宽 2 ～ 2.5 mm，纵脉近翅的边缘；种子呈卵形，黑褐色。花期 6 月，果期 7 ～ 8 月。

▶ **药材音译名**

君扎、君木扎、君木杂。

▶ ITS2 条形码序列 / 简并序列

CGCACCGCGTCGCCCCGCCCCCTCCGGGGGGCAGGGGCGGAGACTGGCCC
CCCGTGCGCCCCGGCGCGCGGCCGGCCTAAACGCAGGCCCCGCGGTCGCGA
GAAGCCGCGACGATTGGTGGTGTACCAGCGGCCCCGTGCCGCGAAGCATCG
CGTCGCGTCTCGCGCGGCCACCGTGAGCGCCAAAAGGGCCCCGACCACCGT
TG

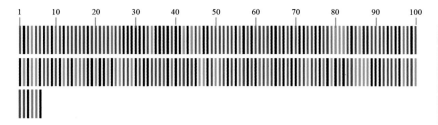

▶ 药用部位

根及根茎。

▶ 功能主治

泻热攻下、行瘀化积、抗菌消炎。适用于实
热便秘、谵语发狂、食积痞满、里急后重、
湿热黄疸、血瘀经闭、痈肿疔毒。

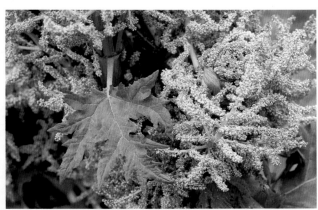
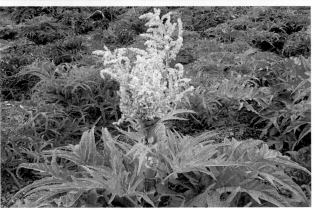

附 注

　　《度母本草》记载 ཆུམ་རྩ（君木扎）分为大
（君木扎）、中 [ཆུ་རྩ（曲扎），习称亚大黄]、
小 [ཆུམ་རྩ（曲玛孜），习称小大黄]3 种。据现
代文献记载和实地调查显示，各地藏医所用君
木扎类药物的基原均为蓼科植物，其中大者
（君木扎）的基原多以掌叶大黄 R. palmatum L.、
唐古特大黄 R. tanguticum Maxim. ex Regel、药
用大黄 R. officinale Baill. 为正品，《部标藏药》
等收载的上品（君木扎）的基原也为该 3 种。据文献记载，西藏藏医使用的"君木扎"的基原尚有印
边大黄 R. emodii Wall.（藏边大黄 R. australe D. Don），甘南、青海东部也用波叶大黄 R. hotaoense C. Y.
Cheng et C. T. Kao（河套大黄）。

　　经比对，本材料的 ITS2 序列与鸡爪大黄 R. tangticum Maxim. ex Regel、药用大黄 R. officinale
Baill. 的 ITS2 序列（NCBI 数据库登录号分别为 KX674976、KX674977）的相似度均为 99%。

尖突黄堇

Jiantuhuangjin

日袞孜玛

རེ་སྐོན་ཅེ་དམར།

▶ 材　　料

药材标本采集自青海省果洛藏族自治州玛沁县优云乡，采集号 1408192（馆藏标本号 003243）。

▶ 基　　原

罂粟科植物尖突黄堇 *Corydalis mucronifera* Maxim.（扁柄黄堇）。

▶ 形态特征

垫状草本，高约 5 cm，幼叶常被毛，具主根。茎数条发自基生叶腋，不分枝，具叶。基生叶多数，长约 5 cm，叶柄长约 4 cm，宽 2 ~ 3 mm，呈扁状，叶片呈卵圆形或心形，长约 1 cm，宽约 1.2 cm，三出羽状分裂或掌状分裂，末回裂片呈长圆形，具芒状尖突；茎生叶与基生叶同形，常高出花序。花序呈伞房状，具少花；苞片呈扇形，多裂，下部苞片长约

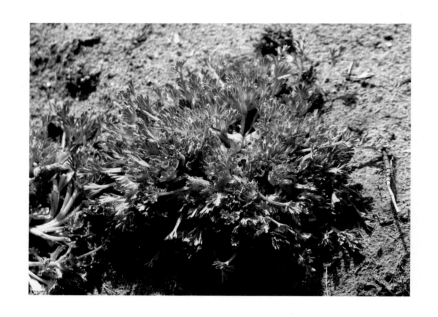

1.2 cm，宽约 1 cm，裂片呈线形至匙形，具芒状尖突；花梗长约 1 cm，果期先端钩状弯曲；花黄色，先直立，后平展；萼片长约 1 mm，宽约 2 mm，具齿；外花瓣具鸡冠状突起，上花瓣长约 8 mm，距圆筒形，稍短于瓣片，略上弯，蜜腺体约贯穿距长的 2/3；内瓣片先端呈暗绿色；柱头呈近四方形，两侧常不对称，具 6 乳突，2 顶生乳突呈短柱状，侧生乳突较短，较靠近。蒴果呈椭圆形，长约 6 mm，宽约 2.3 mm，常具 4 种子及长约 2 mm 的花柱。

▶ 药材音译名

日袞孜玛、热袞巴、日官孜玛、当日丝哇、东日丝哇、东日丝巴。

▶ 药用部位

全草。

▶ 功能主治

清热消炎。适用于高山多血症、溃疡疼痛、脉管炎、肠炎。

▶ ITS2 条形码序列／简并序列

CGCACCGAGTCGCCCCCCATCCCCCCCGATCATGTCGGGGGGGGAGGCGGGA
GCGGAGAATGGCCCCCCGTGCCCCCGCGCGCGGCCGGCCCAAACAAAGGCC
CCGGGAGGCCGACGTCACGATCCGTGGTGGTTGTAAAAGACACGCACGTCGG
ATCGAGTGCACGCCGCGCCGCACCCAGGGCCACTGCGACCCCCAAGGGCCG
TCCCCGGACGGCGCCCACTCTG

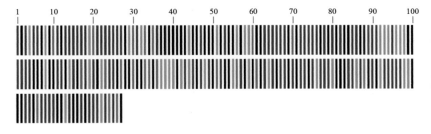

附 注

ར་མགོ（热衮）为《月王药诊》《四部医典》记载的调血、止脉热之药物。《蓝琉璃》言"热衮"的优质品名为ཅེ་དམར（孜玛）。《晶珠本草》记载其名为ར་མགོ་པ（热衮巴），言其分为上 [ར་མགོ（热衮）]、下 [ཅི་མ（孜加）] 2 品。现代文献记载的热衮巴的基原较为复杂，包括罂粟科紫堇属（Corydalis）以及蔷薇科无尾果属（Coluria）植物无尾果 Coluria longifolia Maxim. 和羽叶花属（Acomastylis）、委陵菜属（Potentilla）等的多种植物，此外，还有报春花科植物羽叶点地梅 Pomatosace filicula Maxim.；多以尼泊尔黄堇 Corydalis hendersonii Hemsl. 和尖突黄堇 Corydalis mucronifera Maxim.（扁柄黄堇）为上品 [ར་མགོན་ཅི་དམར（日官孜玛）]，其他为下品 [ར་མགོན་དམན་པ（热功曼巴）]，下品的基原主要为羽叶点地梅 Pomatosace filicula Maxim. 和无尾果 Coluria longifolia Maxim.。《部标藏药》以矮紫堇 ར་མགོན་ཅི་དམར/ 日官孜玛之名收载了矮紫堇 Corydalis hendersonii Hemsl.（尼泊尔黄堇）和扁柄黄堇 Corydalis mucronifera Maxim.；《青海藏标》以羽叶点地梅 ར་མགོ/ 热衮巴之名收载了羽叶点地梅 Pomatosace filicula Maxim. 和扁柄黄堇 Corydalis mucronifera Maxim.。（参见"矮紫堇"条）

《晶珠本草》另记载有 ཟིལ་པ（丝哇）类药物，言其共有 7 种。现代文献记载的丝哇类药物的基原主要为紫堇属植物，不同文献记载的热衮巴和丝哇类药物的基原也有交叉。有文献认为尖突黄堇 Corydalis mucronifera Maxim. 也为丝哇类药物 ཤར་རི་ཟིལ་པ（东日丝哇）的基原之一，与该种同样作为东日丝哇基原的还有糙果紫堇 Corydalis trachycarpa Maxim.、淡黄紫堇 Corydalis octocornuta C. Y. Wu、高山紫堇 Corydalis alpigena C. Y. Wu 等。

经比对，本材料的 ITS2 序列与金球黄堇 Corydalis boweri Hemsl. 的 ITS2 序列（NCBI 数据库登录号为 KR534506）的相似度为 100%，与夏天无 Corydalis decumbens (Thunb.) Pers.、黄紫堇 Corydalis ochotensis Turcz. 的 ITS2 序列（中药材 DNA 条形码鉴定系统登录号分别为 X85449、X85451）的相似度均为 92%。NCBI 数据库中未收录尖突黄堇 Corydalis mucronifera Maxim. 的 ITS2 序列信息。

卷柏

Juanbai

莪区森得尔莫

ཕྱོ་ཚ་བྱིན་བྱེར་མོ།

▶ **材　料**

药材标本收集自西藏藏医学院藏药有限公司（馆藏标本号 2015091409）。

▶ **基　原**

卷柏科植物垫状卷柏 *Selaginella pulvinata* (Hook. et Grev.) Maxim.（95%）。

▶ **形态特征**

土生或石生复苏植物，呈垫状。根托只生于茎的基部，长 0.5 ~ 3 cm，直径 0.3 ~ 1.8 mm；根多分叉，密被毛，和茎及分枝密集形成树状主干，有时高达数十厘米。主茎自中部开始羽状分枝或不等二叉状分枝，不呈"之"字形，无关节，呈禾秆色或棕色，不分枝的主茎高 10 ~ 35 cm；茎呈卵圆柱

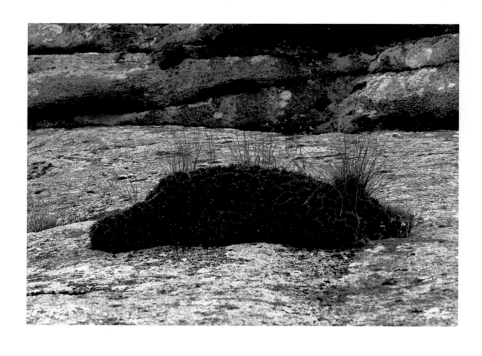

状，不具沟槽，光滑，维管束 1；侧枝 2 ~ 5 对，2 ~ 3 回羽状分枝，小枝稀疏，规则，分枝无毛，背腹压扁，末回分枝连叶宽 1.4 ~ 3.3 mm。叶全部交互排列，二型，叶质厚，表面光滑，不为全缘，具白边，主茎上的叶较小枝上的叶略大，覆瓦状排列，呈绿色或棕色，边缘有细齿；分枝上的腋叶对称，呈卵形、卵状三角形或椭圆形，长 0.8 ~ 2.6 mm，宽 0.4 ~ 1.3 mm，边缘有细齿，呈黑褐色；中叶不对称，小枝上的中叶呈椭圆形，长 1.5 ~ 2.5 mm，宽 0.3 ~ 0.9 mm，覆瓦状排列，背部不呈龙骨状，先端具芒，外展或与轴平行，基部平截，边缘有细齿（基部有短睫毛），不外卷，不内卷；侧叶不对称，小枝上的侧叶呈卵形至三角形或矩圆状卵形，略斜升，相互重叠，长 1.5 ~ 2.5 mm，宽 0.5 ~ 1.2 mm，先端具芒，基部上侧扩大，加宽，覆盖小枝，基部上侧不为全缘，呈撕裂状或具细齿，下侧近全缘，基部有细齿或睫毛，反卷。孢子叶穗紧密，呈四棱柱形，单生小枝末端，长 12 ~ 15 mm，宽 1.2 ~ 2.6 mm；孢子叶一型，呈卵状三角形，边缘有细齿，具白边（膜质透明），

▶ ITS2 条形码序列 / 简并序列

TACCCCCCAAGCTACCCCTCGCAGGGTGGATTTGGCCGTCCGTGGTGTTCTC
TCCCGGTCGGCTCGATTGCATACCGGGCGCCCTGCCGACGCTTGCTACCGAA
GTATCAAGTCCAGGCATCGGGTGCTCCGGTCACGGCGTGACTTGCGGTGCTT
GCACCGCTACGTTCC

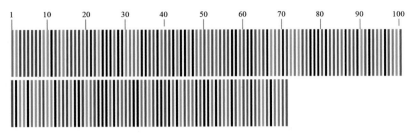

先端有尖头或具芒；大孢子叶在孢子叶穗上下两面不规则排列。大孢子呈浅黄色，小孢子呈橘黄色。

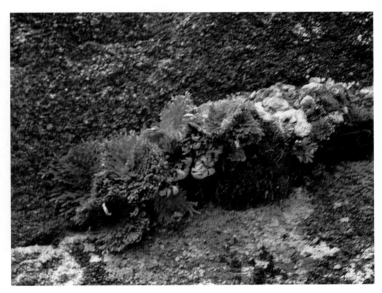

▶ 药材音译名

莪区森得尔莫、莪曲森得莫、鹅区森得莫、莪曲森代毛、帕巴拉巴。

▶ 药用部位

全草。

▶ 功能主治

清热、接骨、通便。适用于皮肤病、尿涩、"培根"病、胃病、肝病、经闭癥瘕、便血脱肛、子宫出血、胃痛腹胀、骨折。

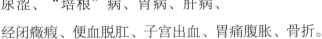 附 注

《四部医典》《晶珠本草》等古籍中记载有通二便之药物 ཟླ་འབྲུན་ཕྱེར་མོ།（莪区森得尔莫）；《晶珠本草》记载其名为 སྤ་བ་ལག་པ།（帕巴拉巴）。现代文献记载藏医所用莪区森得尔莫的基原包括卷柏科卷柏属（*Selaginella*）的多种植物，最常用的为卷柏 *S. tamariscina* (Beauv.) Spring 和垫状卷柏 *S. pulvinata* (Hook. et Grev.) Maxim.。《部标藏药》等标准中也收载了这 2 种，以卷柏较为常用。

经比对，本材料的 ITS2 序列与垫状卷柏 *S. pulvinata* (Hook. et Grev.) Maxim. 的 ITS2 序列（中药材 DNA 条形码鉴定系统登录号为 ST0002 MT03、RCFHCD034，NCBI 数据库登录号为 KC559850、KC559849 和 KC559847）的相似度为 95%。

卷丝苣苔

Juansijutai

查架哈吾

བག་རྩྭ་དཀར་པོ།

▶ **材　料**

药材标本收集自西藏藏医学院藏药有限公司（馆藏标本号 2015091427）。

▶ **基　原**

苦苣苔科植物卷丝苣苔 *Corallodiscus kingianus* (Craib) Burtt[大叶珊瑚苣苔 *C. grandis* (Craib) Burtt]（100%）。

▶ **形态特征**

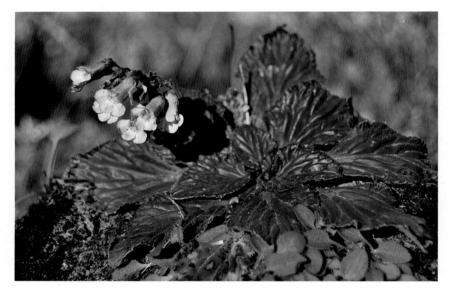

多年生草本。根茎短而粗。叶全部基生，呈莲座状，具柄；叶片革质，呈菱状狭卵形或卵状披针形，稀呈卵圆形，长 2 ~ 9 cm，宽 1.4 ~ 3 cm，先端锐尖，稀钝，基部呈楔形，边缘稍向上卷曲，近全缘或具不整齐细锯齿，上面无毛，平展，稀稍具折皱，下面密被锈色毡状绵毛，侧脉每边 4 ~ 5，在上面微凹，在下面隆起；叶柄宽，扁平，长 0 ~ 4.5 cm，宽 2 ~ 6 mm，被锈色绵毛。聚伞花序 2 ~ 3 次分枝，2 ~ 6，每花序具（5 ~ ）7 ~ 20 花；花序梗长 6.5 ~ 17 cm，与花梗及花萼密被锈色绵毛，果时部分毛脱落；苞片不存在；花梗长 6 ~ 10 mm；花萼呈钟状，5 裂达近基部至中部，裂片呈长圆形，长 2 ~ 3 mm，宽约 0.6 mm，内面无毛，具 5 脉；花冠呈筒状，淡紫色、紫蓝色，长（13 ~ ）15 ~ 16（ ~ 18） mm，外面无毛，内面下唇一侧具淡褐色髯毛和 2 深褐色斑纹，筒部长 8 ~ 12 mm，直径 3 ~ 4 mm，上唇 2 裂，裂片呈半圆形，长约 1 mm，先端呈圆形，有时微凹，下唇 3 裂，裂片呈卵圆形或近圆形，长 4 ~ 5 mm，宽约 4 mm；雄蕊 4，上雄蕊长约 3 mm，着生于距花冠基部 3.1 mm 处，下雄蕊长约 6 mm，着生于距花冠基部 3.5 mm 处，花丝无毛，有时卷曲，花药呈长圆形，长约 0.5 mm，药室汇合，基部极叉开；退化雄蕊长约 1.5 mm，着生于距花冠基部 1.2 mm 处；花盘高 0.7 mm；雌蕊无毛，子房呈长圆形，长约 3 mm，花柱比子房长，长约 6 mm，柱头为头状，微凹。蒴果呈长圆形，长约 2 cm。花期 6 ~ 8 月。

▶ ITS2 条形码序列 / 简并序列

CGCATCGCGTCGCCCCCCTCACATCCCACGTGGAGGAGGGGGCGGATATTG
GCCTCCCGTGAGCCACGAGCAAGCGGTCGGCCCAAATAGGATACGACGTCGA
TGGATGCCGCACGACAACTGGTGGTTGGATCTCTCAACTCGCACGCCGTCGT
GCGGGACCCTATCGGTCGTCGTGGCGACCCTCCGGCACCTGATGCCTCGAA
TG

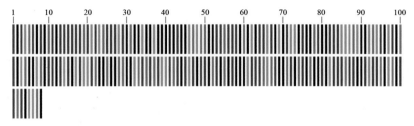

▶ 药材音译名

查架哈吾、查架阿吾、渣加哈窝、查加哈窝、扎甲哈吾、志甲哈吾。

▶ 药用部位

带花的全草。

▶ 功能主治

清热解毒、愈疮、补肾。适用于热性腹泻、阳痿早泄、月经失调、白带过多、肉食中毒、乌头中毒、肾病、疖疮。

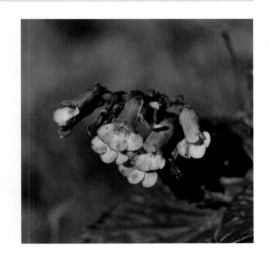

附　注

《四部医典》《鲜明注释》等古籍中记载有疗毒症、止热泻之药物 ཆུ་རྩ་ཧོ། （查架哈吾）。《鲜明注释》记载查架哈吾花色有白、紫、黄 3 种；《晶珠本草》言其"花蓝色，老后变白色"。据现代文献记载，藏医所用"查架哈吾"的基原包括苦苣苔科珊瑚苣苔属（*Corallodiscus*）、金盏苣苔属（*Isometrum*）、吊石苣苔属（*Lysionotus*）以及中国蕨科植物银粉背蕨 *Aleuritopteris argentea* (Gmél.) Fée 等多种植物，多以卷丝苣苔 *C. kingianus* (Craib) Burtt[大叶珊瑚苣苔 *C. grandis* (Craib) Burtt]、石花 *C. flabellatus* (Craib) Burtt 为正品，二者的形态与《晶珠本草》的记载相符。也有观点认为查架哈吾的基原应以银粉背蕨 *A. argentea* (Gmél.) Fée 为正品，但该种无花，显然与古籍记载不符。《部标藏药》等以石莲花（扁叶珊瑚盘）/ཆག་རྩ་ཧོ།/扎甲哈吾（志甲哈吾）之名收载了石花 *C. flabellatus* (Craib) Burtt（扁叶珊瑚盘）及其同属植物。

经比对，本材料的 ITS2 序列与卷丝苣苔 *C. kingianus* (Craib) Burtt、西藏珊瑚苣苔 *C. lanuginosus* (Wall. ex A. DC.) Burtt[*C. lanuginose* (Wall. ex A. DC.) Burtt] 的 ITS2 序列（NCBI 数据库登录号分别为 MF785488、KY271233，GU350631）的相似度均为 100%。

决明子

Juemingzi

帖嘎多吉

ཐལ་ཀ་རོ་རྗེ།

▶ **材　　料**

药材标本收集自青海省西宁市九康药材市场（馆藏标本号 003616）。

▶ **基　　原**

豆科植物决明 *Cassia tora* Linn.（小决明）（100%）。

▶ **形态特征**

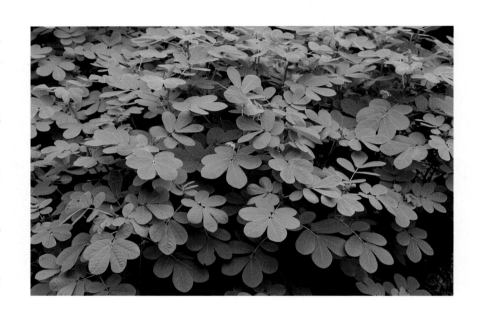

一年生亚灌木状草本，直立，粗壮，高 1 ～ 2 m。叶长 4 ～ 8 cm；叶柄无腺体；叶轴上每对小叶间有 1 棒状腺体；小叶 3 对，膜质，呈倒卵形或倒卵状长椭圆形，长 2 ～ 6 cm，宽 1.5 ～ 2.5 cm，先端圆钝而有小尖头，基部渐狭，偏斜，上面被稀疏柔毛，下面被柔毛；小叶柄长 1.5 ～ 2 mm；托叶呈线状，被柔毛，早落。花腋生，通常 2 朵聚生；总花梗长 6 ～ 10 mm；花梗长 1 ～ 1.5 cm，呈丝状；萼片稍不等大，呈卵形或卵状长圆形，膜质，外面被柔毛，长约 8 mm；花瓣呈黄色，下面 2 花瓣略长，长 12 ～ 15 mm，宽 5 ～ 7 mm；能育雄蕊 7，花药呈四方形，顶孔开裂，长约 4 mm，花丝短于花药；子房无柄，被白色柔毛。荚果纤细，呈近四棱形，两端渐尖，长达 15 cm，宽 3 ～ 4 mm，膜质；种子约 25，呈菱形，光亮。花果期 8 ～ 11 月。

▶ **药材音译名**

帖嘎多吉、塔嘎多杰、塔嘎多吉。

▶ **药用部位**

成熟种子。

▶ **功能主治**

消炎止痒、引黄水、补身、壮阳。适用于脓疖、痈疖等各种皮肤病，中风，肾虚阳痿。

▶ **ITS2 条形码序列 / 简并序列**

CGCATCGTAGCCCCAAGCCACGTCCACCCCCCGATTGATCAGGGGCGACGAG
GTGCTTGGGGGGAATTTGGCCTCCCGTGATCCGTGCATTGCGGATGGCCGAA
AAAGGAGCCTGTGCGGGGCAATCGCCACGTTCCACGGTGGATGAGCAGATGC
CTCGAGACCGACCTTGTGTTGGTTGTCCCTACGGATGGGCTGTCGACCCTTT
GGGAGCGACGAAGCTTTCCCGAAG

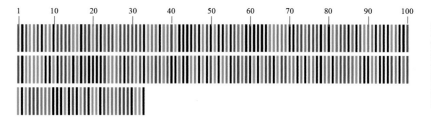

附 注

《四部医典》中记载有干涸黄水之药物 ཐལ་ཀ་རྡོ་རྗེ།（塔嘎多杰）。《蓝琉璃》记载其分为上 [ཐལ་ཀ་རྡོ་རྗེ།（塔嘎多杰）]、下 [ཐལ་ཀ་རྡོ་རྗེ་དམན་པ།（塔嘎多杰曼巴）] 2 品；《晶珠本草》言其分为雌（果实较粗大）、雄（果实较细小）2 种；《生药标本·如意宝瓶》云"雌为上品，雄为下品"。

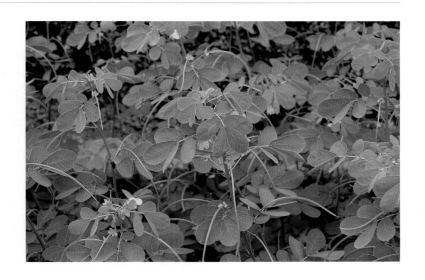

据现代文献记载，现藏医均使用雄者，其基原为豆科植物小决明 *C. tora* Linn.（决明）。《部标藏药》等以决明（决明子）/ཐལ་ཀ་རྡོ་རྗེ།/ 塔嘎多杰之名收载的基原为决明 *C. obtusifolia* L.（钝叶决明）、小决明 *C. tora* Linn.。《迪庆藏药》《新修晶珠本草》认为钝叶决明 *C. obtusifolia* L. 的种子较大，可能系《晶珠本草》记载的雌者。也有文献记载，望江南 *C. occidentalis* L. 的种子也作塔嘎多杰使用，该种的果实较决明 *C. tora* Linn. 粗壮，是否为雌者有待考证。《中国植物志》中 *C. tora* Linn. 的中文名为决明，未记载 *C. obtusifolia* L.。据调查，现藏医使用的决明子药材多购自中药材市场，中医通常将望江南 *C. occidentalis* L. 的种子作为决明子混淆品，藏医使用望江南的可能性较小。

经比对，本材料的 ITS2 序列与 *Senna tora* L.（为 *C. tora* Linn. 的异名）、钝叶决明 *C. obtusifolia* L. [钝叶决明 *Senna tora* L. var. *obtusifolia* (L.) X. Y. Zhu]、*Senna obtusifolia* (L.) H. S. Irwin & Barneby [《中国植物志》未记载该种。《中国植物志》英文版（*Flora of China*）记载 *Senna* 为番决明属的拉丁学名] 的 ITS2 序列（NCBI 数据库登录号分别为 MN244678、GU175319 和 KC573854）的相似度均为 100%。

楛藤子

Ketengzi

庆巴肖夏

མཆིན་པ་ལོ་ག

▶ 材　料

药材标本收集自广西壮族自治区玉林市中药材专业市场（产地：越南。馆藏标本号 003561）、藏族聚居区藏医院（具体医院不明），收集号 20130925-4（馆藏标本号 003387）、安徽省亳州市中国（亳州）中药材交易中心（产地：广西。馆藏标本号 003545）。

▶ 基　原

豆科植物楛藤 *Entada phaseoloides* (L.) Merr.（97%、89%）。

▶ 形态特征

常绿木质大藤本。茎扭旋，枝无毛。二回羽状复叶长 10 ~ 25 cm；羽片通常 2 对，1 对顶生羽片变为卷须；小叶 2 ~ 4 对，对生，革质，呈长椭圆形或长倒卵形，长 3 ~ 9 cm，宽 1.5 ~ 4.5 cm，先端钝，微凹，基部略偏斜，主脉稍弯曲，主脉两侧的叶面不等大，网脉在两面明显；叶柄短。穗状花序长 15 ~ 25 cm，单生或排成

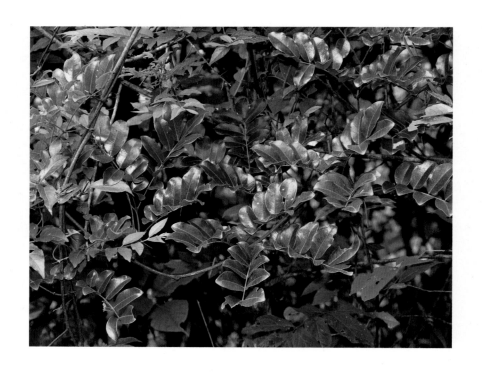

圆锥花序，被疏柔毛；花细小，呈白色，密集，略有香味；苞片被毛；花萼呈阔钟状，长 2 mm，具 5 齿；花瓣 5，呈长圆形，长 4 mm，先端尖，无毛，基部稍连合；雄蕊稍长于花冠；子房无毛，花柱呈丝状。荚果长达 1 m，宽 8 ~ 12 cm，弯曲，扁平，木质，成熟时逐节脱落，每节内有 1 种子；种子呈近圆形，直径 4 ~ 6 cm，扁平，呈暗褐色，成熟后种皮木质，有光泽，具网纹。花期 3 ~ 6 月，果期 8 ~ 11 月。

▶ 药材音译名

庆巴肖夏、青巴肖夏、青巴消夏、夏龙卡、帕开大布、苏卡巴拉、巴卡木保。

▶ ITS2 条形码序列 / 简并序列

CGCRACGYCGCCGCCGCCCSGGATCCCGGGCRYGGCGTATGATGGCCTCCC
GYGAGCCWCGTCTCGCGGCTGGRCGAAATACAMCCSMSGGGGCGATGACCG
CCACGATCCGCGGTGGAYGAGCGAASGAYARGYGCTCGGAGACCGGACGTGC
GCGGGTCGTCCCTYCGGYCGGTGCTSCCGACYGGGKTGGTGGCWGAGCGCA
GCATCATCCCCRGTCYCGAACG

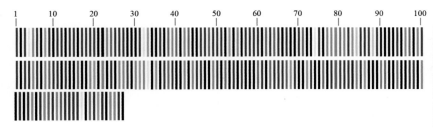

003561 样本:

CGCGACGCCGCCGCCGCCCGGGATCCCGGGCGTGGCGTA
TGATGGCCTCCCGCGAGCCTCGTCTCGCGGCTGGACGAA
ATACAACCCCCGGGGCGATGACCGCCACGATCCGCGGTG
GACGAGCGAAGGACAAGCGCTCGGAGACCGGACGTGCGC
GGGTCGTCCCTTCGGCCGGTGCTGCCGACCGGGGTGGTG
GCAGAGCGCAGCATCATCCCCGGTCTCGAACG

003387 样本:

CGCAACGTCGCCGCCGCCCCGGATCCCGGGCACGGCGTA
TGATGGCCTCCCGTGAGCCACGTCTCGCGGCTGGGCGAA
ATAACCCGAGAGGGCGATGACCGCCACGATCCGCGGTGG
ATGAGCGAACGATACGTGCTCGGAGACCGGACGTGCGCG
GGTCGTCCCTCCGGTCGGTGCTCCCGACTGGGTTGGTGG
CTGAGCGCAGCATCATCCCCAGTCCCGAACG

003545 样本:

CGCAACGTCGCCGCCGCCCCGGATCCCGGGCACGGCGTA
TGATGGCCTCCCGTGAGCCACGTCTCGCGGCTGGGCGAA
ATAACCCGAGAGGGCGATGACCGCCACGATCCGCGGTGG
ATGAGCGAACGATACGTGCTCGGAGACCGGACGTGCGCG
GGTCGTCCCTCCGGTCGGTGCTCCCGACTGGGTTGGTGG
CTGAGCGCAGCATCATCCCCAGTCCCGAACG

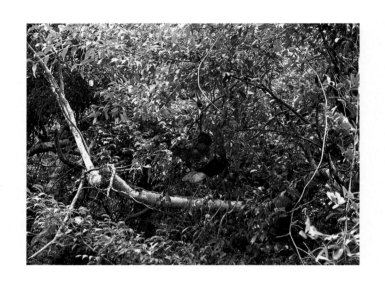

▶ 药用部位

成熟种子。

▶ 功能主治

清肝热、解毒、补肾。适用于白脉病、肝病、中毒症、肾病。

附　　注

《蓝琉璃》《宇妥本草》等古籍中均记载有治肝毒症、疗脉劳损之药物 མཆིན་པ་འོ་ག（庆巴肖夏）。《晶珠本草》言庆巴肖夏又名 བ་མཁལ་སྐྱུག་པོ（巴卡木保）。《蓝琉璃》《晶珠本草》等中共记载有 4 种 འོ་ག（肖夏）类药物，各种肖夏的功效各有不同，庆巴肖夏为其中之一。据现代文献记载和实地调查显示，现各地藏医所用庆巴肖夏的基原均为榼藤子 *E. phaseoloides* (L.) Merr.。《正确认药图鉴》曾将拉果肖夏 [豆科油麻藤属（*Mucuna*）的多种植物的种子] 和庆巴肖夏（榼藤子）均注为木腰子，故《中国药典》（1977 年版）也曾以木腰子作为其正名，后更正为榼藤子。

经比对，广西玉林市场材料、藏族聚居区藏医院材料、安徽亳州市场材料的 ITS2 序列与榼藤子 *E. phaseoloides* (L.) Merr. 的 ITS2 序列（NCBI 数据库登录号为 GQ434372）的相似度分别为 89%、97%、97%。

宽筋藤

Kuanjinteng

勒哲

 སྣེ་ཅི་ས།

▶ 材　料

药材标本收集自四川省成都市荷花池中药材专业市场（产地：广西。馆藏标本号 003508）、广西壮族自治区玉林市中药材专业市场（产地：云南。馆藏标本号 003565）。

▶ 基　原

防己科植物中华青牛胆 *Tinospora sinensis* (Lour.) Merr.（宽筋藤）（99%）。

▶ 形态特征

藤本，长可超过 20 m。枝稍肉质，嫩枝呈绿色，有条纹，被柔毛；老枝肥壮，具褐色、膜质、通常无毛的表皮，皮孔凸起，通常 4 裂，较少 2 或 6 裂。叶为纸质，呈阔卵状近圆形，很少呈阔卵形，长 7 ~ 14 cm，宽 5 ~ 13 cm，先端骤尖，基部深心形至浅心形，弯缺有时很宽，后裂片通常圆，全缘，两面被短柔毛，背面毛甚密；掌状脉 5，最外侧的 1 对近基部二叉分枝，在背面微凸起；叶

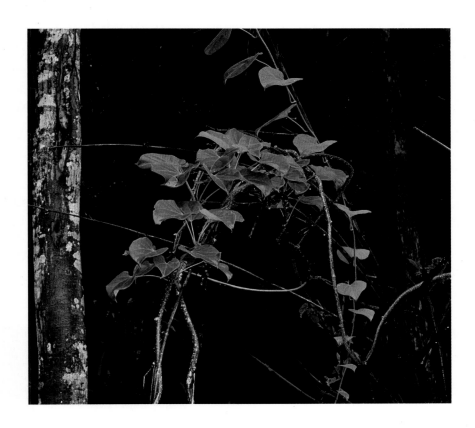

柄被短柔毛，长 6 ~ 13 cm。总状花序先叶抽出。雄花序长 1 ~ 4 cm 或更长，单生或有时几个簇生；雄花萼片 6，排成 2 轮，外轮萼片小，呈长圆形或近椭圆形，长 1 ~ 1.5 mm，内轮萼片阔卵形，长达 5 mm，宽约 3 mm；花瓣 6，呈近菱形，爪长约 1 mm，瓣片长约 2 mm；雄蕊 6，花丝长约 4 mm。雌花序单生；雌花萼片、花瓣与雄花同；心皮 3。核果呈红色，近球形，果核呈半卵球形，长达 10 mm，背面有棱脊和许多小疣状突起。花期 4 月，果期 5 ~ 6 月。

▶ ITS2 条形码序列 / 简并序列

CGCAAATGCTGCTCTCATCCCCTTTGGCGTGAGAGCGAACGATGGCCCCCCG
CGGCTCGGCYGGCGGTCGGCTAAAATAGCTCGCCTTCTCGTGGCTTCACGAC
ACGATTGATGGTGGTTTACAAAACCCTCTGTTGCAACGTGATTGGAAGCAGG
AGGCGAGCGAACCCTTTCACCACATG

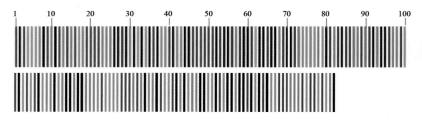

003508 样本:

CGCAAATGCTGCTCTCATCCCCTTTGGCGTGAGAGCGAAC
GATGGCCCCCGCGGCTCGGCTGGCGGTCGGCTAAAATA
GCTCGCCTTCTCGTGGCTTCACGACACGATTGATGGTGGT
TTACAAAACCCTCTGTTGCAACGTGATTGGAAGCAGGAGG
CGAGCGAACCCTTTCACCACATG

003565 样本:

CGCAAATGCTGCTCTCATCCCCTTTGGCGTGAGAGCGAAC
GATGGCCCCCGCGGCTCGGCCGGCGGTCGGCTAAAATA
GCTCGCCTTCTCGTGGCTTCACGACACGATTGATGGTGGT
TTACAAAACCCTCTGTTGCAACGTGATTGGAAGCAGGAGG
CGAGCGAACCCTTTCACCACATG

▶ 药材音译名

勒哲、雷摘、折、堆紫、勒结巴、结给。

▶ 药用部位

藤茎。

▶ 功能主治

清热润肺、调和病理引起的紊乱。适
用于肝热、五脏热、肺病、类风湿性
关节炎、衰老病。

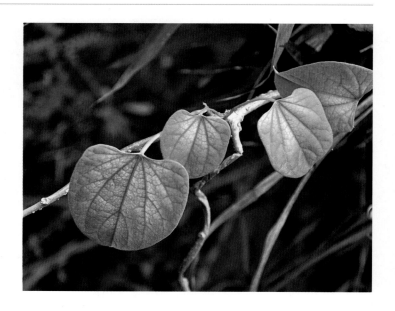

附　注

《四部医典》《晶珠本草》等古籍中记载有ꟙ་ཅེ། （勒哲），《味气铁鬘》言其治"隆"病时疫有特效。现代文献记载的各地藏医习用的勒哲的基原不尽一致，涉及防己科、蓼科、毛茛科、木通科的多属多种植物，多以青牛胆属（*Tinospora*）植物为正品。《部标藏药》等标准中收载的宽筋藤 ꟙ་ཅེ།/勒哲的基原为心叶宽筋藤 *T. cordifolia* (Willd.) Miers 或宽筋藤 *T. sinensis* (Lour.) Merr.（中华青牛胆）。据《中国植物志》记载，心叶宽筋藤 *T. cordifolia* (Willd.) Miers 分布于热带和亚热带地区，我国无分布。历史上藏医使用的勒哲可能以从印度、斯里兰卡等进口的心叶宽筋藤 *T. cordifolia* (Willd.) Miers 的藤茎为主，中华青牛胆 *T. sinensis* (Lour.) Merr.（宽筋藤）系在国内寻找的代用品。文献记载青海、四川、甘肃藏医还以蓼科植物木藤蓼 *Polygonum aubertii* Henry [*Fallopia aubertii* (L. Henry) Holub] 作为勒哲的代用品；《迪庆藏药》记载云南中甸藏医使用的勒哲多为毛茛科铁线莲属（*Clematis*）植物的较粗的藤茎；德钦藏医多用当地产的木通科植物五月瓜藤 *Holbcellia fargesii* Reavb.（八月果）的茎，上述植物均为地方习用品。

经比对，本材料的 ITS2 序列与中华青牛胆 *T. sinensis* (Lour.) Merr.、心叶宽筋藤 *T. cordifolia* (Willd.) Miers 的 ITS2 序列（NCBI 数据库登录号分别为 KR425497、KC952023）的相似度均为 99%。

本材料未经基原鉴定，根据 ITS2 鉴别结果，并结合文献记载、资源分布情况及药材生产的可能性（以国产为主），确定其基原为中华青牛胆 *T. sinensis* (Lour.) Merr.。

葵花大蓟

Kuihuadaji

江才

སྦྱུང་ཚེར།

▶ 材　料

药材标本采集自西藏自治区山南市隆子县与错那县交界地带，采集号 2011351（馆藏标本号 003684）。

▶ 基　原

菊科植物葵花大蓟 *Cirsium souliei* (Franch.) Mattf.（聚头菊）。

▶ 形态特征

多年生铺散草本。主根粗壮，直伸，生多数须根。茎基粗厚，无主茎，顶生多数或少数头状花序，外围以多数排列密集的莲座状叶丛。全部叶基生，呈莲座状，长椭圆形、椭圆状披针形或倒披针形，羽状浅裂、半裂、深裂至几全裂，长 8 ~ 21 cm，宽 2 ~ 6 cm，有长 1.5 ~ 4 cm 的叶柄，两面同色，呈绿色，下面色淡，沿脉有多细胞长节毛；侧裂片 7 ~ 11 对，中部侧

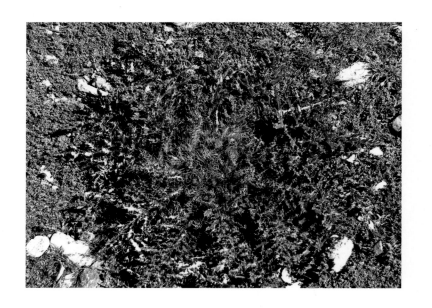

裂片较大，向上、向下的侧裂片渐小，有时基部侧裂片呈针刺状，除基部侧裂片外，全部侧裂片呈卵状披针形、偏斜卵状披针形、半椭圆形或宽三角形，边缘有针刺或大小不等的三角形刺齿，齿顶有 1 针刺，全部针刺长 2 ~ 5 mm；花序梗上的叶小，呈苞叶状，边缘针刺或浅刺齿裂。多数或少数头状花序集生于茎基先端的莲座状叶丛中，花序梗极短（长 5 ~ 8 mm）或近无；总苞呈宽钟状，无毛，总苞片 3 ~ 5 层，呈镊合状排列，或至少不呈明显的覆瓦状排列，近等长，中外层总苞片呈长三角状披针形或钻状披针形，连先端针刺长 1.8 ~ 2.3 cm，不包括边缘针刺宽 1 ~ 2 mm，内层及最内层总苞片呈披针形，长达 2.5 cm，先端渐尖成长达 5 mm 的针刺或膜质渐尖而无针刺，全部苞片边缘有针刺，针刺斜升或贴伏，长 2 ~ 3 mm，或最内层苞片边缘有刺痕而不形成明显的针刺；小花呈紫红色；花冠长 2.1 cm，檐部长 8 mm，不等 5 浅裂，细管部长 1.3 cm。瘦果呈浅黑色，长椭圆状倒圆锥形，稍压扁，长 5 mm，宽 2 mm，先端呈截形；冠毛呈白色或污白色或稍带浅褐色，

▶ ITS2 条形码序列 / 简并序列

CGCATCGCGTCGCCCCAGACCACGTCTCCCCAACGGGGATGCGTTGTTCGTC
TGGGGCGGAGAATGGTCTCCCGTTCCGTCGGCGCGGTTGGCCTAAAAAGGAG
TCCCCTTCGACGGACGCACGGCTAGTGGTGGTTGTTAAGGCCTTCGTATCGA
GCCGTGCGTCGTTAGCCGTAAGGGAACCGCTCTCTAAAGACCCCAACGTGTC
GTCTCGCGACGACGCTTCGACCG

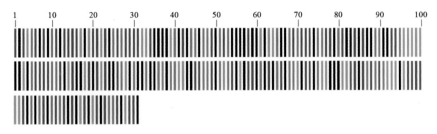

刚毛多层，基部连合成环，整体脱落，向先端渐细，长羽毛状，长达 2 cm。花果期 7 ~ 9 月。

▶ 药材音译名

江才、江策、江采尔那保永哇、江才那保曼巴、春穷哇。

▶ 药用部位

全草。

▶ 功能主治

活血、止血、止痛、散瘀消肿。适用于吐血、衄血、子宫出血、血淋、血崩。

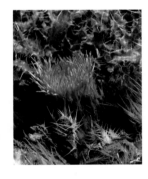

附 注

　　《晶珠本草》中分别记载有 ཇང་ཚེར། （江才）和 ཁྱུང་ཆུང་ག （春穷哇），言江才可引吐"培根"病，春穷哇为止血良药。《晶珠本草》记载江才分为黑 [ཇང་ཚེར་ནག་པོ། （江才那保）]、白 [ཇང་ཚེར་དཀར་པོ། （江才嘎保）] 2 类，其中黑者又分为无茎 [ཇང་ཚེར་ནག་པོ་གཡུང་། （江采尔那保永哇）]、有茎 [ཇང་ཚེར་ནག་པོ་རོན་པ། （江采尔那保果巴）] 2 种。现代文献记载的江才的基原包括菊科飞廉属（*Carduus*）、蓟属（*Cirsium*）、黄冠菊属（*Xanthopappus*）、绵刺头属（*Cousinia*）和川续断科刺参属（*Morina*）等的多种植物，但不同文献对白者、黑者的基原有不同观点。据文献记载，葵花大蓟 *Cirsium souliei* (Franch.) Mattf.（聚头菊）为江才或其黑者（江才那保）的无茎者——江采尔那保永哇的基原之一，其形态也与《四部医典系列挂图全集》第二十九图中次白刺参（无茎）的附图（91 号图）所示植物相符，甘肃又称其为 ཇང་ཚེར་ནག་པོ་དམན་ （江才那保曼巴）。也有观点认为葵花大蓟 *Cirsium souliei* (Franch.) Mattf. 应为春穷哇的基原，其止血的功效也与文献记载相符。

　　经比对，本材料的 ITS2 序列与马刺蓟 *Cirsium monocephalum* (Vant.) Lévl.、刺苞蓟 *Cirsium henryi* (Franch.) Diels 的 ITS2 序列（NCBI 数据库登录号分别为 AF443701、AF443697）的相似度均为 99%。NCBI 数据库未收录葵花大蓟 *Cirsium souliei* (Franch.) Mattf. 的 ITS2 序列信息。

拉萨雪兔子

Lasaxuetuzi

公巴嘎吉

ཀོན་པ་གབ་སྐྱེས།

▶ **材　　料**

药材标本采集自西藏自治区日喀则市仁布县，采集号 2011313（馆藏标本号 003686）。

▶ **基　　原**

菊科植物拉萨雪兔子 *Saussurea kingii* C. E. C. Fisch.（拉萨风毛菊）（100%）。

▶ **形态特征**

二年生铺散草本。根呈圆柱状，木质。主茎极短或近无，自基部发出多数长达 20 cm 的分枝，分枝被绒毛。叶大部分基生，呈莲座状，基部渐狭成扁平的长 2 ~ 5 cm 的叶柄，叶片全形呈线形或宽线形，长 2.5 ~ 14 cm，宽 0.3 ~ 2.5 cm，羽状深裂，两面同色，呈绿色，上面被稀疏蛛丝状毛和腺毛，下面

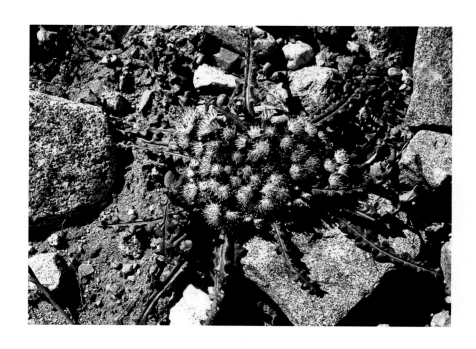

被灰白色绒毛或脱毛，侧裂片多对（5 ~ 10 对），呈椭圆形或卵状长圆形，全缘或有小裂片、钝齿，向两侧（向下和向上）的侧裂片逐渐变小。头状花序有数个或多数，有长 0.3 ~ 10 mm 的小花梗，在莲座状叶丛中集成直径 5 ~ 6 cm 的伞房状总花序；总苞呈钟状，直径 8 ~ 9 mm，总苞片 4 层，外层总苞片呈卵状披针形，长 1.2 cm，宽 2 ~ 4 mm，外面被蛛丝状毛及腺毛，先端具匙形或菱形附属物，中内层总苞片呈卵形、宽卵形或卵状披针形，长达 2 cm，宽达 4 mm，先端急尖，呈紫红色，有腺毛；小花呈紫红色或白色，长 8 ~ 10 mm，细管部长 4 ~ 5 mm，檐部长 5 mm。瘦果呈圆柱状，长 3 mm，被蛛丝状毛，有横皱纹；冠毛呈白色，2 层，外层冠毛短，呈糙毛状，长 2 mm，内层冠毛长，呈羽毛状，长 8 mm。花果期 8 ~ 9 月。

▶ **药材音译名**

公巴嘎吉、宫巴嘎吉、宫巴嘎青。

▶ ITS2 条形码序列 / 简并序列

CGCATCGCGTCGCCCCCAACCACGCATCCCTCTTCGGGATGCGTTTTGTTTG
GGGCGGAGAGTGGCCTCCCGTGCCCATGGTGCGGTTGGCCAAAAAAGGAGTC
CCCCTTCGACGGACGCACGGCTAGTGGTGGTTTTCTTCAAGGCCTTCTTATC
GAGCCGTGCATACGCGAGGGAGTTGCTCACCGCAGGCCCCAACGTGTTGTCG
CAAGACGACGCTTCGACTG

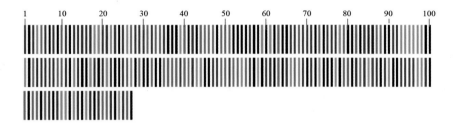

▶ 药用部位

全草。

▶ 功能主治

止血、解毒、清解脉热。适用于新老
疮伤、伤口流血不止、肉食中毒。

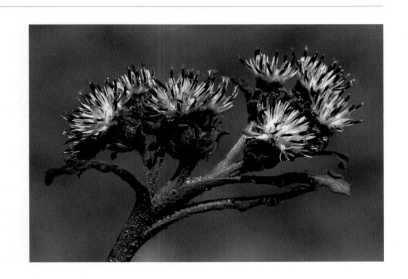

附　注

《蓝琉璃》中记载有 ༼ཀྲ་ཁྲ་གཅོད༽（莪
察决）。"莪察决"意为"止血草"。
《图鉴》记载莪察决又名 ཀོན་པ་གག་སྐྱེ༽（宫
巴嘎吉）。《晶珠本草》以公巴嘎吉为其正名，言其分为"生草山坡、叶厚而黑"的雄者 [ཀོན་པ་གག་ཆུང༽（宫
巴嘎琼）] 和"生低地、叶薄长而深裂"的雌者 [ཀོན་པ་གག་ཆེན༽（宫巴嘎青）]2 种。现代文献记载的公巴
嘎吉类药物的基原涉及菊科风毛菊属（*Saussurea*）的多种植物，但不同文献记载的雄、雌 2 种的基原
不尽一致。据文献记载，拉萨雪兔子 *S. kingii* C. E. C. Fisch.（拉萨风毛菊）为公巴嘎吉或宫巴嘎青的
基原之一。此外，文献记载各地作为公巴嘎吉使用的还有同属植物松潘风毛菊 *S. sungpanensis* Hand.-
Mazz.、大通风毛菊 *S. katochaete* Maxim.、丽江风毛菊 *S. likiangensis* Franch.、重齿风毛菊 *S. katochaete*
Maxim.、弯齿风毛菊 *S. przewalskii* Maxim. 等。

经比对，本材料的 ITS2 序列与拉萨雪兔子 *S. kingii* C. E. C. Fisch. 的 ITS2 序列（NCBI 数据库登
录号为 EF420915）的相似度为 100%。

莱菔叶千里光

Laifuyeqianliguang

叶格兴嘎保

ཡུ་གུ་ཤིང་དཀར་པོ།

▶ **材　料**

药材标本采集自西藏自治区林芝市巴宜区鲁朗镇，采集号 2011207（馆藏标本号 003649）。

▶ **基　原**

菊科植物莱菔叶千里光 *Senecio raphanifolius* Wall. ex DC.（异叶千里光 *Senecio diversifolius* Wall. ex DC.）。

▶ **形态特征**

多年生具茎叶草本。根茎粗，直径 10 ~ 15 mm。茎单生或有时 2 ~ 3，直立，高 60 ~ 150 cm，不分枝或具花序枝，被疏蛛丝状毛，或后变无毛。基生叶在花期有时生存，但通常枯萎或脱落；基生叶和最下部茎生叶全形呈倒披针形，长 15 ~ 30 cm，宽 2 ~ 5 cm，大头羽状浅裂，顶生裂片大，呈长圆形或椭圆状长圆形，具缺刻状齿或细裂，侧生裂片较小，6 ~ 8 对，呈长圆状，具缺刻状齿，向叶基部缩小，纸质，上面无毛，下面疏被蛛丝状毛或无毛；叶柄长 5 ~ 8 cm，基部扩大；中部茎生叶无柄，全形呈长圆形，长 10 ~ 15 cm，宽 2.5 ~ 4 cm，羽状浅裂或近羽状深裂，顶生裂片呈卵状长圆形或长圆形，略不明显，侧生裂片 5 ~ 8 对，

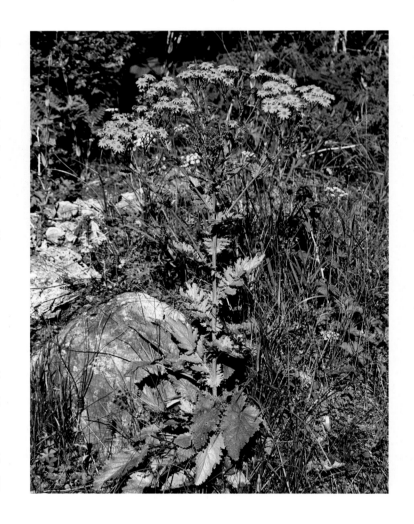

开展或稍斜升，具尖齿或细裂，基部具耳；叶耳有齿或撕裂，半抱茎；上部茎生叶渐小，呈长圆形至长圆状披针形，具羽状齿或细裂。头状花序有舌状花，多数，排列成顶生伞房花序或复伞房花序；花序梗稍粗，长 1 ~ 3 cm，初时疏被蛛丝状毛和黄褐短柔毛，后多少变无毛，通常有 2 ~ 3 线形小

▶ ITS2 条形码序列 / 简并序列

```
CACATCTTGTCACCTCCCAACACACCTTTTAACGGGGATGTTGTATTGGGTG
GTGGAGATTGGTCTCCCGTTCCCAAGGTTCGGTTGGCTTAAATAAGAGTCCC
TTTCGATGGACGCACGATTAGTGGTGGTTGACAAGACCCTCTTATTGAGTCG
TGTGTAAAAAGGAGTAAGGAAGATCTCTTAAACACCCTAATGTGTCGTCTTGT
ACGATGCTTTGATCG
```

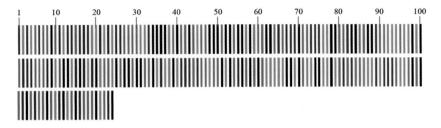 

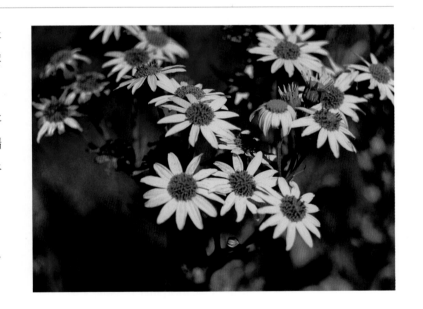

苞片；总苞呈宽钟状或半球形，长 5 ~ 7 mm，宽 4 ~ 10 mm，具外层苞片，苞片 8 ~ 10，呈线状钻形，长约 3 mm，总苞片 12 ~ 16，呈长圆形，宽 1.5 ~ 2 mm，渐尖，上端呈黑褐色，具柔毛，草质，具狭干膜质边缘，下部被黄褐色短柔毛，或多或少变无毛；舌状花 12 ~ 16，管部长 3 mm，舌片呈黄色，长圆形，长约 8 mm，宽 2 ~ 3 mm，先端钝，具 3 细齿，具 4 脉；管状花多数；花冠呈黄色，长 5 mm，管部长 2 mm，檐部呈漏斗状，裂片呈长圆状披针形，长 1 mm，尖，上端有乳头状毛；花药长 2 mm，基部有钝耳，附片呈卵状披针形，花药颈部较长，向基部明显膨大；花柱分枝长 0.8 mm，先端呈截形，有乳头状毛。瘦果呈圆柱形，长 3 mm，无毛；冠毛长约 4.5 mm，呈淡红色，管状花有冠毛，舌状花的冠毛少数，迅速脱落或缺。花期 7 ~ 9 月。

▶ 药材音译名

叶格兴嘎保、叶格兴、油苦兴、玉勾相、叶格象、油苦兴嘎保、玉勾相嘎保、支支新、古轴曼巴。

▶ 药用部位

地上部分。

▶ 功能主治

清热止痛、祛风止痒、解毒疗疮。适用于伤口发炎、肿胀疼痛、皮炎、跌打损伤。

附　注

　　《晶珠本草》记载 ཡུག་གཤིང་ (叶格兴) 分为黑 [ཡུག་གཤིང་ནག་པོ (叶格兴那保)]、白 [ཡུག་གཤིང་དཀར་པོ (叶格兴嘎保)]2 种。现代文献记载各地藏医使用的叶格兴类药物的基原包括菊科多属以及忍冬科接骨木属（*Sambucus*）的多种植物，其中白者叶格兴嘎保的基原主要为菊科千里光属（*Senecio*）植物，但不同地区使用的种类不同，莱菔叶千里光 *Senecio raphanifolius* Wall. ex DC.（异叶千里光 *Senecio diversifolius* Wall. ex DC.）为白者的基原之一。此外，各地习用的叶格兴嘎保的基原还有双花千里光 *Senecio dianthus* Franch.[红缨合耳菊 *Synotis erythropappa* (Bur. et Franch.) C. Jeffrey et Y. L. Chen]、菊状千里光 *Senecio laetus* Edgew.（菊叶千里光 *Senecio chrysanthemoides* DC.）、川西千里光 *Senecio solidagineus* Hand.-Mazz. 等。《藏标》以双花千里光 /ཡུག་གཤིང་དཀར་པོ/ 玉格象嘎保之名收载了双花千里光 *Senecio dianthus* Franch.（红缨合耳菊）。黑者叶格兴那保的基原主要为菊科风毛菊属（*Saussurea*）和忍冬科接骨木属植物。《四部医典》中记载有愈伤、止痛之药物 གུ་དུས (古轴)。《蓝琉璃》《晶珠本草》均言古轴分上、下 2 品。现代文献记载的古轴类药物的基原较为复杂，涉及菊科、龙胆科、罂粟科的多种植物，不同文献对其上、下品的基原有不同观点。有的认为《蓝琉璃》记载的下品（副品）[གུ་དུས་དམན་པ (古轴曼巴)] 和《晶珠本草》记载的下品 [སེར་པོ་གུ་དུས་དམན་པ (塞保古椎门巴)] 的基原不同，莱菔叶千里光 *Senecio raphanifolius* Wall. ex DC. 为《蓝琉璃》记载的古轴曼巴的基原之一，而《晶珠本草》记载的塞保古椎门巴的基原应为罂粟科植物迭裂黄堇 *Corydalis dasyptera* Maixm.。

　　经比对，本材料的 ITS2 序列与菊状千里光 *Senecio laetus* Edgew. 的 ITS2 序列（NCBI 数据库登录号为 DQ272331）的相似度为 100%，与 *Jacobaea analoga* (Candolle) Veldkamp（《中国植物志》未记载该拉丁学名，有文献记载其为菊状千里光 *Senecio analogus* Candolle 的异名，而《中国植物志》记载的菊状千里光的拉丁学名为 *Senecio laetus* Edgew.）的 ITS2 序列（NCBI 数据库登录号为 AF459947）的相似度为 99%，与银叶疆千里光 *Jacobaea maritima* (L.) Pelser & Meijden（《中国植物志》未记载该种）的 ITS2 序列（NCBI 数据库登录号为 EF538244）的相似度为 98%。NCBI 数据库未收录莱菔叶千里光 *Senecio raphanifolius* Wall. ex DC. 的 ITS2 序列信息。

蓝翠雀花	恰冈巴
Lancuiquehua	ཐུ་ཀེང་པ།

▶ 材　料

药材标本采集自青海省玉树藏族自治州称多县歇武镇远扣村，采集号 1408213（馆藏标本号 003313）；青海省果洛藏族自治州玛沁县优云乡，采集号 1408198（馆藏标本号 003318）；甘肃省定西市岷县麻子川镇占扎路村，采集号 1408007（馆藏标本号 003314）；甘肃省甘南藏族自治州夏河县扎油乡扎油沟，采集号 1408126（馆藏标本号 003319）。

▶ 基　原

毛茛科植物蓝翠雀花 *Delphinium caeruleum* Jacq. ex Camb.（100%）。

▶ 形态特征

多年生草本。茎高 8 ~ 60 cm，与叶柄均被反曲的短柔毛，通常自下部分枝。基生叶有长柄，叶片呈近呈圆形，宽 1.8 ~ 5 cm，3 全裂，中央全裂片呈菱状倒卵形，细裂，末回裂片呈线形，宽 1.5 ~ 2.5（~ 4）mm，先端有短尖，侧全裂片呈扇形，2 ~ 3 回细裂，表面密被短伏毛，背面的毛较稀疏且较长，叶柄长 3.5 ~ 14 cm，基部有狭鞘；茎生叶似基生叶，渐变小。伞房花序常呈伞状，有 1 ~ 7花；下部苞片呈叶状或 3 裂，其他苞片呈线形；花梗细，长 5 ~ 8 cm，与轴密被反曲的白色短柔毛，有时混生开展的白色柔毛和黄色短腺毛，小苞片生于花梗中部上下，呈披针形，长 4 ~ 10 mm；萼片呈紫蓝色，偶呈白色，椭圆状倒卵形或椭圆形，长 1.5 ~ 1.8（~ 2.5）cm，外面被短柔

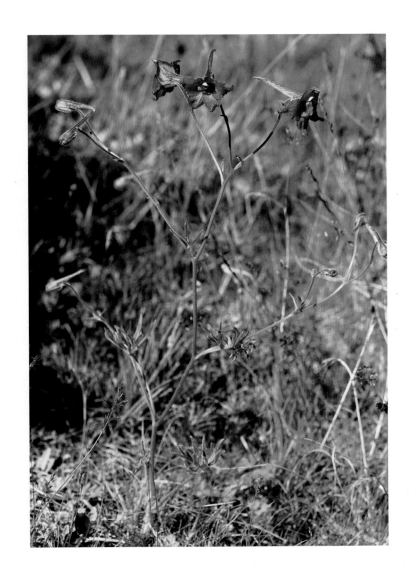

▶ ITS2 条形码序列 / 简并序列

CACACAGCGTCGCACCCCGCCAACCAGGTTGACGGGGAGCGGAGAYTGGCC
CCCCGTGCCCGCAYGGGCACGGTCGGCACAAATWTYGGTCCCACGCGGCGA
GCGTCGYGGTCAGCGGTGGTTGTGYTCATCATCCCCCGARGACGTCAAGACG
CGGTCGCCCGTCGCGCGAYGGGAYGCGCAGACCCCACGGAGCCGCCCCCGG
GCGGCGTCCACCCTG

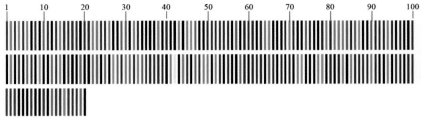

003313 样本：

CACACAGCGTCGCACCCCGCCAACCAGGTTGACGGGGAG
CGGAGACTGGCCCCCCGTGCCCGCACGGGCACGGTCGGC
ACAAATTTCGGTCCCACGCGGCGAGCGTCGCGGTCAGCG
GTGGTTGTGCTCATCATCCCCCGAGGACGTCAAGACGCG
GTCGCCCGTCGCGCGATGGGATGCGCAGACCCCACGGAG
CCGCCCCCGGGCGGCGTCCACCCTG

003318 样本：

CACACAGCGTCGCACCCCGCCAACCAGGTTGACGGGGAG
CGGAGACTGGCCCCCCGTGCCCGCATGGGCACGGTCGGC
ACAAATTTCGGTCCCACGCGGCGAGCGTCGCGGTCAGCG
GTGGTTGTGCTCATCATCCCCCGAGGACGTCAAGACGCG
GTCGCCCGTCGCGCGACGGGACGCGCAGACCCCACGGAG
CCGCCCCCGGGCGGCGTCCACCCTG

003314 样本：

CACACAGCGTCGCACCCCGCCAACCAGGTTGACGGGGAG
CGGAGACTGGCCCCCCGTGCCCGCACGGGCACGGTCGGC
ACAAATTTTGGTCCCACGCGGCGAGCGTCGTGGTCAGCG
GTGGTTGTGTTCATCATCCCCCGAGGACGTCAAGACGCG
GTCGCCCGTCGCGCGACGGGACGCGCAGACCCCACGGAG
CCGCCCCCGGGCGGCGTCCACCCTG

003319 样本：

CACACAGCGTCGCACCCCGCCAACCAGGTTGACGGGGAG
CGGAGATTGGCCCCCCGTGCCCGCACGGGCACGGTCGGC
ACAAATATCGGTCCCACGCGGCGAGCGTCGCGGTCAGCG
GTGGTTGTGCTCATCATCCCCCGAAGACGTCAAGACGCG
GTCGCCCGTCGCGCGACGGGACGCGCAGACCCCACGGAG
CCGCCCCCGGGCGGCGTCCACCCTG

毛，有时基部密被长柔毛，距钻形，长 1.8 ~ 2.8 cm，基部直径 2 ~ 3 mm，花瓣呈蓝色，无毛；退化雄蕊呈蓝色，瓣片呈宽倒卵形或近圆形，先端不裂或微凹，腹面被黄色髯毛；花丝疏被短毛或无毛；心皮 5，子房密被短柔毛。蓇葖果长 1.1 ~ 1.3 cm；种子呈倒卵状四面体形，长约 1.5 mm，沿棱有狭翅。7 ~ 9 月开花。

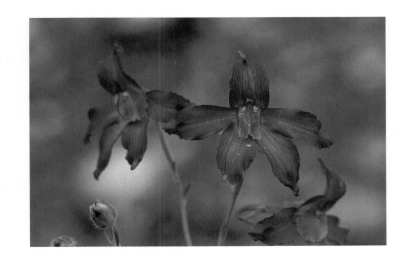

▶ 药材音译名

恰冈巴、恰冈、雀冈、恰冈哇、下冈哇、玛落刚基、美朵恰刚、逮木萨。

▶ 药用部位

全草。

▶ 功能主治

清热、止泻痢、愈疮。适用于肝胆热病、肠热腹泻、痢疾、黄水病、疖肿。

附　注

《四部医典》记载有止泻、愈疮之药物 ब्रु་ཀང་།（恰冈）；《鲜明注释》记载其名为 ཏི་ཤ་ས།（逮木萨）。《晶珠本草》记载逮木萨按形态、生境不同分为 ལོ་བཙན་ཆེན་པོ།（洛赞青保）、ལོ་བཙན་པ།（玉龙哇、洛赞巴）和 ब्रु་ཀང་པ།（恰冈巴、下冈哇）3 类。现代文献记载的恰冈类药物的基原主要为毛茛科翠雀属（*Delphinium*）植物，但不同文献记载的 3 类恰冈的基原不尽一致，各类的基原也有交叉。不同文献记载，常用的恰冈或恰冈哇的基原有蓝翠雀花 *D. caeruleum* Jacq. ex Camb.、三果大通翠雀花 *D. pylzowii* Maxim. var. *trigynum* W. T. Wang、光序翠雀花 *D. kamaonense* Huth、展毛翠雀花 *D. kamaonense* Huth var. *glabrescens* (W. T. Wang) W. T. Wang、川甘翠雀花 *D. souliei* Franch. 等。《部标藏药》《青海藏标》以展毛翠雀 /ब्रु་ཀང་པ།/ 夏刚巴之名收载的基原为展毛翠雀花 *Delphinium kamaonense* Huth var. *glabrescens* (W. T. Wang) W. T. Wang 及同属多种植物的地上部分；《青海藏标》在该条下附注蓝翠雀花 *D. caeruleum* Jacq. ex Camb. 也可作夏刚巴使用。也有文献记载，逮木萨的基原还包括乌头属（*Aconitum*）植物。（参见"光序翠雀花"条）

经比对，本材料的 ITS2 序列与蓝翠雀花 *D. caeruleum* Jacq. ex Camb.、直距翠雀花 *D. orthocentrum* Franch. 的 ITS2 序列（NCBI 数据库登录号分别为 KT350989、AY150242）的相似度均为 100%，与 *Delphinium sutherlandii* M. J. Warnock（《中国植物志》未记载该种）的 ITS2 序列（NCBI 数据库登录号为 AF258693）的相似度为 99%。

蓝花龙胆

Lanhualongdan

榜间温保

 སྤང་རྒྱན་སྔོན་པོ

▶ 材　料

药材标本收集自西藏藏医学院藏药有限公司（馆藏标本号 2015091408）。

▶ 基　原

龙胆科植物六叶龙胆 *Gentiana hexaphylla* Maxim. ex Kusnez. 或线叶龙胆 *G. farreri* Balf. f.（98%）。

▶ 形态特征

六叶龙胆：多年生草本，高 5 ~ 20 cm。根多数略肉质，呈须状。花枝多数丛生，铺散，斜升，呈紫红色或黄绿色，具乳突。莲座叶极不发达，呈三角形，长 5 ~ 10 mm，宽 1.5 ~ 2 mm，先端急尖；茎生叶 6 ~ 7，稀 5 叶轮生，先端钝圆，具短小尖头，边缘粗糙，叶脉在两面均不明显或仅中脉在下面明显，下部叶小，疏离，在花期

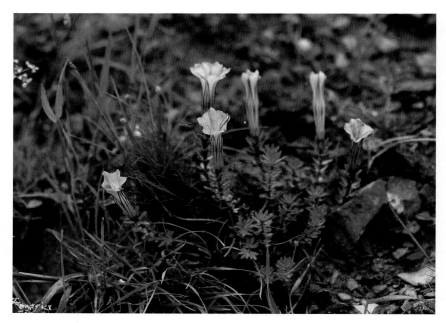

注：上图为六叶龙胆 *Gentiana hexaphylla* Maxim. ex Kusnez.。

常枯萎，呈卵形或披针形，长 2.5 ~ 6 mm，宽 1 ~ 2 mm，中、上部叶大，由下向上逐渐密集，呈线状匙形，长 5 ~ 15 mm，宽 1.5 ~ 3 mm。花单生枝顶，下部包围于上部叶丛中，6 ~ 7 基数，稀 5 或 8 基数，无花梗；萼筒呈紫红色或黄绿色，倒锥形或倒锥状筒形，长 8 ~ 10 mm，裂片呈绿色，叶状，与上部叶同形，长 5 ~ 11 mm，弯缺狭，呈截形；花冠呈蓝色，具深蓝色条纹或有时筒部呈黄白色，筒形或狭漏斗形，长 3.5 ~ 5 cm，喉部直径 1 ~ 1.5 cm，裂片呈卵形或卵圆形，长 4.5 ~ 6 mm，先端钝，具长 2 ~ 2.5 mm 的尾尖，边缘呈明显或不明显的啮蚀形，褶整齐，呈截形或宽三角形，长 0.5 ~ 1 mm，先端钝，边缘啮蚀形；雄蕊着生于花冠筒下部，整齐，花丝呈钻形，长 2 ~ 3 mm，花药呈狭矩圆形，长 2 ~ 3 mm；子房呈线状披针形，长 7 ~ 10 mm，先端渐狭，基部钝，柄长 14 ~ 16 mm，花柱呈线形，连柱头长 3 ~ 5 mm，柱头 2 裂，裂片外反，矩圆形。蒴果内藏，稀先

▶ ITS2 条形码序列 / 简并序列

CGCATCTCGTCGCCCCCCAACACCGTGCATGATATCGTGCCGGTTGTCGGAG
GGGCGGATATTGGCTTCCCGTGCTTCGGTGCGGCTGGCATAAATGCAAGTCC
CTTGCGACGGACACGACGACAAGTGGTGGTTGATTTACTCAACTAAGGTGCT
GTCGGCGTTTCCCCGTCGGATGAGGAGACTTCCTTGACCCTAACGCACACGT
CGTATAGACGTATGCCACGACCG

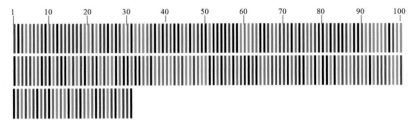

端外露，呈椭圆状披针形，长 13 ~ 17 mm，先端渐狭，基部钝，柄长达 5 cm；种子呈黄褐色，有光泽，呈矩圆形或卵形，长 1.2 ~ 1.5 mm，表面具蜂窝状网隙。花果期 7 ~ 9 月。

线叶龙胆：多年生草本，高 5 ~ 10 cm。根略肉质，须状。花枝多数丛生，铺散，斜升，黄绿色，光滑。叶先端急尖，边缘平滑或粗糙，叶脉在两面均不明显或仅中脉在下面明显，叶柄背面具乳突；莲座叶极不发达，呈披针形，长 4 ~ 6 (~ 20) mm，宽 2 ~ 3 mm；茎生叶多对，愈向茎上部叶愈密、愈长，下部叶呈狭矩圆形，长 3 ~ 6 mm，宽 1.5 ~ 2 mm，中、上部叶呈线形，稀呈线状披针形，长 6 ~ 20 mm，宽 1.5 ~ 2 mm。花单生枝顶，基部包围于上部茎生叶丛中，花梗常极短，稀长达 1 cm；花萼长度为花冠的一半，萼筒呈紫色或黄绿色，筒形，长 15 ~ 16 mm，裂片与上部叶同

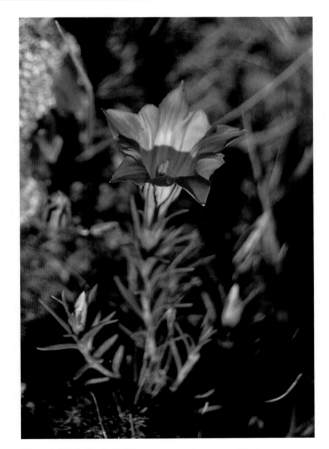

注：上图为线叶龙胆 *Gentiana farreri* Balf. f.。

形，长 10 ~ 15 (~ 20) mm，弯缺呈截形；花冠上部呈亮蓝色，下部呈黄绿色，具蓝色条纹，无斑点，呈倒锥状筒形，长 4.5 ~ 6 cm，裂片呈卵状三角形，长 6 ~ 7.5 mm，先端急尖，全缘，褶整齐，呈宽卵形，长 4 ~ 5 mm，先端钝，边缘啮蚀形；雄蕊着生于花冠筒中部，整齐，花丝呈钻形，长 7 ~ 11 mm，基部连合成短筒包围子房，花药呈狭矩圆形，长 2.5 ~ 3 mm；子房呈线形，长

12 ～ 14 mm，两端渐狭，柄长 25 ～ 26 mm，花柱呈线形，连柱头长 5 ～ 6 mm，柱头 2 裂，裂片外卷，呈线形。蒴果内藏，呈椭圆形，长 18 ～ 20 mm，两端钝，柄细，长达 2.8 mm；种子呈黄褐色，有光泽，呈矩圆状，长 1 ～ 1.2 mm，表面具蜂窝状网隙。花果期 8 ～ 10 月。

▶ 药材音译名

榜间温保、吉解那保、解吉那保、榜间那保、邦见温保、榜间察屋。

▶ 药用部位

带花全草或花。

▶ 功能主治

清热解毒；外用消肿愈伤。适用于胃肠炎、肝炎、胆囊炎、乳腺热；外用于麻风病等。

附　注

　　藏医使用的龙胆属（*Gentiana*）植物药材主要包括ཀྱི་ལྕེ།（吉解，秦艽花类）和སྤང་རྒྱན།（榜间，龙胆花类）两大类，前者多为秦艽类植物，后者多为龙胆类植物，但不同文献记载的两类药材的基原不尽一致，也存在交叉。《晶珠本草》记载吉解分为黑 [ཀྱི་ལྕེ་ནག་པོ།（吉解那保）]、白（吉解嘎保）2 种，榜间分为白花（榜间嘎保）、蓝花 [སྤང་རྒྱན་སྔོན་པོ།（榜间温保）]、黑色 [སྤང་རྒྱན་ནག་པོ།（榜间那保）] 或杂色花 [སྤང་རྒྱན་ཁྲ་བོ།（榜间察屋）]3 类。现代文献记载的吉解和榜间类药材的基原也有交叉，其中吉解的黑者（吉解那保）的基原有达乌里秦艽 *G. dahurica* Fisch.、全萼秦艽 *G. lhassica* Burk.、粗茎秦艽 *G. crassicaulis* Duthie ex Burk.、西藏秦艽 *G. tibetica* King ex Hook. f.、六叶龙胆 *G. hexaphylla* Maxim. ex Kusnez.、长梗秦艽 *G. waltonii* Burk. 等。也有文献记载六叶龙胆 *G. hexaphylla* Maxim. ex Kusnez.、线叶龙胆 *G. farreri* Balf. f. 为榜间类的黑者（榜间那保）、蓝者（榜间温保）或杂者（榜间察屋）的基原之一。（参见"岷县龙胆"条）

　　经比对，本材料的 ITS2 序列与六叶龙胆 *G. hexaphylla* Maxim. ex Kusnez.、线叶龙胆 *G. lawrencei* Burkill var. *farreri* (I. B. Balfour) T. N. Ho（《中国植物志》未记载该拉丁学名，有文献记载该拉丁学名为《中国植物志》记载的线叶龙胆 *G. farreri* Balf. f. 的异名）、川东龙胆 *G. arethusae* Burk. 的 ITS2 序列（NCBI 数据库登录号分别为 KT907654、MF785482、KT907611）的相似度均为 98%。

　　本材料被称为蓝花龙胆，应属榜间类药材，未经基原鉴定。据 ITS2 鉴别结果，并参考物种分布情况（川东龙胆仅分布于四川东部）及藏医药文献记载，暂确定其基原为六叶龙胆 *G. hexaphylla* Maxim. ex Kusnez. 或线叶龙胆 *G. farreri* Balf. f.。本材料名为蓝花龙胆，其 ITS2 序列与收集自青海省西宁市九康药材市场的蓝花龙胆花药材的 ITS2 序列相似度较低，且根据 ITS2 鉴别结果，两药材的基原也不同，故本书暂将两者分别收录。（参见"蓝花龙胆花"条）

蓝花龙胆花

Lanhualongdanhua

榜间温保

སྦང་རྒྱན་སྔོན་པོ།

▶ 材　料

药材标本收集自青海省西宁市九康药材市场（馆藏标本号 003589）。

▶ 基　原

龙胆科植物青藏龙胆 *Gentiana futtereri* Diels et Gilg（98%）。

▶ 形态特征

多年生草本，高 5 ~ 10 cm。根略肉质，呈须状。花枝多数丛生，铺散，斜升，呈黄绿色，光滑。叶先端急尖，边缘粗糙，叶脉在两面均不明显或仅中脉在下面明显，叶柄背面具乳突，莲座叶常不发达，呈线状披针形，长 10 ~ 20 mm，稀长达 4.5 cm，宽 2 ~ 2.5 mm；茎生叶多对，愈向枝上部

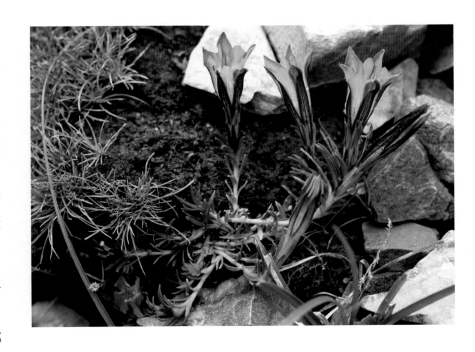

叶愈密、愈长，下部叶呈狭矩圆形，长 3 ~ 6 mm，宽 1.5 ~ 2 mm，中、上部叶呈线形或线状披针形，长 6 ~ 20 mm，宽 1.5 ~ 2 mm。花单生枝顶，基部包围于上部叶丛中，无花梗；花萼长度为花冠的 1/3 ~ 1/2，萼筒呈宽筒形或倒锥状筒形，长 10 ~ 14 mm，裂片与上部叶同形，长 6 ~ 14 mm，宽 1.5 ~ 2 mm，弯缺呈截形；花冠上部呈深蓝色，下部呈黄绿色，具深蓝色条纹和斑点，稀呈淡黄色至白色，具淡蓝灰色斑点，呈倒锥状筒形，长 5 ~ 6 cm，裂片呈卵状三角形，长 6 ~ 7.5 mm，先端急尖，全缘，褶整齐，呈宽卵形，长 4 ~ 5 mm，先端钝，边缘有不整齐细齿；雄蕊着生于花冠筒中部，整齐，花丝呈钻形，长 7 ~ 11 mm，基部连合成短筒包围子房，花药呈狭矩圆形，长 2.5 ~ 3 mm；子房呈线形，长 12 ~ 14 mm，两端渐狭，柄细，长 22 ~ 25 mm，花柱呈线形，连柱头长 4 ~ 5 mm，柱头 2 裂，裂片外反，呈矩圆形。蒴果内藏，呈椭圆形，长 15 ~ 18 mm，两端渐狭，柄细，长达 2.5 cm；种子呈黄褐色，有光泽，呈宽矩圆形，长 0.8 ~ 1 mm，表面具蜂窝状网隙。花果期 8 ~ 11 月。

▶ **ITS2 条形码序列 / 简并序列**

TTTGTTGGCCCCCCAACACCGTGCATGATATCGTGCCGGTTGTCGGAGGGGC
GGATATTGGCTTCCCGTGCTTCGGTGCGGCTGGCATAAATGCAAGTCCCTTG
CGACGGACACGACGACAAGTGGTGGTTGATTTACTCAACTAAGGTGCTGTCG
GCGTCGCCCCGTCGGATGAGGAGACTTCCTTGACCCTAACGCACACGTCGTC
TAGACGTCTGCCACGACCG

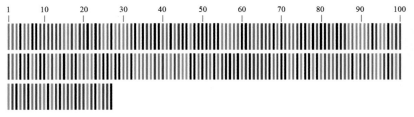

▶ **药材音译名**

榜间温保、榜间、邦见、邦见温保、吉解莫保。

▶ **药用部位**

带花全草或花。

▶ **功能主治**

清热解毒、泻肝胆实火、镇咳、利喉、健胃。适用于感冒发热、目赤眼痛、肺热咳嗽、胃热、脑痧、尿道炎、阴痒、阴囊湿疹、天花。

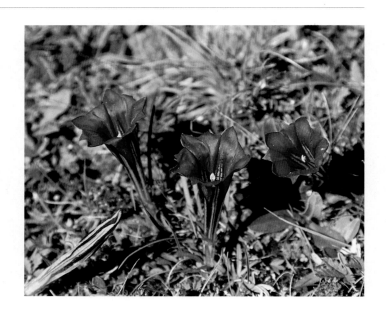

附　注

　　藏医使用的龙胆科龙胆属（*Gentiana*）植物药材主要包括ཀྱི་ལྕེ།（吉解，秦艽花类）和སྤང་རྒྱན།（榜间，龙胆花类）两大类，前者多为秦艽类植物，后者多为龙胆类植物。《蓝琉璃》记载榜间按花色分为白（榜间嘎保）、蓝 [སྤང་རྒྱན་སྔོན་པོ།（榜间温保）]、杂色（榜间察保）3 种；《晶珠本草》记载其分为白花、蓝花、黑色花（榜间那保）3 类，以白者为上品。现代文献记载的榜间类药材的基原包括多种龙胆属植物，但不同文献对各品种的基原的观点不一样，各品种的功能主治相似。其中，蓝者（榜间温保）的基原有蓝玉簪龙胆 *G. veitchiorum* Hemsl.、青藏龙胆 *G. futtereri* Diels et Gilg、大花龙胆 *G. szechenyii* Kanitz、倒锥花龙胆 *G. obconica* T. N. Ho 等。（参见"白花龙胆""岷县龙胆"条）

　　经比对，本材料的 ITS2 序列与川东龙胆 *G. arethusae* Burk. 的 ITS2 序列（NCBI 数据库登录号为 KF563955）的相似度为 100%，与线叶龙胆 *G. lawrencei* Burkill var. *farreri* (I. B. Balfour) T. N. Ho（《中

国植物志》未记载该拉丁学名，有文献记载该拉丁学名为《中国植物志》记载的线叶龙胆 *G. farreri* Balf. f. 的异名）的 ITS2 序列（NCBI 数据库登录号为 DQ317492）的相似度为 99%，与青藏龙胆 *G. futtereri* Diels et Gilg 的 ITS2 序列（NCBI 数据库登录号为 DQ398658）的相似度为 98%。

本材料未经基原鉴定，据 ITS2 鉴别结果，并结合文献记载的榜间温保的基原及物种分布情况，确定其基原为青藏龙胆 *G. futtereri* Diels et Gilg。本材料名为蓝花龙胆花，其 ITS2 序列与收集自西藏藏医学院藏药有限公司的蓝花龙胆药材的 ITS2 序列相似度较低，且根据 ITS2 鉴别结果，两药材的基原也不同，故本书暂将两者分别收录。（参见"蓝花龙胆"条）

镰荚棘豆

Lianjiajidou

莪大夏

ཨོ་སྲུག་པ།

▶ 材　料

药材标本采集自青海省果洛藏族自治州玛多县大野马岭，采集号 1408209（馆藏标本号 003277）；收集自青海省西宁市九康药材市场（馆藏标本号 003598）。

▶ 基　原

豆科植物镰荚棘豆 *Oxytropis falcata* Bunge。

▶ 形态特征

多年生草本，高 1 ～ 35 cm，具黏性和特异气味。根直径 6 mm，直根深，呈暗红色。茎缩短，木质而多分枝，丛生。羽状复叶长 5 ～ 12（～ 20）cm；托叶膜质，呈长卵形，于 2/3 处与叶柄贴生，彼此合生，上部分离，分离部分呈披针形，先端尖，密被长柔毛和腺点；叶柄与叶轴上面有细沟，密被白色长柔

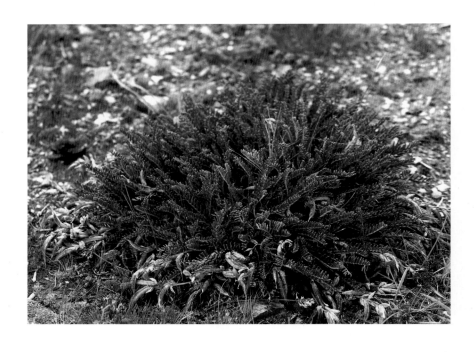

毛；小叶 25 ～ 45，对生或互生，呈线状披针形、线形，长 5 ～ 20 mm，宽 1 ～ 4 mm，先端钝尖，基部呈圆形，上面疏被白色长柔毛，下面密被淡褐色腺点。6 ～ 10 花组成头形总状花序；花葶与叶近等长或较叶短，直立，疏被白色长柔毛，稀有腺点；苞片草质，呈长圆状披针形，长 8 ～ 12 mm，宽约 4 mm，先端渐尖，基部呈圆形，密被褐色腺点和白色、黑色长柔毛，边缘具纤毛；花长 20 ～ 25 mm；花萼呈筒状，长 11 ～ 18 mm，宽约 3 mm，密被白色长柔毛和黑色柔毛，密生腺点，萼齿呈披针形、长圆状披针形，长 3 ～ 4.5 mm；花冠呈蓝紫色或紫红色，旗瓣长 18 ～ 25 mm，瓣片呈倒卵形，长 15 mm，宽 8 ～ 11 mm，先端圆，瓣柄长 10 mm，翼瓣长 15 ～ 22 mm，瓣片呈斜倒卵状长圆形，先端斜微凹，2 裂，背部呈圆形，龙骨瓣长 16 ～ 18 mm，喙长 2 ～ 2.5 mm；子房呈披针形，被贴伏白色短柔毛，具短柄，含 38 ～ 46 胚珠。荚果革质，呈宽线形，微蓝紫色，稍膨胀，

▶ ITS2 条形码序列 / 简并序列

CATATCGTTGCCCGATGCCTATTGCACTGTGATAGGAAATTCTAGGGCGAAA
GATGGCTTCCCGTGAGCGTTGTTGCCTCGCGGTTGGTTGAAAATCGAGTCCT
TGGTAGGGTGTGCCATGATAGATGGTGGTCGAGTTTGCACGAGACCGATCAT
GTGTGCGCTCCCCAAAATATGGACTCTTTGACCCCACACGCGTCTTTTGACG
CTCATGACG

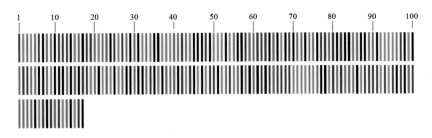

略呈镰状弯曲，长 25 ~ 40 mm，宽 6 ~ 8 mm，喙长 4 ~ 6 mm，被腺点和短柔毛，隔膜宽 2 mm，不完全 2 室；果柄短；种子多数，呈肾形，长 2.5 mm，呈棕色。花期 5 ~ 8 月，果期 7 ~ 9 月。

▶ 药材音译名

莪大夏、莪达夏、俄大夏、奥打夏、达夏、曲达毛、堆孜巴多、吓加塔哑根、洛合毒合、念都如。

▶ 药用部位

全草。

▶ 功能主治

清热解毒、生肌愈疮、涩脉止血、通便。适用于疫疠高热、中毒症、黄水病、便秘、炭疽、喉炎、痢疾；外用于疮疖肿痛、骨瘤。

附　注

《四部医典》中记载有愈疮、消炎、解毒之药物 སྟག་ཤ།（达夏）；《蓝琉璃》《晶珠本草》均记载达夏分为白（大者）、黑（小者）2 种。现代文献多记载其名为 ཨོ་སྟག་ཤ།（莪大夏），其基原包括多种棘豆属（*Oxytropis*）植物，通常以小叶棘豆 *O. microphylla* (Pall.) DC.（多叶棘豆）为黑者 [སྟག་ཤ་ནག་པོ།（达夏那保）] 的基原，以镰荚棘豆 *O. falcata* Bunge、轮叶棘豆 *O. chiliophylla* Royle ex Benth.（臭棘豆）为白者 [སྟག་ཤ་དཀར་པོ།（达夏嘎保）] 的基原。此外，云南迪庆藏医还以云南棘豆 *O. yunnanensis* Fr.、胶黄耆状棘豆 *O. tragacanthoides* Fisch. 作为莪大夏使用。

经比对，本材料的 ITS2 序列与尖叶棘豆 *O. oxyphylla* (Pall.) DC.、*O. chankaensis* Jurtzev[《中国植物志》未记载该拉丁学名，有文献记载其为尖叶棘豆 *O. oxyphylla* (Pall.) DC. 的异名]、蓝花棘豆 *O. caerulea* (Pall.) DC. 的 ITS2 序列（NCBI 数据库登录号分别为 FR839000、FR839010、GU217599）的相似度均为 100%。NCBI 数据库未收录镰荚棘豆 *O. falcata* Bunge 的 ITS2 序列信息。

烈香杜鹃

Liexiangdujuan

达里

ད་ལིས།

▶ **材　料**

药材标本收集自西藏藏医学院藏药有限公司（馆藏标本号 2015091415）。

▶ **基　原**

杜鹃花科植物烈香杜鹃 *Rhododendron anthopogonoides* Maxim.。

▶ **形态特征**

常绿灌木，高 1 ~ 2 m。枝条粗壮而坚挺，幼时密生鳞片或疏被柔毛。叶芳香，呈卵状椭圆形、宽椭圆形至卵形，长 1.5 ~ 4.5 cm，宽 1 ~ 2 cm，先端圆钝，具小突尖头，叶上面呈蓝绿色，疏被鳞片或无鳞片，下面呈黄褐色或灰褐色，被密而重叠成层的暗褐色和带红棕色鳞片；叶柄长 2 ~ 5 mm，疏被鳞片，上

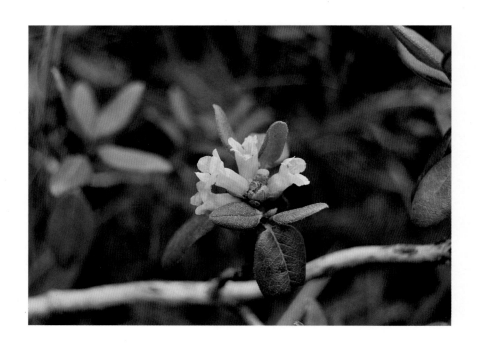

面有沟槽并被白色柔毛。花序呈头状，顶生，有 10 ~ 20 花，花密集，芽鳞在花期宿存；花梗短，长 1 ~ 2 mm；花萼发达，长 3 ~ 4.5 mm，呈淡黄红色或淡绿色，裂片呈长圆状倒卵形或椭圆状卵形，边缘具少数鳞片或睫毛；花冠呈狭筒状漏斗形，长 1 ~ 1.4 cm，呈淡黄绿色或绿白色，罕粉色，花管长 5 ~ 11 mm，内面特别在喉部密被髯毛，裂片开展，长 1.5 ~ 3 mm，远较花管短；雄蕊 5，内藏于花冠；花柱短。蒴果呈卵形，长 3 ~ 4.5 mm，具鳞片，包于宿萼内。花期 6 ~ 7 月，果期 8 ~ 9 月。

▶ **药材音译名**

达里、塔勒、大勒、塔丽、巴鲁（叶）、帕鲁、达里美都、塔丽美多、都孜达里。

▶ **药用部位**

花、叶、带叶的嫩枝。

▶ ITS2 条形码序列 / 简并序列

CGCATTGCGTCATCCACTCACCCCGTTCCTCATCGGCGGGTAAGTGCGTGGG
AGGATATTGGCCCCCGTTCACATTCGTGCTCGGTCGGCCTAAAAATGACGG
TCCCCGATGACGGACATCACGGCAAGTGGTGGTTGCCAAACCGTCGCGTCAT
GTCGTGCATGCCATTCTTTGTCGCGGGCTGGCTCATCGACCCTTAAGTACCA
TCAACAACTCTGGTACCTCAACTG

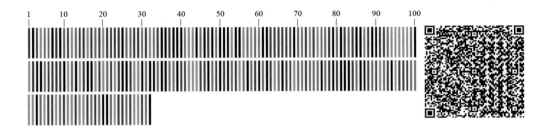

▶ 功能主治

清热消炎、补肾。适用于喘症、浮肿、身体虚弱、
水土不适、消化不良、胃下垂、胃扩张；外用
于疮疬。

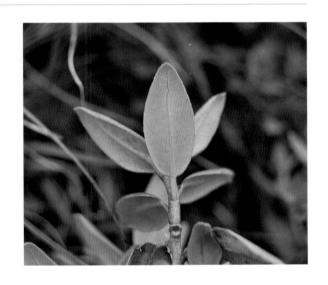

附　注

　　藏医药用的杜鹃花科杜鹃属（*Rhododendron*）
植物涉及多种药材,各药材的基原也较为复杂。《四
部医典》中记载有治"培根"病及寒性病之药物
དྭ་ལི།（塔勒）；《蓝琉璃》言བ་ལུ།（达里、巴鲁）
的花称为དྭ་ལི[塔勒,也有文献记载为དྭ་ལིས།（达里）]。《晶珠本草》分别记载有树花类药物དྭ་ལིས།（塔
勒）和树叶类药物བ་ལུ།（达里）,言塔勒依花色、叶色分为白 [དྭ་ལིས་དཀར་པོ།、དྭ་ལི་དཀར་པོ།（塔勒嘎保）]、黑
[དྭ་ལིས་ནག་པོ།、དྭ་ལི་ནག་པོ།（塔勒那保）]2 种,并指出达里为塔勒嘎保的叶。据现代文献记载,སུག་མ།（达玛）
为杜鹃花科杜鹃花属植物中大叶型常绿类杜鹃的统称；而塔勒主要为小叶型常绿且具鳞片的种类,已
知的基原超过 17 种,其中塔勒嘎保的基原有烈香杜鹃 *R. anthopogonoides* Maxim.（黄花杜鹃）、髯毛
杜鹃 *R. anthopogon* D. Don、照山白 *R. micranthum* Turcz.（照白杜鹃）等花冠为白色、淡黄色等浅色的
种类。《部标藏药》以烈香杜鹃 /དྭ་ལིས།/ 达里之名、《藏标》以达里 /དྭ་ལི་མེ་ཏོག/ 达里美都之名收载了毛喉
杜鹃 *R. cephalanthum* Franch.、烈香杜鹃 *R. anthopogonoides* Maxim. 及报春状杜鹃 *R. primuliflorum* Bur.
et Franch.（樱草杜鹃）,规定以其花和叶入药。

　　经比对,本材料的 ITS2 序列与鲜黄杜鹃 *R. xanthostephanum* Merr.、亮叶杜鹃 *R. vernicosum*
Franch.（*R. lucidum* Franch.）、三花杜鹃 *R. triflorum* Hook. f.、毛嘴杜鹃 *R. trichostomum* Franch.、糙

毛杜鹃 *R. trichocladum* Franch.、草原杜鹃 *R. telmateium* Balf. f. et W. W. Smith、单色杜鹃 *R. tapetiforme* Balf. f. et K. Ward、平卧怒江杜鹃 *R. saluenense* Franch. var. *prostratum* (W. W. Smith) R. C. Fang、樱草杜鹃 *R. primuliflorum* Bur. et Franch.、云上杜鹃 *R. pachypodum* Balf. f. et W. W. Smith、髯花杜鹃 *R. anthopogon* D. Don 的 ITS2 序列（NCBI 数据库登录号分别为 JF978459、HQ707074、JF978439、JF978437、JF978434、JF978424、JF978421、JF978386、JF978369、JF978357、KM605954）的相似度均为 100%。

本材料经基原鉴定，为烈香杜鹃 *R. anthopogonoides* Maxim.。NCBI 数据库未收录该种的 ITS2 序列信息。

龙胆花

Longdanhua

榜间嘎保

 སྤང་རྒྱན་དཀར་པོ།

▶ 材　料

药材标本收集自安徽省亳州市中国（亳州）中药材交易中心（馆藏标本号003551）。

▶ 基　原

龙胆科植物线叶龙胆 *Gentiana farreri* Balf. f.（99%）。

▶ 形态特征

多年生草本，高5～10 cm。根略肉质，须状。花枝多数丛生，铺散，斜升，黄绿色，光滑。叶先端急尖，边缘平滑或粗糙，叶脉在两面均不明显或仅中脉在下面明显，叶柄背面具乳突；莲座叶极不发达，呈披针形，长4～6（～20）mm，宽2～3 mm；茎生叶多对，愈向茎上部叶愈密、愈长，下部叶呈狭矩圆形，长3～6 mm，宽1.5～2 mm，中、上部叶呈线形，稀呈线状披针形，长6～20 mm，宽1.5～2 mm。花单生枝顶，基部包围于上部茎生叶丛中，花梗常极短，稀长达1 cm；花萼长度为花冠的一半，萼筒呈紫色或黄绿色，筒形，长15～16 mm，裂片与上部叶同形，长10～15（～20）mm，弯缺呈截形；花冠上部呈亮蓝色，下部呈黄绿色，具蓝色条纹，无斑点，呈倒锥状筒形，长4.5～6 cm，裂

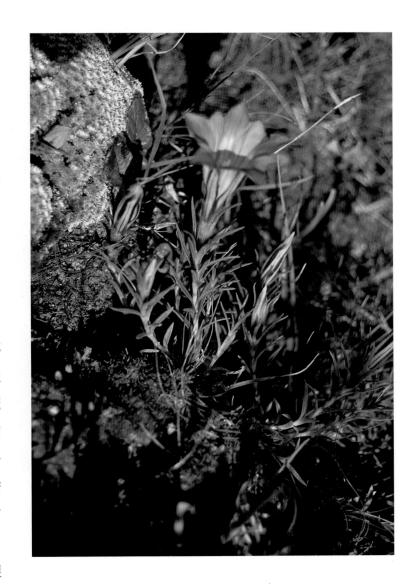

片呈卵状三角形，长6～7.5 mm，先端急尖，全缘，褶整齐，呈宽卵形，长4～5 mm，先端钝，边缘啮蚀形；雄蕊着生于花冠筒中部，整齐，花丝呈钻形，长7～11 mm，基部连合成短筒包围子

▶ **ITS2 条形码序列 / 简并序列**

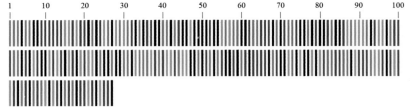

TTTGTTGGCCCCCCAACACCGTGCATGATATCGTGCCGGTTGTCGGAGGGGC
GGATATTGGCTTCCCGTGCTTCGGTGCGGCTGGCATAAATGCAAGTCCCTTG
CGACGGACACGACGACAAGTGGTGGTTGATTTACTCAACTAAGGTGCTGTCG
GCGTCGCCCCGTCGGATGAGGAGACTTCCTTGACCCTAACGCACACGTCGTC
TAGACGTCTGCCACGACCG

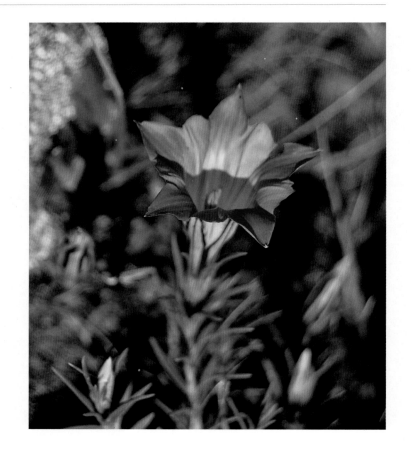

房，花药呈狭矩圆形，长 2.5 ~ 3 mm；子房呈线形，长 12 ~ 14 mm，两端渐狭，柄长 25 ~ 26 mm，花柱呈线形，连柱头长 5 ~ 6 mm，柱头 2 裂，裂片外卷，呈线形。蒴果内藏，呈椭圆形，长 18 ~ 20 mm，两端钝，柄细，长达 2.8 mm；种子呈黄褐色，有光泽，呈矩圆状，长 1 ~ 1.2 mm，表面具蜂窝状网隙。花果期 8 ~ 10 月。

▶ **药材音译名**

榜间嘎保、榜间、邦见、邦见嘎保、邦见嘎布、顿西巴达、乌达白嘎布。

▶ **药用部位**

带花全草或花。

▶ **功能主治**

清热解毒、泻肝胆实火、镇咳、利喉、健胃。适用于感冒发热、目赤眼痛、肺热咳嗽、胃热、脑痧、尿道炎、阴痒、阴囊湿疹、天花。

附 注

　　藏医使用的龙胆科龙胆属（*Gentiana*）植物药材主要包括ཀྱི（吉解，秦艽花类）和སྤང་རྒྱན（榜间，龙胆花类）两大类，前者多为秦艽类植物，后者多为龙胆类植物。《蓝琉璃》《晶珠本草》及现代文献多将榜间类药物按花色分为白花 [ཀྱུང་བྱ་དཀར་པོ།（榜间嘎保）]、蓝花（榜间温保）、黑色（榜间那保）或杂色花（榜间察保）3 类，其基原包括多种龙胆属植物，但不同文献记载的各品种的基原不一样，且与吉解的基原有交叉。《部标藏药》等标准中收载的白者（榜间嘎保）的基原有高山龙胆 *G. algida* Pall.、黄花龙胆 *G. algida* Pall. var. *przewalskii* Maxim.（云雾龙胆 *G. nubigena* Edgew.）、大花龙胆 *G. szechenyii* Kanitz、岷县龙胆 *G. purdomii* Marq.。据调查，现市售的及藏医医疗机构使用的龙胆花的基原以大花龙胆 *G. szechenyii* Kanitz 为主，均以其全草入药。也有文献记载线叶龙胆 *G. farreri* Balf. f. 为榜间类的蓝者 [ཀྱུང་བྱ་སྔོན་པོ།（榜间温保）] 的基原之一。（参见"岷县龙胆""白花龙胆"条）

经比对，本材料的 ITS2 序列与川东龙胆 *G. arethusae* Burk. 的 ITS2 序列（NCBI 数据库登录号为 KF563955）的相似度为 100%，与 *G. lawrencei* Burkill var. *farreri* (I. B. Balfour) T. N. Ho（《中国植物志》未记载该拉丁学名，有文献记载该拉丁学名为《中国植物志》记载的线叶龙胆 *G. farreri* Balf. f. 的异名）的 ITS2 序列（NCBI 数据库登录号为 DQ317492）的相似度为 99%。

本材料名为龙胆花，未经基原鉴定。据 ITS2 鉴别结果，并参考物种分布情况（线叶龙胆分布于西藏、四川、青海、甘肃）及藏医药文献记载，暂确定其基原为线叶龙胆 *G. farreri* Balf. f.，供参考。但从药材的花的颜色来看，本材料应为榜间嘎保。NCBI 数据库中收录了川东龙胆 *G. arethusae* Burk.（仅分布于四川东部），但未见藏医药用该种的记载。（参考"蓝花龙胆"条）

露蕊乌头

Luruiwutou

争巴达车

འཛིན་པ་ཟླ་བྱལ།

▶ 材　料
药材标本采集自青海省海东市循化撒拉族自治县道帏藏族乡比隆村，采集号1408071。

▶ 基　原
毛茛科植物露蕊乌头 *Aconitum gymnandrum* Maxim.（100%）。

▶ 形态特征
根一年生，呈近圆柱形，长5～14 cm，直径1.5～4.5 mm。茎高（6～）25～55（～100）cm，被疏或密短柔毛，下部有时变无毛，等距生叶，常分枝。基生叶1～3（～6），与最下部茎生叶通常在开花时枯萎；叶片呈宽卵形或三角状卵形，长3.5～6.4 cm，宽4～5 cm，3全裂，全裂片2～3回深裂，小裂片呈狭卵形至狭披针形，表面疏被短伏毛，背面沿脉疏被长柔毛或变无毛；下部叶柄长4～7 cm，上部叶柄渐变短，具狭鞘。总状花序有6～16花；基部苞片似叶，其他下部苞片3裂，中部以上苞片呈披针形至线形；花梗长1～5（～9）cm；小苞片于生花梗上部

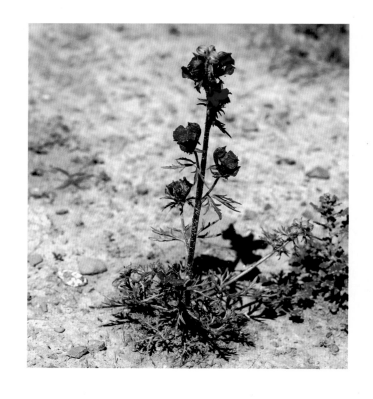

或顶部，呈叶状至线形，长0.5～1.5 cm；萼片呈蓝紫色，少白色，外面疏被柔毛，有较长的爪，上萼片呈船形，高约1.8 cm，爪长约1.4 cm，侧萼片长1.5～1.8 cm，爪与瓣片近等长；花瓣的瓣片宽6～8 mm，疏被缘毛，距短，头状，疏被短毛；花丝疏被短毛；心皮6～13，子房被柔毛。蓇葖果长0.8～1.2 cm；种子呈倒卵球形，长约1.5 mm，密生横狭翅。6～8月开花。

▶ 药材音译名
争巴达车、赞哈、洛赞巴、嘎吾迪洛、嘎吾得洛、榜吉司日那保。

▶ 药用部位
全草。

▶ ITS2 条形码序列 / 简并序列

CACACAGCGTCGCATCCCGCCAATCACGTTGACGGGGAGCGGATATTGGCCC
CCCGAGCCCATTCGGGCACGGTCGGCACAAATGATGGTCCCCTGCGGCGAGC
GTCGCGGTCAGCGGTGGTTGTGTTCATCCTCCAAAGACATCAAGACGCGACA
GCTCGCTCTGCACTCGGGGGCGCGCGCACCCCACGGAGCCGCCACAAACGG
CATCCACCCTG

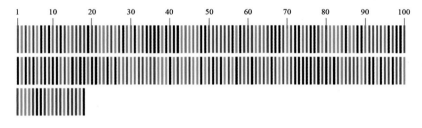

▶ 功能主治

清热解毒、利肝、通淋。适用于"赤巴"病、肝病、淋病、胃病、感冒发热、风湿麻木；外用于疥癣。

附 注

《晶珠本草》中记载有白（榜嘎，榜阿嘎保）、红（榜玛，榜阿玛保）、黄（榜赛，榜阿赛保）、黑 [བོང་ང་ནག་པོ（榜阿那保），简称为 བོང་ནག（榜那）]4 种 བོང་ང（榜阿）类药物，其中黑者根据根的颜色又分为白、黄、黑 3 种。现代文献记载的黑者（榜那，榜阿那保）的基原均为毛茛科乌头属（Aconitum）植物。《晶珠本草》汉译重译本认为露蕊乌头 A. gymnandrum Maxim. 为黑者（榜那）的白色品种 [འབྲོན་པ་བྲ་དཀ（争巴达车）] 的基原。《晶珠本草》另条记载有治疗肺疫疠热症之药物 ག་བུར་ཏིག་ལོ（嘎吾迪洛）。现代文献记载现各地藏医所用嘎吾迪洛的基原主要为毛茛科翠雀属（Delphinium）植物，云南迪庆藏医也使用乌头属植物短距牛扁 A. brevicalcaratum (Finet et Gagnep.) Diels、滇川牛扁 A. wardii Fletcher et Lauener（滇川乌头）等。据文献记载，露蕊乌头 A. gymnandrum Maxim. 也为嘎吾迪洛的基原之一。《青海藏标》以露蕊乌头 /ག་བུར་ཏིག་ལོ/ 嘎吾迪洛之名收载了露蕊乌头 A. gymnandrum Maxim. 的全草。《四部医典》等古籍中记载有 ཟི་ར་དཀར་པོ（斯拉嘎保）；《晶珠本草》在"旱生草类药物"的"果实类药物"中记载有 ཟི་ར（司拉、孜拉），言其分为白、黑 2 种，白者 [ཟི་ར་དཀར་པོ（斯拉嘎保）] 为清肺热之药物，黑者 [ཟི་ར་ནག་པོ（斯拉那保）] 为祛肝寒之药物。现代文献记载的司拉类药物的基原涉及伞形科、毛茛科的多属多种植物，白者（斯拉嘎保）以伞形科植物孜然 Cuminum cyminum L. 为正品，黑者（斯拉那保）以毛茛科植物腺毛黑种草 Nigella glandulifera Freyn et Sint. 为正品。据文献记载，西藏、青海、四川甘孜部分地区也以露蕊乌头 A. gymnandrum Maxim. 的果实作为司拉的黑者（斯拉那保）的副品或替代品，称其为 ཟི་ར་ནག་པོ་དམན་པ（司拉那保曼巴）。（参见"铁棒锤"条）

经比对，本材料的 ITS2 序列与露蕊乌头 A. gymnandrum Maxim. 的 ITS2 序列（NCBI 数据库登录号为 FJ418144）的相似度为 100%。

轮叶铃子香

Lunyelingzixiang

兴托里嘎保

ཞིམ་ཐིག་དཀར་པོ།

▶ **材　　料**

药材标本采集自西藏自治区拉萨市曲水县雅鲁藏布江边，采集号 2011344（馆藏标本号 003757）。

▶ **基　　原**

唇形科植物轮叶铃子香 *Chelonopsis souliei* (Bonati) Merr.（99%）。

▶ **形态特征**

灌木，高 1.5 m。茎具撕裂状皮层，小枝呈褐色，具微柔毛。叶轮生，呈卵状披针形，长 5 ~ 6 cm，宽 2 ~ 2.5 cm，先端渐尖，基部呈近圆形，边缘有锯齿，纸质，上面呈绿色，疏生微柔毛，沿肋毛较密，下面呈淡绿色，沿脉被柔毛，其余部分有腺点，侧脉 6 ~ 8 对，在上面凹陷，在下面隆起；叶柄长 3 ~ 4 mm，被微

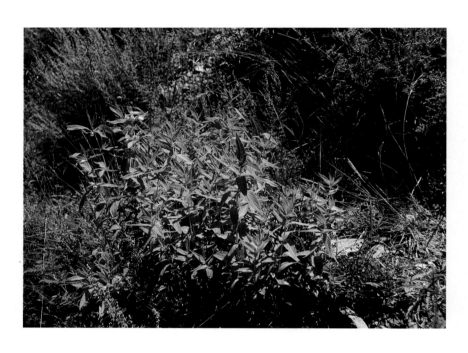

柔毛。花序腋生，为具 3 花的聚伞花序，偶旁侧 1 花不发育而具 2 花；总梗长约 1 cm，花梗长 1 ~ 4 mm；小苞片呈线形，长约 5 mm；花萼呈钟形，连齿长约 2 cm，筒部长约 1 cm，外面密被柔毛及腺点，内面无毛，脉 10，其间横脉连接，齿 5，呈三角形，先端呈刺状渐尖；花冠呈乳黄色，长 3.5 cm，外面伸出萼筒部分被微柔毛及腺点，内面无毛，花冠筒长 2 cm，喉部膨大，冠檐呈二唇形，上唇呈卵圆形，长约 1 cm，先端微凹，下唇长 1.5 cm，3 裂，中裂片呈心形，先端凹陷，侧裂片呈卵圆形；雄蕊 4，前对雄蕊较长，花丝呈丝状，扁平，被微柔毛，花药呈卵圆形，平叉开，两端具须状毛；花柱呈丝状，无毛，伸出药外，先端相等 2 浅裂，子房呈棕褐色，无毛，花盘平顶。花期 8 月。

▶ **药材音译名**

兴托里嘎保、兴托里尕保、兴替嘎博、兴地嘎保、辛木头勤。

▶ ITS2 条形码序列 / 简并序列

CGCATCGCGTCGCCCCCCTCCCCCGCGGGGCGTGGGGCGGAGATTGGCCCC
CCGTGCGCGCACCCGCGCGCGCGGCCGGCCCAAATGCGATTCCGCCGTCGA
CGCACGTCACGACCAGTGGTGGTTGAACGATCAACTCGCGTGCTGTCGTGTT
CGGAGGCGCCGTCGGTACGGAGGCATCGAAAACGACCCAACGGCGCGAGCG
CGCATCGCGCCCACGACCG

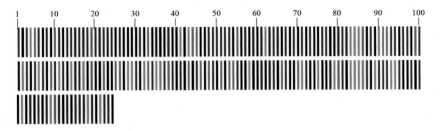

▶ 药用部位

全草或花。

▶ 功能主治

消炎、利尿。适用于翳障沙眼、结膜炎、
遗尿。

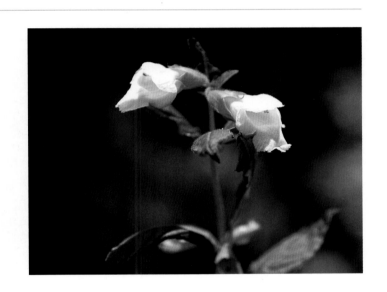

附　注

《晶珠本草》中记载有 ཝིམ་ཐིག་ལེ་（兴
托里），言其为治眼病、云翳之药物，分
为大、中、小 3 类，每类又有 2 种，共计
6 种，兴托里系总称。现代文献记载的兴托里大致分为白 [ཝིམ་ཐིག་དཀར་པོ་（兴托里嘎保）]、黑 [ཝིམ་ཐིག་ནག་པོ་
（兴托里那保）]2 类，各地所用的基原种类复杂，其中白者（兴托里嘎保）的基原有唇形科铃子香
属（*Chelonopsis*）植物白花铃子香 *C. albiflora* Pax et Hoffm. ex Limpr.、轮叶铃子香 *C. souliei* (Bonati)
Merr.、夏至草 *Lagopsis supina* (Steph.) Ik.-Gal. ex Knorr.，玄参科植物短腺小米草 *Euphrasia regelii*
Wettst.，牻牛儿苗科植物牻牛儿苗 *Erodium stephanianum* Willd. 等。

经比对，本材料的 ITS2 序列与轮叶铃子香 *C. souliei* (Bonati) Merr. 的 ITS2 序列（NCBI 数据库登
录号为 JX893220）的相似度为 99%。

萝蒂	扎阿哇
Luodi	ཚ་ཨ་བ།

▶ **材　料**

药材标本收集自西藏藏医学院藏药有限公司。

▶ **基　原**

百合科洼瓣花属（*Lloydia*）植物。

▶ **形态特征**

多年生纤细草本。鳞茎通常狭卵形，上端延长成圆筒状。不分枝。叶1至多枚基生，韭叶状或更狭，长可超过花序；茎上有较短的互生叶，向上逐渐过渡成苞片。花小或中等，单朵顶生或2～4排成近二歧的伞房状花序；花被片6，离生，有3～7脉，近基部常有凹穴、毛或褶片；通常内外花被片相似，

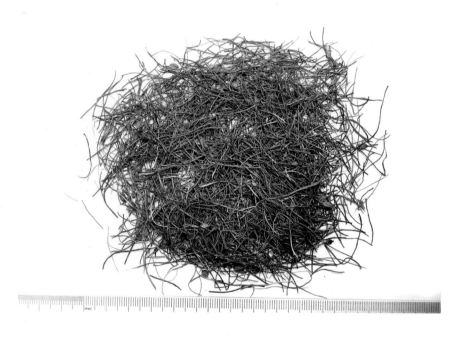

但内花被片稍宽；雄蕊6，生于花被片基部，较花被片短；花丝有时具毛；花药基着，向两侧开裂；子房3室，具多数胚珠；花柱与子房近等长或较长，柱头近头状或短3裂。蒴果狭倒卵状矩圆形至宽倒卵形，室背上部开裂；种子多数，三角形至狭卵状条形，狭卵状条形者在一端有短翅。

▶ **药材音译名**

扎阿哇、扎阿哇曼巴、阿哇。

▶ **药用部位**

全草。

▶ **功能主治**

清热明目、引黄水、愈疮、接骨。适用于跌打损伤、各种眼病、体虚。

▶ ITS2 条形码序列 / 简并序列

CGCCTCGCATCGGACTGCACCAACTGCCCAACGGGTTCTGGTGTGGCTTCGG
AGACTGGCCTTCCGTGCACCCGAGCGCGGTGGGCTTAAGAGAGGGCTGTCGG
CCGGGTAGGCACGACAAGTGGTGGACTTTGTGCCAGCAGGATGCCGTGTCCC
CGGTCGTCGAAGAGCCAAATACACCCGCATAGGGCGTGCAGATGCGCTCCTG
CTCGGGAGGGCGCGCCGCCTCGCAACG

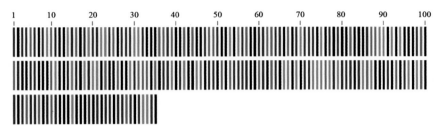

附 注

《四部医典》中记载有治眼病、体腔伤疮（胸脓疡）之药物 ལ་ཝ（阿哇）；《蓝琉璃》《晶珠本草》记载 རྩ་ལ་ཝ（扎阿哇）分为上、中（分为雌、雄 2 种）、下 3 品，各品的生境、形态不同。现代文献记载的阿哇类药物的基原包括木贼科木贼属（*Equisetum*）、百合科洼瓣花属（*Lloydia*）的多种植物，因古籍对阿哇形态的记载简略，不同文献对阿哇的上、中、下品的基原也有争议。有观点认为，从各地藏医习用品的情况来看，洼瓣花属植物应为雌阿哇 [ལ་ཝ་མོ（阿哇莫）] 的基原。各地作为阿哇、རྩ་ལ་ཝ（扎阿哇）或其替代品 རྩ་ལ་ཝ་དམན་པ（扎阿哇曼巴）使用的有西藏洼瓣花 *L. tibetica* Baker、洼瓣花 *L. serotina* (L.) Rchb.、黄洼瓣花 *L. delavayi* Franch.（甘孜藏医称之为扎阿哇）等，药材也被称为萝蒂；青海黄南藏医则以木贼 *E. hyemale* L. 当作扎阿哇，甘肃甘南藏医以节节草 *E. ramosissimum* Desf. 当作 ལ་ཕྱིའི་ཚ་བ（阿哇察巴）。《部标藏药》在附录中收载的萝蒂 /རྩ་ལ་ཝ/ 杂阿哇的基原为西藏萝蒂 *L. tibetica* Baker（西藏洼瓣花）或节节草 *Hippochaete ramosissima* (Desf.) Boerner（*E. ramosissimum* Desf.）。

经比对，本材料的 ITS2 序列与 *L. delicantula*（《中国植物志》未记载该种）的 ITS2 序列（NCBI 数据库登录号为 EU912079）的相似度为 98%。

本材料经分类学鉴定，其基原为洼瓣花属植物，但未鉴定其种类。未见藏医药用 NCBI 数据库收录的 *L. delicantula* 的记载，难以确定其基原。

绿绒蒿

Lüronghao

吾白恩布

ཡུ་ཁྲལ་སྒྲོན་པོ།

▶ **材　料**

药材标本收集自西藏藏医学院藏药有限公司（馆藏标本号 2015091407）。

▶ **基　原**

罂粟科植物五脉绿绒蒿 *Meconopsis quintuplinervia* Regel（99%）。

▶ **形态特征**

多年生草本，高 30 ～ 50 cm，基部盖以宿存的叶基，其上密被淡黄色或棕褐色、具多短分枝的硬毛。须根呈纤维状，细长。叶全部基生，呈莲座状，叶片呈倒卵形至披针形，长 2 ～ 9 cm，宽 1 ～ 3 cm，先端急尖或钝，基部渐狭并下延至叶柄，全缘，两面密被淡黄色或棕褐色、具多短分枝的硬毛，明显具 3 ～ 5 纵脉；叶柄长 3 ～ 6 cm。花葶 1 ～ 3，具肋，被棕黄色、具分枝且反折的硬毛，上部毛较密。花单生于基生花葶上，下垂；花芽呈宽卵形；萼片长约 2 cm，宽约 1.5 cm，外面密被棕黄色、具分枝的硬毛；花瓣 4 ～ 6，呈倒卵形或近圆形，长 3 ～ 4 cm，宽 2.5 ～ 3.7 cm，呈淡蓝色或紫色；花丝呈丝状，长 1.5 ～ 2 cm，与花瓣同色或白色，花药呈长圆形，长 1 ～ 1.5 mm，呈淡黄色；子房呈近球形、卵珠形或长圆形，长 5 ～ 8 mm，密被

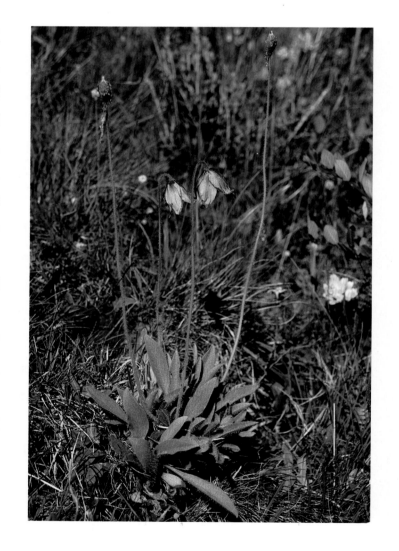

棕黄色、具分枝的刚毛，花柱短，长 1 ～ 1.5 mm，柱头呈头状，3 ～ 6 裂。蒴果呈椭圆形或长圆状椭圆形，长 1.5 ～ 2.5 cm，密被紧贴的刚毛，3 ～ 6 瓣自先端微裂；种子呈狭卵形，长约 3 mm，呈黑褐色，种皮具网纹和折皱。花果期 6 ～ 9 月。

▶ ITS2 条形码序列 / 简并序列

CGCACCGAGTCACCCCCTCCAACTCCTGTCCTTGTGTGCCTTCTGGCGACAT
TGGTATCGGAGAGTGGATGGGGGAGGAGATTGGCCCCCCGTGCCTTGCGGTG
CGGTCGGTCTGAATAAAGGCCCTGTGAGGCCAGCGTCACGATTCGTGGTGGT
CGACACTCGTTGTCTCTCCTCATTCCGAAATCCGTGTCTGCTGTGCCGTCGT
GAAGGACCACGAGGACCCCATCGGGCCGTTAATGCGGTACCCACTCTG

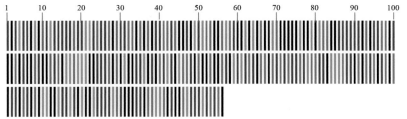

▶ 药材音译名

吾白恩布、吾巴拉、乌巴意、欧贝、欧贝完保、欧摆完保。

▶ 药用部位

全草。

▶ 功能主治

清热、利尿、消炎、止痛。适用于肺炎，肝炎，肝、肺热症，水肿。

附 注

　　《晶珠本草》记载 ཨུཏྤལ།（吾白、吾巴拉、欧贝）按花色分为白、红、蓝、黄4种，各种的功能主治也不同。现代文献记载各地藏医所用吾巴拉的基原包括罂粟科绿绒蒿属（*Meconopsis*）的多种植物，吾白为其总称，各文献多沿用古籍记载的分类方式，以花色区分品种，但不同文献记载的吾白品种的基原不尽一致，其中蓝者 [སྔོན་པོ་ཕུད།（吾白恩布）] 的基原有五脉绿绒蒿 *M. quintuplinervia* Regel、藿香叶绿绒蒿 *M. betonicifolia* Franch.、久治绿绒蒿 *M. barbiseta* C. Y. Wu et H. Chuang、毛盘绿绒蒿 *M. discigera* Prain、长叶绿绒蒿 *M. lancifolia* (Franch.) Franch. ex Prain、川西绿绒蒿 *M. henrici* Bur. et Franch.、美丽绿绒蒿 *M. speciosa* Prain 等。《部标藏药》《藏标》《青海藏标》收载的欧贝或吾白恩布的基原有五脉绿绒蒿 *M. quintuplinervia* Regel、全缘叶绿绒蒿 *M. integrifolia* (Maxim.) Franch.、长叶绿绒蒿 *M. lancifolia* (Franch.) Franch. ex Prain。（参见"全缘叶绿绒蒿""红花绿绒蒿"条）

　　经比对，本材料的 ITS2 序列与五脉绿绒蒿 *M. quintuplinervia* Regel 的 ITS2 序列（NCBI 数据库登录号为 AY328295、JX079007）的相似度为 99%。

　　本材料未经基原鉴定。据 ITS2 鉴别结果，并参考文献记载，确定其基原为五脉绿绒蒿 *M. quintuplinervia* Regel。

麻花艽

Mahuajiao

吉解嘎保

ཀྱི་ལྕེ་དཀར་པོ།

▶ 材　　料

药材标本采集自四川省阿坝藏族羌族自治州阿坝县求吉玛乡，采集号 1408142（馆藏标本号 003228，全株）；青海省果洛藏族自治州久治县索乎日麻乡（馆藏标本号 003273，花）。

▶ 基　　原

龙胆科植物麻花艽 *Gentiana straminea* Maxim.（100%）。

▶ 形态特征

多年生草本，高 10 ~ 35 cm，全株光滑无毛，基部被枯存的纤维状叶鞘包裹。须根多数，扭结成一粗大的圆锥形根。枝多数丛生，斜升，呈黄绿色，稀带紫红色，呈近圆形。莲座叶呈宽披针形或卵状椭圆形，长 6 ~ 20 cm，宽 0.8 ~ 4 cm，两端渐狭，边缘平滑或微粗糙，叶脉 3 ~ 5，在两面均明显，并在下

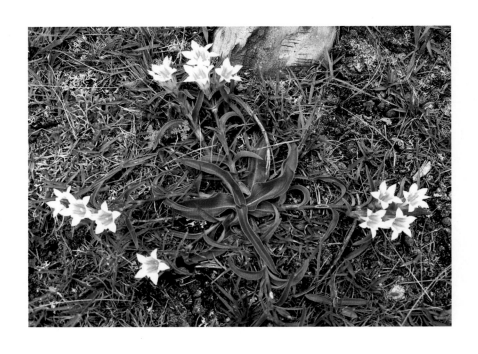

面凸起，叶柄宽，膜质，长 2 ~ 4 cm，包被于枯存的纤维状叶鞘中；茎生叶小，呈线状披针形至线形，长 2.5 ~ 8 cm，宽 0.5 ~ 1 cm，两端渐狭，边缘平滑或微粗糙，叶柄宽，长 0.5 ~ 2.5 cm，愈向茎上部叶愈小，柄愈短。聚伞花序顶生及腋生，排列成疏松的花序；花梗斜伸，呈黄绿色，稀带紫红色，不等长，总花梗长达 9 cm，小花梗长达 4 cm；萼筒膜质，呈黄绿色，长 1.5 ~ 2.8 cm，一侧开裂，呈佛焰苞状，萼齿 2 ~ 5，甚小，呈钻形，长 0.5 ~ 1 mm，稀呈线形，不等长，长 3 ~ 10 mm；花冠呈黄绿色，喉部具多数绿色斑点，有时外面带紫色或蓝灰色，呈漏斗形，长 3 ~ 4.5 cm，裂片呈卵形或卵状三角形，长 5 ~ 6 mm，先端钝，全缘，褶偏斜，呈三角形，长 2 ~ 3 mm，先端钝，全缘或边缘呈啮蚀形；雄蕊着生于花冠筒中下部，整齐，花丝呈线状钻形，长 11 ~ 15 mm，花药呈狭矩圆形，长 2 ~ 3 mm；子房呈披针形或线形，长 12 ~ 20 mm，两端渐狭，柄长 5 ~ 8 mm，

▶ ITS2 条形码序列 / 简并序列

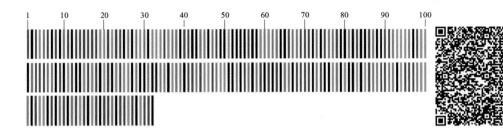

CGCATCGCGTCGCCCCCCAACACCGTGTATGAAACATTGCCGGTTGTCGGAG
GGGCGGATATTGGCTTCCCGTGCTTCGGTGCGGCTGGCCTAAATGCAAGTCC
CTTGCGACGGACACGACGACAAGTGGTGGTTGATTGCCTCAACTAAGGTGCT
GTCGCGCGTTGCCCCGTCGGATGAGGAGACTTCCTTGACCCTAATGCAAGCG
TCGTCACGACGCCTGCCACGACCG

花柱呈线形，连柱头长 3 ~ 5 mm，柱头 2 裂。蒴果内藏，呈椭圆状披针形，长 2.5 ~ 3 cm，先端渐狭，基部钝，柄长 7 ~ 12 mm；种子呈褐色，有光泽，呈狭矩圆形，长 1.1 ~ 1.3 mm，表面有细网纹。花果期 7 ~ 10 月。

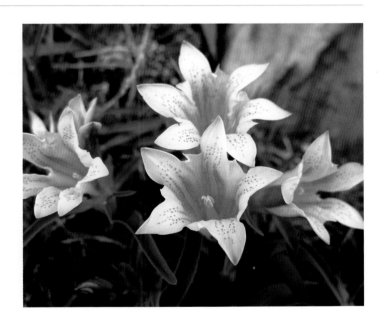

▶ 药材音译名

吉解嘎保、给吉嘎保、结吉嘎保、解吉嘎保、解吉尕保。

▶ 药用部位

带花全草或根、花。

▶ 功能主治

全草或根：清热、消炎、干黄水；适用于喉蛾、荨麻疹、四肢关节肿胀、黄水郁热、皮肤病。花：清热解毒；适用于胃肠炎、肝炎、胆囊炎等。

附 注

ཀྱི་ལྕེ།（吉解）为藏医使用的来源于秦艽花类药材的总称。《晶珠本草》记载吉解按花色分为白 [ཀྱི་ལྕེ་དཀར་པོ།（吉解嘎保）]、黑 [ཀྱི་ལྕེ་ནག་པོ།（吉解那保）]2 种。现代文献记载的吉解的基原均为龙胆科龙胆属（Gentiana）植物，多为秦艽组（Sect. Cruciata）植物，但各地使用的种类较多，通常将花白色、黄绿色、淡黄色者归为白者（吉解嘎保），花蓝色、蓝紫色、带深色斑点或条纹等深色者归为黑者（吉解那保），但不同标准和文献记载的两者的基原不同。《部标藏药》等仅收载白者（吉解嘎保），其基原为麻花艽 G. straminea Maxim.、粗茎秦艽 G. crassicaulis Duthie ex Burk.，以花入药。此外，文献中记载的吉解嘎保的基原尚有拉萨龙胆 G. waltonii Burk. var. lhasaensis (Hsiao et K. C. Hsiao) T. N. Ho、拉康秦艽 G. lhakangensis Marg 等。不同文献记载的吉解那保的基原有秦艽 G. macrophylla Pall.、达乌里秦艽 G. dahurica Fisch.（小秦艽）、西藏秦艽 G. tibetica King ex Hook. f. 等。

关于药用部位，据《晶珠本草》引《如意宝树》的记载"吉解嘎保花止血，消肿，治疮。吉解那保花干黄水，开喉蛾喉闭，消四肢肿胀"，系以花入药。现代藏医药文献中记载的药用部位为全草或根、花，《藏药志》言"西藏藏医用根，其他地区藏医用全草。用花才与《晶珠本草》的记载相符"，《部标藏药》《藏标》《青海藏标》中规定的药用部位均为花。据调查，目前藏医实际使用的主要为带花全草或根，少见单用花者，《迪庆藏药》也言"花罕用"。

经比对，本材料的 ITS2 序列与麻花艽 G. straminea Maxim.、达乌里秦艽 G. dahurica Fisch. 的 ITS2 序列（NCBI 数据库登录号分别为 KF724914、KF563971）的相似度均为 100%。

麻黄

Mahuang

策敦木

 མཚེ་ལྡུམ།

▶ 材　料

药材标本收集自青海省西宁市九康药材市场（馆藏标本号 003613）。

▶ 基　原

麻黄科植物矮麻黄 *Ephedra minuta* Florin 或丽江麻黄 *Ephedra likiangensis* Florin（100%）。

▶ 形态特征

矮麻黄：矮小灌木，高 5 ～ 22 cm。木质茎极短，不显著；小枝直立向上或稍外展，呈深绿色，纵槽纹明显较粗，节间长 1.5 ～ 3 cm，直径 1.2 ～ 1.5 mm。叶 2 裂，长 2 ～ 2.5 mm，下部 1/2 以上合生，上部裂片呈三角形，先端锐尖，通常向外折曲。雌雄同株。雄球花常生于枝条较上部，单生或对生节上，无梗；苞片 3 ～ 4 对，基部约

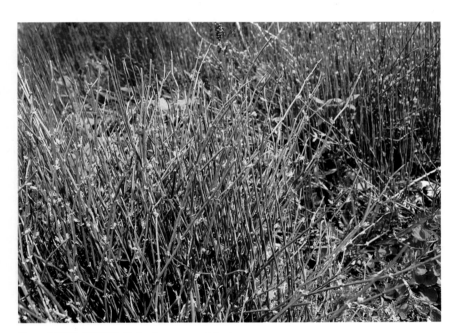

注：上图为矮麻黄 *Ephedra minuta* Florin。

1/4 合生；雄花具 6 ～ 8 雄蕊，花丝完全合生；假花被呈倒卵圆形。雌球花多生于枝条近基部，单生或对生节上，有短梗或几无梗，呈矩圆状椭圆形；苞片通常 3 对，最下 1 对细小，第 2 对稍大，最上 1 对通常比中间 1 对大 1 倍以上；雌花 2，珠被管长 0.5 ～ 1 mm，直立，先端裂隙占全长的 1/2 ～ 2/3，边缘有不整齐的细缺裂。雌球花成熟时肉质，红色，被白粉，呈矩圆形或矩圆状卵圆形，长 8 ～ 12 mm，直径 6 ～ 7 mm，有梗，稀近无梗，最上 1 对苞片仅 1/6 分裂。种子 1 ～ 2，包于苞片内，呈矩圆形，上部微渐窄，长 6 ～ 10 mm，黑紫色，微被白粉，背面微具细纵纹。

丽江麻黄：灌木，高 50 ～ 150 cm。茎粗壮，直立；绿色小枝较粗，多直伸向上，稀稍平展，多成轮生状，节间长 2 ～ 4 cm，直径 1.5 ～ 2.5 mm，纵槽纹粗深。叶 2 裂，稀 3 裂，下部 1/2 合生，裂片呈钝三角形或窄尖，稀较短钝。雄球花密生于节上呈圆团状，无梗或有细短梗；苞片通常 4 ～

▶ ITS2 条形码序列 / 简并序列

CAAACCACAATTCGCCCCCGGCTCATGTCATCGGGGGGACGGCCTTGACCG
TCCGGTCCGCCTCGGCGGTGCGGTCGGTTGAAATGCAGAAGGGGACCTTCGC
ATGCTCTCCGACGGTGGGAGGTTGCGCATCGCGGCCCGCTTCCCGGGAGGG
GTCGCATCCGGCACCGGCCGTGCGGGAGATGCTGCGCGAGGTTTCCCGATC
GAAAAAGGACTTCACCAAAGGCGGGAGTTATTCCCGTCACAAACG

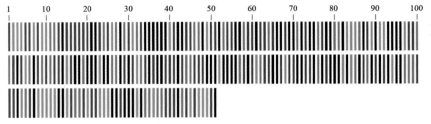

5 对，稀 6 对，基部合生；假花被呈倒卵状矩圆形；雄蕊 5 ～ 8，花丝全部合生，微外露或不外露。雌球花常单个对生节上，具短梗；苞片通常 3 对，下面 2 对的合生部分均不及 1/2，最上 1 对则大部分合生；雌花 1 ～ 2，珠被管短直，长度小于 1 mm。雌球花成熟时呈宽椭圆形或近圆形，长 8 ～ 11 mm，直径 6 ～ 10 mm，苞片肉质，红色，最上 1 对常大

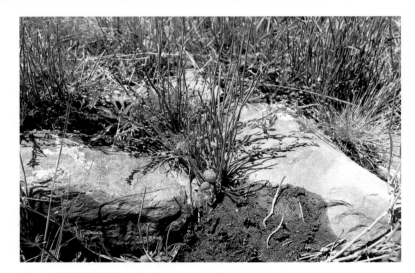

注：上图为矮麻黄 *Ephedra minuta* Florin。

部分合生，分离部分约 1/5 或更少，雌球花成熟过程中基部常抽出长梗，最上 1 对苞片包围种子。种子 1 ～ 2，呈椭圆状卵圆形或披针状卵圆形，长 6 ～ 8 mm，直径 2 ～ 4 mm。花期 5 ～ 6 月，种子 7 ～ 9 月成熟。

▶ 药材音译名

策敦木、才敦木、才敦、才屯、普绒吕玛、普润虐玛。

▶ 药用部位

地上部分。

▶ 功能主治

解表、散寒、平喘、止咳、利水。适用于风寒感冒、风寒咳嗽、气喘、水肿、支气管哮喘。

附 注

《四部医典》《宇妥本草》等古籍中均记载有 མཚེ་ལྡུམ།[མཛེ་ལྡུམ]（策敦木）]。《晶珠本草》记载策敦木按生境不同分为岩生、坡生、坡生无果、水生 4 类。现代文献记载现藏医主要使用前 3 类策敦木，其基原均为麻黄科麻黄属（*Ephedra*）植物，包括木贼麻黄 *Ephedra equisetina* Bunge、中麻黄 *Ephedra intermedia* Schrenk ex Mey.、藏麻黄 *Ephedra saxatilis* Royle ex Florin（岩生）、单子麻黄 *Ephedra monosperma* Gmel. ex Mey.（坡生）、山岭麻黄 *Ephedra gerardiana* Wall.、矮麻黄 *Ephedra minuta* Florin（坡生无果）、丽江麻黄 *Ephedra likiangensis* Florin 等。《藏标》以麻黄 /མཚེ་ལྡུམ/ 策敦木之名收载了草麻黄 *Ephedra sinica* Stapf、中麻黄 *Ephedra intermedia* Schrenk ex Mey.、木贼麻黄 *Ephedra equisetina* Bunge；《四川藏标》以藏麻黄 /ཟག་མཚེ/ 扎才之名收载了藏麻黄 *Ephedra saxatilis* Royle ex Florin。据文献记载，策敦木的水生者的基原可能为木贼科木贼属（*Equisetum*）植物，但木贼属植物通常作为另一藏药 ཨ་ཝ།（阿哇）的基原。（参见"单子麻黄""萝蒂"条）

经比对，本材料的 ITS2 序列与矮麻黄 *Ephedra minuta* Florin、丽江麻黄 *Ephedra likiangensis* Florin 的 ITS2 序列（NCBI 数据库登录号分别为 AY755756、GU968547）的相似度均为 100%。

本材料经分类学鉴定，其基原为麻黄属植物，但未鉴定其种类。据 ITS2 鉴别结果，并参考文献记载，暂定其基原为矮麻黄 *Ephedra minuta* Florin 或丽江麻黄 *Ephedra likiangensis* Florin。

马先蒿

Maxianhao

露如木保

ཝ་ན་རྒུག་པོ།

▶ **材　料**

药材标本收集自西藏藏医学院藏药有限公司（馆藏标本号 2015091417）。

▶ **基　原**

玄参科植物拟鼻花马先蒿 *Pedicularis rhinanthoides* Schrenk ex Fisch. et Mey.（99%）。

▶ **形态特征**

多年生草本，低者仅高 4 cm，高者可达 30 cm 或更高，干时略呈黑色。根茎很短；根成丛，多少纺锤形或胡萝卜状，肉质，长可达 7 cm。茎直立或弯曲上升，单出或自根颈发出多条，不分枝，几无毛而多少黑色有光泽。基生叶常成密丛，有长柄，柄长 2 ~ 5 cm，叶片呈线状长圆形，羽状全裂，裂片 9 ~ 12 对，呈卵形，长约 5 mm，具凸尖的胼胝质

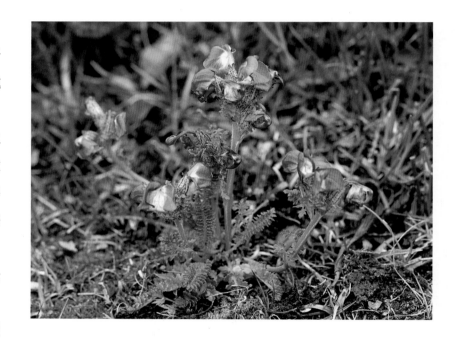

牙齿，表面几光滑或中肋沟中有短细毛，背面碎冰纹网脉清晰，网眼中叶面凸起；茎生叶少数，柄较短。花成顶生的亚头状总状花序或多少伸长，长可达 8 cm，花多少伸长时下方的花远距而生于上叶的叶腋中；苞片呈叶状；花梗短，但有时可伸长达 1 cm 或更长，无毛；花萼呈卵形而长，长 12 ~ 15 mm，管前方开裂至一半，上半部有密网纹，无毛或有微毛，常有美丽的色斑，齿 5，后方 1 齿呈披针形，全缘，其余 4 齿较大，自狭缩的基部膨大为卵形，边缘有少数锯齿，齿端常有白色胼胝；花冠呈玫瑰色，管比萼长 1 倍，外面有毛，大部分伸直，在近端处稍变粗而微向前弯，盔直立部分较管粗，继管端而与其同指向前上方，长约 4 mm，上端多少膝状屈曲向前成为含雄蕊的部分，长约 5 mm，前方很快就狭细成半环状卷曲的喙，极少有喙端再转向前而略作 "S" 形卷曲者，长可达 7 mm，下端全缘而不裂，下唇宽 14 ~ 17 mm，基部呈宽心形，伸至管的后方，裂片呈圆形，侧裂片比中裂片大 1 倍，后者几乎不凸出，边缘无毛；雄蕊着生于管端，前方 1 对花丝有毛。蒴果比

▶ ITS2 条形码序列 / 简并序列

CGCATCGCGTCGCCTCCCCTACCCACTCCCCACGGGGTGATTGGGTGTCGG
GGGCGGAAATTGGCCCCCCGTGCGCTCTAAGCTGCGCGGCCGGCCTAAATTT
GAACCCGTGGCGACTCGCGTCACGACAAGTGGTGGTTGAACACTCAACTCTC
GTGCTGTCGTGTCATTTTGAGTTGGCCGTCGGGCTTCGTCGCAGTCCCAGCG
GCGCGAGAATCTCGCGCCTTCGACCG

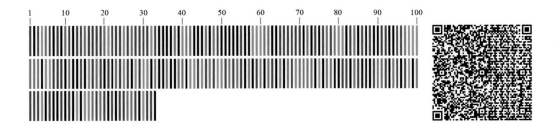

萼长 0.5 倍，呈披针状卵形，长 19 mm，宽 6 mm，先端多少斜截形，有小凸尖；种子呈卵圆形，浅褐色，有明显的网纹，长 2 mm。花期 7 ～ 8 月。

▶ 药材音译名

露如木保、漏日木保、娄日木保、陆日木保、鲁如木博、露茹莫保。

▶ 药用部位

全草。

▶ 功能主治

清热解毒、燥湿。适用于胃痛、腹泻、食物中毒。

附　注

　　《月王药诊》《四部医典》《蓝琉璃》《晶珠本草》等古籍中均记载有ལུ་རུ།（露如）。《晶珠本草》记载露如按生境和花色分为红（露如玛保）、黄（露如赛保）、紫（露如木保）3 种。露如为多种来源于玄参科马先蒿属（*Pedicularis*）植物的藏药的总称。现代文献记载的露如类各品种的基原包括马先蒿属的 10 余种，但不同文献对各品种基原的记载不尽一致。《部标藏药》等收载的ལུག་རུ་སྨུག་པོ།（露如木保）的基原为极丽马先蒿 *P. decorissima* Diels.、欧氏马先蒿 *P. oliveriana* Prain.、藓生马先蒿 *P. muscicola* Maxim. 及其同属多种植物的干燥花。《青藏高原药物图鉴》记载拟鼻花马先蒿 *P. rhinanthoides* Schrenk ex Fisch. et Mey. 为漏日木保的基原之一。（参见"全叶马先蒿"条）

　　经比对，本材料的 ITS2 序列与拟鼻花马先蒿 *P. rhinanthoides* Schrenk ex Fisch. et Mey.、环喙马先蒿 *P. cyclorhyncha* Li 的 ITS2 序列（NCBI 数据库登录号分别为 JF977689、KT022440）的相似度均为 99%。

　　本材料未经基原鉴定。根据 ITS2 鉴别结果，并参考文献记载，暂定其基原为拟鼻花马先蒿 *P. rhinanthoides* Schrenk ex Fisch. et Mey.。《中国植物志》记载该种分布于新疆，但据中国数字植物标本馆记载，该种在西藏、青海、四川、甘肃等均有分布。

牻牛儿苗

Mangniuermiao

兴替米门桑杰

ཞིམ་ཐིག་མིག་སྨན་པང་རྒྱས།

▶ **材　　料**

药材标本采集自西藏自治区昌都市近郊，采集号 2011165（馆藏标本号 003709）。

▶ **基　　原**

牻牛儿苗科植物牻牛儿苗 *Erodium stephanianum* Willd.（100%）。

▶ **形态特征**

多年生草本，通常高 15 ~ 50 cm。直根，较粗壮，少分枝。茎多数，仰卧或蔓生，具节，被柔毛。叶对生；托叶呈三角状披针形，分离，被疏柔毛，边缘具缘毛；基生叶和茎下部叶具长柄，柄长为叶片的 1.5 ~ 2 倍，被开展的长柔毛和倒向短柔毛；叶片呈卵形或三角状卵形，基部呈心形，长 5 ~ 10 cm，宽 3 ~ 5 cm，2 回羽状深裂，小裂片呈卵状条形，全缘或具疏齿，表面被疏伏毛，背面被疏柔毛，沿脉毛较密。伞形花序腋生，明显长于叶，总花梗被开展长柔毛和倒向短柔毛，每梗具 2 ~ 5 花；苞片呈狭披针形，分离；花梗与总花梗相似，与花等长或稍长于花，花期直立，果期开展，上部向上弯曲；萼片呈矩圆状卵形，长 6 ~ 8 mm，宽 2 ~ 3 mm，先端具长芒，被长糙毛，花瓣呈紫红色，倒卵形，与萼

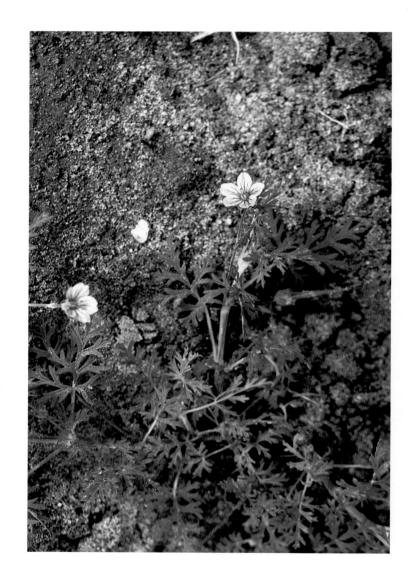

片等长或稍长于萼片，先端呈圆形或微凹；雄蕊稍长于萼片，花丝呈紫色，中部以下扩展，被柔毛；雌蕊被糙毛，花柱呈紫红色。蒴果长约 4 cm，密被短糙毛；种子呈褐色，具斑点。花期 6 ~ 8 月，

▶ ITS2 条形码序列 / 简并序列

CGCGCTCCGTCGCCCCGCAACCCCGAACCCCCTTGTGGCGGCCCGGGAGCT
TGTGGTGCGGATATTGGTCTCCCGTGGGCATGTCTCGCGGCTGGCATAAAAA
CGAGTCCCGTGTGCACCAAGCCGCGGCCGACGGTGGTTGAGAAGCCTTCGGT
AAAGAGCCGCGGTCAGGTAGCCCACTTTGGGACCCTGTGACCCTCGCGTGAC
TTCTCCTCTAGGGGGGAAGGAGCTCCATCTG

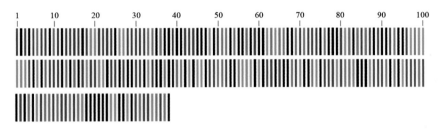

果期 8 ～ 9 月。

▶ 药材音译名
兴替米门桑杰、兴托里嘎保、兴托里、兴梯米门桑杰、布许米门、玛玛吉吉、米门桑杰、蒂达惹贡玛。

▶ 药用部位
全草。

▶ 功能主治
收敛、消炎止痛。适用于结膜炎、虹膜炎、角膜云翳及眼部肉瘤等眼疾。

附 注

　　《四部医典》中记载有 ཞིམ་ཐིག་མིག་སྨན་བཟང་རྒྱས།（兴梯米门桑杰）。《晶珠本草》以 ཞིམ་ཐིག་ལེ།（兴替里、兴托里、兴日里）为其总称，记载其分为大、中、小 3 类，每类又分 2 种。现代不同文献对兴托里类各品种的划分不尽一致，大致分为白 [ཞིམ་ཐིག་ལེ་དཀར་པོ།（兴托里嘎保）]、黑 [ཞིམ་ཐིག་ལེ་ནག་པོ།（兴托里那保）]2 类，或不分类而统称为兴托里，不同文献记载的兴托里类药材的基原包括唇形科、玄参科、牻牛儿苗科的多种植物，各地习用的种类也有差异。据文献记载，牻牛儿苗 *Erodium stephanianum* Willd. 为白者（兴托里嘎保）或兴梯米门桑杰的基原之一；各地藏医所用兴托里嘎保的基原尚有唇形科植物白花铃子香 *Chelonopsis albiflora* Pax et Hoffm. ex Limpr.、夏至草 *Lagopsis supina* (Steph.) Ik.-Gal. ex Knorr. 及玄参科植物短腺小米草 *Euphrasia regelii* Wettst. 等。云南迪庆藏医则将牻牛儿苗 *Erodium stephanianum* Willd. 当作 ཏིག་ཏ་ར་མགོ།（蒂达惹贡玛），用其治疗诸热症和胆病。ཏིག་ཏ།（蒂达）为一类主要治疗肝胆疾病的藏药总称，又习称藏茵陈，其基原主要为龙胆科、虎耳草科植物。（参见"川西獐牙菜""椭圆叶花锚""篦齿虎耳草"条）

　　经比对，本材料的 ITS2 序列与牻牛儿苗 *Erodium stephanianum* Willd. 的 ITS2 序列（中药材 DNA 条形码鉴定系统登录号为 MNG01）的相似度为 100%。

毛诃子

Maohezi

帕如拉

 བ་རུ་ར།

▶ 材　料

药材标本收集自青海省西宁市九康药材市场（馆藏标本号 003575）、四川省成都市荷花池中药材专业市场（产地：印度。馆藏标本号 003492、003496）。

▶ 基　原

使君子科植物毗黎勒 *Terminalia bellirica* (Gaertn.) Roxb.（99%）。

▶ 形态特征

落叶乔木，高 18 ～ 35 m，胸径可达 1 m。枝呈灰色，具纵纹及明显的螺旋状上升的叶痕，小枝、幼叶及叶柄基部常具锈色绒毛。叶呈螺旋状聚生枝顶，叶片呈阔卵形或倒卵形，纸质，长 18 ～ 26 cm，宽 6 ～ 12 cm，全缘，边缘呈微波状，先端钝或短尖，基部渐狭或呈钝圆，两面无毛，疏生白色细瘤点，具光泽，侧脉 5 ～ 8 对，背面网脉细密，瘤点较少；叶柄长 3 ～ 9 cm，无毛，常于中上部有 2 腺体。穗状花序腋生，在茎上部常聚成伞房状，

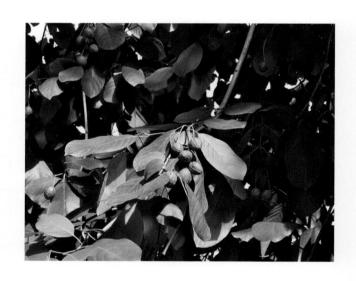

长 5 ～ 12 cm，密被红褐色丝状毛，上部为雄花，基部为两性花；花 5 基数，呈淡黄色，不连雄蕊的突出部分长 4.5 mm，无柄；萼管呈杯状，长 3.5 mm，5 裂，裂片呈三角形，长约 3 mm，被绒毛；花瓣缺；雄蕊 10，生于被毛的花盘外；花盘仅出现在两性花上，10 裂，被红褐色髯毛；子房上位，1 室，花柱呈棒状，长 5 mm，下部粗壮，疏被长绒毛，上部纤细，微弯。假核果呈卵形，密被锈色绒毛，长 2 ～ 3 cm，直径 1.8 ～ 2.5 cm，具明显的 5 棱；种子 1。花期 3 ～ 4 月，果期 5 ～ 7 月。

▶ 药材音译名

帕如拉、巴如拉、帕如热、帕肉拉、巴如拉、嘎米朱玛、均保奈、次木吉、培根他吉。

▶ 药用部位

成熟果实。

▶ 功能主治

益气养血、清热解毒、收敛、调和诸药。适用于虚弱、各种热证、泻痢、黄水病、肝胆病。

▶ ITS2 条形码序列 / 简并序列

CACATCGCGTTGCCTCCAGATCCTTCACCCCTCGACCGTTGCGGTGATGATC
CGGATGCGGAAGCTGGCCTCCCGTGACCGCGCGTCGCGGATGGCCMAAACA
CGTGCTGGGGGAAGSGAAGCGCCACGGCATTCGGTGGTCGATCTAAGCCCCA
GAAGCAGTGCCGGCGGTGGCCGCATATGTCCCCAGCCCACGACCCTAAACGT
TAACCGACG

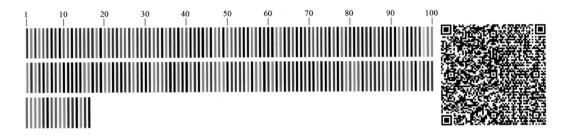

003575 样本:

CACATCGCGTTGCCTCCAGATCCTTCACCCCTCGACCGT
TGCGGTGATGATCCGGATGCGGAAGCTGGCCTCCCGTGA
CCGCGCGTCGCGGATGGCCCAAACACGTGCTGGGGGAAG
SGAAGCGCCACGGCATTCGGTGGTCGATCTAAGCCCCAGA
AGCAGTGCCGGCGGTGGCCGCATATGTCCCCAGCCCACG
ACCCTAAACGTTAACCGACG

003492 和 003496 样本:

CACATCGCGTTGCCTCCAGATCCTTCACCCCTCGACCGTT
GCGGTGATGATCCGGATGCGGAAGCTGGCCTCCCGTGAC
CGCGCGTCGCGGATGGCCAAAACACGTGCTGGGGGAAGC
GAAGCGCCACGGCATTCGGTGGTCGATCTAAGCCCCAGA
AGCAGTGCCGGCGGTGGCCGCATATGTCCCCAGCCCACG
ACCCTAAACGTTAACCGACG

附　注

 བ་རུ་ར།（帕如拉）在《四部医典》《晶珠本草》等古籍中均有记载，系藏医用于治疗"培赤"病及黄水病的常用药材之一。据现代文献记载和调查显示，各地藏医所用巴如拉的基原均为使君子科植物毗黎勒 *T. bellirica* (Gaertn.) Roxb.，其药材名为毛诃子，《中国药典》收载的"藏族习用药材"毛诃子即为该种，《藏标》等标准也以毛诃子 / བ་རུ་ར།/ 帕如拉之名收载了该种，药材又称毗黎勒，使用时通常去掉果核，商品药材也称毛诃子肉。

经比对，本材料的 ITS2 序列与毗黎勒 *T. bellirica* (Gaertn.) Roxb. 的 ITS2 序列（中药材 DNA 条形码鉴定系统登录号为 YP015-1）的相似度为 99%。

毛莲蒿

Maolianhao

普尔那

ཕུར་ནག

▶ **材　料**

药材标本采集自甘肃省甘南藏族自治州夏河县扎油乡扎油沟，采集号 1408136（馆藏标本号 003291）。

▶ **基　原**

菊科植物毛莲蒿 *Artemisia vestita* Wall. ex Bess.（结血蒿）（99.6%）。

▶ **形态特征**

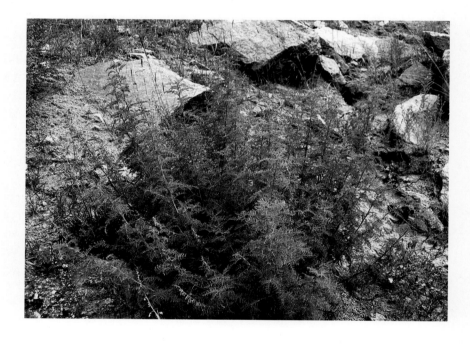

半灌木状草本或小灌木状，植株有浓烈的香气。根、茎多数，木质；茎直立，高 50 ~ 120 cm，下部木质，分枝多而长；茎、枝呈紫红色或红褐色，被蛛丝状微柔毛。叶面呈绿色或灰绿色，有小凹穴，两面被灰白色密绒毛或上面毛略少，背面毛密；茎下部与中部叶呈卵形、椭圆状卵形或近圆形，长（2 ~）3.5 ~ 7.5 cm，宽（1.5 ~）2 ~ 4 cm，2（~ 3）回栉齿状羽状分裂，第一回全裂或深裂，每侧有 4 ~ 6 裂片，裂片呈长椭圆形、披针形或楔形，第二回深裂，小裂片小，边缘常具数枚栉齿状深裂齿，裂齿细小，呈近椭圆形，长 1 ~ 2 mm，宽 0.2 ~ 0.5 mm，有时裂齿上有 1 ~ 2 小锯齿，先端有小尖头，中轴两侧有栉齿状小裂片，叶柄长 0.8 ~ 2 cm，基部常有小型的栉齿状假托叶；茎上部叶小，栉齿状羽状深裂或浅裂；苞片叶分裂或不分裂，呈披针形，边缘有少量栉齿。头状花序多数，呈球形或半球形，直径 2.5 ~ 4 mm，有短梗或近无梗，下垂，基部有线形小苞叶，在茎的分枝上排成总状花序、复总状花序或近穗状花序，上述花序常在茎上组成开展或略开展的圆锥花序；总苞片 3 ~ 4 层，内、外层总苞片近等长，外层总苞片呈卵状披针形或长卵形，背面被灰白色短柔毛，中肋明显，呈绿色，边缘狭膜质，中、内层总苞片呈卵形或宽卵形，中层总苞片背面微被短柔毛，边缘宽膜质，

▶ ITS2 条形码序列 / 简并序列

CGCATCGCGTCGCCCCCCACAATTCTCCGTAAAGGGAACTCGTGTTTTGGGG
GCGGATATTGGTCTCCCGTGCTCATGGCGTGGTTGGCCGAAATAGGAGTCCC
TTCGATGGACGCACGAACTAGTGGTGGTCGTAAAAACCCTCGTCTTTTGTTT
CGTGCTGTTAGTCGCAAGGGAAACTCTAAGAAAACCCCAACGTGTCGTCTTT
TGACGGCGCTTCGACCG

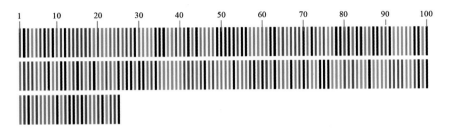

内层总苞片背面无毛，膜质；花序托小，凸起；雌花 6～10，花冠呈狭管状，檐部具 2 裂齿，花柱伸出花冠外，先端二叉，外弯；两性花 13～20，花冠呈管状，花药呈线形，上端附属物尖，呈长三角形，基部钝，花柱与花冠管近等长，先端二叉，叉端截形。瘦果呈长圆形或倒卵状椭圆形。花果期 8～11 月。

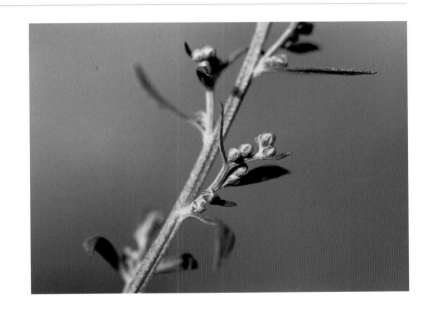

▶ 药材音译名

普尔那、普那、普尔芒那保、普尔芒、普儿芒、普尔芒嘎保、桑孜哇、坎巴玛保、坎巴木保。

▶ 药用部位

地上部分。

▶ 功能主治

普尔芒：清热解毒、杀虫利湿。适用于虫病、疫疬、皮肤病、咽喉疾病等。

桑孜哇：利湿、祛风、解毒。适用于风湿性关节炎、炭疽病、黄水病。

坎巴玛保：消肿、止血。适用于痈疖、寒性肿瘤。

附 注

《蓝琉璃》在"药物补述"中记载有止痛、杀虫、敛黄水之药物 ᦄ᠌᠌᠌（普尔芒）；《蓝琉璃》

《晶珠本草》记载普尔芒分为白 [ཕུར་མོང་དཀར་པོ།（普尔芒嘎保）]、黑 [ཕུར་མོང་ནག་པོ།（普尔芒那保），简称 ཕུར་ནག（普尔那）]、紫 [ཕུར་མོང་སྨུག་པོ།（普尔芒莫保）]3 类。现代文献记载的普尔芒的基原包括蒿属（*Artemisia*）和亚菊属（*Ajania*）的多种植物，但不同文献对各品种基原的记载不一样，不同品种的基原也有交叉。据文献记载，毛莲蒿 *Artemisia vestita* Wall. ex Bess.（结血蒿）为白者（普尔芒嘎保）或黑者（普尔芒那保，普尔那）的基原之一；《西藏藏标》以 ཕུར་ནག/ 普那 / 结血蒿之名收载了该种；《青海藏标》以牛尾蒿 /ཕུར་མོང་ནག་པོ།/ 普日芒那保之名收载了牛尾蒿 *Artemisia subdigitata* Mattf.（*Artemisia dubia* Wall. ex Bess.），并在该条附注中说明，毛莲蒿 *Artemisia vestita* Wall. ex Bess. 为普日芒嘎保的基原；《四川藏标》（2020 年版）以 ཕུར་ནག་ལོ་སེག/ 普尔那洛斯 / 毛莲蒿之名收载了毛莲蒿 *Artemisia vestita* Wall. ex Bess.。文献记载的普尔那的基原还有细裂叶莲蒿 *Artemisia gmelinii* Web. ex Stechm. 等多种蒿属植物。也有文献认为毛莲蒿 *Artemisia vestita* Wall. ex Bess. 为《晶珠本草》另条记载的 ཟངས་རྩི་བ（桑孜哇）的基原之一，该药材的功能主治与普尔芒不同。《晶珠本草》还另条记载有止血、消散四肢肿胀之药物 མཁན་པ（坎巴），言其分为灰、白、红、黑 4 种。现代文献记载的各地藏医所用坎巴类药材的基原也主要涉及蒿属和亚菊属的多种植物，不同文献对坎巴的品种划分及其基原的记载不同。据文献记载，毛莲蒿 *Artemisia vestita* Wall. ex Bess. 为红坎巴 [མཁན་པ་དམར་པོ།（坎巴玛保），简称 མཁན་དམར།（坎玛）] 的基原之一，也有文献记载其为紫坎巴 [མཁན་པ་སྨུག་པོ།（坎巴木保）] 的基原。普尔芒、桑孜哇、坎巴玛保的功能主治有较大差异。（参见"牛尾蒿""细裂叶莲蒿"条）

经比对，本材料的 ITS2 序列与白莲蒿 *Artemisia sacrorum* Ledeb.、细裂叶莲蒿 *Artemisia gmelinii* Web. ex Stechm. 的 ITS2 序列（NCBI 数据库登录号分别为 JQ173385、AM398875）的相似度均为 100%，与毛莲蒿 *Artemisia vestita* Wall. ex Bess. 的 ITS2 序列（NCBI 数据库登录号为 KU555624、KU555625）的相似度为 99.6%。

美丽风毛菊

Meilifengmaoju

俄吉秀尔

ཨོ་སྐྱི་བཤུར།

▶ **材　　料**

药材标本采集自青海省果洛藏族自治州久治县智青松多镇德合隆寺，采集号1408147。

▶ **基　　原**

菊科植物美丽风毛菊 *Saussurea superba* Anthony（100%）。

▶ **形态特征**

多年生草本，高5～35 cm。根茎密被干膜质褐色残叶柄。茎直立，密被白色长柔毛。基生叶呈莲座状，基部渐狭成具翼的短叶柄，叶片呈椭圆形或长椭圆状倒披针形，长4.5～15 cm，宽2～3 cm，先端急尖或钝，全缘或有不明显的稀疏浅齿；茎生叶与基生叶同形或呈线状披针形、线形，无柄；全部叶质薄，两面呈褐色或黄绿色，两面及边缘被稀疏长柔毛。头状花序单生茎顶；总苞呈宽钟状，直径2～3.5 cm，总苞片4～5层，全部或边缘呈黑紫色，先端长渐尖，密被长柔毛，外层呈卵状披针形，长1 cm，宽3 mm，中层呈披针形，长1.3 cm，宽2.5 mm，内层呈狭披针形或线形，长2.5 cm，宽2 mm；小花呈紫色，长1.8 cm，细管部长1 cm，檐部长8 mm。瘦果呈圆柱状，褐色，无毛，长2.5 mm；

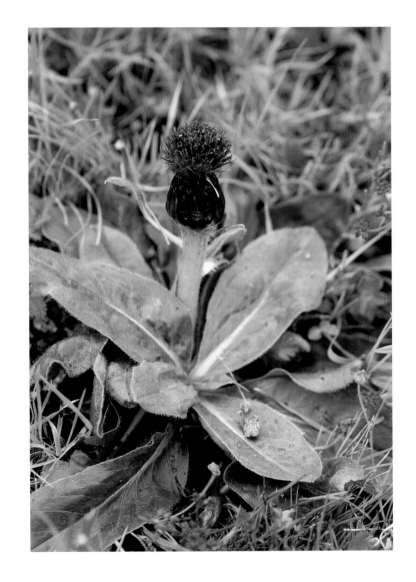

冠毛呈淡褐色，2层，外层短，呈糙毛状，长2～3 mm，内层长，呈羽毛状，长1.4 cm。花果期6～8月。

▶ ITS2 条形码序列 / 简并序列

CGCATCGCGTCGCCCCCAACCACGCCTCCCTCATGGGGATGTGTTTGTTTGG
GGCGGAGAATGGTCTCCCGTGCTCTTGGTGCGGTTGGCCTAAAAAGGAGTCC
CCTTCGACGGACGCACGACTAGTGGTGGTTTTCAAGGCCTTCGTATCGAGTT
GTGCATACGCGAGGGAATCGCTCTCCAAAGACCCCAACGTGTCGTCTTGCGA
CGACGCTTCGACCG

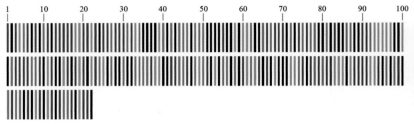

▶ 药材音译名

俄吉秀尔、莪吉秀、俄吉秀、桑瓦门吉、贝珠牙扎、俄朵布桑、贝者朵尖。

▶ 药用部位

全草或地上部分。

▶ 功能主治

渗湿利尿、清热。适用于各种水肿、膀胱炎、小便不利、腹水等。

附　注

　　《四部医典》中记载有 ཤྲི་བདུར། （莪吉秀）；《晶珠本草》记载其正名为 ཤེས་འཛིན། （贝珠牙扎），言其为引出心肾水肿水之药物。现代文献对莪吉秀的基原有争议，多认为其基原为菊科植物长毛风毛菊 *S. hieracioides* Hook. f. 或美丽风毛菊 *S. superba* Anthony，部分地区藏医也使用矮华丽风毛菊 *S. superba* Anthony f. *pygmaea* Anthony。《部标藏药》在 "莪吉秀 /ཤྲི་བདུར།/ 风毛菊" 条下收载了长毛风毛菊 *S. hieracioides* Hook. f.、美丽风毛菊 *S. superba* Anthony。

　　经比对，本材料的 ITS2 序列与美丽风毛菊 *S. superba* Anthony、打箭风毛菊 *S. tatsienensis* Franch.、尖苞雪莲 *S. polycolea* Hand.-Mazz. var. *acutisquama* (Ling) Lipsch. 的 ITS2 序列（NCBI 数据库登录号分别为 AY366305、AB254691、AY366307）的相似度均为 100%。

　　本材料被鉴定为横断山风毛菊 *S. superba* Anthony，也有部分专著记载该拉丁学名的中文名为华丽风毛菊或美丽风毛菊。《中国植物志》将 *S. superba* Anthony 作为长毛风毛菊 *S. hieracioides* Hook. f. 的异名，记载的 "美丽风毛菊" 的拉丁学名为 *S. pulchra* Lipsch.。鉴于本材料的 ITS2 序列与采集自红原城郊的长毛风毛菊 *S. hieracioides* Hook. f. 的 ITS2 序列有一定差异，《部标藏药》也分别收载了该 2 种，本书暂将 2 种当作美丽风毛菊和长毛风毛菊分别收录。（参见 "长毛风毛菊" 条）

密花香薷

Mihuaxiangru

齐柔木布

ཀྱི་ཅག་སྨུག་པོ།

▶ **材　料**

药材标本采集自甘肃省甘南藏族自治州夏河县扎油乡扎油沟，采集号 1408139（馆藏标本号 003299）；四川省甘孜藏族自治州道孚县松林口，采集号 3013022（馆藏标本号 003421）。

▶ **基　原**

唇形科植物密花香薷 *Elsholtzia densa* Benth.（100%）。

▶ **形态特征**

草本，高 20 ~ 60 cm，密生须根。茎直立，自基部多分枝，分枝细长，茎及枝均呈四棱形，具槽，被短柔毛。叶呈长圆状披针形至椭圆形，长 1 ~ 4 cm，宽 0.5 ~ 1.5 cm，先端急尖或微钝，基部呈宽楔形或近圆形，边缘在基部以上具锯齿，草质，上面绿色，下面色较淡，两面被短柔毛，侧脉 6 ~ 9 对，与中

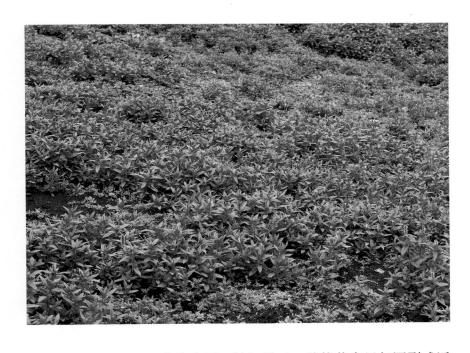

脉在上面下陷，在下面明显；叶柄长 0.3 ~ 1.3 cm，背腹扁平，被短柔毛。穗状花序呈长圆形或近圆形，长 2 ~ 6 cm，宽 1 cm，密被紫色串珠状长柔毛，由密集的轮伞花序组成；最下的 1 对苞叶与叶同形，向上呈苞片状、卵圆状圆形，长约 1.5 mm，先端圆，外面及边缘被具节长柔毛；花萼呈钟状，长约 1 mm，外面及边缘密被紫色串珠状长柔毛，萼齿 5，后 3 齿稍长，呈近三角形，果时花萼膨大，呈近球形，长 4 mm，宽达 3 mm，外面被极密的紫色串珠状长柔毛；花冠小，呈淡紫色，长约 2.5 mm，外面及边缘密被紫色串珠状长柔毛，内面在花丝基部具不明显的小疏柔毛环，花冠筒向上渐宽大，冠檐呈二唇形，上唇直立，先端微缺，下唇稍开展，3 裂，中裂片较侧裂片短；雄蕊 4，前对较长，微露出，花药呈近圆形；花柱微伸出，先端近相等 2 裂。小坚果呈卵珠形，长 2 mm，宽 1.2 mm，呈暗褐色，被极细微柔毛，腹面略具棱，先端具小疣状突起。花果期 7 ~ 10 月。

▶ ITS2 条形码序列／简并序列

CGCATCGCGTCGCCCCCCCTCCCCGAGCCCAGTGCTCGCGGCGTCGGGGGC
GGATATTGGCCTCCCGTGCTCCCCGGAGTGCGGCCGGCCCAAATGCTATCCC
CCGGCGACTCGCGTCGCGACAAGTGGTGGTCGAAAAGCCTCTATGCCGTCGT
GCCGCCGTGTCGTCCGTGCGGGAAAGACAAGACCCAACGGCGTCGGTGCGT
CCGCGCACCGATGCTTCCGACCG

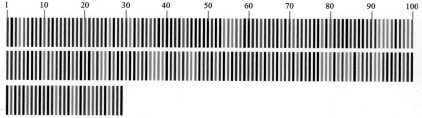

▶ 药材音译名

齐柔木布、齐柔、息柔莫保、齐如色保、齐柔色保、齐
如巴、苏热巴、度李贝、如巴齐柔、息肉巴。

▶ 药用部位

穗状花序、地上部分。

▶ 功能主治

清热化湿、解表、利尿消肿、驱虫。适用于"培根"病、
寄生虫引起的牙痛、胃肠绞痛；外用于皮肤瘙痒。

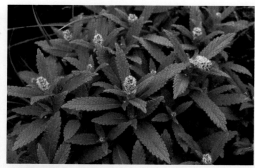
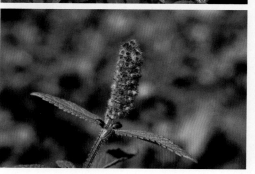

附 注

　　《四部医典》《蓝琉璃》等古籍中记载有防伤口
腐烂、疖疮之药物 ཅི་རུག（齐柔）。《晶珠本草》记载齐
柔按花色分为黄 [ཅི་རུག་སེར་པོ（齐柔色布）]、黑 [ཅི་རུག་ནག་པོ
（齐柔那保）]2 类，其中黑者又分为蓝 [ཅི་རུག་སྔོ་པོ（息柔俄保）]、紫 [ཅི་རུག་སྨུག་པོ（齐柔木布）]2 种。现
代文献记载各地藏医所用齐柔类药材的基原包括唇形科植物密花香薷 *E. densa* Benth.、毛穗香薷 *E.
eriostachys* (Benth.) Benth.（黄花香薷）、球穗香薷 *E. strobilifera* Benth.、高原香薷 *E. feddei* Lévl.、香
薷 *E. ciliata* (Thunb.) Hyland. 等多种香薷属（*Elsholtzia*）植物，多认为毛穗香薷 *E. eriostachys* (Benth.)
Benth. 为黄者（齐柔色布）的基原，密花香薷 *E. densa* Benth. 为黑者（齐柔那保）的紫者（齐柔木布）
的基原，该 2 种为正品，其他种类为代用品，但不同文献记载的黄者和黑者的基原有交叉。

　　经比对，本材料的 ITS2 序列与密花香薷 *E. densa* Benth. 的 ITS2 序列（NCBI 数据库登录号为
KT210231）的相似度为 100%。

绵参

Mianshen

榜参布柔

 སྦྲང་ཚོན་སྤྲུ་དི།

▶ 材　料

药材标本采集自西藏自治区山南市加查县布丹拉山，采集号 2013199（馆藏标本号 003476）。

▶ 基　原

唇形科植物绵参 *Eriophyton wallichii* Benth.（*E. wallichianum* Benth.）（100%）。

▶ 形态特征

多年生草本。根肥厚，呈圆柱形，先端常分叉，有细长的侧根。茎直立，高 10 ~ 20 cm，不分枝，呈钝四棱形，下部多少变肉质，呈白色，无毛，上部坚硬，直立，被绵毛。叶变异很大，茎下部叶细小，呈苞片状，通常无色，无毛；茎上部叶大，两两交互对生，呈菱形或圆形，长、宽均为 3 ~ 4 cm；茎最先端的叶渐变小，先端急尖，基部呈宽楔形，边缘在中部以上具圆齿或圆齿状锯齿，两面均密被绵毛，尤以上面为甚，侧脉 3 ~ 4 对，均由近基部生出，呈近掌状，在上面下陷，在下面突出，细脉明显；叶柄甚短或近无柄。轮伞花序通常具 6 花，下承以小苞片；小苞片呈刺状，长达 1.2 cm，密被绵毛；花梗无；花萼呈宽钟形，不连齿长 8 mm，隐藏于叶丛中，膜质，外面密被绵毛，内面在萼齿先

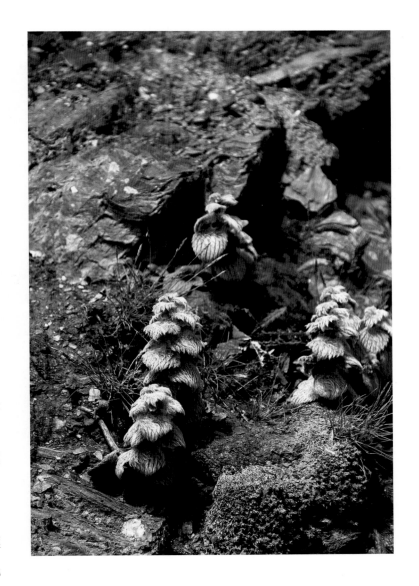

端及边缘被绵毛，余部无毛，脉 10，其间由网脉连接，毛被密集，齿 5，近等大，呈三角形，长约 7 mm，与萼筒近等长，先端长渐尖；花冠长 2.2 ~ 2.8 cm，呈淡紫色至粉红色，花冠筒略下弯，长

▶ **ITS2 条形码序列 / 简并序列**

CGCATCGCGTCGCCCCCCCTCCCTCGCGGGGCGGGGGCGGAGATTGGCCCC
CTGTGCGCACCCGTGCGCGCGGCCGGCCCAAATGCGAATCCGCCGTCGACG
CGCGTCGCGACCAGTGGTGGTTGAACGATCAACTCGCGTGCTGTCGCGCTCC
GCTGCGTCGTCGGTCCGGAAACAGCCACATAACCCAACGGCGCGAGCACGAA
TCGTGCCCACGACCG

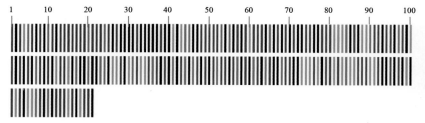

约为花冠的一半，冠檐呈二唇形，上唇宽大，呈盔状扁合，向下弯曲，覆盖下唇，外面密被绵毛，下唇小，3 裂，中裂片略大，先端微缺。小坚果长约 3 mm，呈黄褐色。花期 7 ~ 9 月，果期 9 ~ 10 月。

▶ **药材音译名**

榜参布柔、榜参布茹、邦餐布如、邦参布柔、轮布塔退间、乡连木布、康剧字巴。

▶ **药用部位**

全草。

▶ **功能主治**

清热解毒、止咳。适用于流感、温病、肝炎、中毒性肝损伤、肺炎、肺脓肿、肺结核、肺热咳嗽、咽喉炎、传染性热症。

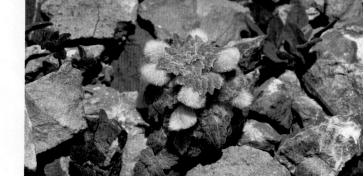

附　注

　　《蓝琉璃》在"药物补述"中记载有 སྤང་ཚན་སྦྲི་བ། （榜参布柔），言其为愈合脏器创伤、接筋络、治肺脓疡之药物，又称其为 བདུད་རྩི་གག་ལམ་ཁག （都孜冈夏木）。《晶珠本草》首次记载了可清热、消炎，并可治白喉、乳蛾、虫病之药物 གཉན་འདུལ་བ།（年都巴）。现代文献多记载唇形科植物绵参 *E. wallichii* Benth. 为榜参布柔的正品，青海、云南等地藏医均使用该种；而西藏藏医则习将同科植物扭连钱 *Phyllophyton complanatum* (Dunn) Kudô、褪色扭连钱 *P. decolorans* (Hemsl.) Kudô、西藏扭连钱 *P. tibeticum* (Jacquem.) C. Y. Wu 等扭连钱属（*Phyllophyton*）植物作为榜参布柔的代用品，称其为 སྤང་ཆེན་སྲུ་ཅ་དམར་པ།（榜参布茹曼巴）。绵参 *E. wallichii* Benth. 的形态与《蓝琉璃》的记载相符，扭连钱属植物的形态与《蓝琉璃》的记载不符，但与《四部医典系列挂图全集》中榜参布柔的附图及《晶珠本草》记载的年都巴的形态一致。《部标藏药》和《青海藏标》在"榜参布柔"条下收载了绵参 *E. wallichianum* Benth.（*E. wallichii* Benth.），《藏标》在"榜参布柔"条下同时收载了绵参 *E. wallichianum* Benth. 和西藏扭连钱 *P. tibeticum* (Jacquem.) C. Y. Wu。《晶珠本草》中未记载榜参布柔，而另记载有养肺、治热症之药物 གཡང་ལེན་སྨུག་པོ།（相连木保），并言"本品真名为 བདུད་རྩི་གངས་ཤམ།（都孜冈夏木）"，但其记载的形态与《蓝琉璃》记载的榜参布柔（别名为都孜冈夏木）的形态相差甚远。《晶珠本草》汉译重译本及《藏药晶镜本草》均认为相连木保的基原为绵参 *E. wallichianum* Benth.。据文献记载，青海、四川、甘肃部分藏医也以石竹科植物高原蚤缀 *Arenaria przewalskii* Maxim.（福禄草）、报春花科植物雅江点地梅 *Androsace yargongensis* Petitm.、虎耳草科植物小牙虎耳草 *Saxifraga gemmuligera* Engl. 等作为相连木保，但这些种类的形态均与《晶珠本草》记载的相连木保的形态不符，尚有待研究。

经比对，本材料的 ITS2 序列与绵参 *E. wallichii* Benth. 的 ITS2 序列（NCBI 数据库登录号为 JN176171）的相似度为 100%。

岷县龙胆

Minxianlongdan

榜间嘎保

སྦྱང་རྒྱན་དཀར་པོ།

▶ 材　料

药材标本采集自四川省甘孜藏族自治州德格县雀儿山下，采集号 2013072（馆藏标本号 003448）；西藏自治区那曲市安多县唐古拉山口，采集号 2013319（馆藏标本号 003430）；青海省果洛藏族自治州久治县智青松多镇德合隆寺，采集号 1408155（馆藏标本号 003287）。

▶ 基　原

龙胆科植物岷县龙胆 *Gentiana purdomii* Marq.（94%）。

▶ 形态特征

多年生草本，高 4 ~ 25 cm，基部被黑褐色枯老膜质叶柄包围。根茎短缩，直立，具多数略肉质的须根。枝 2 ~ 4 丛生，其中只有 1 ~ 3 营养枝及 1 花枝，花枝直立，低矮或较高，呈黄绿色，中空，呈近圆形，光滑。叶大部分基生，常对折，呈线状椭圆形，稀呈狭矩圆形，长 2 ~ 6 cm，宽 0.2 ~ 0.9 cm，先端钝，基部渐狭，中脉在两面明显，并在下面凸起，叶柄膜质，长 2 ~ 3.5 cm；茎生叶 1 ~ 2 对，呈狭矩圆形，长 1 ~ 3 cm，宽 0.3 ~ 0.6 cm，先端钝，叶柄短，长达 6 mm。花 1 ~ 8，顶生和腋生，无花梗至具长达 4 cm 的花梗；花萼呈倒锥形，长 1.4 ~ 1.7 cm，萼筒叶质，不开裂，裂片直立，稍不整齐，呈狭矩圆形或披针形，长 2.5 ~ 8 mm，先端钝，背面脉不明显，弯缺呈截形或圆形；花冠呈淡黄色，具蓝灰色

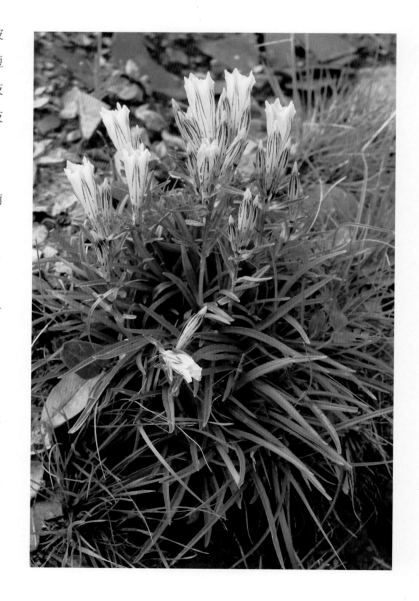

▶ ITS2 条形码序列 / 简并序列

```
CGCATYGCGTCGCCCCCCAACACCGTGCATGATATCATGCCGGTCGTCGGA
GGGGCGGATATTGGCTTCCCGTGCTTCGGTGCGGCTGGCCTAAACGCAAGTC
CCTTGCGACGGACACGACGACAAGTGGKGGTTGATTTTTCAACTAAGGTGCT
GTCGCGCGTTGCCCCGTCGGATGAGGAGACTTCCTTGACCCTAACGCAAGCG
TCGTCACGACGTCTGCCACGACCG
```

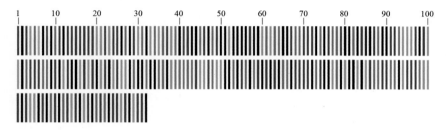

003448 样本：

```
CGCATCGCGTCGCCCCCCAACACCGTGCATGATATCATG
CCGGTCGTCGGAGGGGCGGATATTGGCTTCCCGTGCTTC
GGTGCGGCTGGCCTAAACGCAAGTCCCTTGCGACGGACA
CGACGACAAGTGGTGGTTGATTTTTCAACTAAGGTGCTGT
CGCGCGTTGCCCCGTCGGATGAGGAGACTTCCTTGACCC
TAACGCAAGCGTCGTCACGACGTCTGCCACGACCG
```

003430 样本：

```
CGCATCGCGTCGCCCCCCAACACCGTGCATGATATCAT
GCCGGTCGTCGGAGGGGCGGATATTGGCTTCCCGTGCTT
CGGTGCGGCTGGCCTAAACGCAAGTCCCTTGCGACGGAC
ACGACGACAAGTGGTGGTTGATTTTTCAACTAAGGTGCTG
TCGCGCGTTGCCCCGTCGGATGAGGAGACTTCCTTGACC
CTAACGCAAGCGTCGTCACGACGTCTGCCACGACCG
```

003287 样本：

```
CGCATTGCGTCGCCCCCCAACACCGTGCATGATATCATG
CCGGTCGTCGGAGGGGCGGATATTGGCTTCCCGTGCTTC
GGTGCGGCTGGCCTAAACGCAAGTCCCTTGCGACGGACA
CGACGACAAGTGGGGGTTGATTTTTCAACTAAGGTGCTGT
CGCGCGTTGCCCCGTCGGATGAGGAGACTTCCTTGACCC
TAACGCAAGCGTCGTCACGACGTCTGCCACGACCG
```

宽条纹和细短条纹，呈筒状钟形或漏斗形，长 3 ~ 4.5 cm，裂片呈宽卵形，长 3 ~ 3.5 mm，先端钝圆，边缘有不整齐细齿，褶偏斜，呈截形，边缘有不明显波状齿；雄蕊着生于花冠筒中部，整齐，花丝呈丝状钻形，长 9 ~ 11 mm，花药呈狭矩圆形，长 3 ~ 3.5 mm；子房呈线状披针形，长 1.3 ~ 1.5 mm，

两端渐狭，柄长 10 ～ 12 mm，花柱呈线形，长 3 ～ 4 mm，柱头 2 裂，裂片外反，呈线形。蒴果内藏，呈椭圆状披针形，长 1.8 ～ 2.5 cm，先端急尖，基部钝，柄长达 2 cm；种子呈黄褐色，有光泽，呈宽矩圆形或近圆形，长 1.5 ～ 2 mm，表面具海绵状网隙。花果期 7 ～ 10 月。

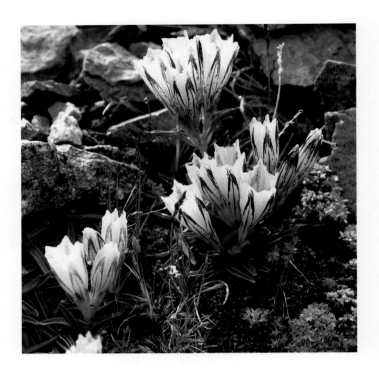

▶ 药材音译名

榜间嘎保、榜间、邦见、邦见嘎保、邦见嘎布、邦见察保、顿西巴达、乌达白嘎布。

▶ 药用部位

带花全草或花。

▶ 功能主治

清热解毒、泻肝胆实火。适用于感冒发热、脑膜炎、肝炎、目赤、胃炎、喉部疾病、肺热咳嗽、尿痛、阴痒、阴囊湿疹、天花。

附　注

　　藏医药用的龙胆科龙胆属（Gentiana）植物花类药材主要分为龙胆花和秦艽花 2 类，前者统称为 སྔོན་བྱས། （榜间），主要为多枝组（Sect. Monopodiae）、高山龙胆组（Sect. Frigida）等植物，后者统称为 ཅི་ཉ། （吉解），多为秦艽组（Sect. Cruciata）植物，二者的基原种类均较复杂，且有交叉。《蓝琉璃》《晶珠本草》等古籍及现代文献多根据花色将榜间分为白花 [སྔོན་བྱས་དཀར་པོ། （榜间嘎保）]、蓝花（榜间温保）、黑色（榜间那保）或杂色花（榜间那保）3 类，但不同文献及有关标准中记载的榜间各品种的基原不一样，各地习用的种类也有差异，其药用部位也有花或带花全草的不同。《部标藏药》等标准中收载的白者（榜间嘎保）的基原有高山龙胆 G. algida Pall.、黄花龙胆 G. algida Pall. var. przewalskii Maxim.（云雾龙胆 G. nubigena Edgew.）、岷县龙胆 G. purdomii Marq.、大花龙胆 G. szechenyii Kanitz，共 4 种。此外，文献记载的榜间嘎保的基原尚有条纹龙胆 G. striata Maxim.、短柄龙胆 G. stipitata Edgew.、云南龙胆 G. yunnanensis Franch.、蓝玉簪龙胆 G. veitchiorum Hemsl.、瘦华丽龙胆 G. sino-ornata Balf. var. gloriosa Marq. 等。（参见"白花龙胆"条）

　　经比对，本材料的 ITS2 序列与高山龙胆 G. algida Pall.、G. frigida Haenke（《中国植物志》未记载该种）的 ITS2 序列（NCBI 数据库登录号分别为 DQ398659、AJ294648）的相似度均为 99%，与岷县龙胆 G. purdomii Marq. 的 ITS2 序列（NCBI 数据库登录号为 KF563963）的相似度为 94%。

木鳖子

Mubiezi

塞吉普布

གསེར་གྱི་ཕུད་བུ།

▶ **材　　料**

药材标本收集自甘肃省兰州市黄河中药材专业市场（馆藏标本号 003380）。

▶ **基　　原**

葫芦科植物木鳖子 *Momordica cochinchinensis* (Lour.) Spreng.（100%）。

▶ **形态特征**

粗壮大藤本，长达 15 m，具块根，全株近无毛或稍被短柔毛，节间偶有绒毛。叶柄粗壮，长 5 ~ 10 cm，初时被稀疏黄褐色柔毛，后变为近无毛，在基部或中部有 2 ~ 4 腺体；叶片呈卵状心形或宽卵状圆形，质稍硬，长、宽均为 10 ~ 20 cm，3 ~ 5 中裂至深裂或不分裂，中裂片最大，呈倒卵形或长圆状披针形，长 6 ~ 10（~ 15）cm，宽 3 ~ 6（~ 9）cm， 先

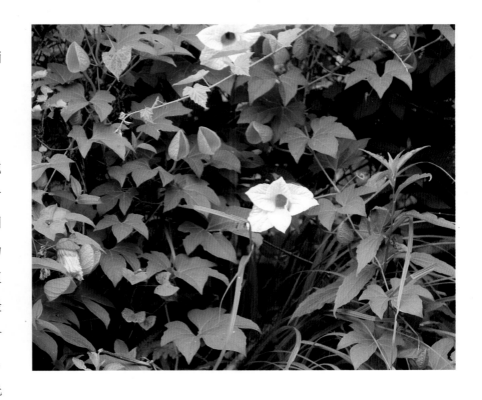

端急尖或渐尖，有短尖头，边缘有波状小齿，稀近全缘，侧裂片较小，呈卵形或长圆状披针形，长 3 ~ 7（~ 11）cm，宽 2 ~ 4（~ 7）cm，基部呈心形，基部弯缺呈半圆形，深 1.5 ~ 2 cm，宽 2.5 ~ 3 cm，叶脉掌状；卷须颇粗壮，光滑无毛，不分歧。雌雄异株。雄花单生叶腋或有时 3 ~ 4 着生于极短的总状花序轴上，花梗粗壮，近无毛，长 3 ~ 5 cm，单生时花梗长 6 ~ 12 cm，先端生 1 大型苞片；苞片无梗，兜状，呈圆肾形，长 3 ~ 5 cm，宽 5 ~ 8 cm，先端微缺，全缘，有缘毛，基部稍凹陷，两面被短柔毛，内面稍粗糙；萼筒呈漏斗状，裂片呈宽披针形或长圆形，长 12 ~ 20 mm，宽 6 ~ 8 mm，先端渐尖或急尖，有短柔毛；花冠呈黄色，裂片呈卵状长圆形，长 5 ~ 6 cm，宽 2 ~ 3 cm，先端急尖或渐尖，基部有齿状黄色腺体，腺体密被长柔毛，外面 2 腺体稍

▶ ITS2 条形码序列 / 简并序列

CGCATCGCTGCCCCCCGCGCAACCCCCGCACCACGCGTGCGTCGGTCCGT
TGCCGCGGTCTGGGGCACACGCTGGCCTCCCGTGCGCACCGTCGCGCGGAT
GGCTTAAATTCGAGTCCTCGGCGCCTGTCGTCGGGACGCTACGGTGGTTGAT
CAAACCTCGGTACCGCGTCCCGGCCGCAGCCCGCGCACCTCCTCCTCCGAG
CGAGCGAGGGAAACAACGGGGCATCTCAGACCGACCCTGCGAACGTCGTCCC
CCAAAAAGACGGCGCTCTCGACG

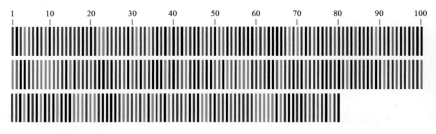

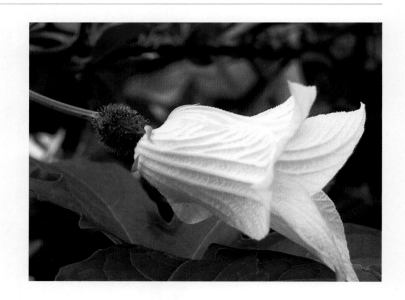

大，内面 3 腺体稍小，基部有黑斑；雄蕊 3，2 枚 2 室，1 枚 1 室，药室一回折曲。雌花单生叶腋，花梗长 5 ～ 10 cm，近中部生 1 苞片；苞片呈兜状，长、宽均为 2 mm；花冠、花萼同雄花；子房呈卵状长圆形，长约 1 cm，密生刺状毛。果实呈卵球形，先端有 1 短喙，基部近圆，长达 12 ～ 15 cm，成熟时呈红色，肉质，密生长 3 ～ 4 mm 的具刺尖的突起；种子多数，呈卵形或方形，干后呈黑褐色，长 26 ～ 28 mm，宽 18 ～ 20 mm，厚 5 ～ 6 mm，边缘有齿，两面稍拱起，具雕纹。花期 6 ～ 8 月，果期 8 ～ 10 月。

▶ 药材音译名

塞吉普布、色麦切哇、色吉美多、塞季美多。

▶ 药用部位

成熟种子。

▶ 功能主治

解毒、催吐、干黄水。适用于"赤巴"病、黄水病、中毒症。

附 注

《晶珠本草》在"旱生草类药物"的"果实类药物"中分别记载有 གསེར་གྱི་མེ་ཏོག（色吉美多）和 གསེར་གྱི་ཕུད་བུ།（塞吉普布），言前者为清腑热、疗胆热症之药物，后者为止泻、引吐"赤巴"病之药物。现代文献记载各地藏医多以葫芦科植物波棱瓜 *Herpetospermum pedunculosum* (Ser.) C. B. Clarke 为色吉美多的正品，以同科植物丝瓜 *Luffa cylindrica* (L.) Roem.、棱角丝瓜 *L. acutangula* (Linn.) Roxb. 为塞吉普布的正品。据文献记载，在部分地区均有以葫芦科植物木鳖子 *M. cochinchinensis* (Lour.) Spreng. 作为上述 2 种药物的代用品的情况，甘肃夏河藏医以该种作为色吉美多的代用品，西藏、云南迪庆、四川西部部分藏医则以其作为塞吉普布的代用品 [又称 གསེར་མེ་ཆེ་བ།（色麦切哇）]，但该种的形态与《晶珠本草》记载的色吉美多和塞吉普布均不甚相符。《部标藏药》等中以波棱瓜子 /གསེར་གྱི་མེ་ཏོག/ 色吉美多之名收载了波棱瓜 *H. pedunculosum* (Ser.) C. B. Clarke；《青海藏标》以丝瓜籽 /གསེར་གྱི་ཕུད་བུ།/ 塞吉普吾之名收载了丝瓜 *L. cylindrica* (L.) Roem.、棱角丝瓜 *L. acutangula* (Linn.) Roxb.。木鳖子 *M. cochinchinensis* (Lour.) Spreng. 的种子有毒，作为上述 2 种药物的代用品是否合适则尚待研究。（参见"波棱瓜子"条）

经比对，本材料的 ITS2 序列与木鳖子 *M. cochinchinensis* (Lour.) Spreng. 的 ITS2 序列（中药材 DNA 条形码鉴定系统登录号为 YC0264 MT08）的相似度为 100%。

木棉花	纳嘎格萨
Mumianhua	ནག་གི་སར།

▶ 材　料

药材标本收集自广西壮族自治区玉林市中药材专业市场（产地：云南。馆藏标本号 003567）、四川省成都市荷花池中药材专业市场（产地：云南。馆藏标本号 003499）。

▶ 基　原

木棉科植物木棉 *Bombax malabaricum* DC.[*Gossampinus malabarica* (DC.) Merr.]（100%）。

▶ 形态特征

落叶大乔木，高可达 25 m。树皮呈灰白色，幼树的树干通常有圆锥状粗刺；分枝平展。掌状复叶，小叶 5 ~ 7，呈长圆形至长圆状披针形，长 10 ~ 16 cm，宽 3.5 ~ 5.5 cm，先端渐尖，基部阔或渐狭，全缘，两面均无毛，羽状侧脉 15 ~ 17 对，上举，其间有一较细的二级侧脉，网脉极细密，在两面微凸起；叶柄

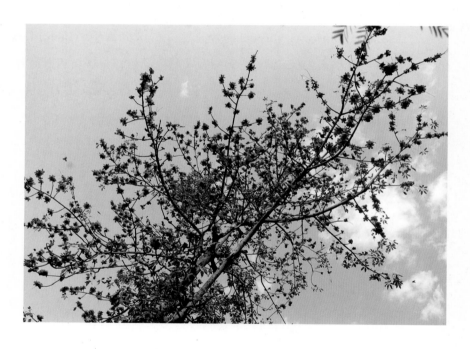

长 10 ~ 20 cm；小叶柄长 1.5 ~ 4 cm；托叶小。花单生枝顶叶腋，通常呈红色，有时呈橙红色，直径约 10 cm；花萼呈杯状，长 2 ~ 3 cm，外面无毛，内面密被淡黄色短绢毛，萼齿 3 ~ 5，呈半圆形，高 1.5 cm，宽 2.3 cm；花瓣肉质，呈倒卵状长圆形，长 8 ~ 10 cm，宽 3 ~ 4 cm，两面被星状柔毛，但内面毛较疏；雄蕊管短，花丝较粗，基部粗，向上渐细，内轮部分花丝上部分二叉，中间 10 雄蕊较短，不分叉，外轮雄蕊多数，集成 5 束，每束花丝 10 或更多，较长；花柱长于雄蕊。蒴果呈长圆形，钝，长 10 ~ 15 cm，直径 4.5 ~ 5 cm，密被灰白色长柔毛和星状柔毛；种子多数，呈倒卵形，光滑。花期 3 ~ 4 月，果实夏季成熟。

▶ 药材音译名

纳嘎格萨、那嘎格萨、纳嘎布西、白玛格萨、格萨、那卡布洒。

▶ ITS2 条形码序列 / 简并序列

CGCATCGTCGCCCCCTCCAATCCCTTAGCCCCTCGGGGCGGGGACGAGGTG
GGGGCGGAAAATGGCCTCCCGTGCGCTCCCCGCTCGCGGTTGGCCTAAAATC
GGGTCCCGGGCGGCGACAGCGTCGCGACGATCGGTGGTGCTGCCTCGGGCG
CGCCTCGTTCGCGGTCGCGCGCGCTTTCGCTCGGCCGGACCCATCGAGACC
CTACTCGCGTCGCACGAGCGATGCTCGCATCG

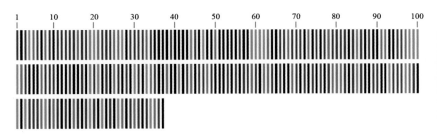

▶ 药用部位

花。

▶ 功能主治

清肺热、肝热、心热，助消化。适用于心、
肺、胆、肝热，血热引起的背痛，心痛，
消化不良。

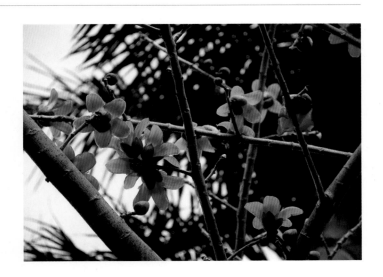

附　注

　　《四部医典》中记载有 ན་ག་གེ་སར། （纳
嘎格萨）。《蓝琉璃》《晶珠本草》均记
载纳嘎格萨的花萼、花瓣、花丝的功能不同；《晶珠本草》言"花萼清肺热，花丝清肝热，花瓣清心热"。
据现代文献记载和市场调查显示，现藏医所用纳嘎格萨的基原为木棉科植物木棉 *B. malabaricum*
DC.[*G. malabarica* (DC.) Merr.]，《部标藏药》《藏标》等规定的药用部位为花或花蕾，但市售的木棉
花药材多为开放的全花。

　　经比对，本材料的 ITS2 序列与木棉 *B. malabaricum* DC.、*B. ceiba* Linnaeus（《中国植物志》未
记载该拉丁学名，但有文献记载该拉丁学名为木棉 *B. malabaricum* DC. 的异名）的 ITS2 序列（NCBI
数据库登录号分别为 HQ658377、JN115017）的相似度均为 100%。

拟耧斗菜

Niloudoucai

益母得金

ཁྱུ་མོ་བ་དེ་བུ་འབྱེན།

▶ **材　　料**

药材标本采集自甘肃省甘南藏族自治州合作市，采集号 1408035（馆藏标本号 003272）；收集自西藏藏医学院藏药有限公司（馆藏标本号 2015091421）。

▶ **基　　原**

毛茛科植物拟耧斗菜 *Paraquilegia microphylla* (Royle) Drumm. et Hutch.（99%）。

▶ **形态特征**

多年生草本。根茎呈细圆柱形至近纺锤形，直径 2 ~ 6 mm。叶多数，通常为二回三出复叶，无毛；叶片呈三角状卵形，宽 2 ~ 6 cm，中央小叶呈宽菱形至肾状宽菱形，长 5 ~ 8 mm，宽 5 ~ 10 mm，3 深裂，每深裂片再 2 ~ 3 细裂，小裂片呈倒披针形至椭圆状倒披针形，通常宽 1.5 ~ 2 mm，表面呈绿色，背面呈淡绿色；叶柄细长，长 2.5 ~ 11 cm。

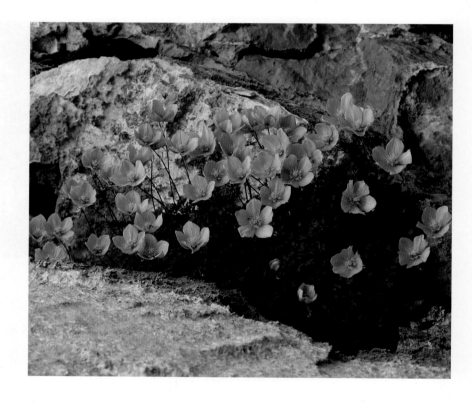

花葶直立，比叶长，长 3 ~ 18 cm；苞片 2，生于花下 3 ~ 33 mm 处，对生或互生，呈倒披针形，长 4 ~ 12 mm，基部有膜质鞘；花直径 2.8 ~ 5 cm；萼片呈淡堇色或淡紫红色，偶为白色，呈倒卵形至椭圆状倒卵形，长 1.4 ~ 2.5 cm，宽 0.9 ~ 1.5 cm，先端呈近圆形；花瓣呈倒卵形至倒卵状长椭圆形，长约 5 mm，先端微凹，下部呈浅囊状；花药长 0.8 ~ 1 mm，花丝长 5 ~ 8.5 mm；心皮 5（~ 8），无毛。蓇葖果直立，连同长 2 mm 的短喙共长 11 ~ 14 mm，宽约 4 mm；种子呈狭卵球形，长 1.3 ~ 1.8 mm，呈褐色，一侧生狭翅，光滑。6 ~ 8 月开花，8 ~ 9 月结果。

▶ ITS2 条形码序列 / 简并序列

CGCACAGCGTCGCCCCCAACCGCACATGTTGTGGGWGGGGAGCGGAGATTG
GCCCCCCGAGCCCCTACGGGGCAYGGTCGGCACAAATGCATGTCCCTGGCA
GCGTTCGCCGCGGTCAAGTGGTGGCTTCAAATACCATTTCGGTGACCGGTTG
GCGYGCGCTTCCTAGTTGGGACAGAATCGACCCGCAGAGGCCGTTCCGACGG
CGTTTCACCCTG

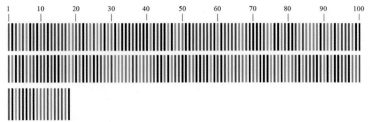

003272 样本：

CGCACAGCGTCGCCCCCAACCGCACATGTTGTGGGTGGG
GAGCGGAGATTGGCCCCCCGAGCCCCTACGGGGCATGGT
CGGCACAAATGCATGTCCCTGGCAGCGTTCGCCGCGGTC
AAGTGGTGGCTTCAAATACCATTTCGGTGACCGGTTGGCG
CGCGCTTCCTAGTTGGGACAGAATCGACCCGCAGAGGCC
GTTCCGACGGCGTTTCACCCTG

2015091421 样本：

CGCACAGCGTCGCCCCCAACCGCACATGTTGTGGGAGGG
GAGCGGAGATTGGCCCCCCGAGCCCCTACGGGGCACGGT
CGGCACAAATGCATGTCCCTGGCAGCGTTCGCCGCGGTC
AAGTGGTGGCTTCAAATACCATTTCGGTGACCGGTTGGCG
TGCGCTTCCTAGTTGGGACAGAATCGACCCGCAGAGGCC
GTTCCGACGGCGTTTCACCCTG

▶ 药材音译名

益母得金、玉毛代金、右矛对斤、益母宁精、查吉嘎布、得吾金、益母莎。

▶ 药用部位

地上部分。

▶ 功能主治

去瘀、止血、镇痛、催产。适用于难产、胎死不出、胎衣不下、子宫出血、跌打损伤、箭头入肉、刺痛。

附　注

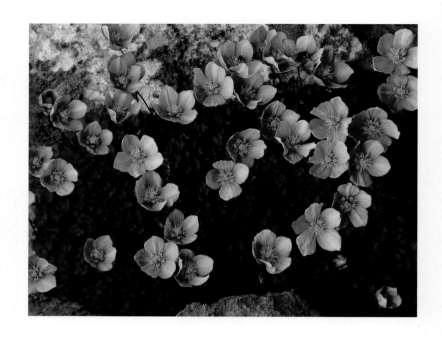

《四部医典》《晶珠本草》等古籍中均记载有下死胎、治子宫病之药物 ཡུ་མོ་མངེན་འབྲིན། （益母得金）；《晶珠本草》对益母得金的形态有不同记载，表明古时益母得金的基原即有争议。现代文献记载现各地藏医多以毛茛科植物拟耧斗菜 *P. microphylla* (Royle) Drumm. et Hutch. 作为益母得金的正品，但各地所用基原种类较为复杂。《藏标》《青海藏标》以假耧斗菜（耧斗菜）/ཡུ་མོ་མངེན་འབྲིན།/ 益母得金（玉毛代金）之名收载的基原为拟耧斗菜 *P. microphylla* (Royle) Drumm. et Hutch.（假耧斗菜）、乳突拟耧斗菜 *P. anemonoides* (Willd.) Engl. ex Ulbr.（宿萼假耧斗菜、疣种拟耧斗菜）。据文献记载，各地作为益母得金的基原的还有毛茛科植物扁果草 *Isopycum anemonoides* Dar. et Kir.、菊科植物糖芥绢毛菊 *Soroseris hookeriana* (C. B. Clarke) Stebbins subsp. *erysimoides* (Hand.-Mazz.) Stebbins[空桶参 *S. erysimoides* (Hand.-Mazz.) Shih]。空桶参 *S. erysimoides* (Hand.-Mazz.) Shih 及皱叶绢毛菊 *S. hookeriana* (C. B. Clarke) Stebbins 通常作为另一种藏药 སྒོག་གོང་པ།（索公巴）的基原，用于食物中毒及其引起的发热、头痛、头疮、胸腔及四肢关节积黄水、咽喉肿痛等，与益母得金的功效不同。

经比对，本材料的 ITS2 序列与拟耧斗菜 *P. microphylla* (Royle) Drumm. et Hutch. 的 ITS2 序列（NCBI 数据库登录号为 JX233771、EF437122、JF742129）的相似度为 99%。

牛尾蒿

Niuweihao

普尔芒那保

ཕུར་མོང་ནག་པོ།

▶ **材　　料**

药材标本采集自青海省海东市循化撒拉族自治县孟达国家级自然保护区，采集号 2011054（馆藏标本号 003675）。

▶ **基　　原**

菊科植物牛尾蒿 *Artemisia dubia* Wall. ex Bess.（*Artemisia subdigitata* Mattf.）（99%）。

▶ **形态特征**

半灌木状草本。主根木质，稍粗长，垂直，侧根多；根茎粗短，直径 0.5 ~ 2 cm，有营养枝。茎多数或少数，丛生，直立或斜向上，高 80 ~ 120 cm，基部木质，纵棱明显，呈紫褐色或绿褐色，分枝多，开展，枝长 15 ~ 35 cm 或更长，常屈曲延伸；幼茎、幼枝被短柔毛，后毛渐稀疏或无毛。叶厚纸质，叶面微有

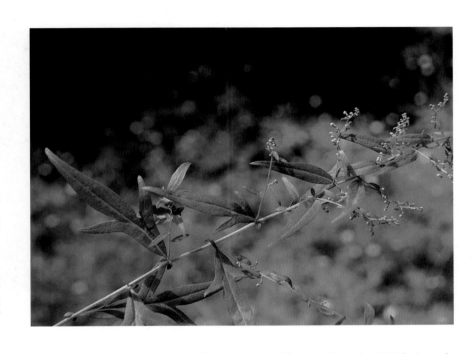

短柔毛，背面毛密，宿存；基生叶与茎下部叶大，呈卵形或长圆形，羽状 5 深裂，有时裂片上还有 1 ~ 2 小裂片，无柄，花期叶凋落；茎中部叶呈卵形，长 5 ~ 12 cm，宽 3 ~ 7 cm，羽状 5 深裂，裂片呈椭圆状披针形、长圆状披针形或披针形，长 3 ~ 8 cm，宽 5 ~ 12 mm，先端尖，边缘无裂齿，基部渐狭，楔形，呈柄状，有小型、呈披针形或线形的假托叶；茎上部叶与苞片叶指状 3 深裂或不分裂，裂片或不分裂的苞片叶呈椭圆状披针形或披针形。头状花序多数，呈宽卵球形或球形，直径 1.5 ~ 2 mm，有短梗或近无梗，基部有小苞叶，在分枝的小枝上排成穗状花序或穗状花序状的总状花序，在分枝上排成总状花序，在茎上组成开展、具多级分枝的大型圆锥花序；总苞片 3 ~ 4 层，外层总苞片略短小，外、中层总苞片卵形、长卵形，背面无毛，有绿色中肋，边缘膜质，内层总苞片半膜质；雌花 6 ~ 8，花冠狭小，略呈圆锥形，檐部具 2 裂齿，花柱显著伸出花冠外，先端二叉，

▶ ITS2 条形码序列／简并序列

CGCATCGCGTCGCCCCCCACAACTCTCCGTAAAGGGAACTTGTGTTTTGGGG
GCGGATATTGGTCTCCCGTGCTCATGGCGTGGTTGGCCGAAATAGGAGTCCC
TCCGGTGGACGCACGAACTAGTGGTGGTCGTAAAAACCCTCGTCTTTTGTTT
CGTGCCGTTAGTCGCGAGGGAAACTCTTTAAAAACCCAAATGTGTCGTCTCT
TGACGGCGCTTCGACCG

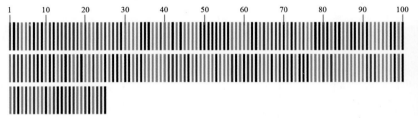 

叉端尖；两性花 2 ～ 10，不孕育，花冠呈管状，花药呈线形，先端附属物尖，呈长三角形，基部圆钝，花柱短，先端稍膨大，2 裂，不叉开。瘦果小，呈长圆形或倒卵形。花果期 8 ～ 10 月。

▶ 药材音译名

普尔芒那保、普尔芒、普日芒那保、普尔芒纳保、普芒那布、普尔那。

▶ 药用部位

地上部分。

▶ 功能主治

清热解毒、杀虫利湿。适用于虫病、疫疬、皮肤病、咽喉疾病等。

 附　注

　　《蓝琉璃》中记载有止痛、杀虫、敛黄水之药物 ཕུར་མོང་། （普尔芒）；《蓝琉璃》《晶珠本草》均言普尔芒分为黑 [ཕུར་མོང་ནག་པོ། （普尔芒那保），简称 ཕུར་ནག （普尔那）]、白（普尔芒嘎保）、紫（普尔芒莫保）3 类。现代文献记载的普尔芒类的基原主要为菊科蒿属（*Artemisia*）和亚菊属（*Ajania*）植物，不同文献记载的及各地习用的黑、白、紫 3 类普尔芒的基原不一样，且有交叉。其中，黑者（普尔芒那保）的基原主要为牛尾蒿 *Artemisia dubia* Wall. ex Bess.（*Artemisia subdigitata* Mattf.）、藏龙蒿 *Artemisia waltonii* J. R. Drumm. ex Pamp.；各地作为普尔芒使用的还有粘毛蒿 *Artemisia mattfeldii* Pamp.、毛莲蒿 *Artemisia vestita* Wall. ex Bess.（结血蒿）、蒙古蒿 *Artemisia mongolica* (Fisch. ex Bess.)

Nakai 等。《藏标》以牛尾蒿 /ཕུར་མོང་/ 普儿芒之名、《部标藏药》及《青海藏标》以牛尾蒿 /ཕུར་མོང་ནག་པོ/ 普日芒那保之名收载了牛尾蒿 *Artemisia subdigitata* Mattf.；《西藏藏标》以 ཕུར་ནག/ 普那 / 结血蒿之名收载了毛莲蒿 *Artemisia vestita* Wall. ex Bess.。（参见"毛莲蒿"条）

经比对，本材料的 ITS2 序列与牛尾蒿 *Artemisia subdigitata* Mattf.（《中国植物志》将该学名作为牛尾蒿 *Artemisia dubia* Wall. ex Bess. 的异名）、龙蒿 *Artemisia dracunculus* Linn. 和 *Artemisia dracunculoides*（《中国植物志》未记载该种）的 ITS2 序列（NCBI 数据库登录号分别为 JX051739、JX051718 和 JF326544）的相似度均为 99%。

螃蟹甲	露木尔
Pangxiejia	ལྱག་སྱར།

▶ **材　　料**

药材标本收集自四川省成都市荷花池中药材专业市场（产地：西藏。馆藏标本号 003528）。

▶ **基　　原**

唇形科植物假秦艽 *Phlomis betonicoides* Diels（*Phlomoides betonicoides* Diels）（100%）。

▶ **形态特征**

多年生草本。根茎肥厚，呈疙瘩状串联。茎高 30 ~ 80 cm，直立，呈四棱形，密被射线不等长的星状糙硬毛，不分枝。基生叶呈狭卵形、卵状披针形、三角形或卵圆形，长 7.5 ~ 14 cm，宽 5 ~ 7.5（~ 10）cm，先端钝或急尖，基部呈圆形、浅心形至心形，边缘为具胼胝体小突尖的圆齿状至牙齿状，茎生叶呈卵圆形

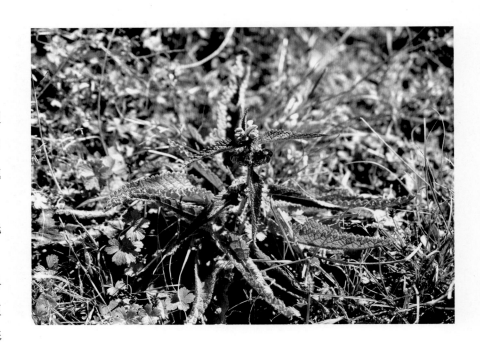

至披针形，长 5 ~ 9 cm，宽 2 ~ 4.5 cm，边缘为不整齐的圆齿状或牙齿状，苞叶呈披针形，长 2.5 ~ 6 cm，宽 1 ~ 2 cm，边缘呈牙齿状，叶片均上面密被中枝特长的星状糙伏毛或单毛，下面沿网脉密被中枝特长的星状疏柔毛及单毛，其余部分被星状短柔毛；基生叶的叶柄长 3 ~ 15 cm，茎生叶叶柄长（0.3 ~）1 ~ 3 cm，苞叶无柄。轮伞花序多花密集；苞片呈深紫色，刺毛状，向上弯，略坚硬，被具节缘毛，长 6 ~ 9 mm，与萼近等长；花萼呈管状钟形，长约 10 mm，上半部及脉上被具节刚毛，其余部分疏被微柔毛，齿刺毛状，长 1.8 ~ 4 mm，坚硬，平展，齿间具 2 小齿，边缘密被缘毛；花冠呈粉红色，长约 1.8 cm，外面密被星状糙短硬毛，花冠筒内面具毛环，冠檐呈二唇形，上唇长约 8 mm，边缘为不整齐的齿状，内面具髯毛，下唇长 6 ~ 7 mm，先端 3 圆裂，中裂片呈倒卵状椭圆形，较大，侧裂片呈近圆形，较小，边缘均具不整齐的齿缺；雄蕊内藏，花丝具长毛，基部在毛环上不远处具短距状附属器。小坚果先端微被鳞毛，成熟时无毛。花期 6 ~ 8 月，果期 9 ~ 10 月。

▶ ITS2 条形码序列 / 简并序列

CGCATCGCGTCGCCCCCCTCCCCCGCGGGGTGGGGCGGAGATTGGCCCCCC
GTGCGCAGCGATGCGCGCGGCCGGCCCAAATGCGAATCCGCCGTCGACGCG
CGTCGCGACCAGTGGTGGTTGAACTATCAACTCGCGTGCTGTCGCGCCACAC
GGCGTCGTCGGTCCGGAGACGGCCTAGAAACCCAACGGCGCGAGCACGCAT
CGTGCCCACGACCG

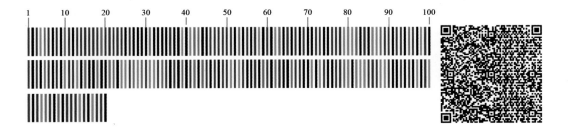

▶ 药材音译名

露木尔、毕毕露木、色毕露木尔、娄木尔、楼莫尔、陆莫、露木。

▶ 药用部位

块根。

▶ 功能主治

散寒、润喉、托疮生肌。适用于"培根"寒症、咽喉疫疠、肺病、感冒咳嗽、支气管炎、久疮不愈。

附 注

　　《蓝琉璃》等中记载有ལུག་མུར།（露木尔），言其为治咽干、肺病、疮疖之药物。《医学千万舍利》记载露木尔分为雄、雌、中3种；《晶珠本草》记载露木尔按药材（块根）性状分为雄、雌、中3种，红色、坚硬、大小居中者为雄，大而状如钟形者为雌，淡红色、疏松而细者为中。现代文献记载的露木尔的基原包括唇形科糙苏属（*Phlomis*）多种具有块根的种类，其形态与古籍的记载和《四部医典系列挂图全集》中的露木尔附图的形态相符；各地习用的种类有差异，但通常未细分品种，统称为露木尔。《部标藏药》《藏标》等中收载的螃蟹甲 /ལུག་མུར/ 露木尔的基原为螃蟹甲 *Phlomis younghusbandii* Mukerj.。文献记载的各地藏医使用的露木尔的基原还有同属植物假秦艽 *Phlomis betonicoides* Diels、尖齿糙苏 *Phlomis dentosa* Franch.、萝卜秦艽 *Phlomis medicinalis* Diels、串铃草 *Phlomis mongolica* Turcz.、大花糙苏 *Phlomis megalantha* Diels 等。

　　经比对，本材料的 ITS2 序列与假秦艽 *Phlomoides betonicoides* Diels（*Phlomis betonicoides* Diels）、*Phlomoides bracteosa* (Royle ex Benth.) Kamelin & Makhm.（《中国植物志》未记载该种）的 ITS2 序列（NCBI 数据库登录号分别为 EU827102、JN680373）的相似度均为 100%。

　　本实验材料的原样品未被鉴定其基原植物种类。根据 ITS2 鉴别结果及文献，暂定其基原为假秦艽 *Phlomis betonicoides* Diels。

披针叶野决明

Pizhenyeyejueming

拉豆

ར་དུག

▶ **材　料**

药材标本采集自西藏自治区昌都市丁青县至类乌齐县途中（丁青县沙贡乡拉康塘村），采集号 2011458（馆藏标本号 003679）。

▶ **基　原**

豆科植物披针叶野决明 *Thermopsis lanceolata* R. Br.（披针叶黄华、牧马豆）（100%）。

▶ **形态特征**

多年生草本，高 12 ～ 30（～ 40）cm。茎直立，分枝或单一，具沟棱，被黄白色贴伏或伸展柔毛。叶具 3 小叶；叶柄短，长 3 ～ 8 mm；托叶呈叶状，卵状披针形，先端渐尖，基部呈楔形，长 1.5 ～ 3 cm，宽 4 ～ 10 mm，上面近无毛，下面被贴伏柔毛；小叶呈狭长圆形、倒披针形，长 2.5 ～ 7.5 cm，宽 5 ～ 16 mm，

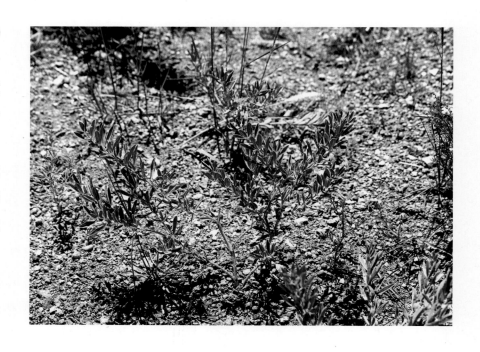

上面通常无毛，下面多少被贴伏柔毛。总状花序顶生，长 6 ～ 17 cm，具花 2 ～ 6 轮，排列疏松；苞片呈线状卵形或卵形，先端渐尖，长 8 ～ 20 mm，宽 3 ～ 7 mm，宿存；花萼呈钟形，长 1.5 ～ 2.2 cm，密被毛，背部稍呈囊状隆起，上方 2 齿联合，呈三角形，下方萼齿呈披针形，与萼筒近等长；花冠呈黄色，旗瓣呈近圆形，长 2.5 ～ 2.8 cm，宽 1.7 ～ 2.1 cm，先端微凹，基部渐狭成瓣柄，瓣柄长 7 ～ 8 mm，翼瓣长 2.4 ～ 2.7 cm，先端有长 4 ～ 4.3 mm 的狭窄头，龙骨瓣长 2 ～ 2.5 cm，宽为翼瓣的 1.5 ～ 2 倍；子房密被柔毛，具柄，柄长 2 ～ 3 mm，胚珠 12 ～ 20。荚果呈线形，长 5 ～ 9 cm，宽 7 ～ 12 mm，先端具尖喙，被细柔毛，呈黄褐色；种子 6 ～ 14，位于中央，呈圆肾形，黑褐色，具灰色蜡层，有光泽，长 3 ～ 5 mm，宽 2.5 ～ 3.5 mm。花期 5 ～ 7 月，果期 6 ～ 10 月。

▶ ITS2 条形码序列 / 简并序列

CACATCGTTGCCCCCAATTCCTCAGCCTTGTGCTAGGCTTTGAGTGGGGCGA
ATGTTGGCTTCCCGCGAGCAAGGTCTCACGGTTGGTTGAAAAATTGAGTCCG
TGGTGGAGGGCGCCGCGATTGATGGTGGTTGAGTAAAAGCTCGAGATTGATT
GTGCGCGTCACTCGTGCCGGATTTGGGACTTTGTGACCCATGGGCGTCTTGT
TCGTCGCCCATGACG

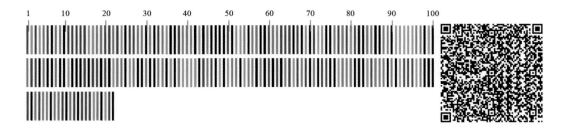

▶ 药材音译名

拉豆、热都。

▶ 药用部位

根。

▶ 功能主治

解毒、杀虫。适用于梅毒性鼻疳、虫牙等。

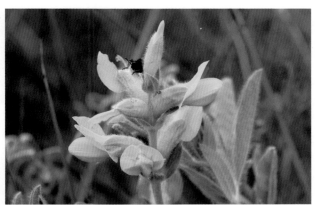

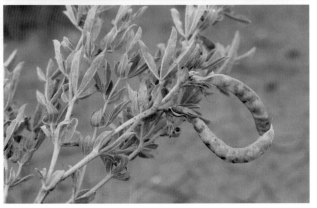

附 注

　　《晶珠本草》中记载有ར་སྒྲ(拉豆、热都)。现代不同文献对拉豆的基原有不同的观点,《迪庆藏药》记载藏医药用的拉豆有3类,即毛茛科芍药属(*Paeonia*)和乌头属(*Aconitum*)植物及豆科植物披针叶野决明 *Thermopsis lanceolata* R. Br.(披针叶黄华)。《晶珠本草》记载拉豆的形态为"根红色如蓼;叶蓝色,深裂;花大,红色,状如野罂粟;果荚状如山羊乳头,三个或四个簇生,着生于枝顶,种子似麝粪",由此来看,拉豆应为芍药属植物。文献记载的拉豆的基原有野牡丹 *P. delavayi* Franch.(滇牡丹)、黄牡丹 *P. delavayi* Franch. var. *lutea* (Delavay ex Franch.) Finet et Gagnep.、牡丹 *P. suffruticosa* Andr.、川赤芍 *P. veitchii* Lynch。(参见"川赤芍""黄牡丹"条)

　　经比对,本材料的 ITS2 序列与披针叶野决明 *T. lanceolata* R. Br. 的 ITS2 序列(NCBI 数据库登录号为 AF123448)的相似度为 100%。

铺散亚菊

Pusanyaju

普尔芒嘎保

ཕུར་མོང་དཀར་པོ།

▶ 材　料

药材标本采集自甘肃省临夏回族自治州临夏县至青海省海东市循化撒拉族自治县达里加山途中，采集号 2011043（馆藏标本号 003700）。

▶ 基　原

菊科植物铺散亚菊 *Ajania khartensis* (Dunn) Shih（*Chrysanthemum microphylla* Ling）（100%）。

▶ 形态特征

多年生铺散草本，须根系，高 10 ~ 20 cm。花茎和不育茎多数，被稠密或稀疏的顺向贴伏的长柔毛或细柔毛。叶呈圆形、半圆形、扇形或宽楔形，长 0.8 ~ 1.5 cm，宽 1 ~ 1.8 cm，或更小，长 2 ~ 3 mm，宽 3.5 ~ 5 mm，2 回掌状或近掌状 3 ~ 5 全裂，末回裂片呈椭圆形，接花序下部的叶和茎下部或基部的

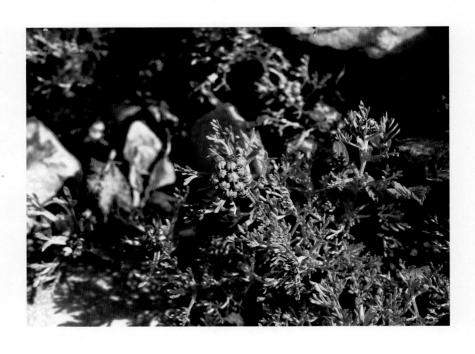

叶通常 3 裂；全部叶有长达 5 mm 的叶柄，两面同色或近同色，呈灰白色，被密厚或稠密的顺向贴伏的短柔毛或细柔毛。头状花序稍大，少数（3 ~ 5）或多数（达 15）在茎顶排成直径为 2 ~ 4 cm 的伞房花序，少有头状花序单生；总苞呈宽钟状，直径 6 ~ 10 mm；总苞片 4 层，外层呈披针形或线状披针形，长 3 ~ 4 mm，中、内层呈宽披针形、长椭圆形至倒披针形，长 4 ~ 5 mm，全部苞片先端钝或稍圆，外面被稠密或稀疏的短柔毛或细柔毛，具棕褐色、黑褐色或暗灰褐色宽膜质边缘；边缘雌花 6 ~ 8，细管状或近细管状，先端 3 ~ 4 钝裂或深裂。瘦果长 1.2 mm。花果期 7 ~ 9 月。

▶ 药材音译名

普尔芒嘎保、普芒嘎布、坎阿仲、肯穷赛果。

▶ ITS2 条形码序列 / 简并序列

CGCATCGCGTCGCCCCCCACAATTCTCCGTAAAGGGAACATGTGTTTTGGGG
GCGGATATTGGTCTCCCGTGCTCATGGCGTGGTTGGCCGAAATAGGAGTCCT
TTCGATGGACGCACGAACTAGTGGTGGTCGTAAAAACCCTCGTCTTTTGTTT
CGTGCTGTTGCTCGCAAGGTAAACTCTTTAAAAACCCCAATGTGTTGTCTCTT
GACGACGCTTCGACCG

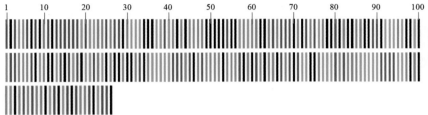

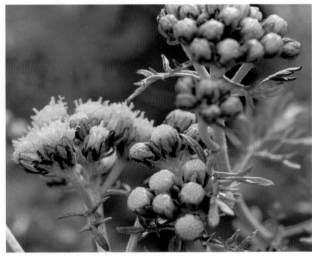
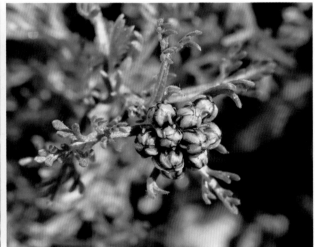

▶ 药用部位

全草或地上部分。

▶ 功能主治

普尔芒嘎保：杀虫、干黄水、愈疮疡。适用于虫病、咽喉病、溃疡病、炭疽病。

坎阿仲：退热、止咳。适用于肺炎及其他各种肺病。

附　注

　　《蓝琉璃》在"药物补述"中记载了杀虫、收敛溃疡、除邪之药物 ཕུར་མོང་།（普尔芒）。普尔芒为一类来源于菊科植物的多种药材的总称，《蓝琉璃》《晶珠本草》均记载普尔芒有白（普尔芒嘎保）、黑（普尔芒那保）、紫（普尔芒莫保）3 类。现代文献记载的普尔芒类的基原主要包括菊科蒿属（*Artemisia*）和亚菊属（*Ajania*）的多种植物，但不同文献记载的普尔芒的白、黑、紫品种的基原不一样，其中，白者 [ཕུར་མོང་དཀར་པོ། （普芒尔嘎保）] 的基原有铺散亚菊 *Ajania khartensis* (Dunn) Shih（*C. microphylla* Ling）、细叶亚菊 *Ajania tenuifolia* (Jacq.) Tzvel.、灌木状亚菊 *Ajania fruticulosa* (Ledeb.) Poljak、分枝亚菊 *Ajania ramose* (Chang) Shin. 等，西藏则多将毛莲蒿 *Artemisia vestita* Wall. ex Bess.（结血蒿）当作普尔芒嘎保。《晶珠本草》另记载有 ཨ་འཁྲིག （阿仲），言其分为白阿仲（或称草阿仲）、蒿阿仲及木阿仲 3 种。现代文献记载的阿仲类的基原较为复杂，不同文献对阿仲的品种划分及基原记载不一样，涉及石竹科无心菜属（*Arenaria*）植物及菊科、毛茛科、虎耳草科、报春花科的多属多种植物。《晶珠本草》（汉译重译本）认为蒿阿仲 [མཁན་ཨ་འཁྲིག、འཁན་ཨ་འཁྲིག （坎阿仲）] 的基原为铺散亚菊 *Ajania khartensis* (Dunn) Shih，又称其为 མཁན་ཆུང་གསེར་མདོག（肯穷赛果）；《藏药晶镜本草》则记载 འཁན་ཨ་འཁྲིག（坎阿仲）的基原为紫花亚菊 *Ajania purpurea* Shih。（参见“毛莲蒿”条）

经比对，本材料的 ITS2 序列与铺散亚菊 *Ajania khartensis* (Dunn) Shih、紫花野菊 *C. zawadskii* Herb. [*Dendranthema zawadskii* (Herb.) Tzvel.]、菊花 *C. morifolium* Ramat.[*D. morifolium* (Ramat.) Tzvel.]、细裂亚菊 *C. przewalskii* (Poljakov) H. Ohashi & Yonekura（*Ajania przewalskii* Poljak.）、*C. yoshinaganthum*、*C. wakasaense*、*C. ornatum* Hemsl.、*C. nankingense* Hand.-Mazz.[野菊 *D. indicum* (L.) Des]（《中国植物志》未记载后 3 种）的 ITS2 序列（前 7 种的 NCBI 数据库登录号分别为 EF577309、EF577302、EF577274、EF577308、EF091588、EF577279、EF577305，最后 1 种的中药材 DNA 条形码鉴定系统登录号为 YC0005 MT51）的相似度均为 100%。

蔷薇花

Qiangweihua

色薇美多

 སེ་བའི་མེ་ཏོག

▶ **材　料**

药材标本收集自四川省成都市荷花池中药材专业市场（馆藏标本号 003517）。

▶ **基　原**

蔷薇科植物峨眉蔷薇 *Rosa omeiensis* Rolfe（100%）。

▶ **形态特征**

直立灌木，高 3 ~ 4 m。小枝细弱，无刺或有扁而基部膨大的皮刺，幼嫩时常密被针刺或无针刺。小叶 9 ~ 13（~ 17），连叶柄长 3 ~ 6 cm；小叶片呈长圆形或椭圆状长圆形，长 8 ~ 30 mm，宽 4 ~ 10 mm，先端急尖或圆钝，基部圆钝或呈宽楔形，边缘有锐锯齿，上面无毛，中脉下陷，下面无毛或在中脉有疏柔毛，中脉凸起；叶轴和叶柄有散生小皮刺；托叶大部贴生于叶柄，先端离生部分呈三角状卵形，边缘有齿，或全缘，有时有腺。花单生于叶腋，无苞片；花梗长 6 ~ 20 mm，无毛；花直径 2.5 ~ 3.5 cm；萼片 4，呈披针形，全缘，先端渐尖或长尾尖，外面近无毛，内面有稀疏柔毛；花瓣 4，白色，呈倒三角状卵形，先端微凹，

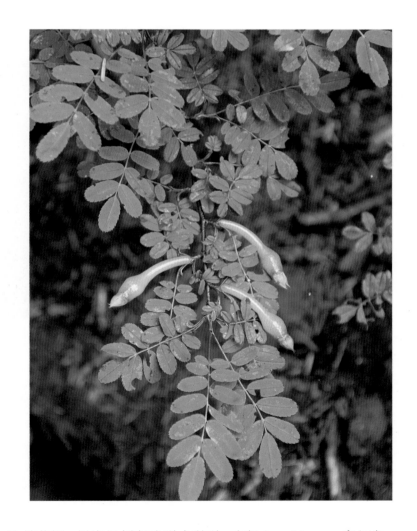

基部呈宽楔形；花柱离生，被长柔毛，比雄蕊短。果实呈倒卵球形或梨形，直径 8 ~ 15 mm，亮红色，成熟时果柄肥大，萼片直立宿存。花期 5 ~ 6 月，果期 7 ~ 9 月。

▶ **药材音译名**

色薇美多、塞哇、塞永、色哇、塞哇美朵、色吉美朵、塞果哲哦、色果哲武。

▶ ITS2 条形码序列 / 简并序列

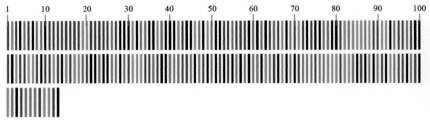

CACGTCGTTGCCCCCCCCAACCCCCTCGGGAGTTGGATGGGACGGATGATGG
CCTCCCGTGTGCTCAGTCACGCGGTTGGCATAAATACCAAGTCCTCGGCGAC
CAACGCCACGACAATCGGTGGTTGTCAAACCTCGGTTTCCTGTCGTGCGCGT
GTGTTGATCGAGTGCTTTCTTAAACAATGCGTGTCGATCCGTCGATGCTTTC
AACG

▶ 药用部位

花（花蕾）、果实、根皮。

▶ 功能主治

花（花蕾）：降气清胆、活血调经、收敛血管；
适用于"隆"病、"赤巴"病、肺热咳嗽、
吐血、月经不调、脉管瘀痛、赤巴带下、
乳痛。果实、根皮：祛风活络、滋补、止泻；
适用于"隆"病、"赤巴"病、风湿痹痛、
关节疼痛。

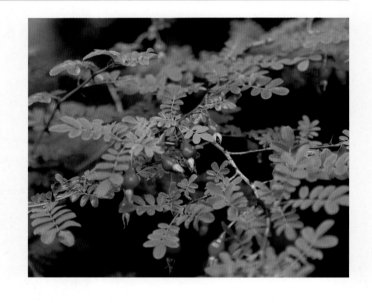

附　注

　　《月王药诊》《四部医典》等均记载有 ཤེ་བའི་མེ་ཏོག（色薇美多）。《晶珠本草》在树木类的果实类
药物、树花类药物和树皮类药物中分别记载有 ཤེ་ཚེད་འབྲས་བུ（塞果哲哦）、ཤེ་བའི་མེ་ཏོག（色薇美多）和 ཤེ་ཤུན（塞
果、色咏、色归），分别为治毒热症及肝热症之药物、治"赤巴"病且能压"隆"头之药物和收敛脉
管诸病之药物。现代文献记载的上述 3 类不同药用部位的药物的基原涉及蔷薇科蔷薇属（Rosa）和虎
耳草科茶藨子属（Ribes）的多种植物，其中蔷薇属植物又统称为 ཤེག（塞哇），以花、果实、枝皮（茎
内皮）入药，茶藨子属植物主要以茎内皮（塞果）入药。《晶珠本草》记载塞哇的花为白色，现代文
献多以花白色的峨眉蔷薇 Rosa omeiensis Rolfe 和花淡黄色或白色的绢毛蔷薇 Rosa sericea Lindl. 为正品，
《部标藏药》等也收载了该 2 种作为色薇美多的基原。文献记载，细梗蔷薇 Rosa graciliflora Rehd. et
Wils.、黄蔷薇 Rosa hugonis Hemsl.、玫瑰 Rosa rugosa Thunb.、西藏蔷薇 Rosa tibetica Yü et Ku、川西
蔷薇 Rosa sikangensis Yü et Ku 等的花也作为色薇美多使用，其果实则作为塞果哲哦使用。据文献记载，

昌都地区藏医院也将川滇蔷薇 *Rosa soulieana* Crép. 的茎内皮作为塞果药用。

经比对，本材料的 ITS2 序列与峨眉蔷薇 *Rosa omeiensis* Rolfe、黄刺玫 *Rosa xanthina* Lindl.、川滇蔷薇 *Rosa soulieana* Crép.、西北蔷薇 *Rosa davidii* Crép.、月季花 *Rosa chinensis* Jacq.、玫瑰 *Rosa rugosa* Thunb. 和金樱子 *Rosa laevigata* Michx. 的 ITS2 序列（前 5 种的 NCBI 数据库登录号分别为 FJ416661、FJ416655、HM593907、FJ384670、JF421539，后 2 种的中药材 DNA 条形码鉴定系统登录号分别为 YZY615 和 JinYZ-5）的相似度均为 100%。

本材料未经基原鉴定。根据 ITS2 鉴别结果及文献，暂定其基原为峨眉蔷薇 *Rosa omeiensis* Rolfe。

全叶马先蒿

Quanyemaxianhao

露如木保

ཁྱུག་ར་སྨུག་པོ།

▶ 材　料

药材标本收集自云南省迪庆藏族自治州藏医院（馆藏标本号 003363）。

▶ 基　原

玄参科马先蒿属（*Pedicularis*）植物。

▶ 形态特征

多年生、稀一年生草本，通常半寄生。叶互生、对生或 3 ~ 5 轮生，全缘或羽状分裂。花排成顶生的穗状花序或总状花序；花萼管状，2 ~ 5 齿裂；花冠变化甚大，花冠管圆柱状，二唇形，上唇盔状，下唇 3 裂，广展；雄蕊 4，二强，花药包藏在盔瓣中，两两相对，药隔分离，相等而平行，基部有时具刺

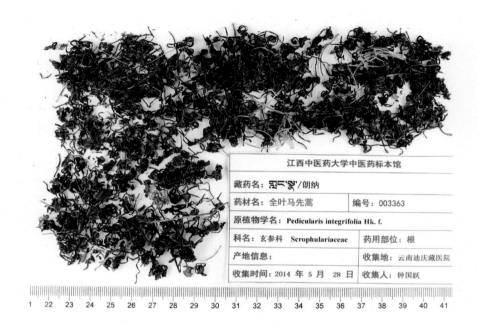

江西中医药大学中医药标本馆		
藏药名：ཀླད་ནག/朗纳		
药材名：全叶马先蒿		编号：003363
原植物学名：Pedicularis integrifolia Hk. f.		
科名：玄参科 Scrophulariaceae		药用部位：根
产地信息：		收集地：云南迪庆藏医院
收集时间：2014 年 5 月 28 日		收集人：钟国跃

尖；子房 2 室，胚珠多数。蒴果室背开裂；种子各式，种皮具网状、蜂窝状孔纹或条纹。

▶ 药材音译名

露如木保、露如莫保、娄日木保、漏日木保、漏日莫保、陆日木保、鲁如木博、露茹木波。

▶ 药用部位

花。

▶ 功能主治

敛毒、生肌、清胃热。适用于肉食中毒、"培根""木布"病、热性腹泻。

附　注

　　本材料未被鉴定出基原物种。本材料收集自云南省迪庆藏族自治州藏医院，药材名为"全叶马

▶ ITS2 条形码序列 / 简并序列

CGCATCGCGTCGCCTCTCCCACCCACTCCCCACCGGGCGTTCGGGTGTGAG
GGGCGGAAATTGGCCTCCCGTGCGCTCAGGCGCGCGGCCGGCCTAAATGTG
AACCCGTGGCCACTCGCGTCACGACCAGTGGTGGTTGAACACTCAACTCTCG
TGCTGTCGTGCCGTTTTGAGTGGCAAGTCGGGCTTTGTAGACCCAACGGCGC
GATACGTTCGCGCCTTCGACCG

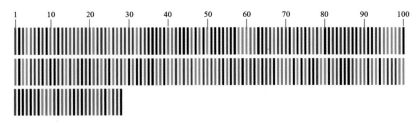

先蒿"。从药材性状来看，确为马先蒿属植物，但其叶呈椭圆状而较小，与全叶马先蒿 *P. integrifolia* Hook. f. 的叶形"（基生叶）狭长圆状披针形，（茎生叶）狭长圆形"相差较大。据文献记载，全叶马先蒿 *P. integrifolia* Hook. f. 系另一药物 མེ་ཏོག་རང་ང་（美朵郎那）的基原之一，并非露如类。台氏管花马先蒿 *P. siphonantha* Don var. *delavayi* (Franch.) Tsoong 和之形喙马先蒿 *P. sigmoidea* Franch. ex Maxim. 主要分布于云南（丽江、迪庆及鹤庆），但未见其藏医药用的文献记载。咨询迪庆藏族自治州藏医院确定该药材为医院自行采集的当地产野生药材，台氏管花马先蒿和之形喙马先蒿也有药用的可能性，但难以确证，故结合药材性状和 ITS2 鉴别结果暂确定本材料的基原为马先蒿属植物。

全缘兔耳草

Quanyuantuercao

洪连

ਨੇਂਂ·ਖੇਂਯੀ

▶ **材　料**

药材标本采集自西藏自治区昌都市八宿县业拉山到那亲马村之间，采集号 2011187（馆藏标本号 003653）。

▶ **基　原**

玄参科植物全缘兔耳草 *Lagotis integra* W. W. Smith（100%）。

▶ **形态特征**

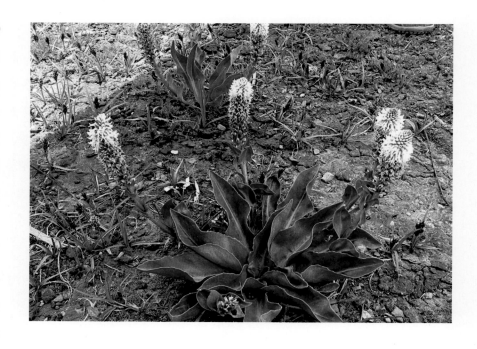

多年生草本，高 7 ～ 30（～ 50）cm。根茎伸长或短缩，肥厚，呈黄色，长达 6 cm；根多数，呈条形，簇生，长可达 16 cm，直径 1 ～ 2 mm，有少数须根。茎 1 至数条，直立或外倾，较粗壮，长超过叶。基生叶多为 4 ～ 5，最多可达 7 ～ 8，具长柄，翅宽，基部扩大成鞘状，叶片呈卵形至卵状披针形，长 4 ～ 11 cm，先端渐尖或钝，基部呈楔形，全缘或有疏而细且不规则的锯齿；茎生叶 3 ～ 4（～ 11），近无柄，较基生叶小得多，全缘或有不明显的齿状缺刻。穗状花序长 5 ～ 15 cm；苞片呈卵形至卵状披针形，全缘，向上渐小，较萼短；花萼大，佛焰苞状，超过花冠筒，膜质，后方先端短的 2 裂，裂片呈钝三角形，被细缘毛；花冠呈浅黄色、绿白色，少紫色，长 5 ～ 6（～ 8）mm，花冠筒明显向前弓曲，比唇部长，上唇呈椭圆形，全缘或先端微缺，下唇 2 裂，裂片呈披针形；雄蕊 2，着生于花冠上下唇分界处，花丝极短；花柱内藏。核果呈圆锥状，长 5 ～ 6 mm，呈黑色，含种子 2。花果期 6 ～ 8 月。

▶ **药材音译名**

洪连、洪连门巴、布泽西、赤德尔姆、亚如巴。

▶ ITS2 条形码序列 / 简并序列

CGCATCGCGTCGCCCCCCACCCGATCCCTTGCGATTGGTTTGTGGGGCGGAA
AATGGTCTCCCGTGTGCCTCGTGCACGTGGCTGGCCCAAATACGATCCGGCA
TCGACGGATGTCACGACCAGTGGTGGTTGAAACTATCTTGCTGTCGTGCTCA
CCCCGTCGCTTGCTCGGCATCAATTGCATCCAACGGCGCTGACGCGCCTCCG
ACCG

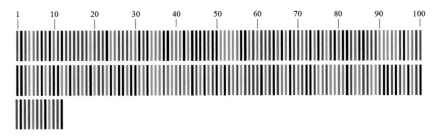

▶ 药用部位

全草。

▶ 功能主治

清热解毒、利湿、平肝、行血、调经。适用于发热烦躁、肾炎、肺病、湿热黄疸、高血压、动脉粥样硬化、"隆"病引起的腿僵、绞肠痧、月经不调、综合物毒物中毒、"心热"症。

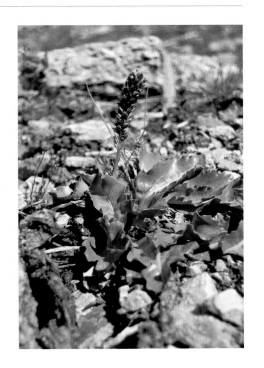

附 注

《月王药诊》《四部医典》等古籍中均记载有治血机混合、降血压、解五脏热症之药物 ঠང་ལེན（洪连）。《蓝琉璃》记载洪连有优品与副品 2 种；《晶珠本草》记载洪连有产自上部高原（印度、尼泊尔等地）的质佳的 2 种和产自西藏、康木地区的质次的 2 种。现代文献记载和调查显示，现藏医所用洪连的基原主要为玄参科兔耳草属（*Lagotis*）植物，包括多种，《部标藏药》等标准中收载的有 4 种，分别为短筒兔耳草 *L. brevituba* Maxim.（短管兔耳草）、全缘兔耳草 *L. integra* W. W. Smith、兔耳草 *L. glauca* Gaertn.（洪连）、革叶兔耳草 *L. alutacea* W. W. Smith。《西藏植物志》记载兔耳草 *L. glauca* Gaertn.（洪连）分布于西藏西南部、克什米尔地区至不丹，但《中国植物志》中未记载该种。也有文献记载产自西藏的质次品还有同科植物胡黄莲 *Picrorhiza scrophulariiflora* Pennell（西藏胡黄莲），《中国药典》将该种作为中药材胡黄连的基原。

经比对，本材料的 ITS2 序列与全缘兔耳草 *L. integra* W. W. Smith、短筒兔耳草 *L. brevituba* Maxim. 的 ITS2 序列（NCBI 数据库登录号分别为 KC413431、EU224204）的相似度均为 100%。

全缘叶绿绒蒿

Quanyuanyelüronghao

欧贝赛保

ক্তুর্ন্ত্রিম্মর্নী

▶ 材　料

药材标本采集自青海省果洛藏族自治州玛沁县至玛多县 76 km 处，采集号 2011121。

▶ 基　原

罂粟科植物全缘叶绿绒蒿 *Meconopsis integrifolia* (Maxim.) Franch.（100%）。

▶ 形态特征

一年生至多年生草本，全体被锈色和金黄色、平展或反曲、具多短分枝的长柔毛。主根直径约 1 cm，向下渐狭，具侧根和纤维状细根。茎粗壮，高达 150 cm，直径达 2 cm，不分枝，具纵条纹，幼时被毛，老时近无毛，基部盖以宿存的叶基，叶基密被具多短分枝的长柔毛。基生叶呈莲座状，其间常混生鳞片状叶，叶片呈倒披针形、倒卵形或近匙形，连叶柄长 8 ~ 32 cm，宽 1 ~ 5 cm，先端圆或锐尖，基部渐狭并下延成翅，至叶柄近基部又逐渐扩大，两面被毛，全缘且毛较密，通常具 3 条或多条纵脉并在翅上延伸；茎生叶下部者同基生叶，上部者近无柄，呈狭椭圆形、披针形、倒披针形或条形，比下部者小，最上部者常呈假轮生

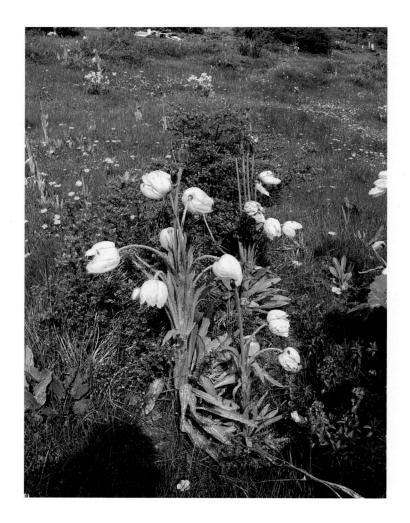

状，呈狭披针形、倒狭披针形或条形，长 5 ~ 11 cm，宽 0.5 ~ 1 cm。花通常 4 ~ 5，稀达 18，生于最上部茎生叶的叶腋内，有时也生于下部茎生叶的叶腋内；花梗长（3 ~）6 ~ 37（~ 52）cm，果时延长；花芽呈宽卵形；萼片呈舟状，长约 3 cm，外面被毛，内面无毛，具数十条明显的纵脉；花瓣 6 ~ 8，呈近圆形至倒卵形，长 3 ~ 7 cm，宽 3 ~ 5 cm，呈黄色，稀呈白色，干时具褐色纵条纹；

▶ ITS2 条形码序列 / 简并序列

CGCACCGAGTCACCCCCTTCAACTCCTGTCCTTGTTCCTTCTGGCAACATTG
ATATCGGAGAGTGGACGGGGGCGGAGATTGGCCCCCGTGCCTTGCAGTGCG
GTCGGTCTAAATAAAGGCCCTGGGAGGCCAGCGTCACGATTCGTGGTGGTCG
ACACTCGTTGTCTCTCCTCATTCAGAAATCCGTGTATGTTGTGCCGCCGTGA
AGGACCACAAGGATCCCATCAGGCCGTTTATGCGGCACCCACTCTG

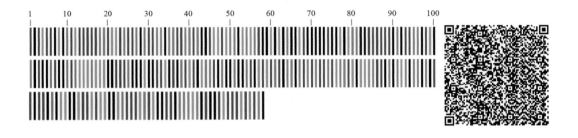

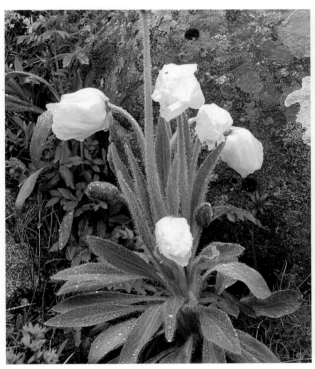
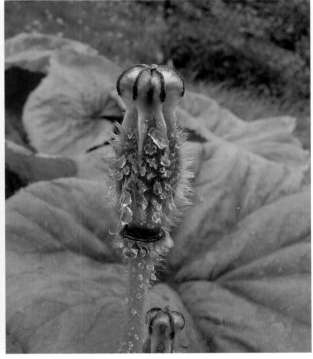

花丝呈线形，长 0.5 ~ 1.5 cm，金黄色或成熟时为褐色，花药呈卵形至长圆形，长 1 ~ 2（~ 4）mm，呈橘红色，后为黄色至黑色；子房呈宽椭圆状长圆形、卵形或椭圆形，密被金黄色、紧贴、通常具多短分枝的长硬毛，花柱极短至长 1.3 cm，无毛，柱头呈头状，4 ~ 9 裂下延至花柱上，略辐射于子房顶。蒴果呈宽椭圆状长圆形至椭圆形，长 2 ~ 3 cm，直径 1 ~ 1.2 cm，疏或密被金黄色或褐色、平展或紧贴、具多短分枝的长硬毛，4 ~ 9 瓣自先端开裂至全长的 1/3；种子呈近肾形，长 1 ~ 1.5 mm，宽约 0.5 mm，种皮具明显的纵条纹及蜂窝状孔穴。花果期 5 ~ 11 月。

▶ 药材音译名

欧贝赛保、欧贝、吾白、乌巴意、吾巴拉、欧贝塞保、江肖赛保、吾白恩布、吾白玛布、木穹典云、慕琼单云、欧巴玛尔波。

▶ 药用部位

全草。

▶ 功能主治

清热、利尿、消炎、止痛。适用于肺炎、肝炎、肝与肺热症、水肿。

附　注

　　《蓝琉璃》记载 ཨུད་པལ（欧贝、吾白）分白 [ཨུད་པལ་དཀར་པོ（欧贝嘎保）]、黄 [ཨུད་པལ་སེར་པོ（欧贝赛保）]、红 [ཨུད་པལ་དམར་པོ（欧贝玛保）]、蓝 [ཨུད་པལ་སྔོན་པོ（欧贝完保）]4 种，各种的功效不同。《晶珠本草》记载欧贝分白、蓝、红 3 种。欧贝为来源于罂粟科绿绒蒿属（*Meconopsis*）植物的多种药材的总称，主要以花色区分不同的药材品种，但不同文献记载的各品种的基原不尽一致。《部标藏药》《藏标》《青海藏标》《四川藏标》等收载的各种欧贝的基原有全缘叶绿绒蒿 *M. integrifolia* (Maxim.) Franch.（欧贝赛保）、五脉绿绒蒿 *M. quintuplinervia* Regel（欧贝完保）、长叶绿绒蒿 *M. lancifolia* (Franch.) Franch. ex Prain（欧贝完保）、红花绿绒蒿 *M. punicea* Maxim.（欧贝玛保）。据文献记载，各地所用欧贝类的基原尚有单叶绿绒蒿 *M. simplicifolia* (D. Don) Walp.、毛瓣绿绒蒿 *M. torquata* Prain、黄花绿绒蒿 *M. georgei* Tayl.、尼泊尔绿绒蒿 *M. napaulensis* DC.（*M. wilsonii* Grey-Wilson，欧贝赛保）等。《四部医典》记载有 ཚེར་སྔོན（刺尔恩），言其花呈紫红色者又称 སྨུག་ཆུང་མདན་ལོག（木穹典云）。据《蓝琉璃》记载，古时的学者对刺尔恩的基原就有争议。据现代文献记载和实地调查，现藏医多以多刺绿绒蒿 *M. horridula* Hook. f. et Thoms.、总状绿绒蒿 *M. racemosa* Maxim. 作为刺尔恩的基原，木穹典云的基原则包括单叶绿绒蒿 *M. simplicifolia* (D. Don) Walp.、毛瓣绿绒蒿 *M. torquata* Prain、川西绿绒蒿 *M. henrici* Bur. et Franch.、长叶绿绒蒿 *M. lancifolia* (Franch.) Franch. ex Prain 等。也有文献记载全缘叶绿绒蒿 *M. integrifolia* (Maxim.) Franch. 为木穹典云的基原之一，但该种的花为黄色，与《四部医典》的记载显然不符。（参见"绿绒蒿""红花绿绒蒿"条）

　　经比对，本材料的 ITS2 序列与全缘叶绿绒蒿 *M. integrifolia* (Maxim.) Franch. 的 ITS2 序列（NCBI 数据库登录号为 JF411030）的相似度为 100%。

拳参

Quanshen

然布

 རམ་བུ།

▶ 材　料

药材标本收集自甘肃省兰州市黄河药材市场（馆藏标本号 003385）。

▶ 基　原

蓼科植物珠芽蓼 *Polygonum viviparum* L.（100%）或圆穗蓼 *Polygonum macrophyllum* D. Don（99%）。

▶ 形态特征

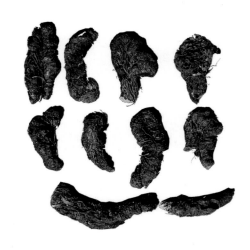

珠芽蓼：多年生草本。根茎粗壮，弯曲，呈黑褐色，直径 1 ~ 2 cm。茎直立，高 15 ~ 60 cm，不分枝，通常 2 ~ 4 自根茎发出。基生叶呈长圆形或卵状披针形，长 3 ~ 10 cm，宽 0.5 ~ 3 cm，先端尖或渐尖，基部呈圆形、近心形或楔形，两面无毛，边缘脉端增厚，外卷，具长叶柄；茎生叶较小，呈披针形，近无柄；托叶鞘呈筒状，膜质，下部呈绿色，上部呈褐色，偏斜，开裂，无缘毛。总状花序呈穗状，顶生，紧密，下部生珠芽；苞片呈卵形，膜质，每苞内具 1 ~ 2 花；花梗细弱；花被 5 深裂，呈白色或淡红色，花被片呈椭圆形，长 2 ~ 3 mm；雄蕊 8，花丝不等长；花柱 3，下部合生，柱头呈头状。瘦果呈卵形，具 3 棱，呈深褐色，有光泽，长约 2 mm，包于宿存花被内。花期 5 ~ 7 月，果期 7 ~ 9 月。

圆穗蓼：多年生草本。根茎粗壮，弯曲，直径 1 ~ 2 cm。茎直立，高 8 ~ 30 cm，不分枝，2 ~ 3 自根茎发出。基生叶呈长圆形或披针形，长 3 ~ 11 cm，宽 1 ~ 3 cm，先端急尖，基部呈近心形，上面呈绿色，下面呈灰绿色，有时疏生柔毛，边缘叶脉增厚，外卷，叶柄长 3 ~ 8 cm；茎生叶较小，呈狭披针形或线形，叶柄短或近无柄；托叶鞘呈筒状，膜质，下部呈绿色，上部呈褐色，先端偏斜，开裂，无缘毛。总状花序呈短穗状，顶生，长 1.5 ~ 2.5 cm，直径 1 ~ 1.5 cm；苞片膜质，呈卵形，先端渐尖，长 3 ~ 4 mm，每苞内具 2 ~ 3 花；花梗细弱，比苞片长；花被 5 深裂，呈淡红色或白色，花被片呈椭圆形，长 2.5 ~ 3 mm；雄蕊 8，比花被长，花药呈黑紫色；花柱 3，基部合生，柱头呈头状。瘦果呈卵形，具 3 棱，长 2.5 ~ 3 mm，呈黄褐色，有光泽，包于宿存花被内。花期 7 ~ 8 月，果期 9 ~ 10 月。

▶ 药材音译名

然布、然巴、然普、然吾、然波、然木巴、然木玛尔、然尔玛尔、恰合然、邦然姆、榜然木。

▶ ITS2 条形码序列 / 简并序列

CGCACAGCGTCGCCCCCACCCCACTCGTGGGGCGTGGGGCGGATTCTGGCC
CCCCGTGTGCTCCCGCGCGCGGTCGGCCTAAAATCAGACCCCGTGGCCGCG
AAATGCCGCGACGATTGGTGGTGTACCTGGCGGCCTCGAGCCTCCGAACATC
GCGTCGCGCCTTCCGTGGCCCTCTGGAGTCAAGAGGACCCTCGAGAGCCCTC
CGCCGGTGCGGAGGGGCCTCTCAACCGTTG

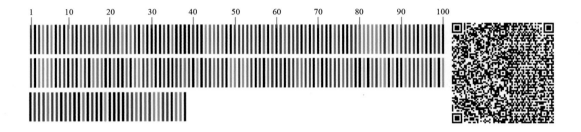

▶ 药用部位

根茎。

▶ 功能主治

止泻、止痛、健脾、调经。适用于胃病、消化不良、腹泻、月经不调、崩漏。

附　注

《晶珠本草》中记载有止热泻或寒泻之药物 རམ་འབྲུ།（然布），言其共包括 ཟ་རམ།（塔然姆、塔任木）、ན་རམ།（那惹木）、རམ་འབྲུ།（然布）和 སྤང་རམ།（邦然姆）4 种，其中然布又分为川生和山生 2 种。现代文献记载的然布类的基原涉及蓼科蓼属（*Polygonum*）、车前科车前属（*Plantago*）等多科属的多种植物及眼子菜科植物海韭菜 *Triglochin maritimum* Linn.，但不同文献记载的各种然布的基原有交叉，其功能主治也有所不同。通常认为然布的正品为珠芽蓼 *Polygonum viviparum* L.，但对其川生和山生品种的基原有不同的观点。《部标藏药》和《青海藏标》以珠芽蓼 /རམ་འབྲུ།/ 然布（然吾）之名收载了珠芽蓼 *Polygonum viviparum* L.。文献记载作为然布基原的还有圆穗蓼 *Polygonum macrophyllum* D. Don、翅柄蓼 *Polygonum sinomontanum* Samuelss.、拳参 *Polygonum bistorta* L. 等。也有文献认为珠芽蓼 *Polygonum viviparum* L. 为邦然姆的基原之一。《藏标》作为塔任木的基原收载了车前科植物车前 *Plantago asiatica* L.、平车前 *Plantago depressa* Willd.，规定以其种子入药，与然布的功能主治不同。

经比对，本材料的 ITS2 序列与 *Bistorta vivipara* (L.) S. F. Gray（《中国植物志》将该学名作为珠芽蓼 *Polygonum viviparum* L. 的异名）的 ITS2 序列（NCBI 数据库登录号为 JN998982）的相似度为 100%，与 *Bistorta macrophyllum* (D. Don) Sajak（《中国植物志》将该学名作为圆穗蓼 *Polygonum macrophyllum* D. Don 的异名）的 ITS2 序列（NCBI 数据库登录号为 JF977852）的相似度为 99%。

本材料药材商品名为拳参，原样品未被鉴定出其基原种类。根据 ITS2 鉴别结果及文献，暂定其基原为珠芽蓼 *Polygonum viviparum* L. 或圆穗蓼 *Polygonum macrophyllum* D. Don。

肉果草

Rouguocao

巴雅巴

 སྲུ་ཡག་པ།

▶ **材　料**

药材标本采集自西藏自治区昌都市江达县佐曲，采集号 2013088；青海省果洛藏族自治州久治县舍卜隆山，采集号未标记（馆藏标本号 003244）；青海省玉树藏族自治州称多县，采集号未标记（馆藏标本号 003245）；青海省海东市循化撒拉族自治县大力加山，采集号 1408078（馆藏标本号 003282）；收集自青海省西宁市九康药材市场（馆藏标本号 003612）。

▶ **基　原**

玄参科植物肉果草 *Lancea tibetica* Hook. f. et Thoms.（100%）。

▶ **形态特征**

多年生矮小草本，高 3 ~ 7 cm，最高不超过 15 cm，除叶柄有毛外，其余无毛。根茎细长，长可达 10 cm，直径 2 ~ 3 mm，横走或斜下，节上有 1 对膜质鳞片。叶 6 ~ 10，呈近莲座状，倒卵形至倒卵状矩圆形或匙形，近革质，长 2 ~ 7 cm，先端钝，常有小凸尖，全缘或有很不明显的疏齿，基部渐狭成有翅的短柄。

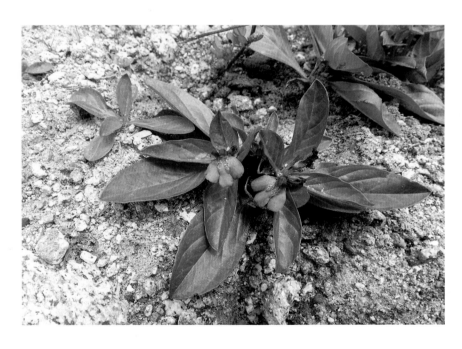

花 3 ~ 5 簇生或伸长成总状花序；苞片呈钻状披针形；花萼呈钟状，革质，长约 1 cm，萼齿呈钻状三角形；花冠呈深蓝色或紫色，喉部稍带黄色或紫色斑点，长 1.5 ~ 2.5 cm，花冠筒长 8 ~ 13 mm，上唇直立，2 深裂，偶近全裂，下唇开展，中裂片全缘；雄蕊着生于近花冠筒中部，花丝无毛；柱头呈扇状。果实呈卵状球形，长约 1 cm，呈红色至深紫色，包于宿存的花萼内；种子多数，呈矩圆形，长约 1 mm，呈棕黄色。花期 5 ~ 7 月，果期 7 ~ 9 月。

▶ **药材音译名**

巴雅巴、巴亚巴、巴丫巴、扩雅巴、巴雅杂瓦。

▶ ITS2 条形码序列 / 简并序列

CGCATCGCGTCGCCCCCTCACACTCTTCGGAGTCGACGTGTGGGGGCGGTAT
TGGCCTCCCGTGCGCATGTCCGTGCGGCTGGCCCAAATGCGATCCCGCAGC
GACGCATGTCACAACCAGTGGTGGAAGAATATTCGTTCTTGCGTGCTGTTGY
GACTCCAACGGCGTCATGTGCTCGGGCATCACAATCGACCCAACTGTGCGTT
AACTCGCGCTTTCGACCG

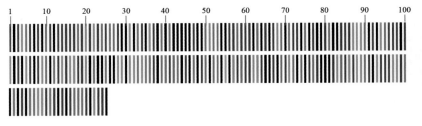

▶ 药用部位

全草。

▶ 功能主治

愈合脉管、涩脉止血、生脂、消散外
部肌肿。根，养肺，托引肺脓；叶，
适用于诸疮；种子，适用于心脏病、
血瘤、肠绞结、妇女癥瘕。

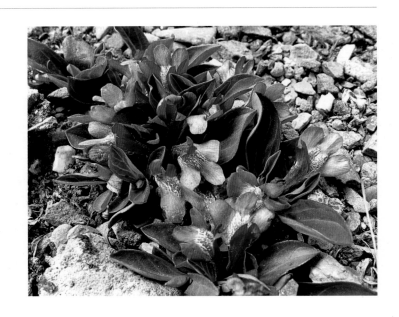

附　注

　　《四部医典》等古籍中记载有补
肺之药物 པ་ཡག་པ།（巴雅巴）。《晶珠本
草》以 པ་ཡག་ཙ་བ།（巴雅杂瓦）为正名，记载其不同部位的临床功效不同。据现代文献和调查，现各地
藏医使用的巴雅巴的基原主要为玄参科植物肉果草 *L. tibetica* Hook. f. et Thoms.（*L. tibetica* Hook. f. et
Hsuan），也有使用粗毛肉果草 *L. hirsuta* Bonati 者，但有关标准仅收载了前者。（参见"粗毛肉果草"条）

　　经比对，本材料的 ITS2 序列与肉果草 *L. tibetica* Hook. f. et Thoms. 的 ITS2 序列（NCBI 数据库登
录号为 FJ172736）的相似度为 100%。

三春水柏枝

Sanchunshuibaizhi

温布

ཆོས་ཁྲ།

▶ **材　料**

药材标本采集自西藏自治区昌都市近郊，采集号 2011168。

▶ **基　原**

柽柳科植物三春水柏枝 *Myricaria paniculata* P. Y. Zhang et Y. J. Zhang（100%）。

▶ **形态特征**

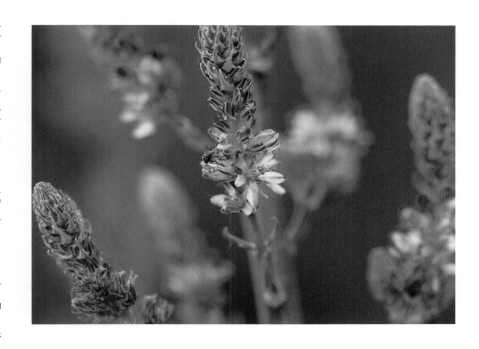

灌木，高 1 ~ 3 m。老枝呈深棕色、红褐色或灰褐色，具条纹，当年生枝呈灰绿色或红褐色。叶呈披针形、卵状披针形或长圆形，长 2 ~ 4（~ 6）mm，宽 0.5 ~ 1 mm，先端钝或锐尖，基部略扩展或不扩展，无柄，具狭膜质边；叶腋常生绿色小枝，枝上着生稠密的小叶。有 2 种花序，一年开 2 次花。春季总状花序侧生于去年生枝上，基部被多数覆瓦状排列的膜质鳞片；苞片呈椭圆形或倒卵形，长 3 ~ 5 mm，宽 3 ~ 3.5 mm，先端钝圆，基部呈楔形，中脉稍粗；花梗长 1 ~ 1.5 mm；萼片呈披针形或卵状披针形，稍短于花瓣，具宽膜质边，常内曲；花瓣呈倒卵形、卵状披针形或狭椭圆形，长 4 ~ 4.5 mm，先端圆钝，常内曲，呈淡紫红色；雄蕊 10，花丝 1/2 或 2/3 合生，稍短于花瓣；子房呈圆锥形，长 3 mm。蒴果呈狭圆锥形，长 10 mm。大型圆锥花序生于当年生枝的先端，长 14 ~ 34 cm，未开花时较密集，开花后疏散；苞片呈卵状披针形或狭卵形，长 4 ~ 6 mm，先端通常骤凸，稀渐尖或尾状渐尖，具宽膜质边，中脉粗厚，明显隆起；花长 4 ~ 6 mm，花梗长 1 ~ 2 mm，短于花萼；萼片呈卵状披针形或卵状长圆形，长 3 ~ 4 mm，稍短于花瓣，先端渐尖，内曲，具宽膜质边；花瓣呈倒卵形或倒卵状披针形，长 4 ~ 5 mm，先端圆钝，常内曲，呈粉红色或淡紫红色，花后宿存；花丝 1/2 或 2/3 合生，短于花瓣；子房呈圆锥形，长 3 ~ 4 mm。蒴果呈圆锥形，长 8 ~

▶ ITS2 条形码序列 / 简并序列

CACAACACGTCGCACCCAACACGTCGATGCACAAGTAAAATTGTGCTTTGCT
TGTTAGGGCGGAGATTGGCCTCCCGTACACTATTAGTGTGTGGTTGGCCTAA
ATGTGGAGATTGCGGCTGTGAGTGCCACAGCGTTAGGTGGTTGGTTGCCTTA
GGTTAAATGCCTTAGGCAAGGATCACGCCGTGCGCCTTACTATGCTTGTGAT
TCTCGTAGGGCCTTAAATAAGTCGTGCATATCACACGACTTAACCTATG

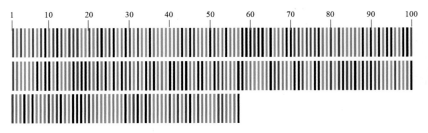

10 mm，3 瓣裂；种子呈狭长圆形，长 1～
1.5 mm，先端具芒柱，芒柱一半以上被白色
长柔毛，中皮薄，无胚乳。花期 3～9 月，果
期 5～10 月。

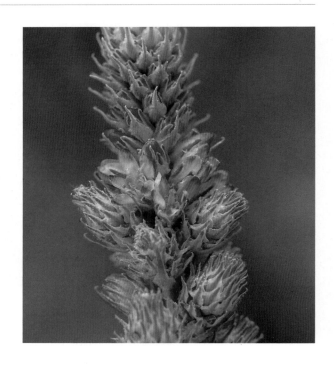

▶ 药材音译名

温布、翁布、曲相翁布。

▶ 药用部位

嫩枝、茎中皮。

▶ 功能主治

清热解毒、发散透疹。适用于麻疹不透、咽喉
肿痛、血中热症、瘟病时疫、脏腑毒热、黄水病、
药物中毒、食物中毒、梅毒。

附　注

　　《四部医典》《晶珠本草》等古籍中均记载有治黄水病、清血热和内腔毒热之药物 འོམ་བུ།（温布）。
现代文献记载的藏医所用温布的基原包括柽柳科水柏枝属（*Myricaria*）的多种植物。《部标藏药》
等收载的水柏枝 /འོམ་བུ/ 翁布的基原为水柏枝 *M. germanica* (L.) Desv.、匍匐水柏枝 *M. prostrata* Benth.
et Hook. f.（*M. prostrata* Hook. f. et Thoms. ex Benth. et Hook. f.）及同属数种植物。据文献记载，作为
温布基原的还有秀丽水柏枝 *M. elegans* Royle、宽苞水柏枝 *M. bracteata* Royle（河柏 *M. alopecuroides*
Schrenk）、具鳞水柏枝 *M. squamosa* Desv.、小花水柏枝 *M. wardii* Marquand、卧生水柏枝 *M. rosea* W. W.

Sm.、泽当水柏枝 *M. elegans* Royle var. *tsetangensis* P. Y. Zhang et Y. J. Zhang 等。（参见"秀丽水柏枝"条）

据《中国植物志》记载，水柏枝 *M. germanica* (L.) Desv. 分布于欧洲，我国并无此种分布，有关文献中记载的水柏枝 *M. germanica* (L.) Desv. 应是在我国分布的该种的近缘种三春水柏枝 *M. paniculata* P. Y. Zhang et Y. J. Zhang。

经比对，本材料的 ITS2 序列与三春水柏枝 *M. paniculata* P. Y. Zhang et Y. J. Zhang、心叶水柏枝 *M. pulcherrima* Batal.、具鳞水柏枝 *M. squamosa* Desv. 和小花水柏枝 *M. wardii* Marquand 的 ITS2 序列（NCBI 数据库登录号分别为 EU240599、KM242196、EU240604 和 EU240603）的相似度均为 100%。

三果大通翠雀花

Sanguodatongcuiquehua

恰冈巴

ཐུ་ཀོང་པ།

▶ **材　　料**

药材标本采集自青海省果洛藏族自治州玛多县玛查理镇尼过龙洼，采集号 1408205（馆藏标本号 003316）；甘肃省甘南藏族自治州合作市卡加道乡，采集号 1408058（馆藏标本号 003311）。

▶ **基　　原**

毛茛科植物三果大通翠雀花 Delphinium pylzowii Maxim. var. trigynum W. T. Wang。

▶ **形态特征**

草本。茎高（10 ~ ）20 ~ 55 cm，自下部或中部分枝，稀不分枝，被反曲的短柔毛。基生叶在开花时多枯萎；下部叶具长柄，叶片呈圆五角形，长 1 ~ 2.8 cm，宽 2.5 ~ 5 cm，3 全裂，中全裂片 2 ~ 3 回细裂，小裂片稀疏，呈狭披针形至线形，两面疏被短柔毛，叶柄长 3.5 ~ 7.5 cm，基部近无鞘。伞房花序有 2 ~ 6 花；基部苞片呈叶状，上部的 3 裂或不分裂而呈钻形；花梗长 4.5 ~ 9 cm，密被反曲或开展的短柔毛，并混有黄色腺毛；小苞片生于花梗中部上下，呈线形或钻形，长 3 ~ 7 mm；萼片宿存，常呈淡灰蓝色，卵形，长 1.6 ~ 1.8（~ 2.4）cm，外面有白色柔毛，内面无毛，距钻形，长 2.1 ~ 2.4 cm，上部直径约 3 mm，末端向下弯曲；花瓣无毛，先端微凹；退化雄蕊的瓣片呈黑褐色，长 6 ~ 9 mm，2 裂达中部，腹

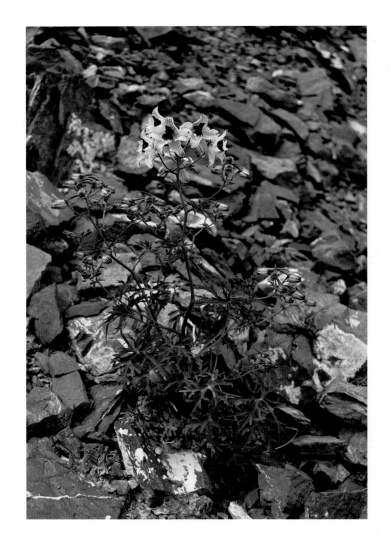

面被黄色髯毛，爪与瓣片近等长；雄蕊无毛；心皮 3，子房密被柔毛。蓇葖果长约 1.8 cm；种子呈倒圆锥状四面体形，长约 1 mm，沿棱近无翅。7 ~ 8 月开花。

▶ ITS2 条形码序列 / 简并序列

CACACAGCGTCGCACCCCGCCAACCAGGTTGACGGGGAGCGGAGACTGGCC
CCCCGTGCCCACACGGGCACGGTCGGCTCAAATTTCGGTCCCACGCGGCGA
GCGTCGCGGTCAGCGGTGGTTGTGCTCATCATCCCCCGAGGACGTYAAGACG
CGGTYGCCCGTCGCGCGATGGGACGCGCAGACCCCACGGAGCCGCCCCCGG
GCGGCGTCCACCCTG

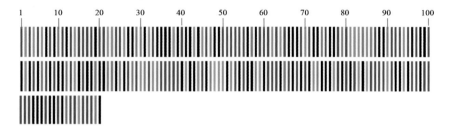

003316 样本:

CACACAGCGTCGCACCCCGCCAACCAGGTTGACGGGGAG
CGGAGACTGGCCCCCCGTGCCCACACGGGCACGGTCGGC
TCAAATTTCGGTCCCACGCGGCGAGCGTCGCGGTCAGCG
GTGGTTGTGCTCATCATCCCCCGAGGACGTCAAGACGCG
GTCGCCCGTCGCGCGATGGGACGCGCAGACCCCACGGAG
CCGCCCCCGGGCGGCGTCCACCCTG

003311 样本:

CACACAGCGTCGCACCCCGCCAACCAGGTTGACGGGGAG
CGGAGACTGGCCCCCCGTGCCCACACGGGCACGGTCGGC
TCAAATTTCGGTCCCACGCGGCGAGCGTCGCGGTCAGCG
GTGGTTGTGCTCATCATCCCCCGAGGACGTTAAGACGCG
GTTGCCCGTCGCGCGATGGGACGCGCAGACCCCACGGAG
CCGCCCCCGGGCGGCGTCCACCCTG

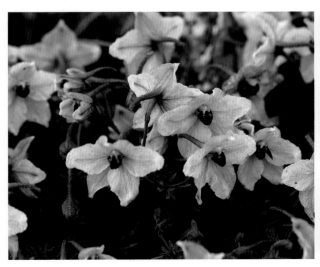
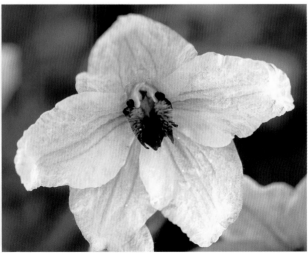

▶ 药材音译名

恰冈巴、恰冈、恰刚、雀冈、恰冈哇、夏刚巴、下冈哇、逮木萨、底木萨、德木萨。

▶ 药用部位

全草。

▶ 功能主治

清热、止泻痢、愈疮。适用于肝胆热病、肠热腹泻、痢疾、黄水病、疔肿。

附　注

　　《四部医典》记载有 ལྕུན་ཁན། (恰冈）；《鲜明注释》记载其名为 དི་ས་ས། (逮木萨）；《晶珠本草》以逮木萨为正名，言其按形态、生境分为生于山顶的洛赞青保、生于山中部的玉龙哇和生于低处湖畔的恰冈巴 3 种，此 3 种皆为止泻痢之药物，但凉性渐弱。现代文献记载，恰冈（逮木萨）类的基原主要为毛茛科翠雀属（*Delphinium*）植物，部分地区也使用乌头属（*Aconitum*）植物，但不同文献对于不同生境的 3 种恰冈的基原有不同的观点，3 种的基原种类也存在交叉，或统称为恰冈。据文献记载，常用的 ལྕུན་ཁན། (恰冈巴）或恰冈的基原有蓝翠雀花 *D. caeruleum* Jacq. ex Camb.、大通翠雀花 *D. pylzowii* Maxim.、三果大通翠雀花 *D. pylzowii* Maxim. var. *trigynum* W. T. Wang、展毛翠雀花 *D. kamaonense* Huth var. *glabrescens* (W. T. Wang) W. T. Wang 等。《部标藏药》《青海藏标》以展毛翠雀 /ལྕུན་ཁན།/ 夏刚巴之名收载的基原为展毛翠雀花 *D. kamaonense* Huth var. *glabrescens* (W. T. Wang) W. T. Wang 及同属多种植物的地上部分。（参见"蓝翠雀花""光序翠雀花"条）

　　经比对，本材料的 ITS2 序列与大通翠雀花 *D. pylzowii* Maxim. 的 ITS2 序列（NCBI 数据库登录号为 KT350990、KT350991）的相似度分别为 100% 和 99%，与 *D. pyramidale* Royle（《中国植物志》未记载该种）和直距翠雀花 *D. orthocentrum* Franch. 的 ITS2 序列（NCBI 数据库登录号分别为 JN573524 和 AY150242）的相似度均为 98%。NCBI 数据库中未收录三果大通翠雀花 *D. pylzowii* Maxim. var. *trigynum* W. T. Wang 的 ITS2 序列信息。

山地虎耳草

Shandihuercao

色滴

གསེར་ཏིག

▶ **材 料**

药材标本采集自甘肃省甘南藏族自治州合作市卡加道乡，采集号 1408061（馆藏标本号 003305）；
四川省甘孜藏族自治州石渠县安巴拉山垭口，采集号 1408217（馆藏标本号 003308）；甘肃省甘南
藏族自治州玛曲县向青海省方向界山的垭口，采集号 1408144。

▶ **基 原**

虎耳草科植物山地虎耳草 *Saxifraga montana* H. Smith（*Saxifraga sinomontana* J. T. Pan & Gornall）
（100%）。

▶ **形态特征**

多年生草本，丛生，高 4.5 ~ 35 cm。
茎疏被褐色卷曲柔毛。基生叶发达，
具柄，叶片呈椭圆形、长圆形至线状
长圆形，长 0.5 ~ 3.4 cm，宽 1.5 ~
5.5 mm，先端钝或急尖，无毛，叶
柄长 0.7 ~ 4.5 cm，基部扩大，边缘
具褐色卷曲长柔毛；茎生叶呈披针形
至线形，长 0.9 ~ 2.5 cm，宽 1.5 ~
5.5 mm，两面无毛或背面和边缘疏生
褐色长柔毛，下部者具长 0.3 ~ 2 cm
的叶柄，上部者变无柄。聚伞花序长
1.4 ~ 4 cm，具 2 ~ 8 花，稀单花；花
梗长 0.4 ~ 1.8 cm，被褐色卷曲柔毛；
萼片在花期直立，呈近卵形至近椭圆
形，长 3.8 ~ 5 mm，宽 2 ~ 3.3 mm，
先端钝圆，腹面无毛，背面有时疏生
柔毛，边缘具卷曲长柔毛，5 ~ 8 脉
于先端不汇合；花瓣呈黄色，倒卵形、
椭圆形、长圆形、提琴形至狭倒卵形，

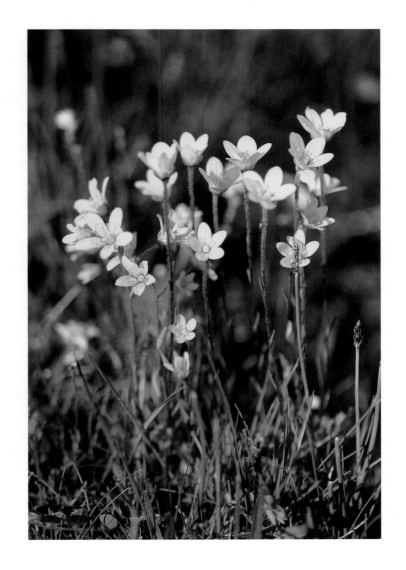

▶ **ITS2 条形码序列 / 简并序列**

CGTACGCATGTCTCTCACAACCCTTCGCCCCTTGCGGACGTAGGGCTTCGTG
CGAGCAGAGATTGGTATCCCGTGCTCTCGAGGCGCGGCTTACCTAAAAAAAG
AGAGCCAGTGACAAAGCGTCACGTCTAGTGGTGGTTAATGTGCCTTTACGGC
CGACCAGTTCGCGGCGTGAATGCTTGTCGCTTGGAAAGCTCGATCGACACCT
TGAGCATCGTCAAATCGGTGTGCTACTGTCG

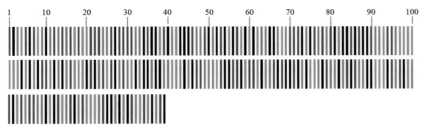

长 8 ~ 12.5 mm，宽 3.3 ~ 6.9 mm，先端钝圆或急尖，基部具长 0.2 ~ 0.9 mm 的爪，脉 5 ~ 15，基部侧脉旁具 2 痂体；雄蕊长 4 ~ 6 mm，花丝呈钻形；子房近上位，长 3.3 ~ 5 mm，花柱 2，长 1.1 ~ 2.5 mm。花果期 5 ~ 10 月。

▶ **药材音译名**

色滴、塞尔滴、赛尔滴、松蒂琼哇、塞交赛保、斯交色布。

▶ **药用部位**

全草。

▶ **功能主治**

消炎、镇痛。适用于"培根"与"赤巴"合病、热性病、传染病、瘟病时疫、肝炎、胆病、头痛、头伤、外伤发热。

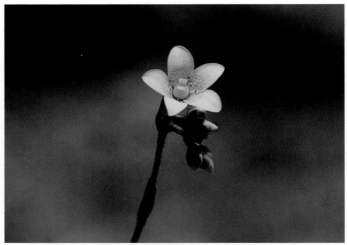

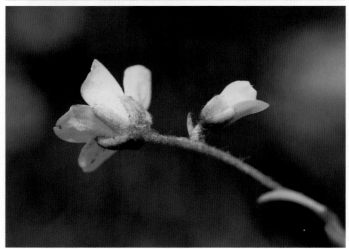

附　注

ཏིག་ཏ།（蒂达）为一类主要治疗肝胆疾病的藏药总称，商品药材又习称为藏茵陈。《晶珠本草》记载蒂达有印度蒂达、尼泊尔蒂达、西藏蒂达 3 类，其中西藏蒂达又分为松蒂、色滴、俄蒂、桑蒂、机合蒂、苟尔滴 6 种。现代文献关于 གསེར་ཏིག（色滴）的基原存在争议，不同文献记载的基原涉及虎耳草科虎耳草属（*Saxifraga*）及龙胆科獐牙菜属（*Swertia*）植物，其中虎耳草属植物有爪瓣虎耳草 *Saxifraga unguiculata* Engl.、山地虎耳草 *Saxifraga montana* H. Smith、山羊臭虎耳草 *Saxifraga hirculus* L. var. *major* (Engl. et Irm.) J. T. Pan 等。《藏药晶镜本草》则认为山地虎耳草 *Saxifraga montana* H. Smith 应属 སུམ་ཏིག（松蒂）类，称为 སུམ་ཏིག་ཆུང་བ（松蒂琼哇）。在云南迪庆，又称其为 གཟེར་འཛོམས་སེར་པོ（塞交赛保）。（参见"川西獐牙菜""松蒂""篦齿虎耳草""唐古特虎耳草"条）

经比对，本材料的 ITS2 序列与山地虎耳草 *Saxifraga sinomontana* J. T. Pan & Gornall（《中国植物志》将该学名作为山地虎耳草 *Saxifraga montana* H. Smith 的异名）、秃叶虎耳草 *Saxifraga sphaeradena* H. Smith、类毛瓣虎耳草 *Saxifraga montanella* H. Smith、毛瓣虎耳草 *Saxifraga ciliatopetala* (Engl. et Irmsch.) J. T. Pan、唐古特虎耳草 *Saxifraga tangutica* Engl.、西藏虎耳草 *Saxifraga tibetica* A. Los.、梅花草叶虎耳草 *Saxifraga parnassifolia* D. Don、唐古拉虎耳草 *Saxifraga hirculoides* Decne 和密花虎耳草 *Saxifraga congestiflora* Engler & Irmscher（《中国植物志》未记载该种）的 ITS2 序列（NCBI 数据库登录号分别为 KU524196、KU524186、KU524155、KU363215、KU524105、LN812551、LN812496、LN812447 和 KU524107）的相似度均为 100%。

少毛甘西鼠尾草 吉子木保

Shaomaoganxishuweicao འཇང་ཚེ་སྔག་པོ།

▶ 材　料

药材标本采集自青海省玉树藏族自治州玉树市巴塘乡，采集号 2011147（馆藏标本号 003690）。

▶ 基　原

唇形科植物少毛甘西鼠尾草 *Salvia przewalskii* Maxim. var. *glabrescens* Stib.。

▶ 形态特征

多年生草本。根木质，直伸，呈圆柱形锥状，外皮呈红褐色，长 10 ~ 15 cm，直径 3 ~ 7 mm。茎高达 60 cm，自基部分枝，上升，丛生，上部间有分枝，密被短柔毛。叶有基生叶和茎生叶 2 种，均具柄，叶片呈三角状或椭圆状戟形，稀呈心状卵圆形，有时具圆的侧裂片，长 5 ~ 11 cm，宽 3 ~ 7 cm，先端锐尖，

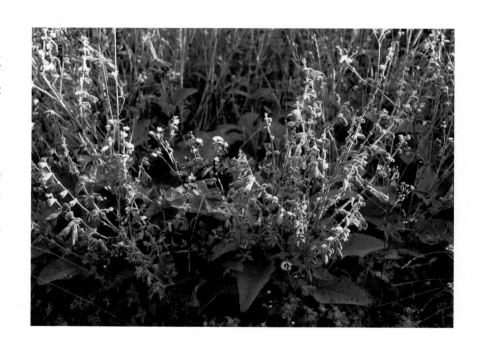

基部呈浅心形，边缘具近整齐的圆齿状牙齿，草质，上面呈绿色，下面呈灰白色，叶片近无毛且密被腺点，下面沿脉上被开展的长疏柔毛；基生叶的叶柄长 6 ~ 21 cm，茎生叶的叶柄长 1 ~ 4 cm。轮伞花序 2 ~ 4 花，疏离，组成顶生、长 8 ~ 20 cm 的总状花序，有时具腋生的总状花序而形成圆锥花序；苞片呈卵圆形或椭圆形，长 3 ~ 8 mm，宽 2.5 ~ 3.5 mm，先端锐尖，基部呈楔形，全缘，两面被长柔毛；花梗长 1 ~ 5 mm，与花序轴密被疏柔毛；花萼呈钟形，长 11 mm，外面密被具腺长柔毛，其间杂有红褐色腺点，内面散布微硬伏毛，呈二唇形，上唇呈三角状半圆形，长 4 mm，宽 5 mm，先端有 3 短尖，下唇较上唇短，长 3 mm，宽 6 mm，半裂为 2 齿，齿呈三角形，先端锐尖；花冠呈紫红色，长 21 ~ 35（~ 40）mm，外面被疏柔毛，在上唇散布红褐色腺点，内面离基部 3 ~ 5 mm 处有斜向的疏柔毛毛环，花冠筒长约 17 mm，在毛环下方呈狭筒形，宽约 2 mm，自毛环向上逐渐膨大，直伸花萼外，至喉部宽约 8 mm，冠檐呈二唇形，上唇呈长圆形，长 5 mm，全缘，

▶ ITS2 条形码序列 / 简并序列

CGCATCGCGTCGCCCCTCTCCCCGCGCACAGCGCGGTTTGCGGGGGTGGA
AATTGGCCTCCCGTGCACCCCGGCGCGCGGCTGGCCCAAATGCGATCCCTC
GGCGACTCGTGTCGCGACAAGTGGTGGTTGAACAACTCACTTTCGTGTCGTG
CTTCTGCGTCGTCGGTATGGGCATCCGTAAACGACCCAACGGTGTCGGCGTC
GAACGACGCCCCACCTTCGACCG

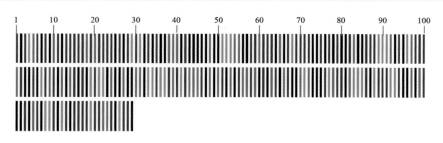

先端微缺，稍内凹，边缘具缘毛，下唇长 7 mm，宽 11 mm，3 裂，中裂片呈倒卵圆形，先端近呈平截，侧裂片呈半圆形；能育雄蕊伸于上唇下面，花丝扁平，长 4.5 mm，水平伸展，无毛，药隔长 3.5 mm，呈弧形，上臂和下臂近等长，2 下臂先端均横生药室，并互相联合；花柱略伸出花冠，先端 2 浅裂，后裂片极短；花盘前方稍膨大。小坚果呈倒卵圆形，长 3 mm，宽 2 mm，呈灰褐色，无毛。花期 5 ~ 8 月。

▶ 药材音译名

吉子木保、吉子莫保、吉子莫博。

▶ 药用部位

带花全草或根、花（花序）。

▶ 功能主治

根：消炎止痛、祛瘀生新、活血、清心除烦；适用于心情烦躁所致的胸痹心痛、血虚所致的头昏、肝病、口腔溃疡等。花（花序）：适用于肝病、口腔溃疡、牙痛。

附 注

《晶珠本草》记载有 འཇིབ་ཚེ་ཆེན་པོ།（吉孜青保），言其为治口病、牙病、肝热病之药物，其按花色可分为白、青（蓝）2 种。现代文献记载的吉孜青保的品种及其基原不尽一致，涉及唇形科鼠尾草属（*Salvia*）和青兰属（*Dracocephalum*）等的多种植物。有文献认为吉孜青保（统称）或其青（蓝）者 [འཇིབ་ཚེ་སྔོན་པོ།（吉子木保）] 的基原为甘西鼠尾草 *S. przewalskii* Maxim. 或丹参 *S. miltiorrhiza* Bunge。《部标藏药》和《青海藏标》以异叶青兰 /འཇིབ་ཚེ་ཆེན་པོ།/ 吉孜青保（居孜青保）之名收载了异叶青兰 *D. heterophyllum* Benth.（白花枝子花）。（参见"白花枝子花""粘毛鼠尾草"条）

经比对，本材料的 ITS2 序列与甘西鼠尾草 *S. przewalskii* Maxim. 的 ITS2 序列（NCBI 数据库登录号为 KC473267、KX171662 和 KC473258）的相似度为 100%。NCBI 数据库中未见有少毛甘西鼠尾草 *S. przewalskii* Maxim. var. *glabrescens* Stib. 的 ITS2 序列信息。

少毛甘西鼠尾草 *S. przewalskii* Maxim. var. *glabrescens* Stib. 未见藏医药用记载，但其与原变种甘西鼠尾草 *S. przewalskii* Maxim. 的区别仅在于前者叶下面多少被短柔毛或近无毛，后者叶下面密被灰白色绒毛，二者的分布区域也相近，故实际采集药材时将少毛甘西鼠尾草采集入药的可能性较大，暂记录于此供参考。四川将甘西鼠尾草 *S. przewalskii* Maxim. 和少毛甘西鼠尾草 *S. przewalskii* Maxim. var. *glabrescens* Stib. 均当作红秦艽药用。

肾瓣棘豆

Shenbanjidou

塞那

ধ্বন্ন্ব্র

▶ **材　　料**

药材标本收集自四川省成都市荷花池中药材专业市场，收集号未标记（馆藏标本号 003338）。

▶ **基　　原**

豆科植物蓝花棘豆 *Oxytropis caerulea* (Pall.) DC.（100%）。

▶ **形态特征**

多年生草本，高 10 ～ 20 cm。主根粗壮而直伸。茎缩短，基部分枝呈丛生状。羽状复叶长 5 ～ 15 cm；托叶呈披针形，被绢状毛，于中部与叶柄贴生，彼此分离；叶柄与叶轴疏被贴伏柔毛；小叶 25 ～ 41，呈长圆状披针形，长 7 ～ 15 mm，宽（1.5 ～）2 ～ 4 mm，先端渐尖或急尖，基部呈圆形，上面无毛或几乎无毛，下面疏被贴伏柔毛。12 ～ 20 花组成稀疏总状花序；花葶比叶长 1 倍，稀近等长，无毛或疏被贴伏白色短柔毛；苞片较花梗长，长

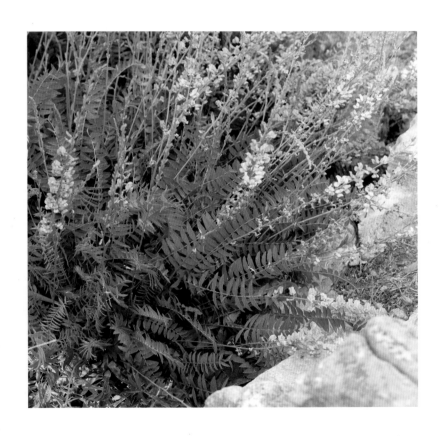

2 ～ 5 mm；花长 8 mm；花萼呈钟状，长 4 ～ 5 mm，疏被黑色和白色短柔毛，萼齿呈三角状披针形，长度为萼筒的 1/2；花冠呈天蓝色或蓝紫色，旗瓣长（8 ～）12 ～ 15 mm，瓣片呈长椭圆状圆形，先端微凹、圆形、钝或具小尖，瓣柄呈长约 3 mm，翼瓣长 7 mm，瓣柄呈线形，龙骨瓣长约 7 mm，喙长 2 ～ 3 mm；子房几乎无柄，无毛，含 10 ～ 12 胚珠。荚果呈长圆状卵形，膨胀，长（8 ～）10 ～ 25 mm，宽（3 ～）5 ～ 6 mm，喙长 7 ～ 9 mm，疏被白色和黑色短柔毛，稀无毛，1 室；果柄极短。花期 6 ～ 7 月，果期 7 ～ 8 月。

▶ ITS2 条形码序列 / 简并序列

CATATCGTTGCCCGATGCCTATTGCACTGTGATAGGAAATTCTAGGGCGAAA
GATGGCTTCCCGTGAGCGTTGTTGCCTCGCGGTTGGTTGAAAATCGAGTCCT
TGGTAGGGTGTGCCATGATAGATGGTGGTCGAGTTTGCRCGAGACCGATCAT
GTGTGCGCTCCCCAAAATATGGACTCTTTGACCCCACACGCGTCTTTTGACG
CTCATGACG

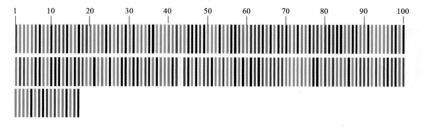

▶ 药材音译名

塞那、塞玛那合布、萨那合、萨拉合。

▶ 药用部位

全草或花。

▶ 功能主治

利尿、解毒、愈创。适用于各种水肿、中毒症、创伤等。

附　注

　　《四部医典》记载有 སྔོ་སེར། （萨赛尔）。《晶珠本草》以 སྔོ་མ། （萨玛）为总名，言其共有紫花萨玛、白花萨玛、黑花萨玛（塞那、萨那合）、蓝花萨玛、红花萨玛、黄花萨玛、麝萨玛、雀萨玛、毒萨玛 9 种，各种的功效有所不同。现代文献记载的藏医所用萨玛类的基原涉及豆科的黄耆属（*Astragalus*）、岩黄耆属（*Hedysarum*）、棘豆属（*Oxytropis*）、高山豆属（*Tibetia*）、野决明属（*Thermopsis*）、苦马豆属（*Sphaerophysa*）及远志科植物，但不同文献记载的各种的基原不尽一致。有文献记载，黑花萨玛 [སྔོ་ནག（塞那）] 以蓝花棘豆 *O. caerulea* (Pall.) DC. 为正品（药材也称蓝花棘豆），以地八角 *A. bhotanensis* Baker（不丹黄芪）为代用品。

　　经比对，本材料的 ITS2 序列与蓝花棘豆 *O. caerulea* (Pall.) DC.、尖叶棘豆 *O. oxyphylla* (Pall.) DC.、*O. chankaensis* Jurtzev、四野棘豆 *O. campestris* (L.) DC.[《中国植物志》未记载后 2 种，但有文献将 *O. chankaensis* Jurtzev 作为尖叶棘豆 *O. oxyphylla* (Pall.) DC. 的异名] 的 ITS2 序列（NCBI 数据库登录号分别为 GU217599、FR839000、FR839010、HQ176475）的相似度均为 100%。

　　本材料药材商品名为肾瓣棘豆，原样品未鉴定出其基原种类。据《中国植物志》记载，肾瓣棘豆 *O. reniformis* P. C. Li 分布于西藏东部（昌都），但未见有藏医药用该种的文献记载。参考 ITS2 鉴别结果，上述 NCBI 数据库收录的物种中，除蓝花棘豆 *O. caerulea* (Pall.) DC. 外，其他种我国均无分布。故结合文献和资源分布状况，暂定本材料药材商品的基原为蓝花棘豆 *O. caerulea* (Pall.) DC.。

湿生扁蕾

Shishengbianlei

加蒂那布

ལྷུགས་ཏིག་ནག་པོ།

▶ **材　料**

药材标本采集自四川省甘孜藏族自治州德格县雀儿山下，采集号 2013064（馆藏标本号 003239）；甘肃省甘南藏族自治州合作市卡加道乡，采集号 1408065。

▶ **基　原**

龙胆科植物湿生扁蕾 *Gentianopsis paludosa* (Hook. f.) Ma（100%）。

▶ **形态特征**

一年生草本，高 3.5 ~ 40 cm。茎单生，直立或斜升，呈近圆形，在基部分枝或不分枝。基生叶 3 ~ 5 对，呈匙形，长 0.4 ~ 3 cm，宽 2 ~ 9 mm，先端呈圆形，边缘具乳突，微粗糙，基部狭缩成柄，叶脉 1 ~ 3，不甚明显，叶柄扁平，长达 6 mm；茎生叶 1 ~ 4 对，无柄，呈矩圆形或椭圆状披针形，长 0.5 ~ 5.5 cm，宽 2 ~ 14 mm，先端钝，边缘具乳突，微粗糙，基部钝，离生。花单生于茎及分枝先端；花梗直立，长 1.5 ~ 20 cm，果期略伸长；花萼呈筒形，长为花冠的一半，长 1 ~ 3.5 cm，裂片近等长，外对呈狭三角形，长 5 ~ 12 mm，内对呈卵形，长 4 ~ 10 mm，全部裂片先端急尖，有白色膜质边缘，背面中脉明显，并下延成翅；花冠呈蓝色，或下部呈黄白色、上部呈蓝色，呈宽筒形，长 1.6 ~ 6.5 cm，裂片呈宽矩圆形，长 1.2 ~ 1.7 cm，先端呈圆形，有微齿，

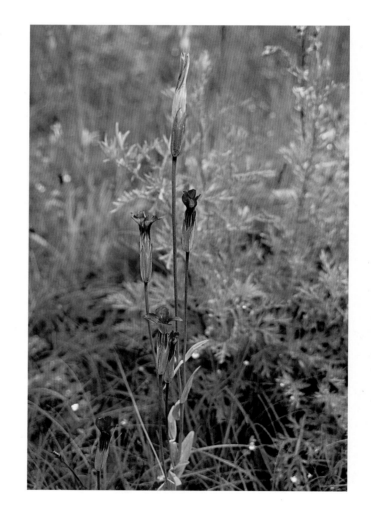

下部两侧边缘有细条状裂齿；腺体呈近球形，下垂；花丝呈线形，长 1 ~ 1.5 cm，花药呈黄色，矩圆形，长 2 ~ 3 mm；子房具柄，呈线状椭圆形，长 2 ~ 3.5 cm，花柱长 3 ~ 4 mm。蒴果具长柄，呈椭圆形，与花冠等长或超出；种子呈黑褐色，矩圆形至近圆形，直径 0.8 ~ 1 mm。花果期 7 ~ 10 月。

▶ ITS2 条形码序列 / 简并序列

```
CGCATCGCGTCGCCCCCCCAACCTCGTGCGTTGACTCGTACGGGTGACATGA
GGGGGCGGATGATGGCTTCCCGTGTCTAGTCGCGGCTGGCCTAAATGTGAGT
CCCTTGCGACGGACGTGACGACAAGTGGTGGTTGATTACCTCAACTAAGGTG
CTGTTGTTCTACGGCCGTCGAATTAGAAGACTCTCCGACCCTAATGCACGCG
TCATAACGCTTGCTACGACCG
```

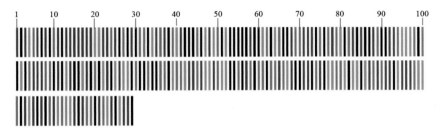

▶ 药材音译名

加蒂那布、吉蒂那保、加滴嘎布、甲蒂嘎博、甲蒂、甲地、加蒂、加滴、机合滴、吉合斗。

▶ 药用部位

全草。

▶ 功能主治

清瘟热、利胆、止泻。适用于黄疸性肝炎、肝胆病引起的发热、感冒、流行性乙型脑炎、小儿腹泻、阴囊肿痛。

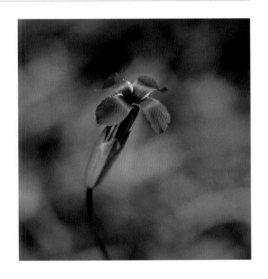

附　注

　　《四部医典》中记载有治胆热症之药物 ཤྭ་ཏིག（加蒂）。《晶珠本草》将加蒂（即铁虎耳草）归于西藏产 ཏིག་ཏ（蒂达）的品种之一。现代文献记载和调查显示，加蒂的基原涉及龙胆科的多属多种植物，各地用法不同，常以不同的名称加以区别，它们的功能主治也有所不同。各地藏医多以椭圆叶花锚 *Halenia elliptica* D. Don 作为加蒂的正品，又称其为 ཤྭ་ཏིག་ར་མ（甲地然果、加滴然果）；不同地区作为加蒂类使用的还有湿生扁蕾 *G. paludosa* (Hook. f.) Ma、扁蕾 *G. barbata* (Fröel.) Ma、大花扁蕾 *G. grandis* (H. Smith) Ma 及獐牙菜属（*Swertia*）植物显脉獐牙菜 *S. nervosa* (G. Don) Wall. ex C. B. Clarke、肋柱花属（*Lomatogonium*）植物大花肋柱花 *L. macranthum* Diels et Gilg 等。《部标藏药》和《青海藏标》以湿生扁蕾 /ཤྭ་ཏིག་ནག་པོ/ 加蒂那布之名收载了湿生扁蕾 *G. paludosa* (Hook. f.) Ma。（参见"椭圆叶花锚"条）

　　经比对，本材料的 ITS2 序列与湿生扁蕾 *G. paludosa* (Hook. f.) Ma 的 ITS2 序列（NCBI 数据库登录号为 KC861299）的相似度为 100%。

蜀葵

Shukui

多丹

མདོག་ལྡན།

▶ **材　料**

药材标本采集自新疆维吾尔自治区昌吉回族自治州吉木萨尔县二工镇维吾尔药材种植户，采集号 17
（馆藏标本号 003367）；收集自安徽省亳州市中国（亳州）中药材交易中心（产地：河南。馆藏标
本号 003540）。

▶ **基　原**

锦葵科植物蜀葵 *Althaea rosea* (Linn.) Cavan.（100%）。

▶ **形态特征**

二年生直立草本，高达 2 m。茎枝密
被刺毛。叶呈近圆心形，直径 6 ~
16 cm，掌状 5 ~ 7 浅裂或波状棱角，
裂片呈三角形或圆形，中裂片长约
3 cm，宽 4 ~ 6 cm，上面疏被星状柔
毛，粗糙，下面被星状长硬毛或绒毛；
叶柄长 5 ~ 15 cm，被星状长硬毛；
托叶呈卵形，长约 8 mm，先端具 3
尖。花腋生，单生或近簇生，排列成
总状花序式，具叶状苞片；花梗长约
5 mm，果时延长至 1 ~ 2.5 cm，被星
状长硬毛；小苞片呈杯状，常 6 ~ 7
裂，裂片呈卵状披针形，长 10 mm，
密被星状粗硬毛，基部合生；花萼呈
钟状，直径 2 ~ 3 cm，5 齿裂，裂片
呈卵状三角形，长 1.2 ~ 1.5 cm，密被
星状粗硬毛；花大，直径 6 ~ 10 cm，
有红色、紫色、白色、粉红色、黄色
和黑紫色等，单瓣或重瓣，花瓣呈倒
卵状三角形，长约 4 cm，先端凹缺，

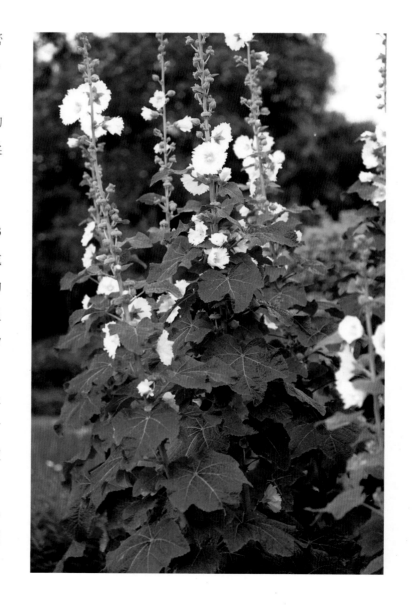

▶ ITS2 条形码序列 / 简并序列

CGCATCGTCGCCCCAATCAAACCCTAAGCCATCGCGCTACGGTTGCATTGTG
GGCGGAAATTGGCCTCCCGTGTGCTCACCGCTCATGGTTGGCCTAAAATTTG
GTCCTCGGCGATGAATTGCCGCGACAATCGGTGGGAATGCTTAATAAGCTGC
CTCGTTAGTTATCGTGTGTGCTCGTTGATTTGGACCCTTTTGACCCTTTTGG
CATCACTATGTCGATGCTCGCATCG

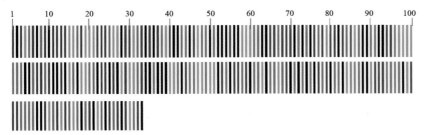

基部狭，爪被长髯毛；雄蕊柱无毛，长约
2 cm，花丝纤细，长约 2 mm，花药呈黄色；
花柱分枝多数，微被细毛。果实呈盘状，
直径约 2 cm，被短柔毛，分果爿呈近圆形，
多数，背部厚达 1 mm，具纵槽。花期 2 ~
8 月。

▶ 药材音译名

多丹、多合丹、江巴、尖巴、破尖木、哈
洛美多、哈洛嘎保。

▶ 药用部位

花、果实（种子）、根。

▶ 功能主治

利尿通淋、清热消肿、强肾、止渴。花：
止血、消炎、补肾；适用于遗精、月经过多、
衄血、子宫炎、白带过多。果实（种子）：
适用于小便不利、腹泻、肾炎、水肿。根：
补肾、健胃；适用于肾衰、食欲不振。

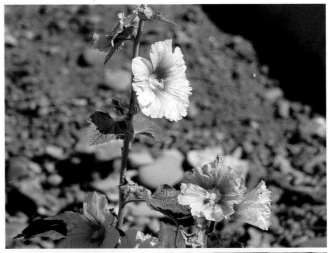
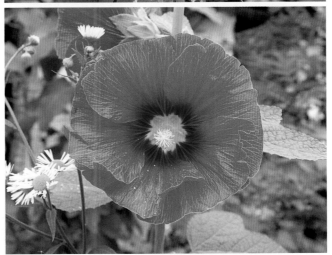

附 注

《月王药诊》《四部医典》等古籍中记载有强肾利尿、生津止咳、止泻之药物ক্রুষ্ণ্য（江巴）；《蓝
琉璃》《晶珠本草》均记载江巴分为雄（破尖木）、雌（莫尖木）、中或藏（窝尖木、玛能尖木巴）

3 种，雄者、雌者以花入药，中性者以果实（种子）入药。现代文献记载的江巴类的基原有锦葵科植物蜀葵 *Althaea rosea* (Linn.) Cavan.、野葵 *Malva verticillata* Linn.（冬葵）、锦葵 *M. sinensis* Cavan.（*M. sylvestris* Linn.）、圆叶锦葵 *M. rotundifolia* Linn. 及中华野葵 *M. verticillata* Linn. var. *chinensis* (Miller) S. Y. Hu 等多种，《部标藏药》等标准中也以江巴（加木巴）之名收载了上述多种，但不同标准及专著对江巴的品种划分及其基原、药用部位、不同药用部位的功能主治的记载不尽一致。《西藏藏标》以 མདོག་ལྡན། / 多丹 / 蜀葵花之名收载了蜀葵 *A. rosea* (Linn.) Cavan. 的花。也有观点认为，蜀葵 *A. rosea* (Linn.) Cavan. 为雄江巴 [ཕོ་ལྡུམ།（破尖木）] 的基原，又被称为 ད་ལོ་མེ་ཏོག（哈洛美多）。《晶珠本草》记载 "（江巴）花有白色，粉红带紫两种"。在我国各地，蜀葵 *A. rosea* (Linn.) Cavan. 作为园艺植物被广泛栽培，其药材商品并未严格区分花色，根、果实也可药用，各自的功能主治也存在交叉。

经比对，本材料的 ITS2 序列与蜀葵 *A. rosea* (Linn.) Cavan. 的 ITS2 序列（NCBI 数据库登录号为 JX017319）的相似度为 100%，与 *A. armeniaca* Ten.（《中国植物志》未记载该种）的 ITS2 序列（NCBI 数据库登录号为 EF419542）的相似度为 92%。

束花报春

Shuhuabaochun

雅毛唐

གཡར་མོ་ཐང་།

▶材　料

药材标本收集自青海省西宁市九康药材市场（馆藏标本号 003603）。

▶基　原

报春花科植物束花粉报春 *Primula fasciculata* Balf. f. et Ward.（99%）。

▶形态特征

多年生小草本，常多数聚生成丛。根茎粗短，具多数须根。叶丛基部外围有褐色膜质枯叶柄；叶片呈矩圆形、椭圆形或近圆形，长 4 ~ 15 mm，宽 2.5 ~ 7 mm，先端呈圆形，基部呈圆形或阔楔形，全缘，鲜时稍带肉质，两面秃净，无粉，中肋稍宽，侧脉隐蔽或不显著；叶柄纤细，具狭翅，比叶片长 1 ~ 4 倍。花葶高可达 2.5 cm，

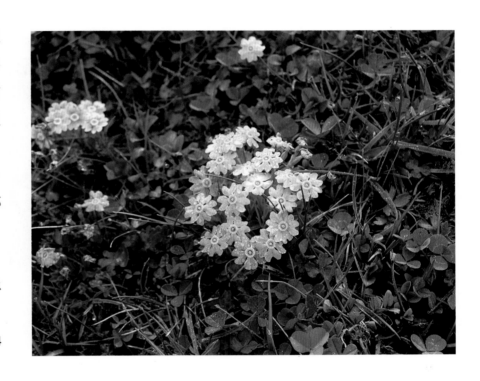

花 1 ~ 6 生于花葶先端；苞片呈线形，长 5 ~ 10 mm，基部不膨大；花梗长 1.5 ~ 3 cm；有时花葶不发育，1 至数花自叶丛中抽出，无苞片，花梗长可达 10 cm；花萼呈筒状，长 4 ~ 6.5 mm，明显具 5 棱，分裂深达全长的 1/3 ~ 1/2，裂片呈狭长圆形或三角形，先端稍钝；花冠呈淡红色或鲜红色，花冠筒口周围呈黄色，花冠筒长 4.5 ~ 8 mm，仅稍长于花萼，冠檐开展，直径 1 ~ 1.5 cm，裂片呈阔倒卵形，先端深 2 裂；长花柱花雄蕊着生于花冠筒中部，花柱长达冠筒口；短花柱花雄蕊着生于花冠筒上部，花药先端微露出筒口，花柱长约 2 mm。蒴果呈筒状，长 5 ~ 10 mm。花期 6 月，果期 7 ~ 8 月。

▶药材音译名

雅毛唐、亚毛唐、亚玛唐、美多森玛、雅毛唐巴。

▶ ITS2 条形码序列 / 简并序列

CATAATGCGTCGCTACACCCACCAACTCCTATTAGGGCGTCGGTGCTTAAAG
CGGAGATTGGCTCCCGTGTGCATTCGTGTGCGGTCAGCCTAAAAACGAGTC
CCGACGATCGACGTCGCGGCAAGTGGTGGTTGTCAAACTGTTGCATGCTGCC
GTGCGCGTTTCGATCCCATCGGTAGGCTCATTGACCCTGTAGCACCATTTGC
TTGGTGCCTCGATCG

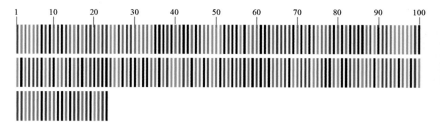

▶ 药用部位

花（花序）。

▶ 功能主治

消肿、愈创、干黄水。适用于跌打损伤、头部外伤、浮肿。

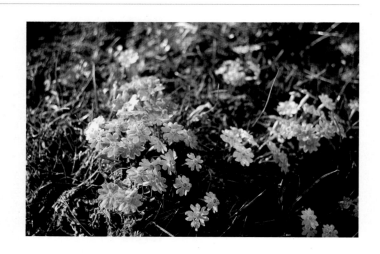

<table>
<tr><td>附</td><td>注</td></tr>
</table>

《蓝琉璃》中记载有 གཡེར་མོ་ཐང་། （雅毛唐）；《晶珠本草》记载雅毛唐的别名为 ཤང་ཙི་དམར་པོ། （象治玛保），其功效为消肿、益疮。《晶珠本草》另记载有 ཤང་ཤང་ཞི་འུ། （相相哲吾），言其为治血病、脉病之药物，按花色分为白（象治嘎保）、黄（象治色保）、红（象治玛保）、紫或蓝（象治莫保）4 种，即认为雅毛唐为相相哲吾的红者象治玛保。现代文献记载的雅毛唐的基原包括束花粉报春 *P. fasciculata* Balf. f. et Ward.、天山报春 *P. sibirica* Jacq.（*P. nutans* Georgi）、高亭雪山报春 *P. optata* Franch.（心愿报春）、柔小粉报春 *P. pumilio* Maxim. 等多种报春花科报春花属（*Primula*）植物；《部标藏药》附录收载了上述前 2 种作为束花报春 /གཡེར་མོ་ཐང་/ 雅毛唐的基原。

经比对，本材料与束花粉报春 *P. fasciculata* Balf. f. et Ward. 的 ITS2 序列（NCBI 数据库登录号为 JF977991）的相似度为 99%。

本材料样品药材称束花报春，但未鉴定出其基原物种种类。根据 ITS2 鉴别结果，并参考相关文献，确定其基原为束花粉报春 *P. fasciculata* Balf. f. et Ward.。

四裂红景天

Siliehongjingtian

索罗玛保

 གསོ་ལོ་དམར་པོ།

▶ 材　料

药材标本采集自甘肃省合作市，采集号 1408039（馆藏标本号 003235、003260）。

▶ 基　原

景天科植物四裂红景天 *Rhodiola quadrifida* (Pall.) Fisch. et Mey.[大红红景天 *R. coccinea* (Royle) A. Bor.]（99%）。

▶ 形态特征

多年生草本。主根长达 18 cm；根颈直径 1 ~ 3 cm，分枝，呈黑褐色，先端被鳞片；老的枝茎宿存，常超过 100。花茎细，直径 0.5 ~ 1 mm，高 3 ~ 10（~ 15）cm，稻秆色，直立，叶密生。叶互生，无柄，呈线形，长 5 ~ 8（~ 12）mm，宽 1 mm，先端急尖，全缘。伞房花序花少数，宽 1.2 ~ 1.5 cm；花梗与

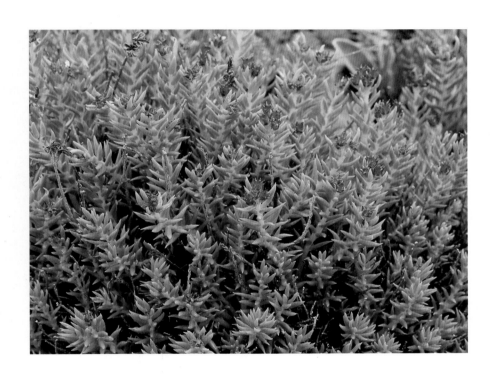

花同长或比花更短；萼片 4，呈线状披针形，长 3 mm，宽 0.7 mm，钝；花瓣 4，呈紫红色，长圆状倒卵形，长 4 mm，宽 1 mm，钝；雄蕊 8，与花瓣同长或比花瓣稍长，花丝与花药呈黄色；鳞片 4，呈近长方形，长 1.5 ~ 1.8 mm，宽 0.7 mm。蓇葖果 4，呈披针形，长 5 mm，直立，有先端反折的短喙，成熟时呈暗红色；种子呈长圆形，褐色，有翅。花期 5 ~ 6 月，果期 7 ~ 8 月。

▶ 药材音译名

索罗玛保、索罗玛布、索洛玛保、索洛玛布、苏罗玛保、嘎都尔曼巴、参玛。

▶ 药用部位

根及根茎。

▶ ITS2 条形码序列 / 简并序列

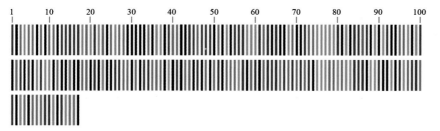

CGTATTGTGTTGCCCCCATACATGTATTGGGGGTGAAGCTTGGCCTCCCGTG
AGCCCAAACTCGCGGATGGCTTAAAAACGAGCCTCGAGACGGTTAGACGTCG
CGACAAGTGGTGGTTGCGAGGCCTTGTGCCTTTGAGCGTTGCGTGTCGTTTA
CGTCGTCCCTCTCTCTCGAAATTATAACCCGAACGGAGCATCCTCGATGTTT
CCAGCATTG

▶ 功能主治

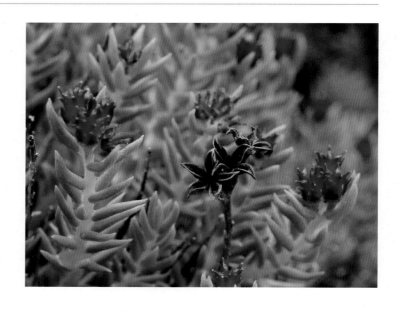

活血、清肺、止咳、解热、止痛。适
用于腊度（高原反应）所致的恶心、
呕吐、嘴唇和手心等发紫、全身无力、
胸闷、难以透气、身体虚弱等。

附　注

སྲོལ།（索罗）为一类药材的总称。
《四部医典》中记载有治肺病之药物
སྲོ་ལོ་དམར་པོ།（索罗玛保）。《晶珠本草》
记载 སྲོལ།（索罗）按花色分为白（索
罗嘎保）、紫（索罗木保）、红（索罗玛保）3 种，其中红者又分为多种，统称为 ཚན།（灿）。现代文
献记载的索罗类的基原涉及景天科红景天属（*Rhodiola*）等多属多种植物及十字花科丛菔属（*Solms-
Laubachia*）和单花荠属（*Phaeonychium*）的多种植物，其中红者（索罗玛保）的基原为红景天属植物，
白者 [སྲོ་ལོ་དཀར་པོ།（索罗嘎保）] 和紫者 [སྲོ་ལོ་སྨུག་པོ།（索罗木保）] 的基原为十字花科植物。《部标藏药》等
作为索罗玛保的基原收载有大花红景天 *R. crenulata* (Hook. f. et Thoms.) H. Ohba、唐古红景天 *R. algida*
(Ledeb.) Fisch. et Mey. var. *tangutica* (Maxim.) S. H. Fu。文献记载的各地所用索罗玛保的基原还有长鞭
红景天 *R. fastigiata* (Hook. f. et Thoms.) S. H. Fu、小丛红景天 *R. dumulosa* (Franch.) S. H. Fu、圣地红
景天 *R. sacra* (Prain ex Hamet) S. H. Fu、四裂红景天 *R. quadrifida* (Pall.) Fisch. et Mey.、大红红景天 *R.
coccinea* (Royle) A. Bor. 等 10 余种。（参见"唐古红景天""无茎芥"条）

　　《中国植物志》将大红红景天 *R. coccinea* (Royle) A. Bor. 并入四裂红景天 *R. quadrifida* (Pall.)

Fisch. et Mey. 中。也有观点认为，该 2 种分布区域不同，应保持独立，新疆大部、甘肃、青海、四川、西藏所产均为大红红景天 *R. coccinea* (Royle) A. Bor.。

经比对，本材料的 ITS2 序列与四裂红景天 *R. quadrifida* (Pall.) Fisch. et Mey.、大红红景天 *R. coccinea* (Royle) A. Bor. 的 ITS2 序列（NCBI 数据库登录号分别为 KF895354、KR269885）的相似度均为 99%，与长鞭红景天 *R. fastigiata* (Hook. f. et Thoms.) S. H. Fu、西川红景天 *R. alsia* (Fröd.) S. H. Fu 的 ITS2 序列（NCBI 数据库登录号分别为 AY359900、HQ841002）的相似度均为 98%。

松蒂

Songdi

松蒂

སུམ་དིག

▶材　料

药材标本收集自江西省新余市江西青春康源集团有限公司（产地：西藏。馆藏标本号 20130925-12）。

▶基　原

虎耳草科植物小伞虎耳草 *Saxifraga umbellulata* Hook. f. et Thoms. 或篦齿虎耳草 *S. umbellulata* Hook. f. et Thoms. var. *pectinata* (Marquand et Airy-Shaw) J. T. Pan（*S. pasumensis* Marquand et Airy-Shaw）（96%）。

▶形态特征

小伞虎耳草：多年生草本，高 5.5 ~ 10 cm。茎不分枝，被褐色腺毛。基生叶密集，呈莲座状，匙形，长 0.8 ~ 1.35 cm，宽 2 ~ 3 mm，先端钝，无毛；茎生叶呈长圆形至近匙形，长 4.5 ~ 6.6 mm，宽 1.5 ~ 2 mm，两面和边缘均具褐色腺毛或腹面无毛。聚伞花序呈伞状或复伞状，长 3 ~ 5.5 cm，具 2 ~ 23 花；花梗长 0.7 ~ 1.7 cm，纤弱，具被褐色腺毛；萼片在花期通常直立，呈卵形至三角状狭卵形，长 2.2 ~ 3.5 mm，宽约 1.3 mm，先端急尖或稍钝，腹面无毛，背面和边缘多少具褐色腺毛，3 脉于先端不汇合；花瓣呈黄色，提琴状长圆形至提琴形，长 6.5 ~

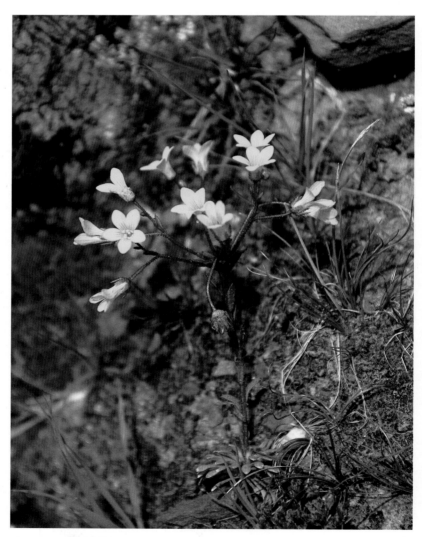

注：上图为小伞虎耳草 *Saxifraga umbellulata* Hook. f. et Thoms.。

▶ ITS2 条形码序列 / 简并序列

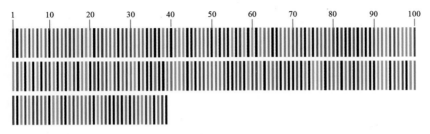

CGTACACATGTCTCCCACAAGCCTTTGCCCTTTGCGGACGTAAGGCTTCGTG
CGAGCAGAGATTGGTTTCCCGTGCTCTCGCGGCGCGGCTTACCTAAACACAG
AGAGCCAGTGACGAAGCGTCACGTCTAGTGGTGGTTAATGTGCCTTTTCGGC
CGACCAGTTCGCGGCGTGAATGCTTGTCGCTTGGAAAGCTCGATCGACACCT
TGAACGTCTTTCGATCGGCGTGCTACTGTCG

9 mm，宽 2.9 ~ 3.2 mm，先端钝圆至急尖，基部狭缩成长 0.4 ~ 0.5 mm 的爪，具 3 ~ 5 脉，具 2 痂体；雄蕊长约 3 mm，花丝呈钻形；子房近上位，呈阔卵球形，长约 1 mm，花柱 2，长约 0.5 mm。花期 6 ~ 9 月。

篦齿虎耳草：多年生草本，高 5.5 ~ 10 cm。茎不分枝，被褐色腺毛。基生叶密集，呈莲座状，匙形，长 0.8 ~ 1.35 cm，宽 2 ~ 3 mm，先端钝，边缘具软骨质齿，无毛；茎生叶呈长圆形至近匙形，长 4.5 ~ 6.6 mm，宽 1.5 ~ 2 mm，两面和边缘均具褐色腺毛或腹面无毛。聚伞花序呈伞状或复伞状，长 3 ~ 5.5 cm，具 2 ~ 23 花；花梗长

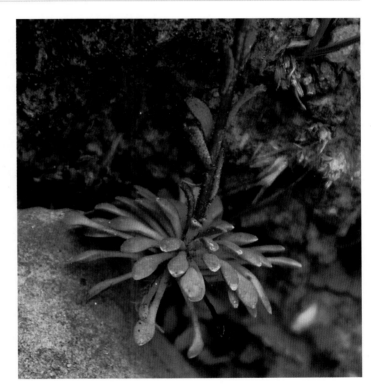

注：上图为小伞虎耳草 *Saxifraga umbellulata* Hook. f. et Thoms.。

0.7 ~ 1.7 cm，纤弱，被褐色腺毛；萼片在花期通常直立，呈卵形至三角状狭卵形，长 2.2 ~ 3.5 mm，宽约 1.3 mm，先端急尖或稍钝，腹面无毛，背面和边缘多少具褐色腺毛，3 脉于先端不汇合；花瓣呈黄色，提琴状长圆形至提琴形，长 6.5 ~ 9 mm，宽 2.9 ~ 3.2 mm，先端钝圆至急尖，基部狭缩成长 0.4 ~ 0.5 mm 之爪，具 3 ~ 5 脉，具 2 痂体；雄蕊长约 3 mm，花丝呈钻形；子房近上位，呈阔卵球形，长约 1 mm，花柱 2，长约 0.5 mm。花期 6 ~ 9 月。

▶ 药材音译名

松蒂、松滴、松居蒂、松吉地、松吉斗、松斗、塞迪、松久滴达。

▶ 药用部位

全草。

▶ 功能主治

清湿热、解热毒。适用于肝热、胆热、流感、高热、疮疡热毒。

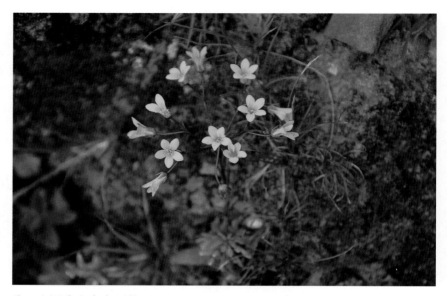

注：上图为小伞虎耳草 *Saxifraga umbellulata* Hook. f. et Thoms.。

ཏིག་ཏ（蒂达）为一类用于肝胆疾病的藏药的总称。《晶珠本草》记载蒂达分为印度产、尼泊尔产和西藏产三大类，其中西藏产蒂达又分为松蒂、俄滴、桑蒂等 6 种。སུམ་ཏིག（松蒂）为常用的蒂达类的品种之一。现代文献记载的蒂达类的基原极为复杂，不同文献记载的蒂达、各地使用的蒂达及蒂达各品种的基原均不尽一致。据资源和市场调查，现藏医所用 སུམ་ཏིག（松蒂）的基原均为虎耳草科虎耳草属（*Saxifraga*）植物，主要有小伞虎耳草 *S. umbellulata* Hook. f. et Thoms.、篦齿虎耳草 *S. umbellulata* Hook. f. et Thoms. var. *pectinata* (Marquand et Airy-Shaw) J. T. Pan、爪瓣虎耳草 *S. unguiculata* Engl.、青藏虎耳草 *S. przewalskii* Engl.、唐古特虎耳草 *S. tangutica* Engl.、山地虎耳草 *S. montana* H. Smith、狭瓣虎耳草 *S. pseudohirculus* Engl. 等，不同地区所用的种类与各地分布的资源种类密切相关。《部标藏药》《藏标》《青海藏标》等标准中收载的松蒂的基原有小伞虎耳草 *S. umbellulata* Hook. f. et Thoms.、伞梗虎耳草 *S. pasumensis* Marquand et Airy-Shaw[篦齿虎耳草 *S. umbellulata* Hook. f. et Thoms. var. *pectinata* (Marquand et Airy-Shaw) J. T. Pan]、灯架虎耳草 *S. candelabrum* Franch.、唐古特虎耳草 *S. tangutica* Engl.、聚叶虎耳草 *S. confetifolia* Engl. 等。（参见"篦齿虎耳草""唐古特虎耳草""山地虎耳草""狭瓣虎耳草"条）

经比对，本材料的 ITS2 序列与小伞虎耳草 *S. umbellulata* Hook. f. et Thoms.、篦齿虎耳草 *S. umbellulata* Hook. f. et Thoms. var. *pectinata* (Marquand et Airy-Shaw) J. T. Pan（*S. pasumensis* Marquand et Airy-Shaw）、班玛虎耳草 *S. banmaensis* J. T. Pan（《中国植物志》未记载该种）的 ITS2 序列（NCBI 数据库登录号分别为 MF197579、MF197577、MF197564）的相似度均为 96%。

本材料原样品未鉴定出其基原物种，参考 ITS2 鉴别结果及文献记载和实地调查，暂定基原为小伞虎耳草 *S. umbellulata* Hook. f. et Thoms. 或篦齿虎耳草 *S. umbellulata* Hook. f. et Thoms. var. *pectinata* (Marquand et Airy-Shaw) J. T. Pan。

松潘黄耆

Songpanhuangqi

萨木

ཕང་སྲུག

▶ **材　　料**

药材标本采集自青海省玉树藏族自治州玉树市下拉秀镇至囊谦县途中，采集号 2011153（馆藏标本号 003741）。

▶ **基　　原**

豆科植物松潘黄耆 *Astragalus sungpanensis* Pet.-Stib.（99%）。

▶ **形态特征**

多年生草本。根稍粗壮，直伸。茎直立或上升，基部常平卧，多分枝，高 25 ～ 35 cm，具条棱，常被白色伏贴柔毛。奇数羽状复叶，具 15 ～ 29 小叶，长 4 ～ 8 cm；叶柄长 0.5 ～ 1 cm；托叶离生，呈卵形或三角状卵形，长 1 ～ 2 mm，下面被白色伏贴短柔毛；小叶呈卵形、椭圆形或近披针形，长 3 ～

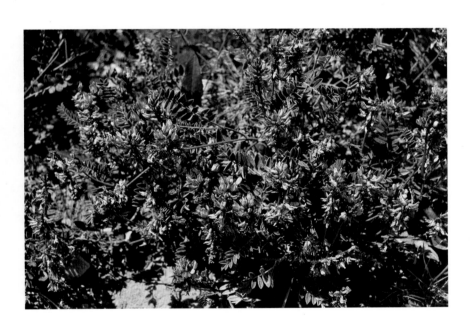

8 mm，宽 1 ～ 3 mm，先端钝或微凹，基部呈宽楔形或近圆形，上面散生白色短柔毛，下面毛较密，具短柄。总状花序生多数花，密集成头状；总花梗腋生，通常较叶长；苞片呈披针形，长 1 ～ 3 mm，下面被毛；小苞片无；花梗短，连同花序轴和总花梗被黑色或混有白色短柔毛；花萼呈钟状，长 4 ～ 5 mm，外面密被黑色或混有白色短柔毛，萼齿呈披针形，与萼筒近等长或比萼筒稍短；花冠呈青紫色，旗瓣呈倒卵形，长约 10 mm，最宽处约 5 mm，先端微凹，基部渐狭，翼瓣较旗瓣稍短，瓣片呈狭长圆形，基部具圆形短耳，瓣柄长约 2 mm，龙骨瓣较翼瓣短，长 6 ～ 7 mm，瓣片呈半卵形；子房呈线形，被白色伏贴柔毛，具短柄。荚果呈长圆形，长 5 ～ 10 mm，先端急尖，微弯，被白色伏贴柔毛，果颈较宿萼短，1 室，有 6 ～ 7 种子。花期 6 ～ 7 月。

▶ **药材音译名**

萨木、塞木、塞玛、塞莫。

▶ ITS2 条形码序列 / 简并序列

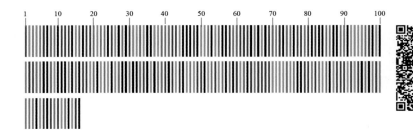

CATATCGTTGCCCGATGCCTATTGCAGTGCAATAGGAATTTCCAGGGCGAAT
GATGGCTTCCCGTGAGCTTCGTTGCCTCGCGGTTGGTTGAAAATCGAGTCCT
TGGTAGGGTGTGCCATGATAGATGGTGGTCGAGTTCGCACGATACCGATCAT
GTGCATGCTCCCCAAAATATGGCCTCTATGACCCACACGTGTCTTTTGACGC
TCATGACG

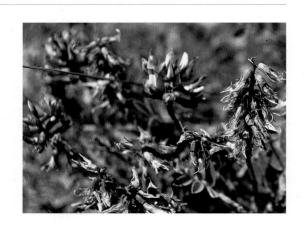

▶ 药用部位

全草或花。

▶ 功能主治

清诸热、利尿。适用于胸腔创伤、各类水肿。

附　注

《晶珠本草》中记载有 སྲད་མ། （萨玛），言其分为紫花萨玛 [སྲད་སྨུག（萨木、塞木）]、白花萨玛（萨嘎尔）、黑花萨玛（萨那合）、蓝花萨玛（萨完、塞盎）、红花萨玛（萨玛尔、塞玛）、雀萨玛（齐乌萨玛）等 9 种。སྲད་མ།（萨玛）为一类治虚性水肿、下引腹腔积水的药物的总称，其下各种萨玛的功效各有特点。现代文献记载的萨玛类的基原涉及豆科及远志科多种植物，不同文献记载的萨玛类各品种的基原不尽相同，且各品种的基原存在交叉。据文献记载，云南迪庆藏医习用松潘黄耆 *A. sungpanensis* Pet.-Stib. 和窄翼黄耆 *A. degensis* Ulbr. var. *rockianus* Peter-Stibal，青海、甘肃南部、四川西部藏医习用米口袋 *Gueldenstaedtia himalaica* Baker[高山豆 *Tibetia himalaica* (Baker) Tsui]、云南棘豆 *Oxytropis yunnanensis* Fr.、多枝黄耆 *A. polycladus* Bur. et Franch. 等作为紫花萨玛 [སྲད་སྨུག（萨木）] 的基原。《西藏藏标》作为塞木的基原收载了松潘黄耆 *A. sungpanensis* Pet.-Stib.，规定以其全草入药。上述部分种类的根在不同地区也有作为黄芪使用的情况，其功能主治与全草或花不同。

经比对，本材料的 ITS2 序列与松潘黄耆 *A. sungpanensis* Pet.-Stib. 的 ITS2 序列（NCBI 数据库登录号为 KX955037）的相似度为 99%，与多枝黄耆 *A. polycladus* Bur. et Franch.、小果黄耆 *A. zacharensis* Bunge（《中国植物志》未记载该种）的 ITS2 序列（NCBI 数据库登录号分别为 AF121676、HM142301）的相似度均为 100%。

穗花荆芥

Suihuajingjie

萨都那保

གཟན་བདུང་ནག་པོ།

▶ 材　料

药材标本采集自西藏自治区山南市加查县崔久乡崔久沟，采集号 2013202。

▶ 基　原

唇形科植物穗花荆芥 *Nepeta laevigata* (D. Don) Hand.-Mazz.。

▶ 形态特征

草本。茎高 20 ～ 80 cm，呈钝四棱形，具浅槽，茎干部基部呈暗褐色，上部呈黄绿色，被白色短柔毛。叶呈卵圆形或三角状心形，长 2.1 ～ 6 cm，宽 1.5 ～ 4.2 cm，先端锐尖，稀呈钝形，基部呈心形或近截形，具圆齿状锯齿，坚纸质，上面呈草黄色，被稀疏的白色短柔毛，下面呈灰白色，密被白色短柔毛；叶柄长 2 ～ 12 mm，扁平，具狭翅，被白色长柔毛。穗状花序顶生，密集成圆筒状；最下部的花叶呈叶状，其余的呈卵形至披针形，长约 9 mm，宽 2 ～ 5 mm，先端骤尖，草质；苞片呈线形，其长微超过花叶，被白色柔毛，上部呈紫红色；花萼呈管状，长约 1 cm，直径约 2 mm，齿呈芒状狭披针形，其长与萼筒相等，后 3 齿稍长于前 2 齿，边缘密生具节的白色长柔毛，脉呈绿色，十分明显，果时花萼增大；花冠呈蓝

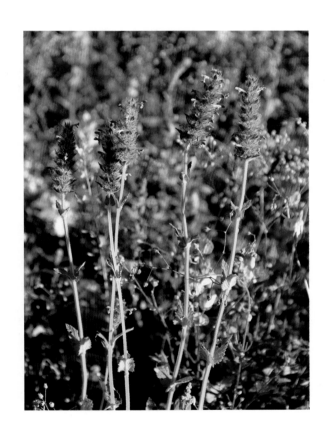

紫色，无毛，长为萼的 1.5 倍，花冠筒直径约 1.5 mm，筒口宽达 5 mm，冠檐呈二唇形，上唇深 2 裂，裂片呈圆状卵形，长、宽均约 2 mm，下唇 3 裂，中裂片呈扁圆形，长约 3 mm，宽约 5.5 mm，侧裂片呈浅圆裂片状；雄蕊藏于花冠内，后对雄蕊较长，花药呈蓝色，药室水平叉开，前对雄蕊略短，花药呈黄色，但较后对雄蕊大；花柱呈线形，先端 2 等裂；花盘呈浅杯状；子房光滑无毛。小坚果呈卵形，灰绿色，长约 1.5 mm，宽约 1 mm，十分光亮。花期 7 ～ 8 月，果期 9 ～ 11 月。

▶ 药材音译名

萨都那保、煞杜那波、萨堆那保、洒都那保、兴替里、兴托里、冬那端赤。

▶ ITS2 条形码序列 / 简并序列

CGCATCGCGTCGCCCCCCCCCTCTCCCCGCGCGGGCGAGGCGGGGGCGGAA
TTGGCCCCCGTGCGCCCCGGCGCGCGGCCGGCCCAAATGCGATCCCCCGG
GCGGCTCGCGTCGCGACAAGTGGTGGTTGAAATCTCAATCTCGCAGCGTCGC
GCTCCCGCGCCGTCCCGACGGGCATCCGCGAACGACCCAACGGCGCATCCC
CCGGGACGCGCCTTCGACCG

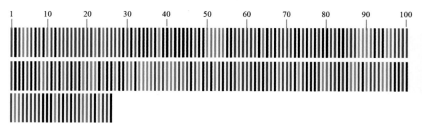

▶ 药用部位

全草。

▶ 功能主治

开窍醒神。适用于神昏痉厥、中风、脑出血、癫痫、疮伤、疼痛等。

附 注

　　《晶珠本草》中分别记载有 གཟའ་བདུད་ནག་པོ（萨都那保，为镇邪、治癫病、疗疮之药物）、ཐུམ་ནག་དོམ་མཁྲིས（冬那端赤，为治疗疮、生肌、止血、清疮热之药物）和 ཤིམ་ཐིག་ལེ（兴托里，为治眼病、云翳之药物）。现代文献记载的上述 3 类药物的基原较为复杂，且各类药物的基原也存在交叉，其中，萨都那保的基原主要为唇形科荆芥属（*Nepeta*）植物，各地习用的种类不同，主要有穗花荆芥 *N. laevigata* (D. Don) Hand.-Mazz.、圆齿荆芥 *N. wilsonii* Duthie（云南迪庆藏医习用）、藏荆芥 *N. angustifolia* C. Y. Wu（西藏藏医习用）、异色荆芥 *N. discolor* Benth.；关于冬那端赤的基原，西藏藏医多用玄参科婆婆纳属（*Veronica*）植物长果婆婆纳 *V. ciliata* Fisch. 等，青海及甘肃甘南藏医多用穗花荆芥 *N. laevigata* (D. Don) Hand.-Mazz. 作为冬那端赤使用；关于兴托里的基原，各地藏医所用的主要为唇形科植物夏至草 *Lagopsis supina* (Steph.) Ik.-Gal. ex Knorr. 及益母草 *Leonurus heterophyllus* Sweet.（《中国植物志》将该学名作为錾菜 *Leonurus pseudomacranthus* Kitagawa 的异名）等，也有文献记载穗花荆芥 *N. laevigata* (D. Don) Hand.-Mazz. 为兴替里的基原之一。（参见"长果婆婆纳"条）

　　经比对，本材料的 ITS2 序列与南疆荆芥 *N. fedtschenkoi* Pojark. 的 ITS2 序列（NCBI 数据库登录号为 MF614137）的相似度为 93%，与 *N. assurgens* Hausskn. & Bornm.（《中国植物志》未记载该种）的 ITS2 序列（NCBI 数据库登录号为 AJ515316）的相似度为 96%。NCBI 数据库中未见有穗花荆芥 *N. laevigata* (D. Don) Hand.-Mazz. 的 ITS2 序列信息。

唐古红景天

Tangguhongjingtian

索罗玛布

ཙྭ་ལོ་དམར་པོ།

▶ 材　料

药材标本采集自青海省果洛藏族自治州达日县满掌乡至德昂乡之间，采集号 1408172（馆藏标本号003235）。

▶ 基　原

景天科植物唐古红景天 *Rhodiola algida* (Ledeb.) Fisch. et Mey. var. *tangutica* (Maxim.) S. H. Fu。

▶ 形态特征

多年生草本。主根粗长，分枝；根颈无残留老枝茎或有少数残留，先端被三角形鳞片。雌雄异株。雄株花茎干后呈稻秆色或老后呈棕褐色，高 10 ~ 17 cm，直径 1.5 ~ 2.5 mm；叶呈线形，长 1 ~ 1.5 cm，宽不足 1 mm，先端钝渐尖，无柄；花序紧密，呈伞房状，花序下面有苞叶；萼片 5，呈线状长圆形，长 2 ~

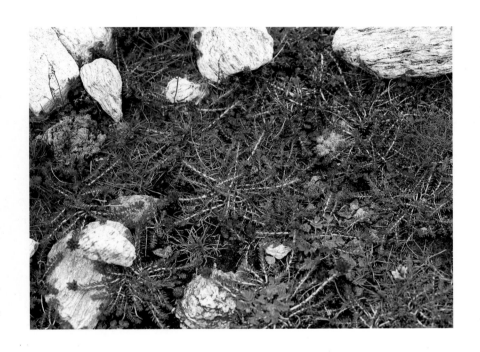

3 mm，宽 0.5 ~ 0.6 mm，先端钝；花瓣 5，干后似为粉红色，呈长圆状披针形，长 4 mm，宽 0.8 mm，先端钝渐尖；雄蕊 10，对瓣的长 2.5 mm，在基部上方 1.5 mm 处着生，对萼的长 4.5 mm，鳞片 5，呈四方形，长 0.4 mm，宽 0.5 mm，先端有微缺；心皮 5，呈狭披针形，长 2.5 mm，不育。雌株花茎果时高 15 ~ 30 cm，直径 3 mm，呈棕褐色；叶呈线形，长 8 ~ 13 mm，宽 1 mm，先端钝渐尖；花序呈伞房状，果时呈倒三角形，长、宽均为 5 cm；萼片 5，呈线状长圆形，长 3 ~ 3.5 mm，宽 0.5 ~ 0.7 mm，钝；花瓣 5，呈长圆状披针形，长 5 mm，宽 1 ~ 1.2 mm，先端钝渐尖；鳞片 5，呈横长方形，长 0.5 mm，宽 0.7 mm，先端有微缺。蓇葖果 5，直立，呈狭披针形，长达 1 cm，喙短，长 1 mm，直立或稍外弯。花期 5 ~ 8 月，果期 8 月。

▶ ITS2 条形码序列 / 简并序列

CATATTGTGTTGCCCCCATACATGTATTGGGGGTGAAGCTTGGCCTACCGTG
AGCCCAAACTCGCGGATGGCTTAAAAACGAGCCTCGAGACTGTTAGACGTCG
CGATAAGTGGTGGTTGCAAGGACTTGTGCCTTTGAGCGTTGCGTGTCGCTGC
CGTCGTCCCTCTCTCTCGAAATTAATAACCCGAAGGGAGCATCCTCGATGTT
TCCAGCATTG

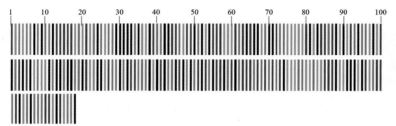

▶ 药材音译名

索罗玛布、索洛玛布、索罗玛保、索洛
玛保、苏罗玛保、嘎都尔、孕都尔、嘎
德尔。

▶ 药用部位

根及根茎。

▶ 功能主治

活血、清肺、止咳、解热、止痛。适用
于腊度（高原反应）所致的恶心、呕吐、
嘴唇和手心等发紫、全身无力、胸闷、
难以透气、身体虚弱等。

附　注

　　《晶珠本草》记载ঌ৵（索罗）分
为白（索罗嘎保）、紫（索罗木保）、
红（索罗玛保）3 种。现代文献记载的
索罗类的基原包括景天科植物及十字花
科的多种植物，其中红者 [ঌ৵ণ্ডমর্যা（索
罗玛保）] 的基原涉及景天科红景天属
（*Rhodiola*）、景天属（*Sedum*）、石莲
属（*Sinocrassula*）等的 10 余种植物，

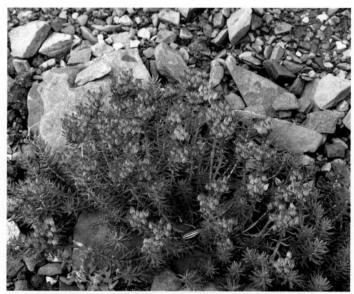
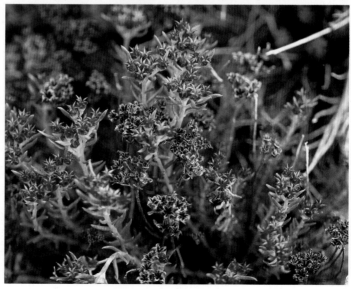

但以红景天属植物使用较多，主要包括大花红景天 *R. crenulata* (Hook. f. et Thoms.) H. Ohba、长鞭红景天 *R. fastigiata* (Hook. f. et Thoms.) S. H. Fu、唐古红景天 *R. algida* (Ledeb.) Fisch. et Mey. var. *tangutica* (Maxim.) S. H. Fu、圣地红景天 *R. sacra* (Prain ex Hamet) S. H. Fu、圆丛红景天 *R. juparensis* (Fröd.) S. H. Fu、小丛红景天 *R. dumulosa* (Franch.) S. H. Fu、四裂红景天 *R. quadrifida* (Pall.) Fisch. et Mey.、齿叶红景天 *R. serrata* H. Ohba 等。《部标藏药》《青海藏标》等收载的索罗玛保的基原为大花红景天 *R. crenulata* (Hook. f. et Thoms.) H. Ohba、唐古红景天 *R. algida* (Ledeb.) Fisch. et Mey. var. *tangutica* (Maxim.) S. H. Fu。（参见"四裂红景天""无茎芥"条）

经比对，本材料的 ITS2 序列与 *R. algida* (Ledeb.) Fisch. et Mey.（《中国植物志》未记载该种）、粗茎红景天 *R. wallichiana* (Hk.) S. H. Fu、唐古红景天 *R. tangutica* (Maximowicz) S. H. Fu[《中国植物志》未记载该学名，有文献记载其为《中国植物志》记载的唐古红景天 *R. algida* (Ledeb.) Fisch. et Mey. var. *tangutica* (Maxim.) S. H. Fu 的异名]、长鞭红景天 *R. fastigiata* (Hook. f. et Thoms.) S. H. Fu、喜马红景天 *R. himalensis* (D. Don) S. H. Fu 的 ITS2 序列（NCBI 数据库登录号分别为 KU508328、KR269898、KP114794、KP114727、KJ569935）的相似度均为 100%。

《中国植物志》未记载 *R. algida* (Ledeb.) Fisch. et Mey.，并指出一般文献中定名的中国产的 *R. algida* (Ledeb.) Fisch. et Mey. 疑为其变种唐古红景天 *R. algida* (Ledeb.) Fisch. et Mey. var. *tangutica* (Maxim.) S. H. Fu。

唐古特虎耳草

Tanggutehuercao

松蒂

སུམ་ཏིག

▶ **材　料**

药材标本采集自青海省果洛藏族自治州玛多县大野马岭，采集号 1408211（馆藏标本号 003304）；
甘肃省甘南藏族自治州合作市，采集号 1408036（馆藏标本号 003303）。

▶ **基　原**

虎耳草科植物唐古特虎耳草 *Saxifraga tangutica* Engl.（100%）。

▶ **形态特征**

多年生草本，高 3.5 ~ 31 cm，丛生。
茎被褐色卷曲长柔毛。基生叶具柄，
叶片呈卵形、披针形至长圆形，长
6 ~ 33 mm，宽 3 ~ 8 mm，先端钝或
急尖，两面无毛，边缘具褐色卷曲长
柔毛，叶柄长 1.7 ~ 2.5 cm，边缘疏
生褐色卷曲长柔毛；茎生叶，下部者具
长 2 ~ 5.2 mm 的柄，上部者变无柄，
叶片呈披针形、长圆形至狭长圆形，
长 7 ~ 17 mm，宽 2.3 ~ 6.5 mm，腹
面无毛，背面下部和边缘具褐色卷曲
柔毛。多歧聚伞花序长 1 ~ 7.5 cm，
（2 ~）8 ~ 24 花；花梗密被褐色卷
曲长柔毛；萼片在花期由直立变开展
至反曲，呈卵形、椭圆形至狭卵形，
长 1.7 ~ 3.3 mm，宽 1 ~ 2.2 mm，先
端钝，两面通常无毛，有时背面下部
被褐色卷曲柔毛，边缘具褐色卷曲柔
毛，3 ~ 5 脉于先端不汇合；花瓣呈

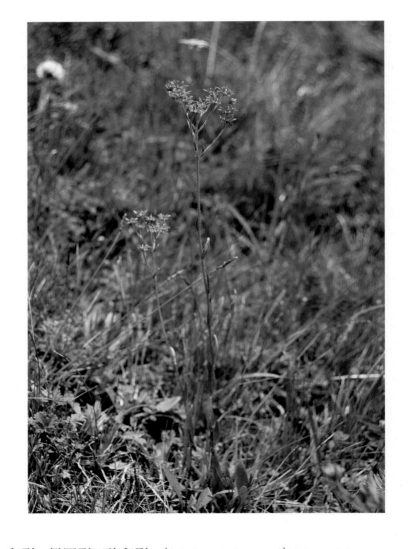

黄色，或腹面呈黄色而背面呈紫红色，卵形、椭圆形至狭卵形，长 2.5 ~ 4.5 mm，宽 1.1 ~ 2.5 mm，
先端钝，基部具长 0.3 ~ 0.8 mm 的爪，脉 3 ~ 5（~ 7），具 2 痂体；雄蕊长 2 ~ 2.2 mm，花丝呈

▶ ITS2 条形码序列 / 简并序列

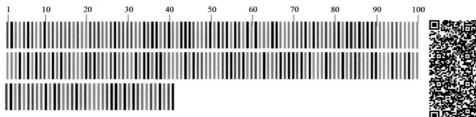

CGTACGCATGTCTCTCACAACCCTTCGCCCCTTGCGGACGTAGGGCTTCGTG
CGAGCAGAGATTGGTATCCCGTGCTCTCGAGGCGCGGCTTACCTAAAAAAAG
AGAGCCAGTGACAAAGCGTCACGTCTAGTGGTGGTTAATGTGCCTTTACGGC
CGACCAGTTCGCGGCGTGAATGCTTGTCGCTTGGAAAGCTCGATCGACACCT
TGAGCATCGTCAAATCGGTGTGCTACTGTCG

钻形；子房近下位，周围具环状花盘，花柱长约 1 mm。花果期 6 ～ 10 月。

▶ 药材音译名

松蒂、松滴、松居蒂、松吉地、松吉斗、松斗、塞迪、松久滴达、桑蒂、色滴、色尔滴、色蒂、塞尔滴、色滴曼巴、色蒂曼巴。

▶ 药用部位

全草。

▶ 功能主治

清热、舒肝、利胆。适用于"培根"病与"赤巴"病合并症、多血症、肝热、胆热、瘟病时疫、高热、疮疡热毒。

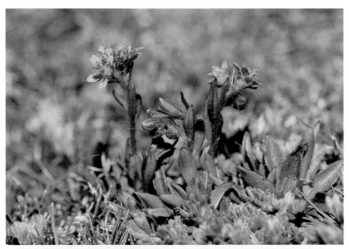

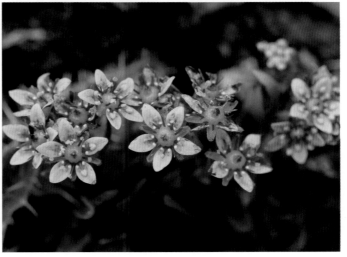

附　注

ཏིག་ཏ།（蒂达）为一类主要治疗肝胆疾病的藏药的总称。《晶珠本草》记载蒂达有印度蒂达、尼泊尔蒂达、西藏蒂达 3 类，其中西藏蒂达又分为松蒂、色滴、俄蒂、桑蒂、加蒂（机合蒂）、苟尔滴 6 种。现代文献记载的蒂达类的基原涉及龙胆科、虎耳草科、唇形科等多科多属多种植物，不同文献记载的各种蒂达的基原不尽一致。据资源和市场调查，

现藏医所用 སུམ་ཏིག[松蒂，也称 སུམ་ཅུ་ཏིག（松居蒂）] 的基原主要为虎耳草属（*Saxifraga*）植物，唐古特虎耳草 *S. tangutica* Engl. 为青海、四川等地藏医习用的松蒂的基原之一。《部标藏药》《藏标》《青海藏标》等标准中收载的松蒂的基原包括小伞虎耳草 *S. umbellulata* Hook. f. et Thoms.、伞梗虎耳草 *S. pasumensis* Marq. et Shaw[篦齿虎耳草 *S. umbellulata* Hook. f. et Thoms. var. *pectinata* (Marquand et Airy-Shaw) J. T. Pan]、灯架虎耳草 *S. candelabrum* Franch.、唐古特虎耳草 *S. tangutica* Engl.、聚叶虎耳草 *S. confetifolia* Engl. 等。据文献记载，青海玉树、果洛藏医也将唐古特虎耳草 *S. tangutica* Engl. 作为 ཟངས་ཏིག（桑蒂）的基原，而西藏及青海部分地区藏医则将唐古特虎耳草 *S. tangutica* Engl. 作为 གསེར་ཏིག（色滴）或其代用品 [གསེར་ཏིག་དམན་པ（色滴曼巴）] 使用。（参见"松蒂""狭瓣虎耳草""山地虎耳草"条）

经比对，本材料的 ITS2 序列与唐古特虎耳草 *S. tangutica* Engl.、类毛瓣虎耳草 *S. montanella* H. Smith、毛瓣虎耳草 *S. ciliatopetala* (Engl. et Irmsch.) J. T. Pan、西藏虎耳草 *S. tibetica* A. Los.、梅花草叶虎耳草 *S. parnassifolia* D. Don、唐古拉虎耳草 *S. hirculoides* Decne.、密花虎耳草 *S. congestiflora* Engler & Irmscher（《中国植物志》未记载该种）、山地虎耳草 *S. sinomontana* J. T. Pan & Gornall（《中国植物志》未记载该学名，有文献记载其为《中国植物志》记载的山地虎耳草 *S. montana* H. Smith 的异名）的 ITS2 序列（NCBI 数据库登录号分别为 KU363215、KU524155、KU524105、LN812551、LN812496、LN812574、KU524107、KU524196）的相似度均为 100%。

桃儿七

Taoerqi

奥毛塞

འོལ་མོ་སེ།

▶ **材　料**

药材标本收集自四川省成都市荷花池中药材专业市场（产地：西藏。馆藏标本号 003487）。

▶ **基　原**

小檗科植物桃儿七 *Sinopodophyllum hexandrum* (Royle) Ying（100%）。

▶ **形态特征**

多年生草本，植株高 20 ~ 50 cm。根茎粗短，呈节状，多须根。茎直立，单生，具纵棱，无毛，基部被褐色大鳞片。叶 2，薄纸质，非盾状，基部呈心形，3 ~ 5 深裂几达中部，裂片不裂或有时 2 ~ 3 小裂，裂片先端急尖或渐尖，上面无毛，下面被柔毛，边缘具粗锯齿；叶柄长 10 ~ 25 cm，具纵棱，无毛。花大，单生，先叶开放，两性，整齐，

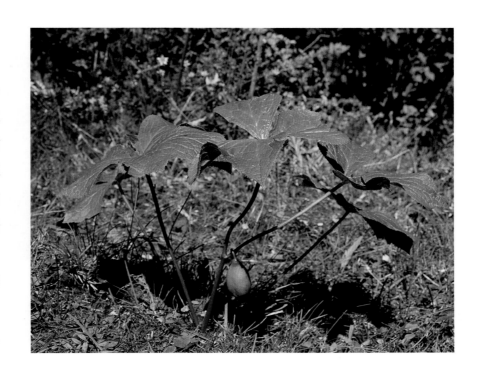

呈粉红色；萼片 6，早萎；花瓣 6，呈倒卵形或倒卵状长圆形，长 2.5 ~ 3.5 cm，宽 1.5 ~ 1.8 cm，先端略呈波状；雄蕊 6，长约 1.5 cm，花丝较花药稍短，花药呈线形，纵裂，先端圆钝，药隔不延伸；雌蕊 1，长约 1.2 cm，子房呈椭圆形，1 室，侧膜胎座含多数胚珠，花柱短，柱头呈头状。浆果呈卵圆形，长 4 ~ 7 cm，直径 2.5 ~ 4 cm，成熟时呈橘红色；种子呈卵状三角形，红褐色，无肉质假种皮。花期 5 ~ 6 月，果期 7 ~ 9 月。

▶ **药材音译名**

奥毛塞、奥莫塞、奥莫色、奥勒莫色、昂如都木。

▶ **药用部位**

果实、根及根茎。

▶ ITS2 条形码序列 / 简并序列

CGCACAACGTCGTTCCACCCATAATATCTTTCACCTTAGTCGGGTAAGGAAT
TGATGTATGGAAGCGGATATTGGCCCCCGTGCCTTACAGGTGCGGTCGGCT
CAAAATTTGGCCTCGGGGATGAGCGTCACGATCAGTGGTGGTTTTAAAACCC
CCTTGTCATTGACCGGAATTGTGTCGTCTCACCCCATATCAGGCTATGCGGA
CCCTTGTCTGTCGTTAGCACGACATTCACTTTG

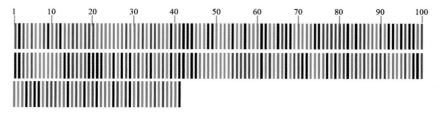

▶ 功能主治

果实：调经活血、保胎、消肿、止痛；适
用于血瘀经闭、难产、死胎、胎盘不下、
子宫内膜炎、腰痛、脾肿、痔疮、黄水疮、
癣。根及根茎：祛风湿、利气活血、止痛、
止咳；适用于风湿痹痛、麻木、跌仆损伤、
风寒咳嗽、月经不调、铁棒锤中毒。

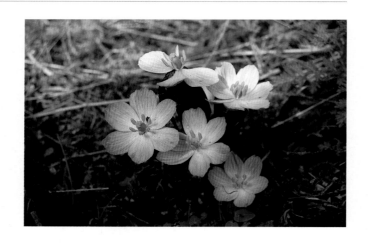

附　注

　　《蓝琉璃》《晶珠本草》等中均记载有 འོལ་མོ་སེ། （奥毛塞）；《晶珠本草》引自《温岛合》的记载"根
味苦、辛，叶味苦、涩，种子味甘。功效泻血病，胎病，下死胎，胎衣，开血闭；外敷治癣，皮肤病；
细粉治黄水疮"，表明桃儿七的根部、叶、果实（种子）均可药用。据现代文献记载和实地调查，藏
医药用的奥毛塞均以小檗科植物桃儿七 *S. hexandrum* (Royle) Ying 为正品，且一般多用果实，根及根
茎少用，未见用叶，通常果实被称为小叶莲，地下部分被称为鬼臼或桃儿七。《中国药典》中作为藏
族习用药材，以小叶莲之名收载了该种的果实。

　　不同的文献或标准中使用的桃儿七的学名有多个，据《中国植物志》记载，我国桃儿七属
（*Sinopodophyllum*）植物仅有 1 种，即桃儿七 *S. hexandrum* (Royle) Ying，而将 *Podophyllum hexandrum*
Royle、*P. emodi* Wall.、*P. emodi* Wall. var. *chinensis* Sprague、*S. emodi* (Wall.) Ying 等均作为其异名。

　　经比对，本材料的 ITS2 序列与桃儿七 *S. hexandrum* (Royle) Ying 的 ITS2 序列（NCBI 数据库登录
号为 KY746336、JF421533）的相似度为 100%。

天仙子

Tianxianzi

莨菪孜

ལང་ཐང་ཟེ།

▶ 材　　料

药材标本收集自青海省西宁市九康药材市场（馆藏标本号 003602）。

▶ 基　　原

茄科植物天仙子 *Hyoscyamus niger* L.（100%）。

▶ 形态特征

二年生草本，高达 1 m，全体被黏性腺毛。根较粗壮，肉质而后变纤维质，直径 2 ~ 3 cm。一年生的茎极短，自根茎发出莲座状叶丛，茎生叶呈卵状披针形或长矩圆形，长可达 30 cm，宽达 10 cm，先端锐尖，边缘有粗锯齿或羽状浅裂，主脉扁宽，侧脉 5 ~ 6 直达裂片先端，有宽而扁平的翼状叶柄，基部半抱根茎；第二年春茎伸长而分枝，下部渐木质化，茎生叶呈卵形或三角状卵形，先端钝或渐尖，无叶柄而基部半抱茎或呈宽楔形，边缘羽状浅裂或深裂，向茎先端的叶呈浅波状，裂片多呈三角形，先端钝或锐尖，两面除生黏性腺毛外，并沿叶脉生有柔毛，长 4 ~ 10 cm，宽 2 ~ 6 cm。花在茎中部以下单生于叶腋，在茎上端则单生于苞状叶腋内而聚集成蝎尾

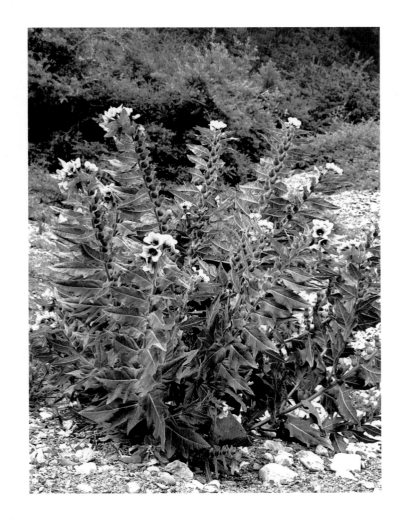

式总状花序，通常偏向一侧，近无梗或仅有极短的花梗；花萼呈筒状钟形，生细腺毛和长柔毛，长 1 ~ 1.5 cm，5 浅裂，裂片大小稍不同，花后增大成坛状，基部呈圆形，长 2 ~ 2.5 cm，直径 1 ~ 1.5 cm，有 10 纵肋，裂片张开，先端呈针刺状；花冠呈钟状，长约为花萼的 1 倍，呈黄色，脉纹呈紫堇色；雄蕊稍伸出花冠；子房直径约 3 mm。蒴果包藏于宿存萼内，呈长卵圆状，长约 1.5 cm，

▶ ITS2 条形码序列／简并序列

CGCATCGCGTCGCCCCTCCTCGCCCGCGGGCGAACGAGGGGCGGATACTGG
CCTCCCGTGCGCCCCGCGCGCGCGGCCGGCCTAAATGCGAGTCCACGTCG
ACGGACGTCGCGGCAAGTGGTGGTTGCGACCCAACTCTCGTCGTGCCGCGAC
GGCGTCCCGTCGCGCGTCCGGACTCCGGACCCTCATGATAAGCGCTCGTAAC
AAGCGCTCCGACCG

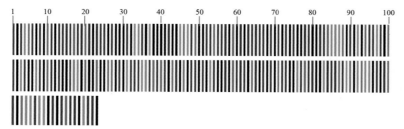

直径约 1.2 cm；种子呈近圆盘形，直径约 1 mm，呈淡黄棕色。夏季开花结果。

▶ 药材音译名

莨菪孜、唐冲莨菪孜、唐冲莨菪泽、莨菪子、莨菪泽、莨菪则、加汤冲。

▶ 药用部位

成熟种子。

▶ 功能主治

解痉止痛、消炎、驱虫。适用于牙虫，脏腑、头部等因寄生虫引起的绞痛，支气管炎，外伤及创伤引起的肿块，鼻疳，梅毒等。

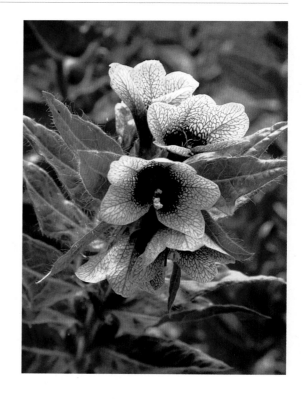

附　注

《四部医典》中记载有治虫病之药物 ཐང་ཕྲོམ། （唐冲）；《蓝琉璃》记载唐冲分为黑、白 2 种，并另记载有 ལང་ཐང་ཚེ། （莨菪孜）及其副品 ལང་ཐང་ཚེ་དམན་པ། （莨菪孜曼巴）。《晶珠本草》以唐冲为总名称，记载其有白 [ཐང་ཕྲོམ་དཀར་པོ། （唐冲嘎保）]、黑 [ཐང་ཕྲོམ་ནག་པོ། （唐冲那保）]、花 [ལང་ཐང་ཚེ། （莨菪孜）、ཐང་ཕྲོམ་ལང་ཐང་ཚེ། （唐冲莨菪孜）]3 种。现代文献记载的唐冲类的基原均为茄科植物，包括多属多种，各地均以天仙子 *H. niger* L.（莨菪）作为花唐冲（莨菪孜、唐冲莨菪孜）的基原，《藏标》以天仙子 /ལང་ཐང་ཚེ།/ 莨菪子之名收载了该种。

　经比对，本材料的 ITS2 序列与天仙子 *H. niger* L. 的 ITS2 序列（NCBI 数据库登录号为 KT582036 ~ KT582058）的相似度为 100%。

条叶垂头菊

Tiaoyechuitouju

芒间色保

 མེང་ཚན་སེར་པོ།

▶ **材　　料**

药材标本采集自甘肃省甘南藏族自治州玛曲县阿万仓镇，采集号 1408146（馆藏标本号 003257）。

▶ **基　　原**

菊科植物条叶垂头菊 *Cremanthodium lineare* Maxim.（100%）。

▶ **形态特征**

多年生草本，全株呈蓝绿色。根肉质，多数。茎 1 ~ 4，常单生，直立，高达 45 cm，光滑或最上部被稀疏的白色柔毛，基部直径 1 ~ 3 mm，被枯叶柄纤维包围。丛生叶和茎基部叶无柄或具短柄，柄与叶片通常无明显的界线，叶片呈线形或线状披针形，长达 23 cm，宽 2.5 ~ 30 mm，一般宽 2.5 ~ 5 mm，先端急尖，全缘，基部呈楔形，下延成柄，两面光滑，叶脉平行，通常不明显；茎生叶多数，呈披针形至线形，苞叶状。头状花序单生，辐射状，下垂；总苞呈半球形，长 1 ~ 1.2 cm，宽 1 ~ 2.5 cm，光滑或基部有稀疏的柔毛，总苞片 12 ~ 14，2 层，呈披针形或卵状披针形，宽 2 ~ 4 mm，先端

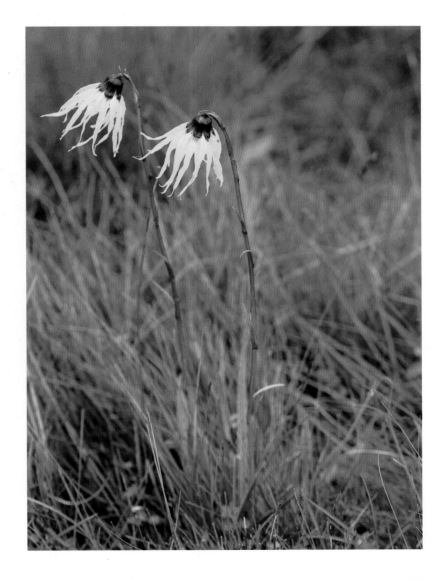

急尖，具白色睫毛，背部黑灰色，边缘狭膜质；舌状花为黄色，舌片呈线状披针形，长达 4 cm，宽 2 ~ 3 mm，先端长渐尖，管部长约 2 mm；管状花呈黄色，长 5 ~ 7 mm，管部长 1.5 ~ 2 mm，冠

▶ ITS2 条形码序列 / 简并序列

CACATCGCGTCGCCCCCACCATGCCTCCTCGATGGGGATGCTTGGATGTGGG
CGGAGATTGGTCTCCCGTTCCTATGGTGCGGTTGGCTAAAACAGGAGTCCCC
TTCGACGGATGCACGATTAGTGGTGGTTGACAAGACCCTCTTATCAAGTTGT
GCGTTCTAAGGAGTAAGGAATATCTCTTCAAAGACCCCAATGTGTCGTCCTG
TGACGATGCTTCGACCG

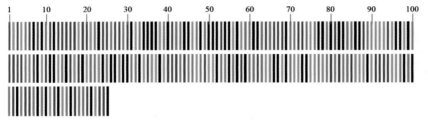

毛为白色，与花冠等长。瘦果呈长圆
形，长 2 ～ 3 mm，光滑。花果期 7 ～
10 月。

▶ 药材音译名

芒间色保、芒涧色尔保、芒间赛保、明
见赛保、明涧色博、日肖、热肖。

▶ 药用部位

头状花序。

▶ 功能主治

清热、消肿、止痛。适用于"荷花"病、
风湿痹痛、感染性发热、血热、痈疽、
疔疮、热性炭疽。

附　注

《蓝琉璃》在"药物补述"中记载
有消炎止痛之药物 མེན་ཅན། （芒间、明间）。
《晶珠本草》记载芒间有黄 [མེན་ཅན་སེར་པོ།
（芒间赛保、芒间色保）]、黑 [མེན་ཅན་ནག་པོ།

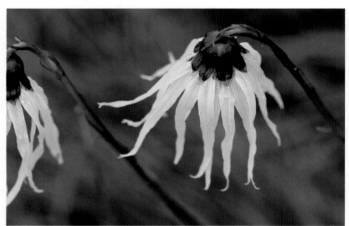

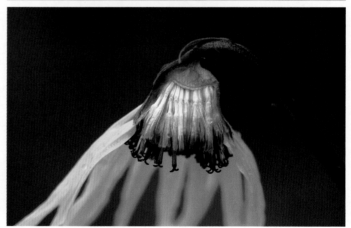

（芒间那保、明间那保）]、蓝（明间温保）3 种，蓝者质次。现代文献记载，芒间类的基原主
要包括菊科和牻牛儿苗科植物，各地习用的种类有差异。四川、甘肃、青海等地藏医多以条叶
垂头菊 *Cremanthodium lineare* Maxim.、矮垂头菊 *Cremanthodium humile* Maxim.、车前状垂头菊

Cremanthodium ellisii (Hook. f.) Kitam.、褐毛垂头菊 *Cremanthodium brunneopilosum* S. W. Liu、狭叶垂头菊 *Cremanthodium angustifolium* W. W. Sm. 等菊科垂头菊属（*Cremanthodium*）植物作为黄芒间（芒间色保）的基原，青海藏医以牻牛儿苗科植物熏倒牛 *Biebersteinia heterostemon* Maxim. 作为黑芒间（芒间那保），西藏藏医则习用菊科植物臭蚤草 *Pulicaria insignis* Drumm. ex Dunn 作为黄芒间（芒间色保），以垂头菊属植物作为黑芒间（明间那保）。文献记载的各地习用的芒间类的基原还有菊科紫菀属（*Aster*）、橐吾属（*Ligularia*）及天名精属（*Carpesium*）植物。《部标藏药》《藏标》等中收载的芒间色保的基原为条叶垂头菊 *Cremanthodium lineare* Maxim. 和矮垂头菊 *Cremanthodium humile* Maxim.；《四川藏标》以臭蚤草 /ཤིང་ཚན/ 敏间之名收载了臭蚤草 *P. insignis* Drumm. ex Dunn。《晶珠本草》中另记载有 ཤ་མང་། （肖芒），言其为一大类药材的总称，包括龙肖、甲肖、曲肖、日肖、嘎肖、陆肖等 9 种。现代文献记载的肖芒类的基原涉及蓼科、菊科、大戟科的多属多种植物。据文献记载，甘肃甘南藏医又将条叶垂头菊 *Cremanthodium lineare* Maxim. 作为 རི་ཤི། （日肖）的基原使用。（参见"臭蚤草""褐毛垂头菊"条）

经比对，本材料的 ITS2 序列与条叶垂头菊 *Cremanthodium lineare* Maxim. 的 ITS2 序列（NCBI 数据库登录号为 AY176134）的相似度均为 100%。

铁棒锤

Tiebangchui

榜阿那保

བོང་ང་ནག་པོ།

▶ **材　　料**

药材标本采集自青海省果洛藏族自治州玛沁县优云乡，采集号 1408197（馆藏标本号 003236）；收集自甘肃省兰州市黄河药材市场（产地：四川。馆藏标本号 003376）。

▶ **基　　原**

毛茛科植物铁棒锤 *Aconitum pendulum* Busch（100%）。

▶ **形态特征**

块根呈倒圆锥形。茎高 26 ~ 100 cm，仅在上部疏被短柔毛，中部以上密生叶，不分枝或分枝。茎下部叶在开花时枯萎；叶片呈宽卵形，长 3.4 ~ 5.5 cm，宽 4.5 ~ 5.5 cm，小裂片呈线形，宽 1 ~ 2.2 mm，两面无毛；叶柄长 4 ~ 5 mm。顶生总状花序长为茎的 1/5 ~ 1/4，有 8 ~ 35 花；轴和花梗密被伸展的黄色短柔毛，花梗短而粗，长 2 ~ 6 mm；下部苞片呈叶状，或 3 裂，上部苞片呈线形；小苞片生于花梗上部，呈披针状线形，长 4 ~ 5 mm，疏被短柔毛；萼片呈黄色，常带绿色，有时呈蓝色，外面被近伸展的短柔毛，上萼片呈船状镰形或镰形，下缘长 1.6 ~ 2 cm，侧萼片呈圆倒卵形，长 1.2 ~ 1.6 cm，下萼片呈斜长圆

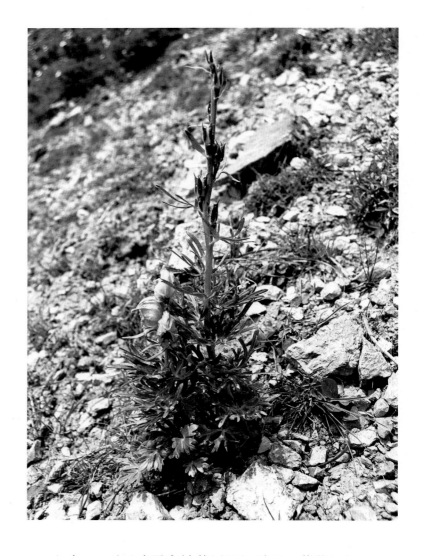

形；花瓣无毛或有疏毛，瓣片长约 8 mm；心皮 5，无毛或子房被伸展的短柔毛。蓇葖果长 1.1 ~ 1.4 cm；种子呈倒卵状三棱形，长约 3 mm，沿棱具不明显的狭翅。7 ~ 9 月开花。

▶ ITS2 条形码序列 / 简并序列

CACACAGCGTCGCACCCCGTCAACCATGTTGTCGGGGAGCGGAGATTGGCCC
CCCGGGTCCCTGCGGGCACGGTCGGCACAAATGTTTGTCCCCGGCGGCGAG
CGTCGCGGTCAGTGGTGGTTGTATTTCTCATCCTCCAAAGACATCAAGACGC
GTCGTCCTCGTTGCATGTTGGGACACATCGACCCCATGGAGCTGCTTCGCGC
GGCATTCACCCTG

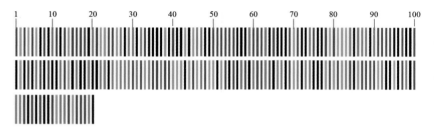

▶ 药材音译名

榜阿那保、榜阿那布、榜那、旺那合、庞阿
那保、曼钦、增巴。

▶ 药用部位

块根、幼苗。

▶ 功能主治

驱寒止痛、祛风定惊。适用于"隆"病、寒病、
黄水病、麻风、癫狂等。

附 注

　　《晶珠本草》记载 བོང་ང་།（榜阿）分为白
（榜阿嘎保）、黑 [བོང་ང་ནག་པོ།（榜阿那保），
简称 བོང་ནག（榜那）]、黄（榜阿赛保）、红（榜
阿玛保）4 种。现代文献记载的榜阿类的基原
包括毛茛科乌头属（*Aconitum*）、金莲花属
（*Trollius*）和玄参科马先蒿属（*Pedicularis*）
等的多种植物，其中黑者（榜阿那保）的基
原均为乌头属植物。《部标藏药》《西藏藏
标》等收载了伏毛铁棒锤 *A. flavum* Hand.-
Mazz.、铁棒锤 *A. pendulum* Busch、工布乌头
A. kongboense Lauener 作为榜那（黑乌头）的

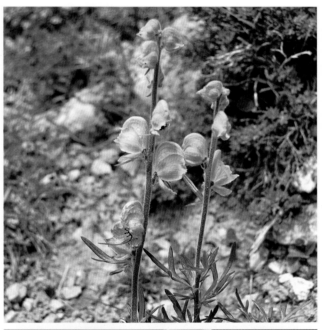
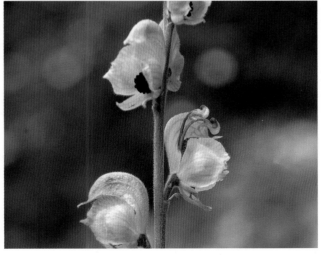

基原。藏医也将伏毛铁棒锤 *A. flavum* Hand.-Mazz.、铁棒锤 *A. pendulum* Busch 的幼苗作为药用，称之为 འཛིན་པ། （增巴）。（参见"伏毛铁棒锤""工布乌头""船盔乌头""甘青乌头"条）

经比对，本材料的 ITS2 序列与铁棒锤 *A. pendulum* Busch 的 ITS2 序列（NCBI 数据库登录号为 KU508299）的相似度为 100%，与同属植物缩梗乌头 *A. sessiliflorum* (Finet et Gagnep.) Hand.-Mazz. 的 ITS2 序列（NCBI 数据库登录号为 AY164648）的相似度为 99%，与北乌头 *A. kusnezoffii* Reichb.、乌头 *A. carmichaeli* Debx. 的 ITS2 序列（NCBI 数据库登录号分别为 JF421458、KX674997）的相似度均为 98%。

头花独行菜

察浊

Touhuaduxingcai

ཁྲག་འཐིག

▶ 材　　料

药材标本采集自青海省果洛藏族自治州久治县索乎日麻乡，采集号 1408168（馆藏标本号 003237）。

▶ 基　　原

十字花科植物头花独行菜 *Lepidium capitatum* Hook. f. et Thoms.（99%）。

▶ 形态特征

一年生或二年生草本。茎匍匐或近直立，长达 20 cm，多分枝，披散，具腺毛。基生叶及茎下部叶羽状半裂，长 2 ~ 6 cm，基部渐狭成叶柄或无柄，裂片呈长圆形，长 3 ~ 5 mm，宽 1 ~ 2 mm，先端急尖，全缘，两面无毛；茎上部叶相似但较小，羽状半裂或仅有锯齿，无柄。总状花序腋生，花紧密排列成近头状，

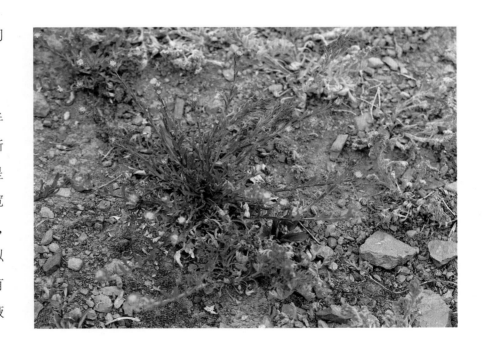

果期长达 3 cm；萼片呈长圆形，长约 1 mm；花瓣呈白色，倒卵状楔形，与萼片等长或比萼片稍短，先端凹缺；雄蕊 4。短角果呈卵形，长 2.5 ~ 3 mm，宽约 2 mm，先端微缺，无毛，有不明显的翅，果柄长 2 ~ 4 mm；种子 10，呈长圆状卵形，长约 1 mm，呈浅棕色。花果期 5 ~ 6 月。

▶ 药材音译名

察浊、察冲吧、权浊巴、叉浊巴。

▶ 药用部位

全草或幼苗、成熟种子。

▶ 功能主治

清热利湿、活血止血、健胃。适用于内脏瘀血、黄水病、骨病、"巴母"病、水肿、各种出血症、

▶ **ITS2 条形码序列 / 简并序列**

CAAATCGTCGTCCCCCTCACAAAATATTGCGAGTGTGGGACGGAAGCTGGTC
TCCCGTGTGTTACCGCACGCGGTTGACCAAAATCTGAGCTGAGGATGCTGGG
AGCGTCCCGACATGCGGTGGTGATCTAAAGCCTCTTCATATTGCCGGTCGCT
CCTGTCCGTAAGCTCTCGTTGACCCAATGTCCTCAAAG

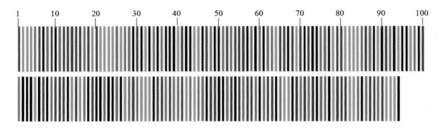

小儿消化不良。

附　注

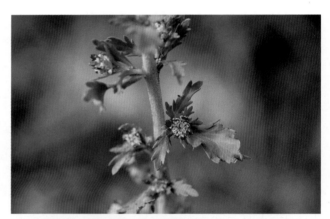

《晶珠本草》记载有 དར་ཡ་ཀན། （达尔亚干），并言其作为药材名有 2 种含义，当特指 1 种药物时即作为特指的药材的名称，当泛指时则指 25 种甘露或良药，且列出了 2 种特指的达尔亚干，其中一种为 དར་ཡ་ཀན་ཚ་ཞུན་པ།[达尔亚干察浊巴，简称 ཚ་ཞུན།（察浊），又称 ཚ་ཞུན་པ།（察浊巴）]，为干胸腔黄水、接补头骨、固骨脂之药物，另一种为 ཀླུ་འདུལ་ནག་པོ་དར་ཡ་ཀན།（鲁都那保达尔亚干），但未言其功效（现代文献多记载其基原为豆科植物东俄洛黄耆 *Astrgalus tongolensis* Ulbr.）。现代文献记载，各地藏医所用察浊的基原包括十字花科独行菜属（*Lepidium*）植物独行菜 *L. apetalum* Willd.（葶

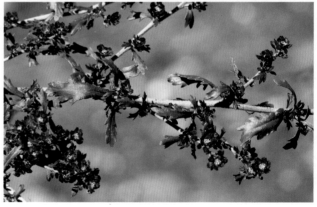

苈）、头花独行菜 *L. capitatum* Hook. f. et Thoms.、柱毛独行菜 *L. ruderale* L. 等多种，其他对症而用的达尔亚干的基原则涉及十字花科、豆科、罂粟科的其他多种植物，也包括动物。

经比对，本材料的 ITS2 序列与头花独行菜 *L. capitatum* Hook. f. et Thoms. 的 ITS2 序列（NCBI 数据库登录号为 FM178553）的相似度为 99%，与独行菜 *L. apetalum* Willd.、柱毛独行菜 *L. ruderale* L. 的 ITS2 序列（NCBI 数据库登录号分别为 JF976768、JF976777）的相似度均为 100%。

头花香薷

Touhuaxiangru

齐柔色布

ཀྱི་ཚག་སེར་པོ།

▶ 材　料

药材标本采集自西藏自治区昌都市芒康县如美镇附近，采集号 2011466（馆藏标本号 003718）。

▶ 基　原

唇形科植物头花香薷 *Elsholtzia capituligera* C. Y. Wu（97%、93%）。

▶ 形态特征

小灌木，高 15 ~ 30 cm。茎粗壮，常扭曲，其上有纵向剥落的皮层，呈茶褐色，无毛，极多分枝；小枝纤细，密被卷曲的白色短柔毛。叶小，呈椭圆状长圆形至长圆形，长 0.8 ~ 2 cm，宽 0.2 ~ 0.5 cm，先端钝，基部呈楔形，边缘在基部以上具浅圆齿，近基部全缘，草质，上面呈黄绿色，下面呈灰绿色，两面均密被卷曲的短柔毛，其间散

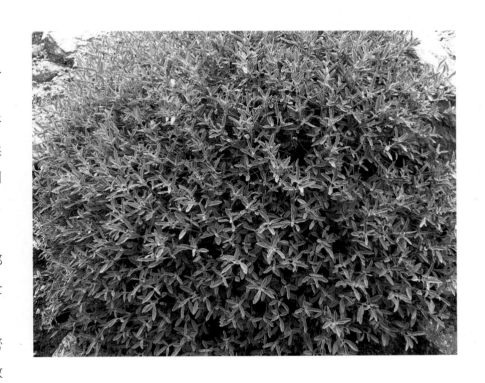

布金黄色腺点，侧脉约 4 对，与中脉在上面微凹陷，在下面隆起；叶柄长达 4 mm，密被卷曲的短柔毛。头状花序顶生，长 0.5 ~ 1 cm，宽 0.4 ~ 0.8 cm，由密集的轮伞花序组成，均着生于小枝先端，具极长的总梗；苞片呈钻形，长约 2 mm，外面被白色短柔毛；花梗长不足 1 mm，与花序轴密被白色短柔毛；花萼呈钟形，长约 2 mm，外面被白色短柔毛，内面仅齿上略被微柔毛，萼齿呈披针形，近相等，果时花萼伸长，呈管状，长 3.5 mm，宽约 1 mm，具明显 10 脉，干膜质，喉部略收缩；花冠呈绿色、白色至淡紫色，长约 4.5 mm，外面被疏柔毛，内面具毛环，冠檐呈二唇形，上唇直立，呈圆形，边缘被长缘毛，下唇扩展，3 裂，中裂片呈圆形，稍内凹，侧裂片呈长圆形；雄蕊 4，前对较长，裂片呈线形，外弯。小坚果栗色，呈倒卵形，先端呈圆形，基部尖，长约 1.2 mm。花果期 9 ~ 11 月。

▶ ITS2 条形码序列 / 简并序列

CGCATCGCGTCGCCCCCTCCTCGCACTCAGTGCTTGTGAGTGGGGCGGATAT
TGGCCTCCCGTTCGCCTTGGCTCATGGTTGGCCCAAATGTGATCCCTTAGTG
ACTCGCATCGCGACTAGTGGTGGTTGAATAGCTCAATCTCGCGGCATGTCGC
GTTTGGTGTTGTTGTCTGTGAGGGCATCGGATGTAAACCCAACGGTGGCGGT
GCTTGCATCGCGCCTTCGACCG

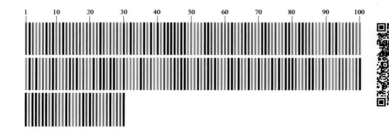

▶ 药材音译名

齐柔色布、齐柔、息柔、齐如色保、齐
柔赛保、息柔赛保、齐柔木布、齐柔莫保。

▶ 药用部位

当年生枝叶、花序。

▶ 功能主治

清热化湿、解表、利尿消肿、驱虫。适
用于"培根"病、寄生虫引起的牙痛、
胃肠绞痛；外用于皮肤瘙痒。

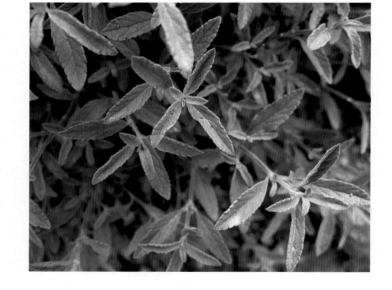

附　注

　　《四部医典》中记载有 ཕྱི་ཚ་སྨུག་པོ།（齐柔木布）。《晶珠本草》记载 ཕྱི་ཚ།（齐柔）为防伤口腐烂、治疮疡之药物，言其按花色分为黄 [ཕྱི་ཚ་སེར་པོ།（齐柔色布）]、黑 [ཕྱི་ཚ་ནག་པོ།（齐柔那保）]2 类，其中黑者又分为蓝 [ཕྱི་ཚ་སྔོན་པོ།（息柔俄保）]、紫 [ཕྱི་ཚ་སྨུག་པོ།（齐柔木布）]2 种。现代文献记载的齐柔类的基原包括唇形科香薷属（*Elsholtzia*）的多种植物，但不同文献记载的黄、黑、蓝、紫各品种的基原及功效不尽一致。文献记载头花香薷 *E. capituligera* C. Y. Wu 为黄者（齐柔色布）或紫者（齐柔木布）的基原之一。此外，作为齐柔类基原的还有密花香薷 *E. densa* Benth.、野苏子 *E. flava* (Benth.) Benth.、毛穗香薷 *E. eriostachys* (Benth.) Benth.、香薷 *E. ciliata* (Thunb.) Hyland.、球穗香薷 *E. strobilifera* Benth.、高原香薷 *E. feddei* Lévl.、鸡骨柴 *E. fruticosa* (D. Don) Rehd. 等。

　　经比对，本材料的 ITS2 序列与头花香薷 *E. capituligera* C. Y. Wu 的 ITS2 序列（NCBI 数据库登录号为 KT210235、KY552494）的相似度分别为 97% 和 93%。

兔耳草

Tuercao

洪连

ཀྱི་ཅག་མེར་པོ

▶ 材　料

药材标本收集自四川省成都荷花池中药材专业市场（馆藏标本号 003594）、青海省西宁市九康药材市场（馆藏标本号 003579）。

▶ 基　原

玄参科植物短筒兔耳草 *Lagotis brevituba* Maxim.（99%）。

▶ 形态特征

多年生矮小草本，高 5 ~ 15 cm。根茎斜走，粗短，肉质，多节，节上发出多数条状侧根，长可达 10 cm，直径 1 ~ 1.5 mm，须根少；根颈外面常有残留的鳞鞘状老叶柄。茎 1 ~ 2（~ 3），直立或蜿蜒状上升，较叶长。基生叶 4 ~ 7，具长柄，柄长 2 ~ 5（~ 6.5）cm，略扁平，有窄翅，叶片呈卵形至卵状矩圆形，质地较厚，长 1.6 ~ 4（~ 6）cm，先

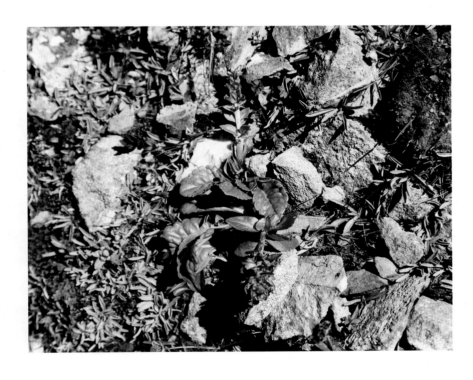

端钝或呈圆形，基部呈宽楔形至亚心形，边缘有深浅多变的圆齿，少近全缘；茎生叶多数，生于花序附近，有短柄或近无柄，与基生叶同形且较小。穗状花序呈头状至矩圆形，长 2 ~ 3 cm，花稠密，结果时果序伸长达 6 cm，为茎长的一半或更长；苞片常较花冠筒长，呈近圆形，先端圆或有小凸头，常微凹；花萼呈佛焰苞状，上部的与苞片等长或比苞片稍短，后方开裂 1/4 ~ 1/3，萼裂片呈卵圆形，被缘毛；花冠呈浅蓝色或白色带紫色，长 8 ~ 13 mm，花冠筒伸直，与唇部近等长或比唇部稍短，上唇呈倒卵状矩圆形，全缘或浅凹，下唇较上唇稍长，2 裂，裂片呈条状披针形；雄蕊 2，花丝极短，花药呈肾形；花柱内藏，柱头呈头状。核果呈长卵圆形，长约 5 mm，呈黑褐色。花果期 6 ~ 8 月。

▶ **ITS2 条形码序列 / 简并序列**

CGCATCGCGTCGCCCCCCACCCGATCCCTTGGGATTGGTTTGCGGGGCGGAA
AATGGTCTCCCGTGTGCCTCGTGCACGTGGCTGGCCCAAATACGATCCGGCA
TCGACGGATGTCACGACCAGTGGTGGTTGAAACTATCTTGCTGTCGTGCTCA
CCCCGTCGCTTGCTCGGCATCAATTGCATCCAACGGCGCTGACGCGCCTCCG
ACCG

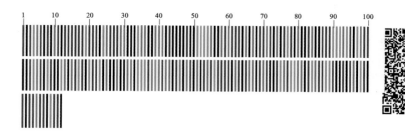

▶ **药材音译名**

洪连、洪连门巴、布泽西、赤德尔姆、亚如巴。

▶ **药用部位**

全草。

▶ **功能主治**

清热解毒、利湿、平肝、行血、调经。适用于
发热烦躁、肾炎、肺病、湿热黄疸、高血压、
动脉粥样硬化、"隆"病引起的腿僵、绞肠痧、
月经不调、综合物毒物中毒、"心热"症。

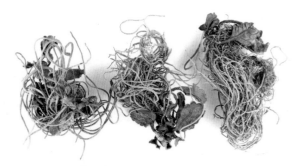

附　注

　　《月王药诊》《四部医典》等古籍中均记
载有治血机混合、降血压、解五脏热症之药物
ཧོང་ལེན།（洪连）。《晶珠本草》记载："洪连分 4 种。
质佳的 2 种为产自上部高原地区（注：即印度、
尼泊尔等地）的 2 种旱生草类的根，红紫色，
状似腐朽，质疏松，二品味极苦。常打成驮包，
客商驮运来的即此品。质次的 2 种，西藏和康
木地到处均产，分雌、雄 2 种。"现代文献记
载的洪连的基原包括玄参科兔耳草属（*Lagotis*）
和胡黄莲属（*Picrorhiza*）的多种植物。关于"质

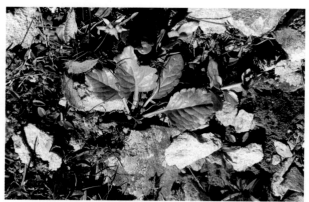

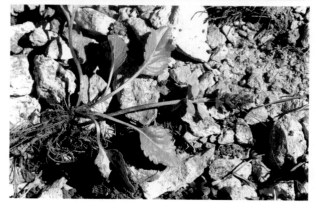

佳"的上品，有人认为系进口的胡黄莲 *P. kurrooa* Royle ex Benth 或国产的胡黄莲 *P. scrophulariiflora* Pennell（西藏胡黄莲）；也有观点认为上品是从印度、尼泊尔等地进口的兔耳草 *L. glauca* Gaertn.、美丽兔耳草 *L. spectabilis* Kurz、古那兔耳草 *L. kunawurensis* (Royle) Rupr.（上述几种我国均无分布），"质次"的下品为胡黄莲 *P. scrophulariiflora* Pennell（西藏胡黄莲），以及我国有分布的兔耳草属植物，包括短筒兔耳草 *L. brevituba* Maxim.（短管兔耳草）、狭苞兔耳草 *L. angustibracteata* Tsoong et H. P. Yang、大筒兔耳草 *L. macrosiphon* Tsoong et Yang、圆穗兔耳草 *L. ramalana* Batalin、全缘兔耳草 *L. integra* W. W. Smith 等。《中国药典》《部标藏药》等收载的洪连的基原有短筒兔耳草 *L. brevituba* Maxim.（短管兔耳草）、全缘兔耳草 *L. integra* W. W. Smith 和兔耳草 *L. glauca* Gaertn.（洪连）。（参见"全缘兔耳草"条）

经比对，本材料的 ITS2 序列与短筒兔耳草 *L. brevituba* Maxim. 的 ITS2 序列（NCBI 数据库登录号为 EU224204）的相似度为 99%，与全缘兔耳草 *L. integra* W. W. Smith、亚中兔耳草 *L. integrifolia* (Willd.) Schischk. et Vikulova 的 ITS2 序列（NCBI 数据库登录号分别为 KC413435、KC237787）的相似度均为 100%。

本材料原样品经鉴定其基原为短筒兔耳草 *L. brevituba* Maxim.，而根据 ITS2 鉴别结果并结合文献记载分析，其基原为全缘兔耳草 *L. integra* W. W. Smith、亚中兔耳草 *L. integrifolia* (Willd.) Schischk. et Vikulova 的可能性也存在。

椭圆叶花锚

Tuoyuanyehuamao

甲地然果

ལྭགས་ཅིག་ར་མགོ

▶ 材　料

药材标本采集自甘肃省甘南藏族自治州夏河县扎油乡扎油沟，采集号 1408132（馆藏标本号 003223）；甘肃省甘南藏族自治州卓尼县阿子滩镇垭口，采集号 1408025（馆藏标本号 003261）；收集自云南省迪庆藏族自治州藏医院（馆藏标本号 003360）。

▶ 基　原

龙胆科植物椭圆叶花锚 *Halenia elliptica* D. Don（99%）。

▶ 形态特征

一年生草本，高 15 ～ 60 cm。根具分枝，呈黄褐色。茎直立，无毛，呈四棱形，上部具分枝。基生叶呈椭圆形，有时略呈圆形，长 2 ～ 3 cm，宽 5 ～ 15 mm，先端呈圆形或急尖成钝头，基部渐狭成宽楔形，全缘，具宽扁的柄，柄长 1 ～ 1.5 cm，叶脉 3；茎生叶呈卵形、椭圆形、长椭圆形或卵状披针形，长 1.5 ～ 7 cm，宽 0.5 ～ 2（～ 3.5）cm，先端圆钝或急尖，基部呈圆形或宽楔形，全缘，叶脉 5，无柄或茎下部叶具极短而宽扁的柄，抱茎。聚伞花序腋生和顶生；花梗长短不等，长 0.5 ～ 3.5 cm；花 4 基数，直径 1 ～ 1.5 cm；花萼裂片呈椭圆形或卵形，长（3 ～）4 ～ 6 mm，宽 2 ～ 3 mm，先端通常渐尖，常具小尖头，具 3 脉；花冠呈蓝色或

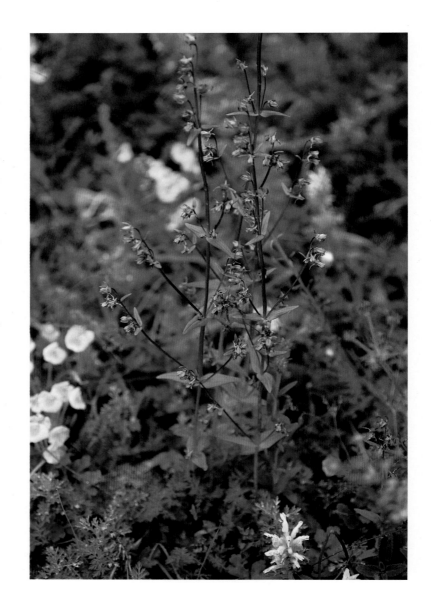

▶ ITS2 条形码序列 / 简并序列

CGCATCGCGTCGCCCCTCACCCCAGTGTGTTAACCTTCACAGGTCACGTGAG
GGGACGGAAACTGGCTTCCCGTGCTTCGTCGCGGCTGGCCTAAATATGAGTC
CCTTGCGACGGATGCGACGACAAGTGGTGGTTGATTTCCTCAACTAAGGTGC
TGCCGCGCGACGTCTGTCGAGTTAGGAGACTCCTTGACCCTGATGCATGCGT
CGTCACGATGCTTGCTACGACCG

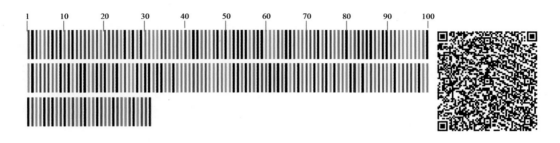

紫色，花冠筒长约2 mm，裂片呈卵圆形或椭圆形，长约6 mm，宽4～5 mm，先端具小尖头，距长5～6 mm，向外水平开展；雄蕊内藏，花丝长3～5 mm，花药呈卵圆形，长约1 mm；子房呈卵形，长约5 mm，花柱极短，长约1 mm，柱头2裂。蒴果呈宽卵形，长约10 mm，直径3～4 mm，上部渐狭，呈淡褐色；种子呈褐色，椭圆形或近圆形，长约2 mm，宽约1 mm。花果期7～9月。

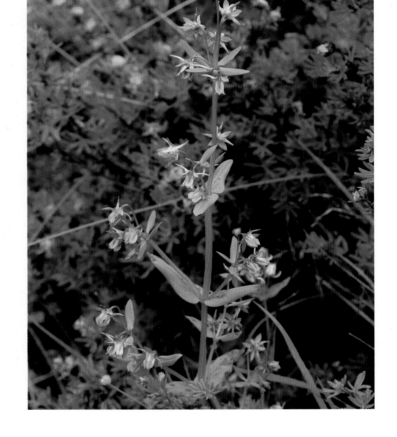

▶ 药材音译名

甲地然果、机合滴、加蒂、加滴嘎布、吉合斗拉果玛、蒂达、蒂达然果玛。

▶ 药用部位

地上部分。

▶ 功能主治

清热利湿、平肝利胆。适用于急性黄疸性肝炎、胆囊炎、头晕头痛、牙痛。

附　注

《四部医典》中记载有治胆热症之药物 སྐྱབས་ཉིག（机合滴）。《晶珠本草》将机合滴（铁虎耳草）

归为西藏产蒂达 [བོད་ཏིག（窝蒂）] 的品种
之一。关于 སྐྱགས་ཏིག，不同现代文献将其
音译为机合滴、甲蒂、加蒂等，也有文
献记载为 སྐྱགས་ཏིག་དཀར་པོ（加滴嘎布）。《藏
药志》认为《晶珠本草》记载的 སྐྱགས་ཏིག
（机合滴）的基原包括龙胆科扁蕾属
（*Gentianopsis*）、花锚属（*Halenia*）、
獐牙菜属（*Swertia*）及肋柱花属
（*Lomatogonium*）等的多种植物。据调查，
现各地藏医多将上述各属植物作为不同
药物使用，各品种的功能主治也有所不
同，最常用的机合滴的基原为椭圆叶花
锚 *H. elliptica* D. Don，因该种的花具距

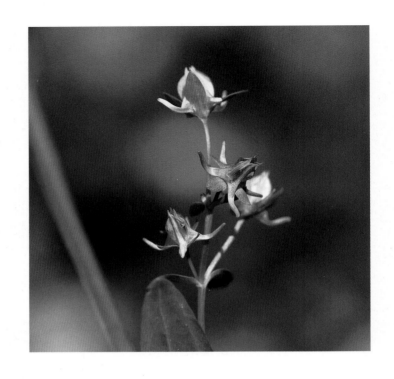

而似牛角，常被称为 སྐྱགས་ཏིག་ར་མགོ（甲地然果）或 སྐྱགས་ཏིག་ར་མགོ་མ（甲地然果玛、吉合斗拉果玛），意为"头
上长角的机合滴"。《部标藏药》等以花锚 /སྐྱགས་ཏིག་ར་མགོ/ 甲地然果之名收载了椭圆叶花锚 *H. elliptica* D.
Don，以湿生扁蕾 /སྐྱགས་ཏིག་ནག་པོ/ 加蒂那布之名收载了湿生扁蕾 *G. paludosa* (Hook. f.) Ma。不同文献记
载的甲地然果的基原还有大花花锚 *H. elliptica* D. Don var. *grandiflora* Hemsl. 和花锚 *H. corniculata* (L.)
Cornaz.（*H. sibirica* Borkn.）。花锚 *H. corniculata* (L.) Cornaz. 的花为黄色，与《晶珠本草》的记载不符，
分布于陕西、山西、河北、内蒙古、黑龙江、吉林、辽宁，西藏、青海及周边地区不产，藏医使用该
种的可能性较小；该种在《内蒙古蒙药材标准》中有记载，名为地格达，为蒙医习用品种。（参见"湿
生扁蕾"条）

经比对，本材料的 ITS2 序列与椭圆叶花锚 *H. elliptica* D. Don、龙胆科植物藏獐牙菜 *S. racemosa*
(Griseb.) Wall. ex C. B. Clarke 的 ITS2 序列（NCBI 数据库登录号分别为 KC861311、GU444025）的相
似度均为 99%，与普兰獐牙菜 *S. ciliata* (D. Don ex G. Don) B. L. Burtt 的 ITS2 序列（中药材 DNA 条形
码鉴定系统登录号为 FJ010798）的相似度为 90%。

歪头菜

Waitoucai

息乌巴

ཤྱི་ན་སྦྲང་མ།

▶ 材　料

药材标本采集自甘肃省甘南藏族自治州卓尼县纳浪镇，采集号 1408018（馆藏标本号 003231）。

▶ 基　原

豆科植物歪头菜 *Vicia unijuga* A. Braun（100%）。

▶ 形态特征

多年生草本，高（15 ～）40 ～ 100（～ 180）cm。根茎粗壮，近木质，主根长达 8 ～ 9 cm，直径 2.5 cm，须根发达，表皮呈黑褐色。通常数茎丛生，具棱，疏被柔毛，老时渐脱落，茎基部表皮呈红褐色或紫褐红色。叶轴末端具细刺尖头；偶见卷须；托叶呈戟形或近披针形，长 0.8 ～ 2 cm，宽 3 ～ 5 mm，

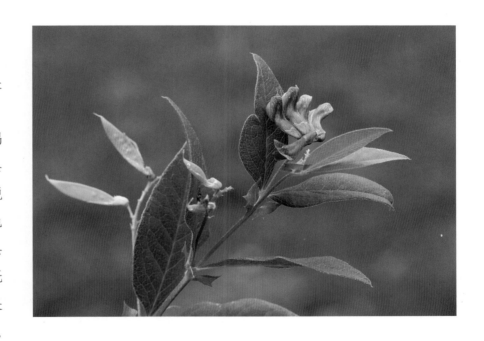

边缘呈不规则啮蚀状；小叶 1 对，呈卵状披针形或近菱形，长（1.5 ～）3 ～ 7（～ 11）cm，宽 1.5 ～ 4（～ 5）cm，先端渐尖，边缘呈小齿状，基部呈楔形，两面均疏被微柔毛。总状花序单一，稀分枝为圆锥复总状花序，明显长于叶，长 4.5 ～ 7 cm；花 8 ～ 20，向一面密集于花序轴上部；花萼呈紫色，斜钟状或钟状，长约 0.4 cm，直径 0.2 ～ 0.3 cm，无毛或近无毛，萼齿明显短于萼筒；花冠呈蓝紫色、紫红色或淡蓝色，长 1 ～ 1.6 cm，旗瓣呈倒提琴形，中部缢缩，先端圆而有凹，长 1.1 ～ 1.5 cm，宽 0.8 ～ 1 cm，翼瓣先端钝圆，长 1.3 ～ 1.4 cm，宽 0.4 cm，龙骨瓣短于翼瓣；子房呈线形，无毛，胚珠 2 ～ 8，具子房柄，花柱上部四周被毛。荚果扁，呈长圆形，长 2 ～ 3.5 cm，宽 0.5 ～ 0.7 cm，无毛，表皮呈棕黄色，近革质，两端渐尖，先端具喙，成熟时腹背开裂，果瓣扭曲；种子 3 ～ 7，呈扁圆球形，直径 0.2 ～ 0.3 cm，种皮呈黑褐色，革质，种脐长度相当于种子周长的 1/4。花期 6 ～ 7 月，果期 8 ～ 9 月。

▶ ITS2 条形码序列／简并序列

CATATCGAAGCCTCCTGCCAATTTCCATTTGACTATTGTGCAGGGTGGATGT
TGGCCTCCCGTGAGCTATGTTGTCTCATGGTTGGTTGAAAATTGAGACCTTG
GTAGGGTGTGCCATGATAGATGGTGGTTGTGTGACCCACGAGACCAATCATG
CGCTGCTCTATTGAATTTGGCCTCTTTTACCCATATGCGTTTCTAAACGCTC
GTGATG

▶ 药材音译名

息乌巴、泻深。

▶ 药用部位

全草或花。

▶ 功能主治

花：适用于月经不调、崩漏、遗精、肾虚腰痛。全草：补肾益肝、理气止痛、清热利尿。

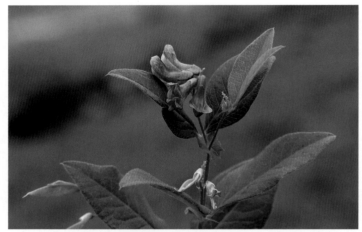

附　注

文献记载，豆科植物歪头菜 *V. unijuga* A. Braun 为青海藏医习用的药物，被称为 ཤིང་སྲན་ (息乌巴)。

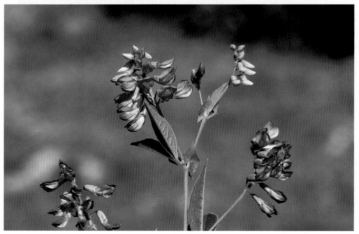

经比对，本材料的 ITS2 序列与歪头菜 *V. unijuga* A. Braun、大叶野豌豆 *V. pseudorobus* Fisch. et C. A. Mey.、*V. nipponica* Matsu.（《中国植物志》未记载该种）的 ITS2 序列（NCBI 数据库登录号分别为 AY839337、JQ309788、AY839338）的相似度均为 100%。

微毛杜鹃

Weimaodujuan

塔勒嘎保

ད་ལིས་དཀར་པོ།

▶ **材　　料**

药材标本采集自西藏自治区山南市加查县崔久乡崔久沟，采集号 2013205（馆藏标本号 003432）。

▶ **基　　原**

杜鹃花科植物微毛杜鹃 *Rhododendron primuliflorum* Bur. et Franch. var. *cephalanthoides* (Balf. f. et W. W. Smith) Cowan et Davidian。

▶ **形态特征**

常绿小灌木，高 0.36 ~ 1（~ 2.5）m。茎呈灰棕色，表皮常呈薄片状脱落；幼枝短而细，呈灰褐色，密被鳞片和短刚毛；叶芽鳞早落。叶革质，芳香，呈长圆形、长圆状椭圆形至卵状长圆形，长（0.8 ~）2 ~ 2.5（~ 3.5）cm，宽（5 ~）8 ~ 10（~ 15）mm，先端钝，有小突尖，基部渐狭，上面呈暗绿色，光滑，有光泽，具网脉，下面密被重叠成 2 ~ 3 层，呈淡黄褐色、黄褐色或灰褐色的屑状鳞片；叶柄长 2 ~ 5 mm，密被鳞片。花序顶生，头状，具 5 ~ 8 花，花芽鳞早落；花梗长 2 ~ 4 mm，被鳞片，无毛；花萼长 3 ~ 6 mm，外面疏被鳞片，裂片呈长圆形、披针形至长圆状卵形，边缘有或无缘毛；花冠呈狭筒状漏斗形，

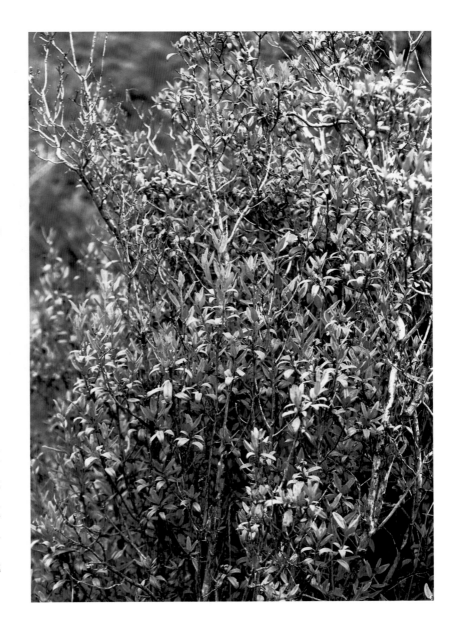

▶ ITS2 条形码序列 / 简并序列

CGCATTGCGTCATCCACTCACCCCGTTCCTCATCGGCGGGTAAGTGCGTGGG
AGGATATTGGCCCCCCGTTCACATTCGTGCTCGGTCGGCCTAAAAATGACGG
TCCCCGATGACGGACATCACGGCAAGTGGTGGTTGCCAAACCGTCGCGTCAT
GTCGTGCATGCCATTCTTTGTCGCGGGCTGGCTCATCGACCCTTAAGTACCA
TCAACAACTCTGGTACCTCAACTG

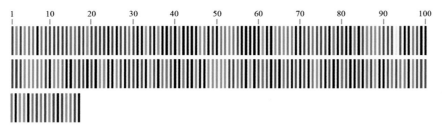

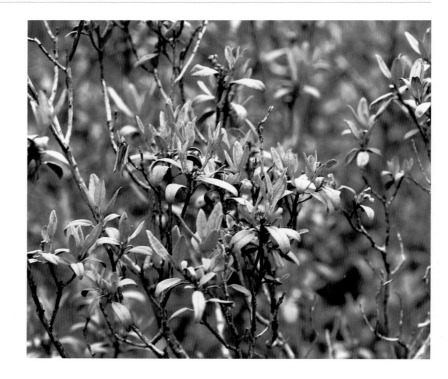

长 1.2 ~ 1.9 cm，呈白色，具黄色的管部，罕全部为粉红色或蔷薇色，花管长 6 ~ 10（~ 12）mm，内面喉部被长柔毛，外面无毛或有时疏被鳞片，裂片呈近圆形，长 3 ~ 6 mm；雄蕊 5 或 6，内藏于花管中，基部有短柔毛或光滑；子房有鳞片或无，花柱粗短，约与子房等长，光滑。蒴果呈卵状椭圆形，长 4 ~ 5 mm，密被鳞片。花期 5 ~ 6 月，果期 7 ~ 9 月。

▶ 药材音译名

塔勒嘎保、塔里嘎保、大勒嘎保、都孜达里、堆孜达里、巴鲁。

▶ 药用部位

花、叶（带叶小枝）。

▶ 功能主治

花：清热消肿、补肾；适用于气管炎、肺气肿、浮肿、身体虚弱、水土不服、消化不良、胃下垂、胃扩张；外用于疮疬。叶：外敷用于白喉、炭疽。

附　注

藏医药用的杜鹃花科杜鹃属（*Rhododendron*）植物大致可分为大叶型 [སྟག་མ།（达玛）] 和小叶型 [ད་ལིས།、ད་ལི།（塔勒）]2类，其药用部位包括花和叶。《晶珠本草》在"树花类药物"中记载有 ད་ལིས།（塔勒），在"树叶类药物"中记载有 བ་ལུ།（达里、巴鲁），其中塔勒为治"培根"寒性病、滋补延年之药物，达里为治"培根"寒热症之药物，并指出塔勒按花色、叶色可分为白 [ད་ལི་དཀར་པོ།（塔勒嘎保）]、黑（塔勒那保）2类，达里为塔勒嘎保的叶。现代文献记载，现藏医所用的塔勒的基原包括杜鹃属中常绿、小叶型、具鳞片的多种植物，其中白者（塔勒嘎保）的基原主要有烈香杜鹃 *R. anthopogonoides* Maxim.、髯花杜鹃 *R. anthopogon* D. Don、毛喉杜鹃 *R. cephalanthum* Franch.、樱草杜鹃 *R. primuliflorum* Bur. et Franch.、微毛杜鹃 *R. primuliflorum* Bur. et Franch. var. *cephalanthoides* (Balf. f. et W. W. Smith) Cowan et Davidian、林芝杜鹃 *R. nyingchiense* R. C. Fang et S. H. Huang 等，药材也常称烈香杜鹃。（参见"烈香杜鹃"条）

经比对，本材料的ITS2序列与樱草杜鹃 *R. primuliflorum* Bur. et Franch.、毛喉杜鹃 *R. cephalanthum* Franch.、鲜黄杜鹃 *R. xanthostephanum* Merr.、亮叶杜鹃 *R. vernicosum* Franch.、三花杜鹃 *R. triflorum* Hook. f.、毛嘴杜鹃 *R. trichostomum* Franch.、糙毛杜鹃 *R. trichocladum* Franch.、平卧怒江杜鹃 *R. saluenense* Franch. var. *prostratum* (W. W. Smith) R. C. Fang 的ITS2序列（NCBI数据库登录号分别为JF978369、KM605826、JF978459、HQ707074、JF978439、JF978437、JF978434、JF978386）的相似度均为100%。NCBI数据库中未见有微毛杜鹃 *R. primuliflorum* Bur. et Franch. var. *cephalanthoides* (Balf. f. et W. W. Smith) Cowan et Davidian 的ITS2序列信息。

委陵菜

Weilingcai

鞠赤雅巴

ཀྲུ་མཁྲིས་ཡག་པ།

▶ 材　料

药材标本收集自西藏藏医学院藏药有限公司（馆藏标本号 2015091404）。

▶ 基　原

蔷薇科植物委陵菜 *Potentilla chinensis* Ser.（82%）。

▶ 形态特征

多年生草本。根粗壮，呈圆柱形，稍木质化。花茎直立或上升，高 20 ～ 70 cm，被稀疏短柔毛及白色绢状长柔毛。基生叶为羽状复叶，有小叶 5 ～ 15 对，间隔 0.5 ～ 0.8 cm，连叶柄长 4 ～ 25 cm，叶柄被短柔毛和绢状长柔毛，小叶片对生或互生，上部小叶较长，向下逐渐减小，无柄，呈长圆形、倒卵形或长圆

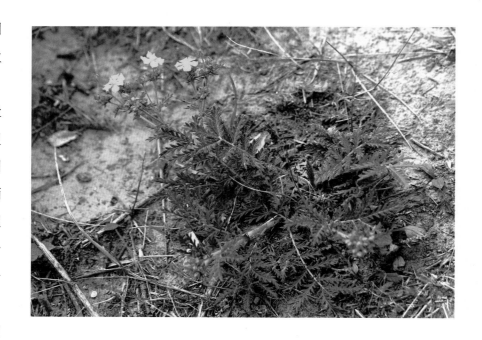

状披针形，长 1 ～ 5 cm，宽 0.5 ～ 1.5 cm，边缘羽状中裂，裂片呈三角状卵形、三角状披针形或长圆状披针形，先端急尖或圆钝，边缘向下反卷，上面呈绿色，被短柔毛或脱落几无毛，中脉下陷，下面被白色绒毛，沿脉被白色绢状长柔毛；茎生叶与基生叶相似，唯叶片对数较少；基生叶托叶近膜质，呈褐色，外面被白色绢状长柔毛，茎生叶托叶草质，呈绿色，边缘锐裂。伞房状聚伞花序；花梗长 0.5 ～ 1.5 cm，基部有披针形苞片，外面密被短柔毛；花直径通常 0.8 ～ 1 cm，稀达 1.3 cm；萼片呈三角状卵形，先端急尖，副萼片呈带形或披针形，先端尖，为萼片长度的 1/2 且狭窄，外面被短柔毛及少数绢状柔毛；花瓣黄色，宽倒卵形，先端微凹，比萼片稍长；花柱近顶生，基部微扩大，稍有乳头或乳头不明显，柱头扩大。瘦果呈卵球形，深褐色，有明显的皱纹。花果期 4 ～ 10 月。

▶ 药材音译名

鞠赤雅巴、鞠赤、局赤、阿赤、孜玛丝哇、孜玛司哇。

▶ ITS2 条形码序列 / 简并序列

CACGTCGTTGCCCCCCCGACCCCTTCGGGGGCCGGACGGGACGGATGATGG
CCTTCCCGTGTGCCCCGTCACGCGGTTGGCATAAATACCGAGTCCTCGGCGA
CCGGCGCCGCGACAATCGGTGGTTGTCAAACCTCGGTGCCTTGTCGCGTGCG
TGAGTCGATCGCGGGACTTCCTTAACCCTAAGCGCGTCGGTAACCCGACGCT
TTCAACG

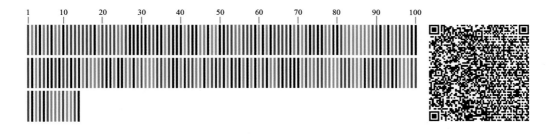

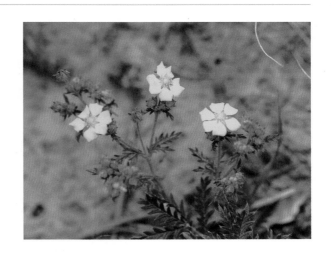

▶ 药用部位

全草。

▶ 功能主治

消炎、收敛。适用于胃痛、肠炎、细菌性痢疾。

附 注

据文献记载，蔷薇科植物委陵菜 *P. chinensis* Ser. 为藏族民间用药，被称为 རྒྱ་ལྦྲིས་ཡག་པ (鞠赤雅 巴) 或 ཙི་དམར་ཞེལ་བ (孜玛丝哇)，未见有古籍记 载。各地作为 རྒྱ་ལྦྲིས (鞠赤) 的基原的还有腺毛委陵菜 *P. viscosa* Donn. ex Lehm. (*P. longifolia* Willd. ex Schlecht.)、毛果委陵菜 *P. eriocarpa* Wall. ex Lehm.、西南委陵菜 *P. fulgens* Wall. ex Hook.、多茎委陵菜 *P. multicaulis* Bge.、康定委陵菜 *P. tatsienluensis* Wolf.、银叶委陵菜 *P. leuconota* D. Don 等多种同属植物，其中部分种类在不同地区也被作为另一种藏族民间用药 སེང་གེ་འབར་ཁོ (桑格巴玛) 的基原使用。(参见 "狭叶委陵菜" 条)

经比对，本材料的 ITS2 序列与蔷薇科植物五叶草莓 *Fragaria pentaphylla* Lozinsk. 的 ITS2 序列（NCBI 数据库登录号为 AF163500、AF163499）的相似度分别为 100%、99%，与野草莓 *F. nipponica* Makino ex Hand.-Mazz. (*F. vesca* L.) 的 ITS2 序列（NCBI 数据库登录号为 AF163486）的相似度 为 99%，与委陵菜 *P. chinensis* Ser. 的 ITS2 序列（NCBI 数据库登录号为 MG73095 ~ MG73096、KR611755 ~ KR611746、KR611755）的相似度为 82.41%。

本材料原样品经鉴定为委陵菜 *P. chinensis* Ser.，但其 ITS2 序列与 NCBI 数据库中记录的委陵菜 *P. chinensis* Ser. 的 ITS2 序列的相似度较低，难以确证，暂收录于此，供参考。

乌奴龙胆

Wunulongdan

岗嘎琼

གང་གྲ་ཆུང་།

▶ 材　料

药材标本收集自四川省成都荷花池中药材专业市场（馆藏标本号 003339）、四川省成都市荷花池中药材专业市场（产地：西藏林芝。馆藏标本号 003532）、青海省西宁市九康药材市场（馆藏标本号 003570）。

▶ 基　原

龙胆科植物乌奴龙胆 *Gentiana urnula* H. Smith（95%）。

▶ 形态特征

多年生草本，高 4 ~ 6 cm，具发达的匍匐茎。须根多数，略肉质，呈淡黄色。枝多数，稀疏丛生，直立，极低矮，节间短缩。叶密集，呈覆瓦状排列，基部为黑褐色残叶，中部为黄褐色枯叶，上部为绿色或淡紫色的新鲜叶；叶片呈扇状截形，长 7 ~ 13 mm，宽 5 ~ 10 mm，先端呈截形，中央凹陷，基部渐狭，

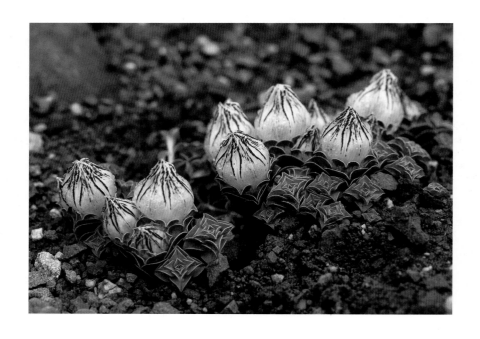

边缘厚软骨质，平滑，中脉软骨质，在下面呈脊状凸起，平滑，叶柄呈白色，膜质，光滑。花单生，稀 2 ~ 3 簇生于枝顶，基部包围于上部叶丛中；无花梗；花萼筒膜质，裂片呈绿色或紫红色，叶状，与叶同形，但较小，长 3 ~ 3.5 mm，宽 5 ~ 6 mm，弯缺极窄，呈截形；花冠呈淡紫红色或淡蓝紫色，具深蓝灰色条纹，呈壶形或钟形，长 2 ~ 3（~ 4）cm，裂片短，呈宽卵圆形，长 2 ~ 2.5 mm，先端钝圆，全缘，褶整齐，形状多变化，呈截形或圆形，与裂片等长或长度为裂片的一半，边缘具不整齐细齿；雄蕊着生于花冠筒中下部，整齐，花丝呈线状钻形，长 6 ~ 7.5 mm，花药呈矩圆形，长 2.5 ~ 3 mm；子房呈披针形或线状椭圆形，长 3 ~ 4 mm，先端渐尖，基部钝，柄长 4 ~ 5 mm，花柱明显，呈线形，长 9 ~ 11 mm，柱头小，2 裂，裂片外反，呈三角形。蒴果外露，呈卵状披针形，

▶ ITS2 条形码序列 / 简并序列

CGCATCGCGTCGCCCCCCCAACAMCGTGCATGAAATCATGCCGGTCGTCGG
AGGGGCGGATATTGGCTTCCCGTGCTTCGGTGCGGCTGGCCTAAATTCAAGT
CCCTTGCGACGGACACGACGACAAGTGGTGGTTGAATTACTCAACTAAGGTG
CTGTCGCGCGTTGCCCGTCGGATGAGGAGACTTCTTTGACCCTAACGCATG
TGTCGTCACGACGTTTGCCACGACCG

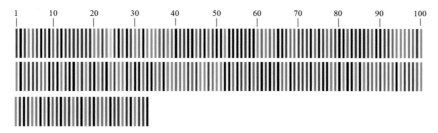

003532 样本：

CGCATCGCGTCGCCCCCCCAACAACGTGCATGAAATCATG
CCGGTCGTCGGAGGGGCGGATATTGGCTTCCCGTGCTTC
GGTGCGGCTGGCCTAAATTCAAGTCCCTTGCGACGGACA
CGACGACAAGTGGTGGTTGAATTACTCAACTAAGGTGCTG
TCGCGCGTTGCCCGTCGGATGAGGAGACTTCTTTGACC
CTAACGCATGTGTCGTCACGACGTTTGCCACGACCG

003339 和 003570 样本：

CGCATCGCGTCGCCCCCCCAACACCGTGCATGAAATCAT
GCCGGTCGTCGGAGGGGCGGATATTGGCTTCCCGTGCTT
CGGTGCGGCTGGCCTAAATTCAAGTCCCTTGCGACGGAC
ACGACGACAAGTGGTGGTTGAATTACTCAACTAAGGTGCT
GTCGCGCGTTGCCCGTCGGATGAGGAGACTTCTTTGAC
CCTAACGCATGTGTCGTCACGACGTTTGCCACGACCG

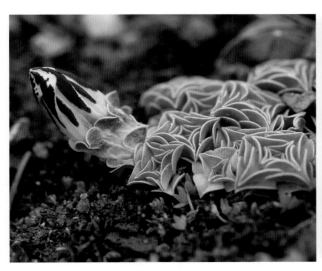
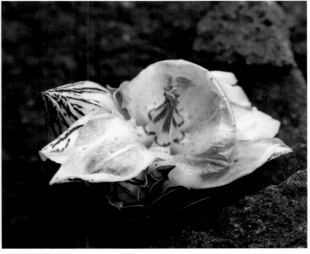

长 1.5 ~ 1.8 cm，先端急尖，基部钝，柄细瘦，长至 4 cm；种子呈黑褐色，矩圆形，长 2.3 ~ 2.5 mm，表面具蜂窝状网隙。花果期 8 ~ 10 月。

▶ 药材音译名

岗嘎琼、岗嘎穹、冈嘎穹、冈噶琼、加参冈嘎琼。

▶ 药用部位

全草或花。

▶ 功能主治

清热解毒、止泻。适用于血和"赤巴"合并症、"木布"病、血管闭塞病、中毒性发热、热性腹泻、流感、咽喉肿痛、黄疸。

附　注

　　《四部医典》《晶珠本草》等古籍中均记载有解毒、止热痢之药物 གང་ག་ཆུང་། （岗嘎琼）。据现代文献记载和调查，各地藏医多以龙胆科植物乌奴龙胆 *G. urnula* H. Smith 作为岗嘎琼的正品，《部标藏药》等收载的岗嘎琼的基原也为该种，但部分地区也以一些生长海拔较高、植株低矮的龙胆属（*Gentiana*）植物作为岗嘎琼或岗嘎琼的代用品 [གང་ག་ཆུང་དམན་པ། （岗嘎琼曼巴）] 药用，如矮龙胆 *G. wardii* W. W. Sm.（云南迪庆藏医习用）、大花龙胆 *G. szechenyii* Kanitz（云南迪庆藏医习用）、叶萼龙胆 *G. phyllocalyx* C. B. Clarke、假鳞叶龙胆 *G. pseudosquarrosa* H. Smith。此外，青海、甘肃、四川等地藏医还使用唇形科植物白苞筋骨草 *Ajuga lupulina* Maxim.、绵参 *Eriophyton wallichii* Benth. 作岗嘎琼，白苞筋骨草 *A. lupulina* Maxim. 应为 ཟེན་ཏིག（森地）的基原，绵参 *E. wallichii* Benth. 应为 སུང་ཚན་སྦྱོར། （榜参布柔）的基原，其功能主治也和乌奴龙胆 *G. urnula* H. Smith 不同，应系误用。该 2 种被误当作岗嘎琼可能与其植株形态和《晶珠本草》记载的"岗嘎琼四角八面像宝塔"相似有关。（参见"绵参"条）

　　经比对，本材料的 ITS2 序列与同属植物大花龙胆 *G. szechenyii* Kanitz、撕裂边龙胆 *G. lacerulata* H. Smith、蓝玉簪龙胆 *G. veitchiorum* Hemsl. 的 ITS2 序列（NCBI 数据库登录号分别为 KT907726、KT907661 和 KF563966）的相似度均为 98%，与乌奴龙胆 *G. urnula* H. Smith 的 ITS2 序列（NCBI 数据库登录号为 Z48090）的相似度为 95%。

　　经形态鉴定，本材料原样品的其基原为乌奴龙胆 *G. urnula* H. Smith。

无患子

Wuhuanzi

隆东

ཤུང་ཏོང་།

▶ **材　　料**

药材标本收集自四川省成都市荷花池中药材专业市场（馆藏标本号 003527）。

▶ **基　　原**

无患子科植物无患子 *Sapindus mukorossi* Gaertn.（98%）。

▶ **形态特征**

落叶大乔木，高可达 20 余米；树皮呈灰褐色或黑褐色。嫩枝呈绿色，无毛。叶连柄长 25 ~ 45 cm 或更长，叶轴稍扁，上面两侧有直槽，无毛或被微柔毛；小叶 5 ~ 8 对，通常近对生，叶片薄纸质，呈长椭圆状披针形或稍呈镰形，长 7 ~ 15 cm 或更长，宽 2 ~ 5 cm，先端短尖或短渐尖，基部呈楔形，稍不

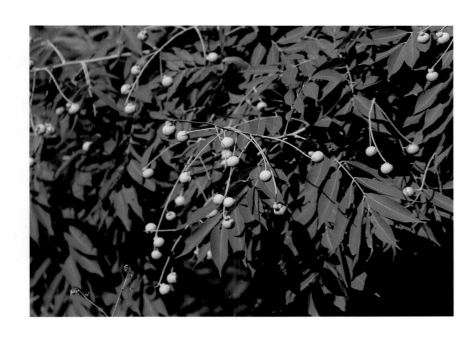

对称，腹面有光泽，两面无毛或背面被微柔毛，侧脉 15 ~ 17 对，纤细而密，近平行，小叶柄长约 5 mm。花序顶生，呈圆锥形；花小，辐射对称，花梗常很短；萼片呈卵形或长圆状卵形，大的长约 2 mm，外面基部被疏柔毛；花瓣 5，呈披针形，有长爪，长约 2.5 mm，外面基部被长柔毛或近无毛，鳞片 2，小耳状；花盘呈碟状，无毛；雄蕊 8，伸出，花丝长约 3.5 mm，中部以下密被长柔毛；子房无毛。果实的发育分果爿呈近球形，直径 2 ~ 2.5 cm，呈橙黄色，干时变黑色。花期春季，果期夏、秋季。

▶ **药材音译名**

隆东、龙东、龙东米、龙东达、郎当、布苏恰、苏恰。

▶ **药用部位**

种子（果实）。

▶ ITS2 条形码序列 / 简并序列

CGCATCGTTGCCCCCTCAACCCCACGTGTTGTTGCGGGCGGATATTGGCCTC
CCGTGGGACACTACCTCGCGGTTGGCCCAAACACGAGTCCTCGTCAACGGAC
GCCGCGACGTTCGGTGGTGGAAACAAGTAGAAACCTCGAGCTCGCGTCGCGG
GTGCGTTGTCGGTGCAAGGCTCCGACCCTTAATAAGCATACCATCG

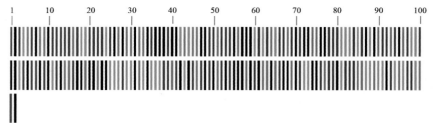

▶ 功能主治

催吐、益精。适用于"培根"病。

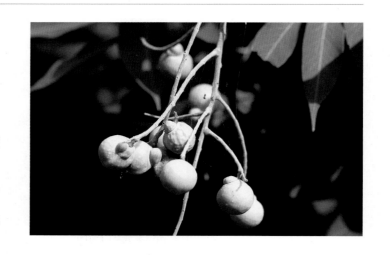

附　注

　　《四部医典》《蓝琉璃》记载有 པུ་སུ་ཙ། （布苏恰），《蓝琉璃》记载其功效为"引吐诸病"。《四部医典系列挂图全集》第二十七图中有 པུ་སུ་ཙ། （布苏恰）的附图（74号图），图示植物似为草本或枝条柔软的灌木。《晶珠本草》记载有 ལྗོང་ཐོང་། （隆东），言其为消炎、益精、治白喉症及精囊病之药物，其"树干高大，果实状如人睾丸，种子黑而红紫，有光泽。果核不需穿孔，针线可穿入"。据现代文献记载和市场调查，现藏医所用布苏恰或隆东的基原主要为无患子科植物无患子 *S. mukorossi* Gaertn.，云南迪庆藏医也使用川滇无患子 *S. delavayi* (Franch.) Radlk. 等同属植物，但无患子属（*Sapindus*）植物的形态与古籍文献的记载仅部分相符，且《蓝琉璃》记载的布苏恰和《晶珠本草》记载的隆东的功效也相差甚大，二者是否为同一植物尚有争议。《部标藏药》以无患子 /ལྗོང་ཐོང་།/ 隆东之名收载了无患子 *S. mukorossi* Gaertn.。

　　经比对，本材料的 ITS2 序列与无患子 *S. mukorossi* Gaertn.、川滇无患子 *S. delavayi* (Franch.) Radlk. 的 ITS2 序列（前者的中药材 DNA 条形码鉴定系统登录号为 HB2833 MT01，后者的 NCBI 数据库登录号为 AY207570）的相似度均为 98%。

　　本材料原样品未被鉴定出其基原物种种类，但据 ITS2 鉴别结果及参考相关文献记载，暂定其基原为无患子 *S. mukorossi* Gaertn.。

无茎芥	索 罗 嘎 保
Wujingjie	ཉུ་ལོ་དཀར་པོ།

▶ **材　料**

药材标本收集自青海省西宁市九康药材市场（馆藏标本号 003576）、四川省成都市荷花池中药材专业市场（馆藏标本号 003341 和 003342）。

▶ **基　原**

十字花科植物单花荠 *Pegaeophyton scapiflorum* (Hook. f. et Thoms.) Marq. et Shaw（高山辣根菜、无茎芥）（97%）。

▶ **形态特征**

多年生草木，植株光滑无毛。茎短缩，高（3～）5～15 cm。根粗壮，表皮多皱缩。叶多数，旋叠状着生于基部；叶片呈线状披针形或长匙形，长2～10 cm，宽（3～）5～8（～20）mm，全缘或具稀疏浅齿；叶柄扁平，与叶片近等长，在基部扩大成鞘状。花大，单生，呈白色至淡蓝

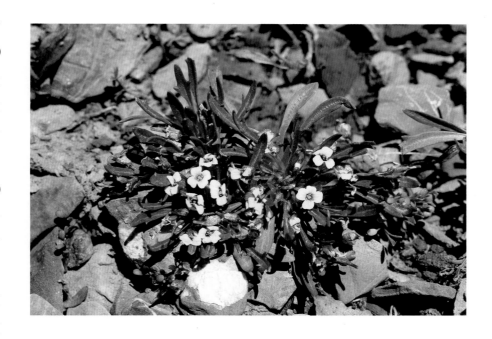

色；花梗扁平，呈带状，长2～10 cm；萼片呈长卵形，长3～5 mm，宽2～3 mm，内轮2基部略呈囊状，具白色膜质边缘；花瓣呈宽倒卵形，长5～8 mm，宽3～7 mm，先端全缘或微凹，基部稍具爪。短角果呈宽卵形，扁平，肉质，具狭翅状边缘；种子每室2行，圆形而扁，长1.8～2 mm，宽约1.5 mm，呈褐色，子叶缘倚胚根。花果期6～9月。

▶ **药材音译名**

索罗嘎保、索洛嘎保、索罗嘎布、索罗嘎宝、苏罗嘎布。

▶ **药用部位**

带根全草或根及根茎。

▶ ITS2 条形码序列 / 简并序列

CAAATCGTCGTCCCCCCATCCTCTTGGATAARGGACGGAAGTTGGTCTCCCG
TGTGATACCGCATGCGGTTGGCCAAAATCCGAGCTTAGGACGTMAGGAGCGT
CTCGACATGCGGTGGTGAAAAGCCCCTTCTATACGTCGGTCGATCCTGTYCA
TAAGCTCTCGATGACCCAAASTYCWCWACG

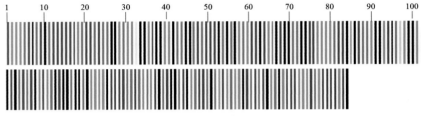

003576 样本：

CAAATCGTCGTCCCCCCATCCTCTTGGATAAGGGACGGAA
GTTGGTCTCCCGTGTGATACCGCATGCGGTTGGCCAAAAT
CCGAGCTTAGGACGTCAGGAGCGTCTCGACATGCGGTGG
TGAAAAGCCCCTTCTATACGTCGGTCGATCCTGTCCATAA
GCTCTCGATGACCCAAAGTTCTCAACG

003341 和 003342 样本：

CAAATCGTCGTCCCCCATCCTCTTGGATAAAGGACGGAAG
TTGGTCTCCCGTGTGATACCGCATGCGGTTGGCCAAAATC
CGAGCTTAGGACGTAAGGAGCGTCTCGACATGCGGTGGT
GAAAAGCCCCTTCTATACGTCGGTCGATCCTGTTCATAAG
CTCTCGATGACCCAAACTCCACTAG

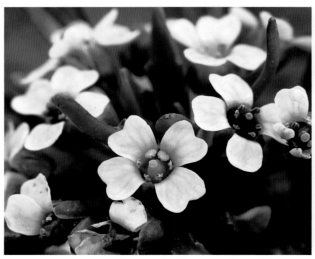
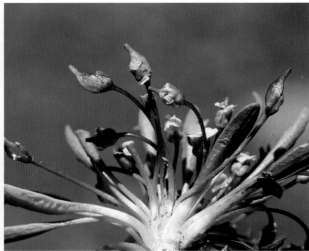

▶ 功能主治

清热、养肺、止咳、退热、滋补元气。适用于肺热、肺病咯血、咳嗽、背部疼痛、发热、混乱热症。

附 注

ཤྲོ་ལོ།（索罗）为一类藏药材的总称。《晶珠本草》记载索罗按花色分为白 [ཤྲོ་ལོ་དཀར་པོ།（索罗嘎保）]、紫 [ཤྲོ་ལོ་སྨུག་པོ།（索罗木保、索罗莫保）]、红 [ཤྲོ་ལོ་དམར་པོ།（索罗玛保）]3 种。现代文献记载的索罗类的基原涉及景天科和十字花科的多属多种植物，但不同文献对各种索罗的基原有不同的观点，多以十字花科植物单花荠 *P. scapiflorum* (Hook. f. et Thoms.) Marq. et Shaw（高山辣根菜、无茎芥、无茎荠）、宽果丛菔 *Solms-Laubachia eurycarpa* (Maxim.) Botsch. 等作为白者（索罗嘎保）或紫者（索罗莫保），以红景天属（*Rhodiola*）植物作为红者（索罗玛保）。《部标藏药》以丛菔 /ཤྲོ་ལོ་དཀར་པོ།/ 索罗嘎布之名收载了宽果丛菔 *S. eurycarpa* (Maxim.) Botsch.；《青海藏标》分别以无茎芥 /ཤྲོ་ལོ་དཀར་པོ།/ 索洛嘎保之名收载了无茎荠 *P. scapiflorum* (Hook. f. et Thoms.) Marq. et Shaw（单花荠），以宽果丛菔 /ཤྲོ་ལོ་སྨུག་པོ།/ 索洛莫保之名收载了宽果丛菔 *S. eurycarpa* (Maxim.) Botsch.。（参见"四裂红景天""唐古红景天"条）

经比对，本材料的 ITS2 序列与单花荠 *P. scapiflorum* (Hook. f. et Thoms.) Marq. et Shaw、*Solms-Laubachia flabellata* (Regel) J. P. Yue, Al-Shehbaz & H. Sun（《中国植物志》未记载该种）的 ITS2 序列（NCBI 数据库登录号分别为 HAP00332、GQ424562）的相似度均为 97%。

本材料药材商品名为无茎芥，未鉴定出其基原物种。根据 ITS2 鉴别结果并结合文献记载，暂定其基原为单花荠 *P. scapiflorum* (Hook. f. et Thoms.) Marq. et Shaw（《中国种子植物科属词典》记载该种的中文学名为无茎芥）。

西伯利亚蓼

Xiboliyaliao

曲玛孜

ཆུ་མ་ཙི།

▶ **材　　料**

药材标本采集自西藏自治区昌都市（馆藏标本号 003412）。

▶ **基　　原**

蓼科植物西伯利亚蓼 *Polygonum sibiricum* Laxm.[*Knorringia sibirica* (Laxm.) Tzvel.]（99%）。

▶ **形态特征**

多年生草本，高 10 ~ 25 cm。根茎细长。茎外倾或近直立，自基部分枝，无毛。叶片呈长椭圆形或披针形，无毛，长 5 ~ 13 cm，宽 0.5 ~ 1.5 cm，先端急尖或钝，基部呈戟形或楔形，全缘；叶柄长 8 ~ 15 mm；托叶鞘呈筒状，膜质，上部偏斜，开裂，无毛，易破裂。花序呈圆锥状，顶生，花稀疏排列，通常间断；苞片呈漏斗状，无毛，通常每苞片内具 4 ~ 6 花；花梗短，中上部具关节；花被 5 深裂，呈黄绿色，花被片呈长圆形，长约 3 mm；雄蕊 7 ~ 8，稍短于花被，花丝基部较宽；花柱 3，较短，柱头呈头状。瘦果呈卵形，具 3 棱，呈黑色，有光泽，包于宿存的花被内或凸出。花果期 6 ~ 9 月。

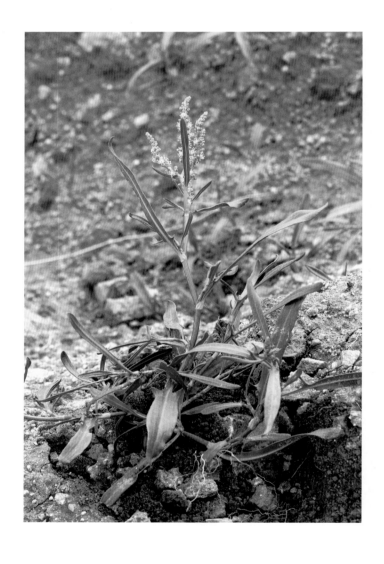

▶ **药材音译名**

曲玛孜、曲玛子。

▶ **药用部位**

全草或根及根茎。

▶ **功能主治**

清胃肠积热、泻下。适用于便秘、腹水、黄水病、腹痛、癥瘕、瘀血疼痛。

▶ ITS2 条形码序列 / 简并序列

CGCACCGCGTCGCCCCCAACCCCCTGCCTTGGCGGGGGGATCGGGGCGGAG
ACTGGCCCCCGCGCGCCCTCGCGCGCGGCCGGCCCAAACGCAGACCCCGC
GGCCGTGAGACGGCGCGACGACTGGTGGTGTATTGCTTACCCTGCGCATCTC
GTCGCGTCCCGATCGGCCCCGGGCGGTCAAGGCTTCCCCCCACGTTTCACG
AAACCGTTG

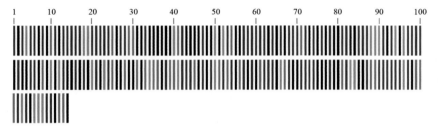

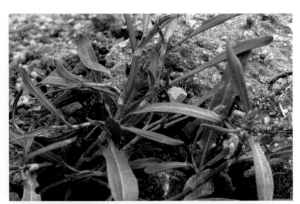

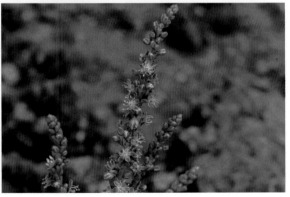

附 注

《月王药诊》中记载有ཆུམ་རྩ（君木扎）。《晶珠本草》记载君木扎为泻毒热腑热、泻除"培根"病之药物，言其分为大（君扎）、中（曲扎）、小（曲玛孜）3类（或上、中、下3品）。现代文献记载的 3 类君木扎的基原包括蓼科大黄属（*Rheum*）、蓼属（*Polygonum*）和酸模属（*Rumex*）的多种植物，通常也按古籍的品种划分将其分为大大黄 [ཆུམ་རྩ（君木扎）]、中大黄 [ཆུ་རྩ（曲扎、曲什扎）] 和小大黄 [ཆུམ་རྩེ（曲玛孜）]3 类。据文献记载和实地调查，蓼科植物西伯利亚蓼 *P. sibiricum* Laxm. 为各地常用的小大黄（曲玛孜）的基原之一。不同地区使用的曲玛孜的基原还有同科植物高山大黄 *Rheum nobile* Hook. f. et Thoms.（塔黄，西藏习用）、小大黄 *Rheum pumilum* Maxim.（青海习用）、苞叶大黄 *Rheum alexandrae* Hook. f. et Thoms.（水黄）、齿果酸模 *Rumex dentatus* L.、尼泊尔酸模 *Rumex nepalensis* Spreng. 等。《藏标》以曲玛孜 /ཆུམ་རྩེ/ 曲玛孜之名收载了小大黄 *Rheum pumilum* Maxim. 和西伯利亚蓼 *P. sibiricum* Laxm.。（参见"鸡爪大黄"条）

经比对，本材料的 ITS2 序列与西伯利亚蓼 *Knorringia sibirica* (Laxm.) Tzvel.[《中国植物志》中，*K. sibirica* (Laxm.) Tzvel. 被作为西伯利亚蓼 *P. sibiricum* Laxm. 的异名] 的 ITS2 序列（NCBI 数据库登录号为 KU243370）的相似度为 99%。

西藏棱子芹

Xizanglengziqin

加瓦

ལྡ་བ།

▶ **材　　料**

药材标本收集自西藏藏医学院藏药有限公司（馆藏标本号 2015091422）。

▶ **基　　原**

伞形科植物西藏棱子芹 *Pleurospermum hookeri* C. B. Clarke var. *thomsonii* C. B. Clarke。

▶ **形态特征**

多年生草本，高 20 ~ 40 cm，全体无毛。根较粗壮，呈暗褐色，直径 4 ~ 6 mm。茎直立，单一或数茎丛生，呈圆柱形，有条棱。基生叶多数，连柄长 10 ~ 20 cm，叶柄基部扩展成鞘状抱茎；叶片三角形，2 ~ 3 回羽状分裂，羽片 7 ~ 9 对，一回羽片呈披针形或卵状披针形，最下 1 对羽片有明显的柄，向

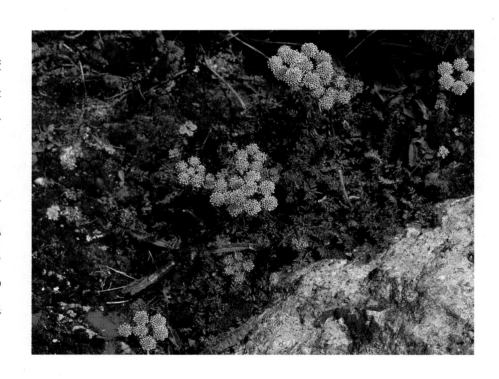

上柄逐渐变短，羽片长 3 ~ 5 cm，宽 1.5 ~ 2.5 cm，末回裂片呈宽楔形，长、宽均约 5 mm，羽状深裂成线形小裂片；茎上部叶少数，简化，叶柄常仅有膜质的鞘状部分。复伞形花序顶生，直径 5 ~ 7 cm；总苞片 5 ~ 7，呈披针形或线状披针形，长 1.5 ~ 2.5 cm，先端尾状分裂，边缘为淡褐色透明膜质；伞幅 6 ~ 12，长 2 ~ 4 cm，有条棱；小总苞片 7 ~ 9，与总苞片同形，略较花长；花梗长约 5 mm，扁平；花多数，白色，花瓣呈近圆形，直径 1 ~ 1.2 mm，先端有内折的小舌片，基部有短爪；萼齿明显，呈狭三角形，长约 1 mm；花药呈暗紫色。果实呈卵圆形，长 3 ~ 4 mm，果棱有狭翅，每棱槽有油管 3，合生面有油管 6。花期 8 月，果期 9 ~ 10 月。

▶ **药材音译名**

加瓦、加哇、甲哇、者、杂、则。

▶ **ITS2 条形码序列 / 简并序列**

CGCATTGTCCCGCGCCCCTATCGTGCGCTCATCGAGCTGCGCTGGTTCGGG
GCGGATACTGGCCTCCCGTGCCAATTTGCGCGGCTGGCACAAAAATGAGTCT
CCGGCGACAGATGTCGTGACATTGGTGGTTGTAAAAAGACCCTCTTTTCATG
TTGCGCGAATATCTGTAACCTTAGGGAGCTTGAGGACCCTTTAGCGCCACCC
TCTTGGAGCGCTCCAACTG

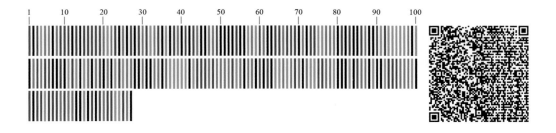

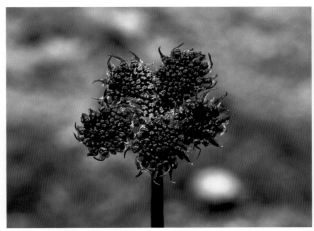
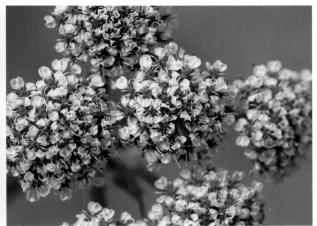

▶ **药用部位**

全草（杂）或根（加哇）。

▶ **功能主治**

全草（杂）：解宝石毒、丹毒、梅毒、接触毒等；适用于毒病、热病。根（加哇）：滋补、温肾、祛寒、干黄水；适用于腰肾虚寒、肾病、黄水漫延关节、体虚、"隆"病等各种寒性症。

附　注

　　《晶珠本草》中分别记载有治黄水病、腰肾寒症之药物 ཁྱུག（加瓦）和解热之药物 ཚ（杂），并言加瓦根据生境、花色、植株形态分为山生（加果）、田生（加永）和林生（哇浪加哇）3 种，杂有上、下 2 品。现代文献记载的杂和加哇的基原极为复杂，且 2 种药物的基原有交叉，涉及伞形科棱子芹属（*Pleurospermum*）、迷果芹属（*Sphallerocarpus*）、峨参属（*Anthriscus*）、当归属（*Angelica*）、藁本属（*Ligustica*）等多属多种植物。不同文献记载的杂或加哇的基原主要有西藏棱子芹 *P. hookeri* C. B.

Clarke var. *thomsonii* C. B. Clarke、美丽棱子芹 *P. amabile* Craib ex W. W. Smith、迷果芹 *Sphallerocarpus gracilis* (Bess.) K.-Pol.、西藏白苞芹 *Nothosmyrnium xizangense* Shan et T. S. Wang、刺果峨参 *Anthriscus nemorosa* (M. Bieb.) Spreng.、牡丹叶当归 *Angelica paeoniaefolia* Shan et Yuan、羽轴丝瓣芹 *Acronema nervosum* Wolff、舟瓣芹 *Sinolimprichtia alpina* H. Wolff 等。《部标藏药》（西藏棱子芹 /ཟ་ག/ 加瓦）和《青海藏标》（迷果芹 /ཟ་ག/ 甲哇）中收载了西藏棱子芹 *P. hookeri* C. B. Clarke var. *thomsonii* C. B. Clarke、迷果芹 *Sphallerocarpus gracilis* (Bess.) K.-Pol.。（参见"长茎藁本"条）

　　经比对，本材料的 ITS2 序列与 *Hymenidium wrightianum* (H. Boissieu) Pimenov et Kljuykov（《中国植物志》未记载该拉丁学名，有文献记载其为《中国植物志》记载的瘤果棱子芹 *P. wrightianum* de Boiss. 的异名）的 ITS2 序列（NCBI 数据库登录号为 FJ483494）的相似度为 100%，与乌拉尔棱子芹 *P. uralense* Hoffmann（棱子芹 *P. camtschaticum* Hoffm.）的 ITS2 序列（NCBI 数据库登录号为 JF977835 和 JF977837）的相似度为 95%，与西藏棱子芹 *P. hookeri* C. B. Clarke var. *thomsonii* C. B. Clarke 的 ITS2 序列（NCBI 数据库登录号为 EU236199 和 HQ824799）无显著的相似性。

　　本材料药材又名杂（西藏棱子芹），未鉴定其基原物种。但其 ITS2 序列与 NCBI 数据库中收录的西藏棱子芹 *P. hookeri* C. B. Clarke var. *thomsonii* C. B. Clarke 的 ITS2 序列（NCBI 数据库登录号为 EU236199 和 HQ824799）无显著的相似性，暂定其基原为西藏棱子芹 *P. hookeri* C. B. Clarke var. *thomsonii* C. B. Clarke，供参考。

西藏木瓜

Xizangmugua

塞亚

བསེ་ཡབ།

▶ 材　　料

药材标本采集自西藏自治区林芝市波密县易贡乡，采集号 2013300（馆藏标本号 003422）。

▶ 基　　原

蔷薇科植物西藏木瓜 *Chaenomeles thibetica* Yü（99%）。

▶ 形态特征

灌木或小乔木，高达 1.5 ~ 3 m，通常多刺；刺呈锥形，长 1 ~ 1.5 cm。小枝屈曲，呈圆柱形，有光泽，呈红褐色或紫褐色；多年生枝条呈黑褐色，散生长圆形皮孔；冬芽三角状卵形，红褐色，先端急尖，有少数鳞片，先端或鳞片边缘微有褐色柔毛。叶片革质，呈卵状披针形或长圆状披针形，长 6 ~ 8.5 cm，宽 1.8 ~ 3.5 cm，先端急尖，基部呈楔形，全缘，上

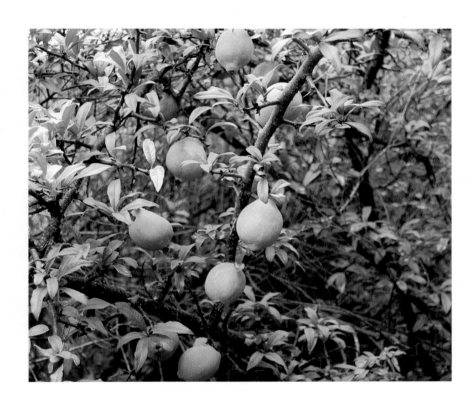

面呈深绿色，中脉与侧脉均微下陷，下面密被褐色绒毛，中脉及侧脉均显著凸起；叶柄粗短，长 1 ~ 1.6 cm，幼时被褐色绒毛，后逐渐脱落；托叶大形，草质，呈近镰形或肾形，长约 1 cm，宽约 1.2 cm，边缘有不整齐锐锯齿，稀为钝锯齿，上面无毛，下面被褐色绒毛。花 3 ~ 4 簇生；花柱 5，基部合生，并密被灰白色柔毛。果实呈长圆形或梨形，长 6 ~ 11 cm，直径 5 ~ 9 cm，呈黄色，味香；萼片宿存，反折，呈三角状卵形，先端急尖，长约 2 mm；种子多数，扁平，呈三角状卵形，长约 1 cm，宽约 0.6 cm，呈深褐色。

▶ 药材音译名

塞亚、赛亚。

▶ ITS2 条形码序列 / 简并序列

GGCCGAGGGCACGCCTGCCTGGGCGTCACACGCCGTTGCCCCCCCGAAGCA
CCTCCCTCGGGAGGGTCGGAAGGGGCGGACTATGGCCTCCCGTGCGTCACC
CCGCGCGGTTGGCACAAATGCCGGGTCCTCGGCGACGAACGCCACGACAATC
GGTGGTCGTCGTACCTCGGTTGCATGTTGTGCGCTTTCGTCGCGCCACGAGC
GGCCCGCGACGCACCACGCTTCGCTTCGGCGGAGCTTTCAACG

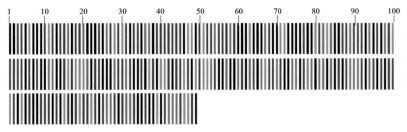

▶ 药用部位

近成熟果实。

▶ 功能主治

调节"培根"、健胃、助消化。适用于"培根"偏盛引起的胃病、各种溃疡病、陈旧性胆病、消化不良等。

附　注

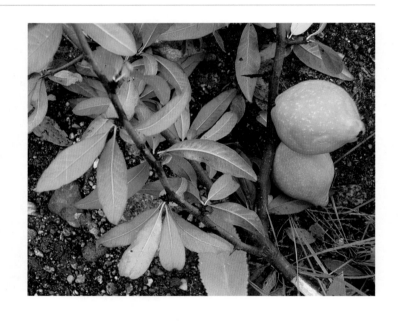

《四部医典》等古籍中记载有除"培根"热之药物 བསེ་ཡབ། (塞亚)。《晶珠本草》等记载塞亚分雌、雄或上、下2品。现代文献记载，各地藏医所用的塞亚的基原为蔷薇科木瓜属（*Chaenomeles*）的多种植物，主要包括西藏木瓜 *C. thibetica* Yü、毛叶木瓜 *C. cathayensis* (Hemls.) Schneid.、皱皮木瓜 *C. speciosa* (Sweet) Nakai，共 3 种，多以前 2 种为上品。《部标藏药》和《青海藏标》以木瓜 /ཤེ་ཡབ/ 塞亚之名收载了皱皮木瓜 *C. speciosa* (Sweet) Nakai 及其同属植物。现塞亚药材可从药材市场购买，其基原也包括中药木瓜的基原木瓜 *C. sinensis* (Touin) Kochne。

经比对，本材料的 ITS2 序列与皱皮木瓜 *C. speciosa* (Sweet) Nakai、西藏木瓜 *C. thibetica* Yü 的 ITS2 序列（NCBI 数据库登录号分别为 JQ392415、MF785641）的相似度均为 99%。

菥蓂

Ximi

寨卡

ཉི་ག

▶ **材　料**

药材标本采集自青海省河南蒙古族自治县赛尔龙乡，采集号 1408117（馆藏标本号 003265）；西藏自治区那曲市巴青县城郊，采集号 2013132（馆藏标本号 003454）；收集自青海省西宁市九康药材市场（馆藏标本号 003628）、四川省成都市荷花池中药材专业市场（产地：甘肃。馆藏标本号 003502）、安徽省亳州市中国（亳州）中药材交易中心（馆藏标本号 003536）。

▶ **基　原**

十字花科植物菥蓂 *Thlaspi arvense* L.（100%）。

▶ **形态特征**

一年生草本，高 9 ～ 60 cm，无毛。茎直立，不分枝或分枝，具棱。基生叶呈倒卵状长圆形，长 3 ～ 5 cm，宽 1 ～ 1.5 cm，先端圆钝或急尖，基部抱茎，两侧呈箭形，边缘具疏齿；叶柄长1 ～ 3 cm。总状花序顶生；花白色，直径约 2 mm；花梗细，长 5 ～ 10 mm；萼片直立，呈卵形，长约2 mm，先端圆钝；花瓣呈

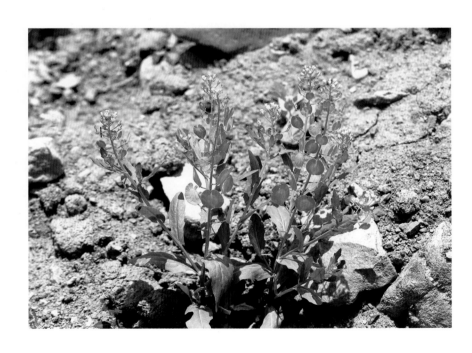

长圆状倒卵形，长 2 ～ 4 mm，先端圆钝或微凹。短角果呈倒卵形或近圆形，长 13 ～ 16 mm，宽9 ～ 13 mm，扁平，先端凹入，边缘有宽约 3 mm 的翅；种子每室 2 ～ 8，呈倒卵形，长约 1.5 mm，稍扁平，呈黄褐色，有同心环状条纹。花期 3 ～ 4 月，果期 5 ～ 6 月。

▶ **药材音译名**

寨卡、寨嘎、查嘎哇、摘嘎、折嘎、折嘎哇。

▶ **药用部位**

全草或嫩苗、成熟种子。

▶ **ITS2 条形码序列 / 简并序列**

CAAATCGTCGTCCCCCATCCTCTTAAGGATACGGGACGGAAGCTGGTCTCCC
GTGTTTTACCGAATGCGGTTGGCCAAAATCTGAGCTAAGGACGCCAGGAGTG
TCTCGACATGCGGTGGTGAATTCAAGCCTCTTTAGTTTGTCGGCCGCTCTTG
TCTGGAAGCTCTTGATGACCCAAAGTCCTCAACG

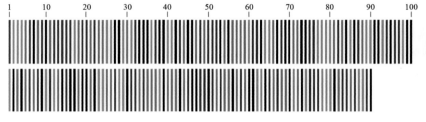

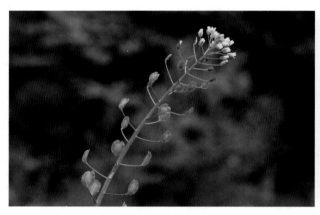
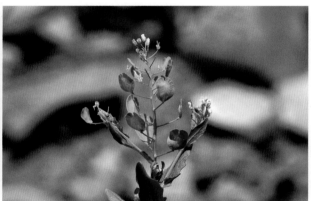

▶ **功能主治**

清肺热、肾热、健胃。适用于肺热、咳嗽、肾热、睾丸肿大、淋病、消化不良、呕吐。

附　　注

　　《四部医典》等古籍中均记载有清肺、肾热之药物 （寨卡）。据现代文献记载及调查表明，现各地藏医所用寨卡均为十字花科植物菥蓂 *T. arvense* L.，《部标藏药》等也收载了该种，规定以其种子入药，但市场商品药材常为果序。《中国药典》《湖南省中药材标准》等也收载了菥蓂，规定以全草或地上部分入药，其功能主治和藏药不同。

　　经比对，本材料的 ITS2 序列与菥蓂 *T. arvense* L. 的 ITS2 序列（NCBI 数据库登录号为 JN999672 和 HAP00362）的相似度为 100%。

喜马拉雅紫茉莉

Ximalayazimoli

巴朱

 བ་སྤུ།

▶ 材　　料

药材标本收集自青海省西宁市九康药材市场（馆藏标本号 003624）。

▶ 基　　原

紫茉莉科植物山紫茉莉 *Oxybaphus himalaicus* Edgew.[喜马拉雅紫茉莉 *Mirabilis himalaica* (Edgew.) Heim.]（100%）。

▶ 形态特征

多年生草本。茎斜升，长 60 ～ 120 cm，呈圆柱形，密生粘腺毛。叶片呈卵形或卵状心形，长 5 ～ 7.5 cm，宽 3.8 ～ 6.3 cm，先端急尖，基部呈圆形或心形，具短缘毛；叶柄长 1.3 ～ 2.5 cm。疏松圆锥花序，具长花序梗，花单生于总苞内；总苞呈钟状，长 6 mm，5 齿裂，密被粘腺毛；花被呈玫瑰色，裂片开展，具折皱；雄蕊 4，内藏。果实呈椭圆状或卵球形，长 8 mm，粗糙，呈黑色。

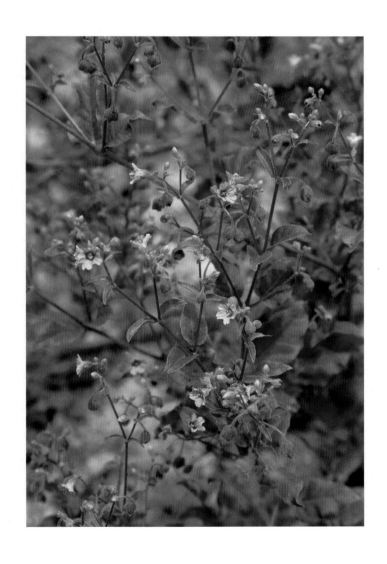

▶ 药材音译名

巴朱、帕朱、帕竹、哇志、阿巴珠。

▶ 药用部位

根。

▶ 功能主治

温肾、生肌、利尿、排石、干黄水。适用于胃寒、肾寒、下身寒、阳痿浮肿、膀胱结石、腰痛、关节痛、黄水病。

附　　注

藏医药古籍文献《八支》《蓝琉璃》等记载 བ་སྤུ།（巴朱）有白、黑 2 种，以白者入药。《晶珠本

▶ ITS2 条形码序列 / 简并序列

CACAAAGCATCTCCCCAACCCTACTCCTTTGTGAGGTAGGGGAAGGATGATG
ACCTCCTGTGCCCCTAGTCGGGTGTTGTTGGTCTAAATAGGGAGCCCTCGGT
GATGAGCTGCGGCAATAGTTGGTTAACAAGGCCTCTGGCCGTGTTTCATTTT
GTTGTCCGAGCAAATTGCTGATTAGGGCTCGCACGACCCTGTACTTTTTATG
TTG

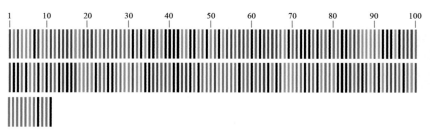

草》则记载巴朱分为上（花白色）、中（花红色）、下（花黑色）3 品。现代文献记载，巴朱以喜马拉雅紫茉莉 *M. himalaica* (Edgew.) Heim.（山紫茉莉 *O. himalaicus* Edgew.）为正品，其变种中华紫茉莉 *M. himalaica* (Edgew.) Heim. var. *chinensis* Heim.[中华山紫茉莉 *O. himalaicus* Edgew. var. *chinensis* (Heim.) D. Q. Lu] 为代用品；青海、甘肃南部和四川西部部分地区尚用玄参科马先蒿属（*Pedicularis*）植物中具有块根的种类作为巴朱，如狭裂马先蒿 *P. angustiloba* Tsong、褐毛马先蒿 *P. dunniana* Bonati.、硕大马先蒿 *P. ingens* Maxim. 等，但这些植物的形态与古籍记载不符，仅为地方习用品。

《中国植物志》将喜马拉雅紫茉莉 *M. himalaica* (Edgew.) Heim. 从紫茉莉属（*Mirabilis*）中分出，归入山紫茉莉属（*Oxybaphus*），记载其为山紫茉莉 *O. himalaicus* Edgew.，将 *M. himalaica* (Edgew.) Heim. 作为其异名，并指出该种具有 4 雄蕊，总苞密被粘腺毛，产于喜马拉雅山脉西部地区（印度西北部、不丹），西藏是否有该种分布尚存疑，我国仅分布有该种的变种——中华山紫茉莉 *O. himalaicus* Edgew. var. *chinensis* (Heim.) D. Q. Lu（雄蕊 5，茎疏被腺毛至近无毛）。但据调查，西藏加查雅鲁藏布江河谷地带有山紫茉莉 *O. himalaicus* Edgew. 分布。有学者调查表明，在同一植株上存在既有 4 雄蕊也有 5 雄蕊的情况，以雄蕊数区分该 2 种是否合适还值得商榷。

经比对，本材料的 ITS2 序列与喜马拉雅紫茉莉 *M. himalaica* (Edgew.) Heim. 的 ITS2 序列（NCBI 数据库登录号为 KY624406 和 EU239675）的相似度为 100%，与紫茉莉 *M. jalapa* L. 的 ITS2 序列（NCBI 数据库登录号为 EU410354 和 EU239677）的相似度为 97%，与多花紫茉莉 *M. multiflora* (Torr.) A. Gray（《中国植物志》未记载该种）的 ITS2 序列（NCBI 数据库登录号为 EF079452）的相似度为 98%。

本材料的商品药材名为喜马拉雅紫茉莉，其 ITS2 序列与采自西藏昌都城郊及加查的中华山紫茉莉 *O. himalaicus* Edgew. var. *chinensis* (Heim.) D. Q. Lu 的 ITS2 序列相似度为 100%。（参见"中华山紫茉莉"条）

细果角茴香

Xiguojiaohuixiang

巴尔巴达

 བར་པ་དུ།

▶ 材　料

药材标本采集自青海省果洛藏族自治州玛沁县优云乡，采集号 1408195（馆藏标本号 003229）；四川省甘孜藏族自治州道孚县格西乡，采集号 2013018。

▶ 基　原

罂粟科植物细果角茴香 *Hypecoum leptocarpum* Hook. f. et Thoms.（节裂角茴香）（99%）。

▶ 形态特征

一年生草本，略被白粉，高 4 ~ 60 cm。茎丛生，长短不一，铺散而先端向上，多分枝。基生叶多数，呈蓝绿色，叶柄长 1.5 ~ 10 cm，叶片呈狭倒披针形，长 5 ~ 20 cm，2 回羽状全裂，裂片 4 ~ 9 对，呈宽卵形或卵形，长 0.4 ~ 2.3 cm，疏离，近无柄，羽状深裂，小裂片呈披针形、卵形、狭椭圆形至倒卵形，长

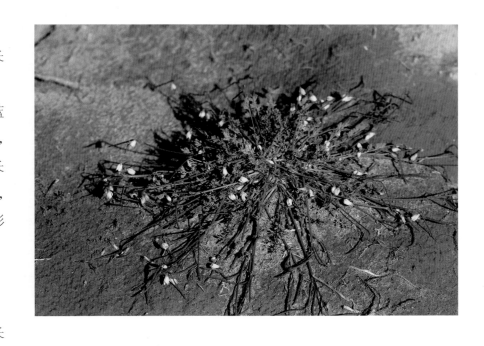

0.3 ~ 2 mm，先端锐尖；茎生叶同基生叶，但较小，具短柄或近无柄。花茎多数，高 5 ~ 40 cm，通常呈二歧状分枝；苞叶轮生，呈卵形或倒卵形，长 0.5 ~ 3 cm，2 回羽状全裂，向上渐变小，最上部者呈线形；花小，排列成二歧聚伞花序；花直径 5 ~ 8 mm，花梗细长，每花具数枚刚毛状小苞片；萼片呈卵形或卵状披针形，长 2 ~ 3（~ 4）mm，宽 1 ~ 1.5（~ 2）mm，呈绿色，边缘膜质，全缘，稀具小牙齿；花瓣呈淡紫色，外面 2 枚呈宽倒卵形，长 0.5 ~ 1 cm，宽 4 ~ 7 mm，先端呈绿色、全缘、近革质，内面 2 枚较小，3 裂几达基部，中裂片呈匙状圆形，具短柄或无柄，边缘内弯，极全缘，侧裂片较长，呈长卵形或宽披针形，先端钝且极全缘；雄蕊 4，与花瓣对生，长 4 ~ 7 mm，花丝呈丝状，黄褐色，扁平，基部扩大，花药呈卵形，长约 1 mm，呈黄色；子房呈圆柱形，长 5 ~ 8 mm，直径约 1 mm，无毛，胚珠多数，花柱短，柱头 2 裂，裂片外弯。蒴果直立，呈圆柱形，长 3 ~ 4 cm，

▶ ITS2 条形码序列 / 简并序列

CGCACACGAGTCGCACCCCACGCCTTTCGGGCGCGAGGAGCGGAAGTTGGC
CCCCCGTGCTACAACAGCGCGGTCGGCCTAAACATAGGCCTATGGCTGGCAG
CGTCACGATCTGTGGTGGTCGTTGGTAACCCTCGCCAAACCGGATCGCGTGT
CCTGCCCAGCTGCTAARGCCATCGGGACCCTTTAGGGCCGCTCCGGCGGCA
TCCACTCTG

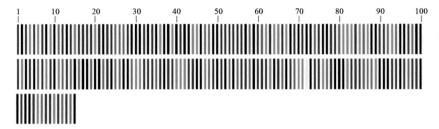

003229 样本：

CGCACACGAGTCGCACCCCACGCCTTTCGGGCGCGAGGA
GCGGAAGTTGGCCCCCCGTGCTACAACAGCGCGGTCGGC
CTAAACATAGGCCTATGGCTGGCAGCGTCACGATCTGTGG
TGGTCGTTGGTAACCCTCGCCAAACCGGATCGCGTGTCC
TGCCCAGCTGCTAAAGCCATCGGGACCCTTTAGGGCCGC
TCCGGCGGCATCCACTCTG

四川省甘孜藏族自治州道孚县格西乡样本：

CGCACACGAGTCGCACCCCACGCCTTTCGGGCGCGAGGA
GCGGAAGTTGGCCCCCCGTGCTACAACAGCGCGGTCGGC
CTAAACATAGGCCTATGGCTGGCAGCGTCACGATCTGTGG
TGGTCGTTGGTAACCCTCGCCAAACCGGATCGCGTGTCC
TGCCCAGCTGCTAAGGCCATCGGGACCCTTTAGGGCCGC
TCCGGCGGCATCCACTCTG

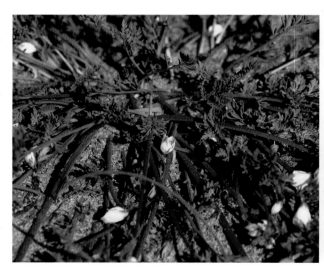
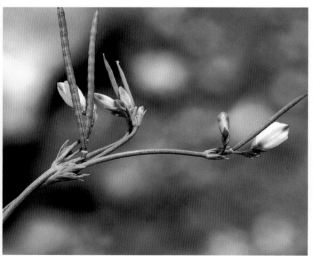

两侧压扁，成熟时在关节处分离成数小节，每节具 1 种子；种子扁平，呈宽倒卵形。花果期 6 ~ 9 月。

▶ 药材音译名

巴尔巴达、巴尔哇打、巴巴达。

▶ 药用部位

带根全草。

▶ 功能主治

清热解毒、消炎、镇痛。适用于感冒发热、肺炎咳嗽、热性传染病所致的高热、肝炎、胆囊炎、关节疼痛、咽喉肿痛、目赤、食物中毒。

附 注

《四部医典》《晶珠本草》等古籍中均记载有治温病时疫、清热解毒之药物 པར་པ་ཏ། （巴尔巴达）。据现代文献记载和实地调查，现藏医所用巴尔巴达的基原有罂粟科植物细果角茴香 *Hypecoum leptocarpum* Hook. f. et Thoms. （节裂角茴香）和角茴香 *H. erectum* L.，前者的形态与《晶珠本草》的记载相符，为正品。《部标藏药》等收载的角茴香 /པར་པ་ཏ།/ 巴尔巴达的基原也为上述 2 种。

经比对，本材料的 ITS2 序列与细果角茴香 *H. leptocarpum* Hook. f. et Thoms.、角茴香 *H. erectum* L.、*H. alpinum*（《中国植物志》未记载该种）的 ITS2 序列（NCBI 数据库登录号分别为 AJ001968、KX181007、KF454220）的相似度均为 99%。

细裂叶莲蒿

Xilieyelianhao

坎巴那保

ཁན་པ་ནག་པོ།

▶ 材　料

药材标本采集自西藏自治区拉萨市药王山，采集号 2011405（馆藏标本号 003724）；西藏自治区昌都市八宿县吉达乡通空村，采集号 2011191（馆藏标本号 003732）。

▶ 基　原

菊科植物细裂叶莲蒿 *Artemisia gmelinii* Web. ex Stechm.（100%）。

▶ 形态特征

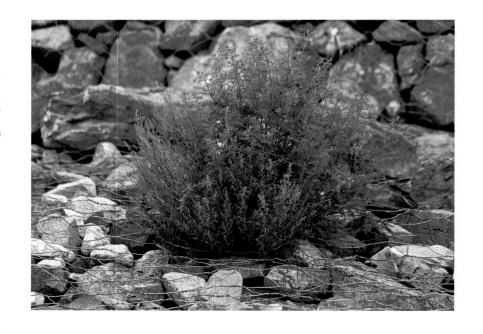

半灌木状草本。主根稍粗，木质；根茎略粗，木质，直径 1 ~ 2 cm，有多数多年生木质的营养枝。茎通常多数，丛生，高 10 ~ 40（~ 80）cm，下部木质，上部半木质，呈紫红色，自下部分枝，稀不分枝；茎、枝初时被灰白色绒毛，后毛渐稀疏或无毛。叶上面初时被灰白色短柔毛，后毛渐稀疏或近无毛，呈暗绿色，常有凹穴、白色腺点或凹皱纹，下面密被灰色或淡灰黄色蛛丝状柔毛；茎下部、中部与营养枝叶呈卵形或三角状卵形，长 2 ~ 4 cm，宽 1 ~ 2 cm，2 ~ 3 回栉齿状的羽状分裂，第 1 ~ 2 回羽状全裂，每侧裂片 4 ~ 5，裂片间排列紧密，小裂片栉齿状，呈短线形或短线状披针形，边缘通常具数枚小栉齿，栉齿长 1 ~ 2 mm，宽 0.2 ~ 0.5 mm，稀无小栉齿，叶柄长 0.8 ~ 1.3 cm，基部有小型栉齿状分裂的假托叶；茎上部叶 1 ~ 2 回栉齿状羽状分裂；苞片叶栉齿状羽状分裂或不分裂，呈披针形或披针状线形。头状花序呈近球形，直径 3 ~ 4（~ 6）mm，有短梗或近无梗，斜生或下垂，密集着生于茎端或于分枝端排成穗状花序或为穗状花序式的总状花序，并在茎上组成狭窄的总状花序式圆锥花序；总苞片 3 ~ 4 层，外层呈椭圆形或椭圆状披针形，背面有灰白色短柔毛或近无毛，边缘狭膜质，中层呈卵形，无毛，边缘宽膜质，内层膜质，花序托凸起，呈半球形；

▶ ITS2 条形码序列 / 简并序列

CGCATCGCGTCGCCCCCACAATTCTCCGTAAGGGGAACTCGTGTTTTGGGG
GCGGATATTGGTCTCCCGTGCTCAYGGCGTGGTTGGCCGAAATAGGAGTCCC
TTCGATGGACGCACGAACTAGTGGTGGTCGTAAAAACCCTCGTCTTTTGTTT
CGTGCTGTTAGTCGCAAGGGAAACTCTAAGAAAACCCCAACGTGTCGTCTTT
TGACGGCGCTTCGACCG

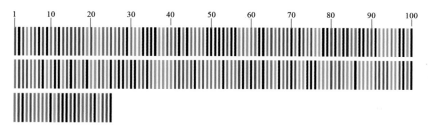

003724 样本:

CGCATCGCGTCGCCCCCACAATTCTCCGTAAGGGGAAC
TCGTGTTTTGGGGGCGGATATTGGTCTCCCGTGCTCACG
GCGTGGTTGGCCGAAATAGGAGTCCCTTCGATGGACGCA
CGAACTAGTGGTGGTCGTAAAAACCCTCGTCTTTTGTTTC
GTGCTGTTAGTCGCAAGGGAAACTCTAAGAAAACCCCAAC
GTGTCGTCTTTTGACGGCGCTTCGACCG

003732 样本:

CGCATCGCGTCGCCCCCACAATTCTCCGTAAGGGGAAC
TCGTGTTTTGGGGGCGGATATTGGTCTCCCGTGCTCATGG
CGTGGTTGGCCGAAATAGGAGTCCCTTCGATGGACGCAC
GAACTAGTGGTGGTCGTAAAAACCCTCGTCTTTTGTTTCG
TGCTGTTAGTCGCAAGGGAAACTCTAAGAAAACCCCAACG
TGTCGTCTTTTGACGGCGCTTCGACCG

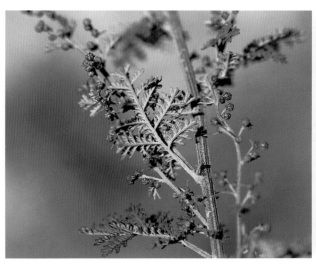
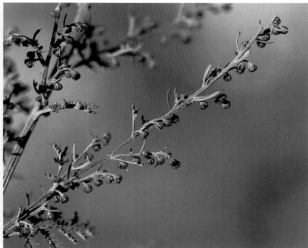

雌花 10 ～ 12，花冠呈狭圆锥状，背面有腺点，花柱呈线形，略伸出花冠外，先端二叉；两性花 40 ～ 60，花冠呈管状，背面微有腺点，花药呈线形，上端附属物尖，呈长三角形，基部钝，花柱与花冠近等长，先端二叉，叉端呈截形，有睫毛。瘦果呈长圆形，果壁上有细纵纹。花果期 8 ～ 10 月。

▶ 药材音译名

坎巴那保、堪巴那博、坎那、坎巴玛保、桑孜哇。

▶ 药用部位

地上部分。

▶ 功能主治

坎巴那保：清热、散肿、解毒。适用于感冒发热、疟疾、炭疽病、疔疮。

桑孜哇：利湿、祛风、解毒。适用于风湿性关节炎、炭疽病、黄水病。

附　注

《四部医典》《蓝琉璃》中记载有止血、消散四肢肿胀之药物 མཁན་པ་[འཁན་པ་（坎巴）]。《晶珠本草》记载坎巴分为白、灰、红、黑 4 种，各种的功效有所不同，以坎巴为总称。现代文献记载，各地藏医使用的坎巴类的基原极为复杂，不同文献对坎巴的品种划分及其基原有不同的观点，主要涉及菊科蒿属（Artemisia）和亚菊属（Ajania）的多种植物。据文献记载，细裂叶莲蒿 Artemisia santolinifolia Turcz. ex Bess. 或白莲蒿 Artemisia gmelinii Web. ex Stechm.（《中国植物志》记载细裂叶莲蒿的拉丁学名为 Artemisia gmelinii Web. ex Stechm.，将 Artemisia santolinifolia Turcz. ex Bess. 作为其异名，白莲蒿的拉丁学名为 Artemisia sacrorum Ledeb.）为坎巴的黑者 [མཁན་པ་ནག་པོ་（坎巴那保），简称 མཁན་ནག（坎那）] 或红者 [མཁན་པ་དམར་པོ་（坎巴玛保）] 的基原之一。《四部医典》《蓝琉璃》中另记载有治赤巴病、肝炎、眼黄之药物 ཟངས་ཙི་ཝ（桑孜哇），《晶珠本草》以 ཟངས་ཙི（桑孜）为其正名，记载其分为黑、白 2 种。现代文献记载的桑孜哇的基原涉及菊科蒿属和茜草科拉拉藤属（Galium）的多种植物。《晶珠本草》汉译重译本认为黑者 [ཟངས་ཙི་ནག་པོ་（桑孜那保、桑子那布）] 为臭蒿 Artemisia hedinii Ostenf.，白者 [ཟངས་ཙི་དཀར་པོ་（桑子嘎布）] 为茜草科植物猪殃殃 Galium aparine L. 等。也有文献记载桑孜哇（统称）的基原为毛莲蒿 Artemisia vestita Wall. ex Bess. 和细裂叶莲蒿 Artemisia gmelinii Web. ex Stechm.（白莲蒿）。（参见"毛莲蒿"条）

经比对，本材料的 ITS2 序列与细裂叶莲蒿 Artemisia gmelinii Web. ex Stechm. 的 ITS2 序列（NCBI 数据库登录号为 KX421705 和 MH808088）、绿栉齿叶蒿 Artemisia freyniana (Pamp.) Krasch. 的 ITS2 序列（NCBI 数据库登录号为 AM398868）的相似度均为 100%，与白莲蒿 Artemisia sacrorum Ledeb. 的 ITS2 序列（NCBI 数据库登录号为 JQ173385）的相似度为 99%。

狭瓣虎耳草

Xiabanhuercao

松蒂

སུལ་ཏིག

▶ **材　　料**

药材标本采集自四川省甘孜藏族自治州石渠县安巴拉山垭口，采集号 1408215（馆藏标本号 003307）。

▶ **基　　原**

虎耳草科植物狭瓣虎耳草 *Saxifraga pseudohirculus* Engl.（100%）。

▶ **形态特征**

多年生草本，高 4 ~ 16.7 cm，丛生。茎下部具褐色、卷曲的长腺毛，并杂有短腺毛，中、上部被黑褐色短腺毛。基生叶具柄，叶片呈披针形、倒披针形至狭长圆形，长 2 ~ 11 mm，宽 0.6 ~ 2.5 mm，先端稍钝，两面和边缘均具腺毛，叶柄长 5.5 ~ 23 mm，基部扩大，边缘具褐色、卷曲的长腺毛；茎生叶下部者具柄，中、上部者渐变无柄，叶片呈近长圆形至倒披针形，长 8 ~ 35 mm，宽 1.9 ~ 3.5 mm，先端稍钝，两面和边缘均具短腺毛，叶柄长 2 ~ 12 mm，边缘具褐色、卷曲的长腺毛。聚伞花序具 2 ~ 12 花或单花生于茎顶；花梗长 5 ~ 38 mm，被黑褐色短腺毛；萼片在花期直立至开展，呈阔卵形、近卵形至狭卵形，长 2 ~ 4 mm，宽 1 ~ 2.9 mm，先端钝或急尖，腹面疏生腺毛或无毛，背面和边缘密生黑褐色腺毛，3 ~ 5（~ 7）脉于先端不汇合；

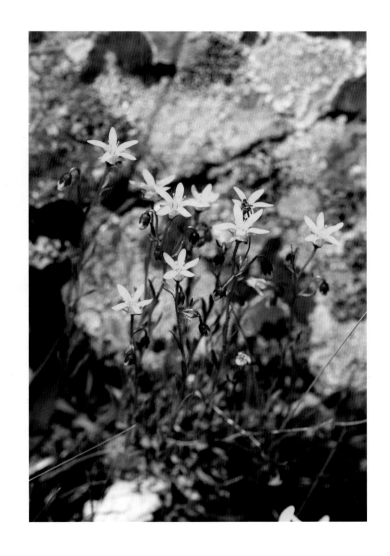

花瓣呈黄色，披针形、狭长圆形至剑形，长 4 ~ 11 mm，宽 1.3 ~ 3 mm，先端钝圆至急尖，基部具长 0.4 ~ 1.2 mm 的爪，具 3 ~ 5（~ 7）脉，具 2 痂体；雄蕊长 1.5 ~ 5 mm，花丝呈钻形；子房半

▶ ITS2 条形码序列 / 简并序列

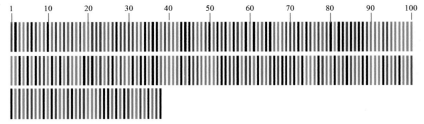

CGTACGCATGTCTCTCACAACCCTTCGCCCCTTGCGGACTTAGGGCTTCGTG
CGAGCAGAGTTGGTATCCCGTGCTCTCGAGGCGCGGCTTACCTAAAAAAAGA
GAGCCAGTGACAAAGCGTCACGTCTAGTGGTGGTTAATGTGCCTTTACGGCC
GACCAGTTCGCGGCGTGAATGCTTGTCGCTTGGAAAGCTCGATCGACACCTT
GAGCATCGTCCAATCGGTGTGCTACTGTCG

下位，呈阔卵球形，长 2.6 ~ 4.6 mm，
花柱长 1.1 ~ 2.8 mm。花果期 7 ~ 9 月。

▶ 药材音译名

松蒂、松滴、松居蒂、松吉地、松吉斗、
松斗、塞迪、松久滴达。

▶ 药用部位

全草。

▶ 功能主治

清湿热、解热毒。适用于肝热、胆热、
流行性感冒、高热、疮疡热毒。

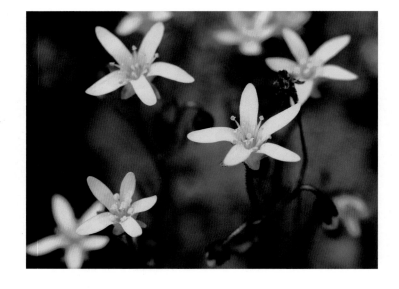

附　注

ཏིག་ཏ།（蒂达）为一类主要用于肝胆疾病的藏药材的总称。《晶珠本草》记载蒂达分为印度蒂达、尼泊尔蒂达和西藏蒂达 3 类，其中西藏蒂达又分为松蒂、桑蒂、俄蒂等 6 种。现代文献记载的སུམ་ཏིག（松蒂）类的基原主要为虎耳草属（*Saxifraga*）植物。据资源和市场调查，各地藏医所用松蒂的基原种类与各地分布的资源种类相关，主要有小伞虎耳草 *S. umbellulata* Hook. f. et Thoms.、篦齿虎耳草 *S. umbellulata* Hook. f. et Thoms. var. *pectinata* (Marquand et Airy-Shaw) J. T. Pan、爪瓣虎耳草 *S. unguiculata* Engl.、狭瓣虎耳草 *S. pseudohirculus* Engl.、青藏虎耳草 *S. przewalskii* Engl.、唐古特虎耳草 *S. tangutica* Engl.、山地虎耳草 *S. montana* H. Smith 等。《部标藏药》等标准中收载的松蒂的基原有小伞虎耳草 *S. umbellulata* Hook. f. et Thoms.、伞梗虎耳草 *S. pasumensis* Marq. et Shaw（篦齿虎耳草）、灯架虎耳草 *S. candelabrum* Franch.、唐古特虎耳草 *S. tangutica* Engl.、聚叶虎耳草 *S. confetifolia* Engl. 等。

（参见"松蒂""唐古特虎耳草""川西獐牙菜"条）

经比对，本材料的 ITS2 序列与狭瓣虎耳草 *S. pseudohirculus* Engl.、条叶虎耳草 *S. linearifolia* Engl. et Irmsch.、贡嘎山虎耳草 *S. gonggashanensis* J. T. Pan、枕状虎耳草 *S. culcitosa* Mattf.、顶峰虎耳草 *S. cacuminum* H. Smith、漆姑虎耳草 *S. saginoides* Hook. f. et Thoms.、小芒虎耳草 *S. aristulata* Hook. f. et Thoms.、三芒虎耳草 *S. trinervia* Franch.（*S. triaristulata* Hand.-Mazz.）、*S. viscidula* Hook. f. & Thomson（《中国植物志》未记载该种）的 ITS2 序列（NCBI 数据库登录号分别为 MF100541、KU524148、KU524135、KU524109、KU524099、LN812522、LN812355、KU524194、LN812567）的相似度均为 100%。

青藏高原是我国虎耳草属植物分布种类较多的区域。据有关主要分布于青藏高原的 20 余种虎耳草属植物的分子生物学鉴别研究，该属植物各品种间的 ITS2 序列相似度较高，在应用分子生物学技术进行实际鉴别时，宜采用多种方法、应用多条序列组合以提高其鉴别的准确性。

狭叶红景天

Xiayehongjingtian

力嘎都尔

ཨེ་ག་དུར།

▶ 材　料

药材标本采集自四川省阿坝藏族羌族自治州红原县刷经寺镇，采集号 2011024（馆藏标本号 003655）。

▶ 基　原

景天科植物狭叶红景天 *Rhodiola kirilowii* (Regel) Maxim.（100%）。

▶ 形态特征

多年生草本。根粗，直立；根颈直径 1.5 cm，先端被三角形鳞片。花茎少数，高 15 ~ 60 cm，少数可达 90 cm，直径 4 ~ 6 mm。叶密生，互生，呈线形至线状披针形，长 4 ~ 6 cm，宽 2 ~ 5 mm，先端急尖，边缘有疏锯齿，或有时全缘，无柄。花序呈伞房状，有多花，宽 7 ~ 10 cm；雌雄异株；萼片 4 或 5，呈三

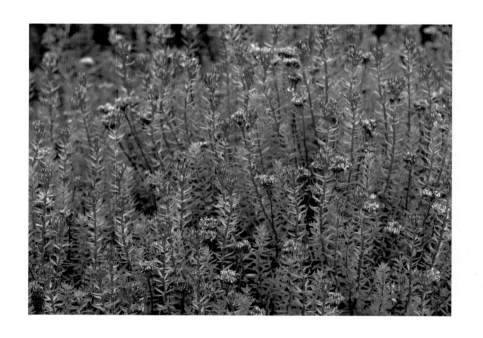

角形，长 2 ~ 2.5 mm，先端急尖；花瓣 4 或 5，呈绿黄色，倒披针形，长 3 ~ 4 mm，宽 0.8 mm；雄花中雄蕊 8 或 10，与花瓣同长或比花瓣稍长，花丝、花药呈黄色；鳞片 4 或 5，呈近正方形或长方形，长 0.8 mm，先端钝或有微缺；心皮 4 或 5，直立。蓇葖果呈披针形，长 7 ~ 8 mm，有短而外弯的喙；种子呈长圆状披针形，长 1.5 mm。花期 6 ~ 7 月，果期 7 ~ 8 月。

▶ 药材音译名

力嘎都尔、力嘎都、勒嘎都、嘎都尔、孕都尔、嘎德尔、嘎都尔曼巴、灿玛尔。

▶ 药用部位

根及根茎。

▶ ITS2 条形码序列 / 简并序列

CATATTGTGTTGCCCCATACATGTATTGGGGGTGAAGCTTGGCCTCCCGTG
AGCCCAAACTCGCGGATGGCTTAAAAACGAGCCTCGAGACTGTTAGATGTCG
CGATAAGTGGTGGTTACGAGGCCTTGTGCCTTTGAGCGTTGCGTGTCGCTGC
CGTCGTCCCTCTCTCTCGAAATTATAACCCGAACGGAGCATCCTCGATGTTT
CCAGCATTG

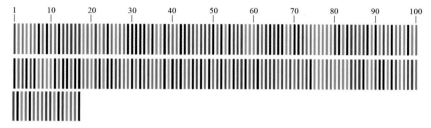

▶ 功能主治

清热解疫、消肿。适用于瘟病、肺热病、脉热病、
中毒、四肢肿胀等。

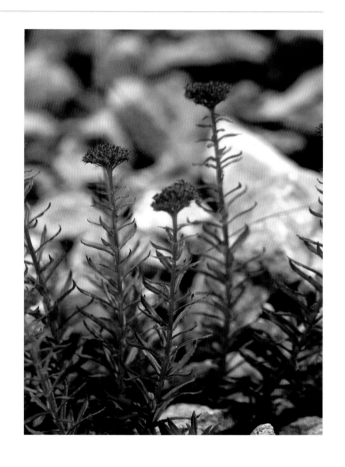

附 注

　　《晶珠本草》中记载有 གདུར།（嘎都尔），
言其有上 [ལི་གདུར།（力嘎都、力嘎都尔）]、下
[གདུར་དམན་པ།（嘎都尔曼巴）]2 品。现代文献记载
的嘎都尔的基原较为复杂，涉及景天科红景天
属（*Rhodiola*）、虎耳草科岩白菜属（*Bergenia*）、
牻牛儿苗科老鹳草属（*Geranium*）、蓼科蓼属
（*Polygonum*）等的多种植物，各地习用的种类
不尽相同。有观点认为力嘎都的上品为景天科
植物狭叶红景天 *R. kirilowii* (Regel) Maxim. 和粗
茎红景天 *R. wallichiana* (Hk.) S. H. Fu（青海等
地藏医习用），下品为虎耳草科植物岩白菜 *B.*
purpurascens (Hook. f. et Thoms.) Engl.（西藏藏医习用）。《部标藏药》附录中以力嘎都（ལི་གདུར།）
之名、《青海藏标》（1992 年版）以红景天 /གདུར།/ 嘎德尔之名收载了狭叶红景天 *R. kirilowii* (Regel)
Maxim. 及其同属数种植物 [但《青海藏标》（2019 年版）将狭叶红景天 *R. kirilowii* (Regel) Maxim. 作
为狭叶红景天 /སྲུང་ཚོན་པ།/ 榜参巴的基原]；《西藏藏标》则以 ལི་གདུར་མཆོག/ 力嘎都窍 / 力嘎都（མཆོག 为正品
之意）之名收载了岩白菜 *B. purpurascens* (Hook. f. et Thoms.) Engl.。《蓝琉璃》在 "药物补述" 中记

载有 ཚན（灿），言其分为白 [ཚན་དཀར（灿嘎尔）]、红 [ཚན་དམར（灿玛尔）]、黄 [ཚན་སེར（灿塞尔）]3 类。《晶珠本草》另记载有 སྲོལ（索罗）类 [汉译重译本名为 སྲོལ་སྲོག་འཛིན（索罗索扎）]，言其按花色分为白（索罗嘎保）、紫（索罗木保）、红（索罗玛保）3 种，其中红者又分为多种，并统称为 ཚན（灿）。也有文献记载，狭叶红景天 *R. kirilowii* (Regel) Maxim. 为灿的红者（灿玛尔）的基原之一。（参见"唐古红景天""四裂红景天"条）

经比对，本材料的 ITS2 序列与狭叶红景天 *R. kirilowii* (Regel) Maxim. 的 ITS2 序列（NCBI 数据库登录号为 KU508331、KP114748）的相似度为 100%。

狭叶委陵菜

Xiayeweilingcai

桑格巴玛

ཤེང་གེ་འབར་མོ།

▶ **材　　料**

药材标本采集自西藏自治区林芝市巴宜区鲁朗镇色季拉山垭口，采集号 2011246（馆藏标本号 003749）。

▶ **基　　原**

蔷薇科植物狭叶委陵菜 *Potentilla stenophylla* (Franch.) Diels（96%）。

▶ **形态特征**

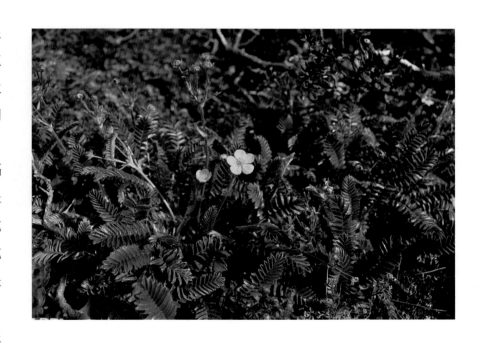

多年生草本。根粗壮，呈圆柱形，木质化。花茎直立，高 4 ~ 20 cm，被伏生绢状疏柔毛。基生叶为羽状复叶，有小叶 7 ~ 21 对，通常排列较整齐，间隔 0.1 ~ 0.3 cm，连叶柄长 4 ~ 16 cm，叶柄被伏生或绢状疏柔毛，小叶对生或互生，无柄，小叶片呈长圆形，长 0.3 ~ 1.5 cm，宽 0.2 ~ 0.5 cm，基部呈圆形、截形或微心形，先端呈截形，稀呈近圆形，有 2 ~ 3 齿，稀上半部边缘有 4 ~ 6 尖锐锯齿，下半部全缘，上面被稀疏长柔毛或脱落几无毛，下面沿脉密被伏生长柔毛，其余部分无毛、几无毛或被绢状长柔毛；茎生叶退化成小叶状，全缘；基生叶托叶膜质，呈褐色，外面被疏柔毛或脱落无毛，茎生叶托叶草质，呈绿色，披针形或卵形，先端渐尖，全缘。单花顶生或 2 ~ 3 成聚伞花序，花梗长 1 ~ 3 cm，被伏生长柔毛；花直径 1.5 ~ 2.5 cm；萼片呈卵形，急尖，副萼片呈椭圆形，急尖，与萼片近相等；花瓣呈黄色，倒卵形，先端呈圆形，长超过萼片 2 倍；花柱侧生，小枝状，柱头稍扩大。瘦果表面光滑或有皱纹。花果期 7 ~ 9 月。

▶ **药材音译名**

桑格巴玛、桑盖巴玛、森格巴玛、深格麻玛。

▶ ITS2 条形码序列 / 简并序列

CACGTCGTTGCCCCCCCAACCCCTTTCGGGGTCGGGCGGGACGGATGATGAT
CTCCCGTGTGCCCGTCACGCGGTTGGTCTAAATATCAAGTCCTCGGCGACCA
ACGCCACGACAATCGGTGGTTGTCAAACCTCGGTGTCCTGTCGTGCGCGTGT
CCTTCGCGGGCTTGCACAAACGCTTTGTGTCGGTARTCCGACGCTTTCAACG

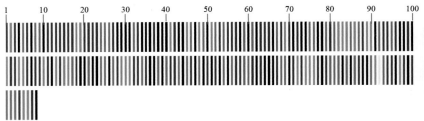

▶ 药用部位

全草。

▶ 功能主治

清热解毒、活血。适用于骨裂、食物中毒、腹泻。

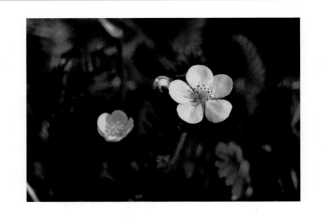

附　注

　　藏医药用蔷薇科植物狭叶委陵菜 *P. stenophylla* (Franch.) Diels 的记载见于现代文献，云南迪庆、四川甘孜等地藏医习用该种，称其为 ཤེད་གོ་འབར་མ། （桑格巴玛）。不同文献记载的各地藏医用作桑格巴玛基原的还有银光委陵菜 *P. argyrophylla* Wall.、钉柱委陵菜 *P. saundersiana* Royle、裂萼钉柱委陵菜 *P. saundersiana* Royle var. *jacquemontii* Franch.、丛生钉柱委陵菜 *P. saundersiana* Royle var. *caespitosa* (Lehm.) Wolf、西南委陵菜 *P. fulgens* Wall. ex Hook. 及雪白委陵菜 *P. nivea* L.，其中部分种类也作为 རེ་སྐོན་པ། （热衮巴）的下品 རེ་སྐོན་དམན་པ། （热衮曼巴）、藏族民间用药 རྒྱ་མཆིན། （鞠赤）或 རྒྱ་མཆིན་ཡག་པ། （鞠赤雅巴）药用。（参见"委陵菜""尖突黄堇""矮紫堇"条）

　　经比对，本材料的 ITS2 序列与松竹蕨麻 *Argentina songzhuensis* T. Feng & Heng C. Wang、光叶蕨麻 *A. glabriuscula* (T. T. Yu & C. L. Li) Soják（《中国植物志》未记载该 2 种）的 ITS2 序列（NCBI 数据库登录号分别为 KF954766、KF954765）的相似度均为 99%，与银叶委陵菜 *P. leuconota* D. Don、总梗委陵菜 *P. peduncularis* D. Don（*P. cardotiana* Hand.-Mazz.）、合耳委陵菜 *P. festiva* Soják、*A. leuconota* (D. Don) Soják（《中国植物志》未记载后 2 种）的 ITS2 序列（NCBI 数据库登录号分别为 KT985722、FN430820、KT985705、KF954767）的相似度均为 97%，与狭叶委陵菜 *P. stenophylla* (Franch.) Diels 的 ITS2 序列（NCBI 数据库登录号为 AJ511780）的相似度为 96%。

藓状雪灵芝

Xianzhuangxuelingzhi

阿仲嘎保

ཨ་གྲོང་དཀར་པོ།

▶ **材 料**

药材标本采集自西藏自治区昌都市丁青县城郊，采集号 2013129（馆藏标本号 003470）。

▶ **基 原**

石竹科植物藓状雪灵芝 *Arenaria bryophylla* Fernald（99%）。

▶ **形态特征**

多年生垫状草本，高 3 ~ 5 cm。根粗壮，木质化。茎密丛生，基部木质化，下部枯叶密集。叶片呈针状线形，长 4 ~ 9 mm，宽约 1 mm，基部较宽，膜质，抱茎，边缘狭膜质，疏生缘毛，稍内卷，先端急尖，上面凹下，下面凸起，呈三棱状，质稍硬，伸展或反卷，紧密排列于茎上。花单生，无梗；苞片呈披

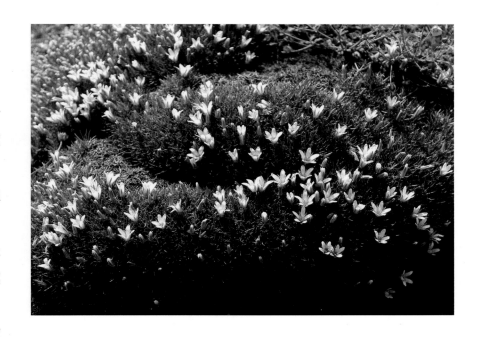

针形，长约 3 mm，宽不足 1 mm，基部较宽，边缘膜质，先端尖，具 1 脉；萼片 5，呈椭圆状披针形，长约 4 mm，宽约 1.5 mm，基部较宽，边缘膜质，先端尖，具 3 脉；花瓣 5，呈白色，狭倒卵形，稍长于萼片；花盘呈碟状，具 5 圆形腺体；雄蕊 10，花丝呈线形，长 3 mm，花药呈椭圆形，黄色；子房呈卵状球形，长约 1.5 mm，1 室，具多数胚珠，花柱 3，呈线形，长 1.5 mm。花期 6 ~ 7 月。

▶ **药材音译名**

阿仲嘎保、阿仲嘎布、阿仲、杂阿仲、阿中嘎保、阿仲嘎博。

▶ **药用部位**

全草。

▶ **功能主治**

清热、止咳、利肺、降血压、滋补。适用于肺热咳嗽、支气管炎、淋巴结结核、高血压、淋病、子宫病。

▶ ITS2 条形码序列 / 简并序列

CGCATCGCGTCTCCCCCACCTCCACCTCGTGTGGATGGGGGAGGATGATGGC
TTCCCGTGCCTCACCCGGCATGGCTGGCTTAAAAATTGGAGCCCACGGCATT
GAGCTGTCGCGGCGATAGGTGGTGAACTAGGCCTTGGCCGAGCAAACAACCC
GTCGTGTAGCACCTTGCCAATGTGTGCCCGAAGGACCCAGTGATGTTGCCTT
GTTGCAACTCAAACCGTTG

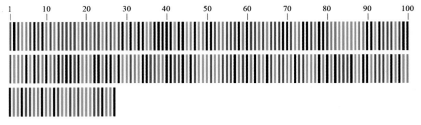

附　注

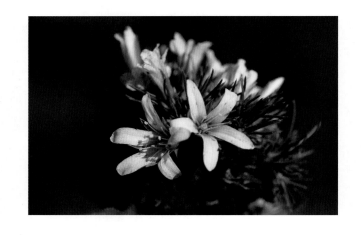

ཨ་འཆིང་།（阿仲）为一大类藏药材的总称。《四部医典》中记载有清肺热之药物 མཁན་པ་ཨ་འཆིང་། [འབན་པ་ཨ་འཆིང་།（坎巴阿仲）]。《蓝琉璃》记载 ཨ་འཆིང་།（阿仲）分为坎巴阿仲、普尔芒阿仲、杂阿仲和兴阿仲 4 类；《晶珠本草》记载阿仲分为白阿仲（草阿仲、杂阿仲、阿仲嘎保）、蒿阿仲（坎巴阿仲）、木阿仲（普嘎尔）3

类。现代文献记载的阿仲类的基原极为复杂，涉及石竹科、菊科、毛茛科、虎耳草科及报春花科的多科多属多种植物，其中杂阿仲 [ཙ་ཨ་འཆིང་།（杂阿仲）] 或白阿仲 [ཨ་འཆིང་དཀར་པོ།（阿仲嘎保）] 的基原主要为石竹科无心菜属（*Arenaria*）植物，包括甘肃雪灵芝 *A. kansuensis* Maxim.、卵瓣蚤缀 *A. kansuensis* Maxim. var. *ovatipetala* Tsui、狐茅状雪灵芝 *A. festucoides* Benth.、藓状雪灵芝 *A. bryophylla* Fernald、青藏雪灵芝 *A. roborowskii* Maxim. 等 10 余种。《部标藏药》以蚤缀 /ཙ་ཨ་འཆིང་།/ 杂阿仲之名、《青海藏标》以甘肃蚤缀 /ཨ་འཆིང་དཀར་པོ།/ 阿中嘎保之名收载了甘肃蚤缀 *A. kansuensis* Maxim.（甘肃雪灵芝）和卵瓣蚤缀 *A. kansuensis* Maxim. var. *ovatipetala* Tsui（《中国植物志》将该 2 种合并为甘肃蚤缀 *A. kansuensis* Maxim.）。（参见"甘肃雪灵芝"条）

经比对，本材料的 ITS2 序列与藓状雪灵芝 *A. bryophylla* Fernald、山居雪灵芝 *A. edgeworthiana* Majumdar 的 ITS2 序列（NCBI 数据库登录号分别为 KP148855、KP148856，KP148865）的相似度均为 99%，与八宿雪灵芝 *A. baxoiensis* L. H. Zhou、*A. koriniana*（《中国植物志》未记载该种）的 ITS2 序列（NCBI 数据库登录号分别为 JN589123、AY936265）的相似度均为 97%。

香柏	秀巴
Xiangbai	ཤུག་པ།

▶ 材　　料

药材标本采集自西藏自治区林芝市巴宜区鲁朗镇，采集号 2011218（馆藏标本号 003884）。

▶ 基　　原

柏科植物香柏 *Sabina pingii* (Cheng ex Ferré) Cheng et W. T. Wang var. *wilsonii* (Rehd.) Cheng et L. K. Fu[*Juniperus pingii* Cheng var. *wilsonii* (Rehder) Silba]。

▶ 形态特征

匍匐灌木或灌木。枝条直伸或斜展，枝梢常向下俯垂，若成乔木则枝条不下垂，下部的枝条近平展；小枝常成弧状弯曲，枝皮呈灰紫褐色，裂成不规则薄片并脱落；生叶的小枝呈柱状六棱形，通常较细，直或呈弧状弯曲。叶常为刺形，3 叶交叉轮生，排列紧密，亦或有较短、较窄的刺叶，或兼有呈四棱

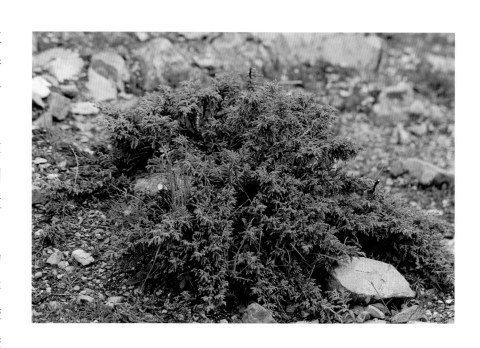

形的生叶小枝；叶为鳞状刺形的短刺叶及鳞叶，在枝上交叉对生、排列紧密，微曲或幼树之叶较直，下面叶的先端瓦覆于上面叶的基部，长 3 ~ 4 mm，先端急尖或近渐尖，有刺状尖头，上（腹）面凹，有白粉，无绿色中脉，背脊明显或微明显，沿脊无纵槽，叶基部或中下部有腺点和腺槽或无。雄球花呈椭圆形或卵圆形，长 3 ~ 4 mm。球果呈卵圆形或近球形，长 7 ~ 9 mm，成熟时呈黑色，有光泽，有 1 种子；种子呈卵圆形或近球形，具明显的树脂槽，先端钝尖，基部呈圆形，长 5 ~ 7 mm。

▶ 药材音译名

秀巴、徐巴、秀巴次坚、秀巴才尖、秀巴刺兼、代瓦德如、秀日。

▶ 药用部位

带叶嫩枝、果实。

▶ ITS2 条形码序列 / 简并序列

CACTCCAAAATTGCCCTCCCCCGCGAGGAGCGTAGATGGCCGTCCGTGTCCG
CAAGTGGGGCGGTCGGCTGAAATGAGCACGAGGTCCGTCGATCCGTCGCGAC
GAGCGGTGGTTCCCAAAGGCCGGCGTTGGTTTGCGCTGATCGAGCGATGCCT
CGTGTGGAACTTTATCTTTGGTGCCCCGGCCCGCCAGAGCGCGGGCATGGTG
CATCTCTACCG

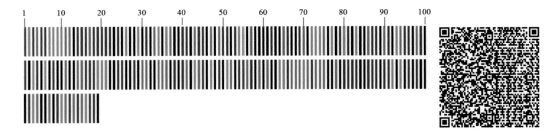

▶ 功能主治

带叶嫩枝：清肝热、胆热、肺热，祛湿，利尿；适用于肝热、胆热、肺热、风湿性关节炎、肾炎、淋病、月经不调、炭疽病。果实：清肾热、愈疮、利胆；适用于肝胆病、肾病、膀胱病、淋病、脾病、痛风。

附　注

据《蓝琉璃》《晶珠本草》记载，藏医药用柏类药材 [གུག་རིགས་ （秀惹）] 分为 རྒྱ་གུག （加秀）、ཝ་གུག（拉秀）和 གུག་ཆེར[秀才，གུག་པ་ཆེར་ཅན། （秀巴才尖）的简称]3 类。《晶珠本草》在 "秀巴才尖" 条下记载："加秀为柏之总名，柏分多种。圆叶刺柏、酸叶刺柏和短叶刺柏，三柏功效相同。" 现代文献记载，现各地藏医所用柏类植物的药材主要分为以枝叶入药的刺柏叶（秀才）和圆柏叶 [གུག་རིག（秀日）、གུག་པ（秀巴）] 及以果实（球果）入药的圆柏果 [སྦྲ་འབྲུ།（巴珠木）]，其基原涉及柏科圆柏属（*Sabina*）、刺柏属（*Juniperus*）、侧柏属（*Platycladus*）的多种植物，不同植物的同一部位也常作同一药材使用，其中圆柏叶（秀巴）的基原有方枝柏 *S. saltuaria* (Rehd. et Wils.) Cheng et W. T. Wang、大果圆柏 *S. tibetica* Kom.、高山柏 *S. squamata* (Buch.-Hamilt.) Ant.、香柏 *S. pingii* (Cheng ex Ferré) Cheng et W. T. Wang var. *wilsonii* (Rehd.) Cheng et L. K. Fu、侧柏 *P. orientalis* (L.) Franco 等。《西藏藏标》以 གུག་པ་ཆེར་ཅན།/ 秀巴刺兼 / 秀巴刺兼之名收载了高山柏 *S. squamata* (Buch.-Hamilt.) Ant.、刺柏 *J. formosana* Hayata。（参见 "方枝柏" 条）

经比对，本材料的 ITS2 序列与 *J. pingii* Cheng[垂枝香柏 *S. pingii* (Cheng ex Ferré) Cheng et W. T. Wang]、滇藏方枝柏 *J. indica* Bertoloni[《中国植物志》未记载该拉丁学名，有文献记载其为《中国植物志》记载的滇藏方枝柏 *S. wallichiana* (Hook. f. et Thoms.) Kom. 的异名] 的 ITS2 序列（NCBI 数据库登录号分别为 EU243568、AY988398）的相似度均为 100%。NCBI 数据库未收录香柏 *S. pingii* (Cheng ex Ferré) Cheng et W. T. Wang var. *wilsonii* (Rehd.) Cheng et L. K. Fu 的 ITS2 序列信息。

香芸火绒草

Xiangyunhuorongcao

扎托巴

ཀྲ་ཐོག་པ།

▶ 材　　料

药材标本采集自青海省海东市互助土族自治县北山，采集号 2011058（馆藏标本号 003731）。

▶ 基　　原

菊科植物香芸火绒草 *Leontopodium haplophylloides* Hand.-Mazz.。

▶ 形态特征

多年生草本。根茎短小，近横走，有多数簇状丛生的不育茎和花茎。茎直立，高 15 ~ 30 cm，纤细，坚挺，下部木质，宿存，不分枝，仅砍断的茎有分枝，被蛛丝状毛，上部常有腺毛，全部有密生而等距的叶；节间长 0.5 ~ 12 cm。下部叶在花期枯萎或凋落，稍直立或开展，呈狭披针形或线状披针形，长 1 ~ 4 cm，宽

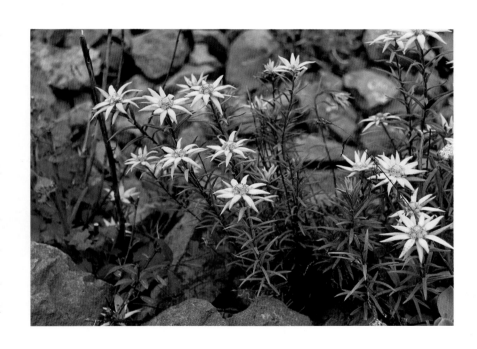

0.1 ~ 0.35 cm，基部渐狭，无柄，边缘稍反卷或平，先端有长尖或尖，有细小尖头，草质，呈黑绿色，两面被灰色或青色短茸毛，或上部叶上面被茸毛，下面杂有常超出毛茸的黑色、头状、短柄、易脱落且有柠檬香气的腺毛，中脉细，基部有不明显的三出脉；苞叶常多数，呈披针形，较叶稍短，中部稍宽，上面被白色厚茸毛，下面与叶同色，开展成美观的直径为 2 ~ 5 cm 的苞叶群。头状花序直径约 5 mm，常 5 ~ 7 密集；总苞长约 5 mm，被白色柔毛状茸毛，总苞片 3 ~ 4 层，先端无毛，宽尖，色浅或呈黑褐色，露出毛茸之上；小花异形，雄花或雌花较少，或雌雄异株；花冠长约 3.5 mm，雄花花冠呈管状，上部呈漏斗状，有尖的卵圆形裂片，雌花花冠呈丝状管形；冠毛呈白色，雄花冠毛的上半部稍粗厚，有细齿，雌花冠毛有细锯齿；不育的子房和瘦果有短粗毛。花期 8 ~ 9 月。

▶ 药材音译名

扎托巴、扎托、扎永、扎琼、扎果。

▶ ITS2 条形码序列 / 简并序列

CGCATCGTGTCGCCCCCTACCATTCTTCTAATAGATGTTTGGTGCGGGGCGG
AGATTGGTCTCCCGCTTCAATGATACGGTTGGCCAAAATAGGAGTCCCCAGC
GATGGACGCACGACTAGTGGTGGTTGCCAAACCTTCGTCTTGTGTTGTGCGT
CTTGAGTCGTACGGGAAGATCTCTTTAAAGACCCCAATGTGTTGTCTTTCGAT
GACGCTTCGACCG

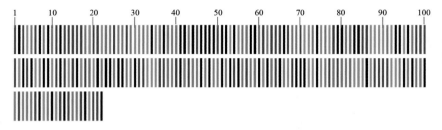

▶ 药用部位

全草或地上部分。

▶ 功能主治

清热、解毒、止血。适用于流行性感冒、
瘟病时疫、矿物药中毒、疔疮、肉瘤、出血。

附　注

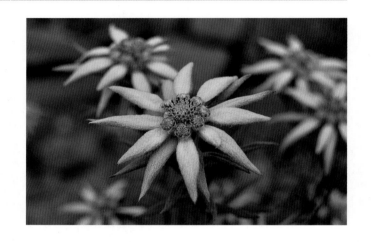

　　《蓝琉璃》在"药物补述"中记载了治疗石类药物中毒之药物ཟླ་བའི་རྩ་བ།[扎吉托苟，简称为ཟླ་བ།（扎哇）]。《晶珠本草》以ཟླ་ཏོག（扎托）为正名 [也有文献记载为ཟླ་ཏོག་པ།（扎托巴），二者均为扎吉托苟的简称]，言其分为山生的ཟླ་གུ（扎果）、旬生的ཟླ་གྱངས།（扎永）、小的ཟླ་ཆུང།（扎琼）3 种。现代文献记载，各地藏医通常以菊科火绒草属（*Leontopodium*）植物作为扎托，但多未细分其品种而统称为扎托，其基原包括该属的 10 余种植物，最常用的为火绒草 *L. leontopodioides* (Willd.) Beauv.。此外，香芸火绒草 *L. haplophylloides* Hand.-Mazz.、戟叶火绒草 *L. dedekensii* (Bur. et Franch.) Beauv.（分枝火绒草）、坚杆火绒草 *L. franchetii* Beauv.、矮火绒草 *L. nanum* (Hook. f. et Thans.) Hand.-Mazz.（扎琼）、长叶火绒草 *L. longifolium* Ling.（扎永）等也使用较多。也有人认为《蓝琉璃》记载的扎哇的基原主要为香青属（*Anaphalis*）植物，而火绒草属植物则似为《晶珠本草》记载的山生者（扎果）。（参见"银叶火绒草""珠光香青"条）

　　经比对，本材料的 ITS2 序列与火绒草 *L. leontopodioides* (Willd.) Beauv. 的 ITS2 序列（NCBI 数据库登录号为 FJ980329）的相似度为 99%。NCBI 数据库中未收录香芸火绒草 *L. haplophylloides* Hand.-Mazz. 的 ITS2 序列信息。

小叶金露梅

Xiaoyejinlumei

班那

 སྤྱིན་ནག

▶ **材　料**

药材标本采集自甘肃省甘南藏族自治州夏河县扎油乡扎油沟，采集号 2011036（馆藏标本号 003698）。

▶ **基　原**

蔷薇科植物小叶金露梅 *Potentilla parvifolia* Fisch.（99%）。

▶ **形态特征**

灌木，高 0.3 ~ 1.5 m，分枝多；树皮纵向剥落。小枝呈灰色或灰褐色，幼时被灰白色柔毛或绢毛。叶为羽状复叶，有小叶 2 对，常混生有 3 对，基部 2 对小叶呈掌状或轮状排列；小叶小，呈披针形、带状披针形或倒卵状披针形，长 0.7 ~ 1 cm，宽 2 ~ 4 mm，先端常渐尖，稀圆钝，基部呈楔形，全缘，明显向

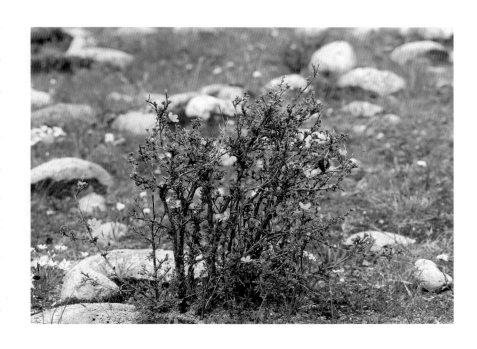

下反卷，两面呈绿色，被绢毛，或下面呈粉白色，有时被疏柔毛；托叶膜质，呈褐色或淡褐色，全缘，外面被疏柔毛。单花或数花顶生，花梗被灰白色柔毛或绢状柔毛；花直径 1.2 ~ 2.2 cm；萼片呈卵形，先端急尖，副萼片呈披针形、卵状披针形或倒卵状披针形，先端渐尖或急尖，短于萼片或与之近等长，外面被绢状柔毛或疏柔毛；花瓣呈黄色，宽倒卵形，先端微凹或圆钝，比萼片长 1 ~ 2 倍；花柱近基生，呈棒状，基部稍细，在柱头下缢缩，柱头扩大。瘦果表面被毛。花果期 6 ~ 8 月。

▶ **药材音译名**

班那、班那尔、柏拉、班玛、班纳合。

▶ **药用部位**

带花、叶的小枝。

▶ ITS2 条形码序列 / 简并序列

CACGTCGTTGCCCCCCCAACCCCTTCGGTGGCTTGGACGGGACGGATGATGG
CCTTCCCGCGTGCGCTGTCACGCGGTTGGCTCAAATGCCGAGTCCTCGGCGA
CAGACGCCGCGACAATCGGTGGTTGTCAAAACCTCTGTGTCGTGTCGCGCGC
GCGAGTCGTTTGTTGGATCTCCTGACCCATGCGTGTCGGTCTGCCGACGCTT
TCAACG

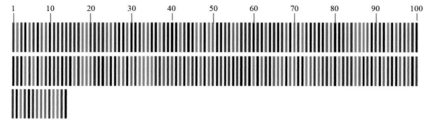

▶ 功能主治

理气、敛黄水。适用于妇女乳房肿痛、肺病、消化不良等。

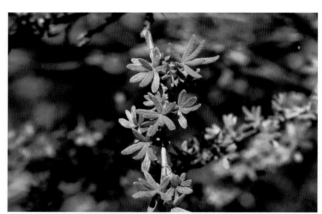

附 注

 《蓝琉璃》在"药物补述"中记载有消肿之药物 སྨེན་ལག（斑玛）。《晶珠本草》记载班玛按花色分为白 [花白色，称 སྨེན་དཀར（班嘎尔）]、黑 [花黄色，称 སྨེན་ནག（班那）]2 种，其中黑者又分为大、小 2 种。现代文献记载，藏医常用的白者（班嘎尔）的基原为蔷薇科植物银露梅 *P. glabra* Lodd.，黑者（班那）的基原为金露梅 *P. fruticosa* L.[*Dasiphora fruticosa* (L.) Rydb.]；此外，小叶金露梅 *P. parvifolia* Fisch.、铺地小叶金露梅 *P. parvifolia* Fisch. var. *armerioides* (Hook. f.) Yu et Li、垫状金露梅 *P.*

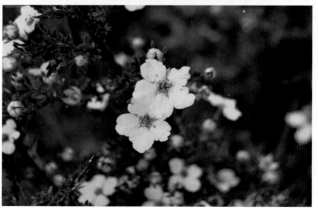

fruticosa L. var. *pumila* Hook. f. 等也作为黑者或黑者的小者的基原。

 经比对，本材料的 ITS2 序列与小叶金露梅 *P. parvifolia* Fisch.、金露梅 *P. fruticosa* L.、银露梅 *P. glabra* Lodd. 的 ITS2 序列（NCBI 数据库登录号分别为 KF954762、KP875290、KP875289）的相似度均为 99%。

星状雪兔子

Xingzhuangxuetuzi

索公巴

 སྟོལ་གོང་པ།

▶ 材　料

药材标本采集自四川省甘孜藏族自治州德格县雀儿山下，采集号 2013063（馆藏标本号 003418）。

▶ 基　原

菊科植物星状雪兔子 *Saussurea stella* Maxim.（99%）。

▶ 形态特征

无茎莲座状草本，全株光滑无毛。根呈倒圆锥状，深褐色。叶呈莲座状，星状排列，呈线状披针形，长 3 ~ 19 cm，宽 3 ~ 10 mm，无柄，中部以上长渐尖，向基部常卵状扩大，全缘，两面同色，呈紫红色、近基部紫红色或绿色，无毛。头状花序无小花梗，多数，在莲座状叶丛中密集成半球形、直径为 4 ~ 6 cm 的

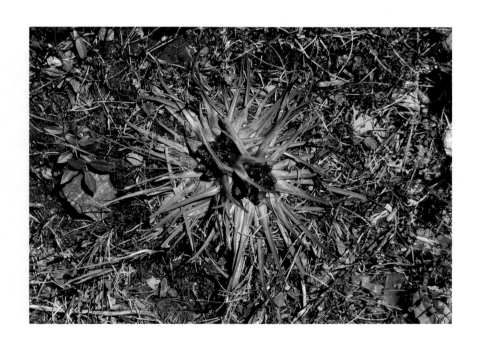

总花序；总苞呈圆柱形，直径 8 ~ 10 mm，总苞片 5 层，覆瓦状排列，外层呈长圆形，长 9 mm，宽 3 mm，先端呈圆形，中层呈狭长圆形，长 10 mm，宽 5 mm，先端呈圆形，内层呈线形，长 1.2 cm，宽 3 mm，先端钝，全部总苞片外面无毛，但中层与外层总苞片边缘有睫毛；小花呈紫色，长 1.7 cm，细管部长 1.2 cm，檐部长 5 mm。瘦果呈圆柱状，长 5 mm，先端具膜质的冠状边缘；冠毛呈白色，2 层，外层短，糙毛状，长 3 mm，内层长，羽毛状，长 1.3 cm。花果期 7 ~ 9 月。

▶ 药材音译名

索公巴、索贡巴、索公玛保、索尔公玛保、索尔公木保、索贡莫保、松觉底打、穷代尔莫保、穷得儿木保、穷代尔嘎布。

▶ 药用部位

全草。

▶ **ITS2 条形码序列 / 简并序列**

CGCATCGCGTCGCCCCCAACCACGCCTCCCTCATGGGGATGTGTTTTGTTTG
GGGCGGAGAATGGTCTCCCGTGCTCATGGTGCGGTTGGCCTAAAAAGGAGCC
CCCTTCGACGGACGCACGACTAGTGGTGGTTTTCAAGGCCTTCGTATTGAGT
TGTGCATACGCGAGGGAATCGCTCTCCAAAGACCCCAACGTGTCGTCTTGCG
ACGACGCTTCGACCG

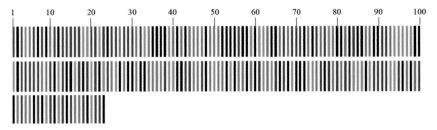

▶ **功能主治**

索公巴：清热解毒、止痛、干黄水。适用于头部外伤、骨裂、咽喉肿痛、中毒发热、食物中毒、风湿疼痛。

穷代尔嘎布：清热解毒。适用于中毒症、头痛眩晕、小儿高热、惊厥抽搐。

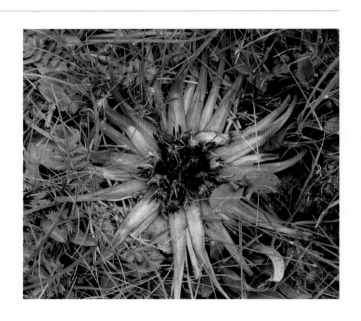

附　注

　　《四部医典》中记载有治头骨裂（头破）和毒热症之药物 སྒོལ་གོང་（索公）。《蓝琉璃》记载索公分为蓝（青）、黄、白 3 类。《晶珠本草》以 སྒོལ་གོང་པ་（索公巴）为正名，记载其花色有黄 [སྒོལ་གོང་སེར་པོ་（索公色保）]、绿、紫 [སྒོལ་གོང་སྔོན་པོ་（索公莫保）] 或红 [སྒོལ་གོང་དམར་པོ་（索公玛保）]3 种，以黄色者为正品。现代文献记载，各地藏医所用索公巴类的基原均为菊科植物，其中黄者（索公色保）的基原为糖芥绢毛菊 Soroseris hookeriana (C. B. Clarke) Stebbins subsp. *erysimoides* (Hand.-Mazz.) Stebbins[空桶参 Soroseris erysimoides (Hand.-Mazz.) Shih，也有文献记载为皱叶绢毛苣 Soroseris hookeriana (C. B. Clarke) Stebb.，在《中国植物志》中名为皱叶绢毛苣]，红或紫者（索公玛保、索公莫保 ）的基原为星状雪兔子 Saussurea stella Maxim.（星状风毛菊），青海和四川藏医多习用，作为代用品。也有观点认为，星状雪兔子 Saussurea stella Maxim. 应为《蓝琉璃》记载的蓝者[སྒོལ་གོང་སྔོན་པོ་（索公温保）] 的基原。《青海藏标》以绢毛菊 /སྒོལ་གོང་པ་/ 索宫巴之名收载了绢毛菊 Soroseris gillii (S. Moore) Stebb.（金沙绢毛菊）及其同属多种植物。《晶珠本草》在“隰生草类药物”中另记载有治毒热之药物 ཁྱུང་སྟེར་（穷代尔、穹代尔），言其分为白 [ཁྱུང་སྟེར་དཀར་པོ་

（穷代尔嘎布）]、紫 [ཁྱུང་སྡེར་སྨུག་པོ།（穷代尔莫保）]2 种。现代文献记载，各地藏医使用的穷代尔的白者（穷代尔嘎布）的基原多为茜草科钩藤属（*Uncaria*）植物攀茎钩藤 *U. scandens* (Smith) Hutchins.（西藏墨脱有分布）或大叶钩藤 *U. macrophylla* Wall.。《藏药晶镜本草》（2018 年第二版）记载，穷代尔的基原为攀茎钩藤 *U. scandens* (Smith) Hutchins.，白者（穷代尔嘎布）的基原为菊科植物重齿叶缘风毛菊 *Saussurea katochaetoides* Hand.-Mazz.（重齿风毛菊 *Saussurea katochaete* Maxim.），紫者（穷代尔莫保）的基原为星状雪兔子 *Saussurea stella* Maxim.（该书 1995 年第一版中曾记载该种为穷代尔嘎布）。（参见"风毛菊"条）

经比对，本材料的 ITS2 序列与星状雪兔子 *Saussurea stella* Maxim.、维西风毛菊 *Saussurea spathulifolia* Franch. 的 ITS2 序列（NCBI 数据库登录号分别为 AB254686、EF420936）的相似度均为 99%。

秀丽水柏枝

Xiulishuibaizhi

温布

ཚོམ་བུ།

▶ **材　　料**

药材标本采集自西藏自治区拉萨市林周县旁多乡，采集号 2011443（馆藏标本号 003699）。

▶ **基　　原**

柽柳科植物秀丽水柏枝 *Myricaria elegans* Royle。

▶ **形态特征**

灌木或小乔木，高约 5 m。老枝呈红褐色或暗紫色，当年生枝呈绿色或红褐色，光滑，有条纹。叶较大，通常生于当年生绿色小枝上，呈长椭圆形、椭圆状披针形或卵状披针形，长 5 ~ 15 mm，宽 2 ~ 3 mm，先端钝或锐尖，基部狭缩，具狭膜质边缘，无柄。总状花序通常侧生，稀顶生；苞片呈卵形或卵状披针形，长 4 ~ 5 mm，宽 2 ~ 3 mm，先端渐尖，具宽膜质边缘；花梗长 2 ~ 3 mm；萼片呈卵状披针形或三角状卵形，长约 2 mm，宽约 1 mm，先端钝，基部多少结合，具宽膜质边缘；花瓣呈倒卵形、倒卵状椭圆形或椭圆形，长 5 ~ 6 mm，宽 2 ~ 3 mm，先端圆钝，基部渐狭缩，呈白色、粉红色或紫红色；雄蕊略短于花瓣，花丝基部合生，花药呈长圆形；子房呈圆锥形，长约 5 mm，具头状、

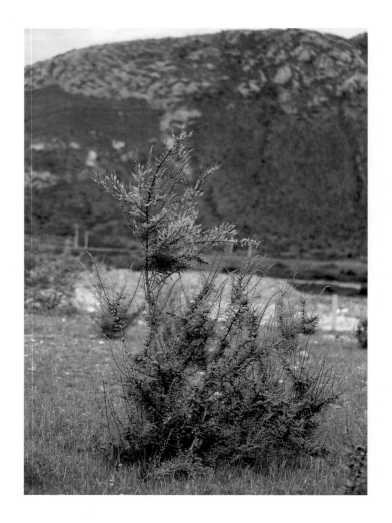

无柄的柱头，柱头 3 裂。蒴果呈狭圆锥形，长约 8 mm；种子呈矩圆形，长约 1 mm，先端具芒柱，芒柱全部被白色长柔毛。花期 6 ~ 7 月，果期 8 ~ 9 月。

▶ **药材音译名**

温布、翁布、奥木吾、曲相翁布。

▶ ITS2 条形码序列 / 简并序列

CGCAACACGTCGCACCCAACACGTCGATGCACAAGTAAAATTGTGCTTTGCT
TGTTAGGGCGGAGATTGGCCTCCCGTACACTATTAGTGTGTGGTTGGCCTAA
ATGTGGAGATTGCGGCTGTGAGTGCCACAGCGTTAGGTGGTTGGTTGCCTTA
GGTTAAATGCCTTAGGCAAGGATCACGCCGTGTGCCTTACTATGCTTGTGAT
TCTCGTAGGGCCTTAAATAAGTCGTGCATATCACACGACTTAACCTATG

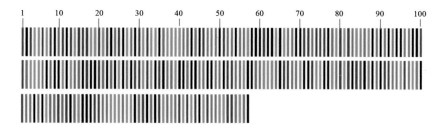

▶ 药用部位

嫩枝或茎中皮、叶、花。

▶ 功能主治

清热解毒、发散透疹。适用于麻疹不透、
咽喉肿痛、血中热症、瘟病时疫、脏腑毒热、
黄水病、各种药物和食物中毒、梅毒。

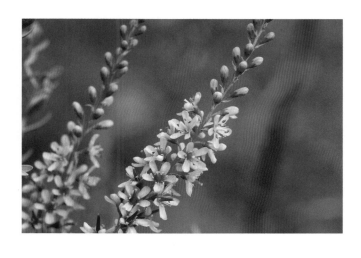

附 注

《四部医典》《晶珠本草》等古籍中记载有解毒药物ཝེན་བུ།（翁布）。现代文献记载的藏医所用温布的基原包括柽柳科水柏枝属（*Myricaria*）多种植物，《部标藏药》等收载的水柏枝 /ཝེན་བུ།/ 翁布的基原有水柏枝 *M. germanica* (L.) Desv.、匍匐水柏枝 *M. prostrata* Benth. et Hook. f.（*M. prostrata* Hook. f. et Thoms. ex Benth. et Hook. f.）及其同属数种植物。据文献记载，作为温布基原的还有秀丽水柏枝 *M. elegans* Royle、小花水柏枝 *M. wardii* Marquand、具鳞水柏枝 *M. squamosa* Desv.（球花水柏枝 *M. laxa* W. W. Sm.）、三春水柏枝 *M. paniculata* P. Y. Zhang et Y. J. Zhang、泽当水柏枝 *M. elegans* Royle var. *tsetangensis* P. Y. Zhang et Y. J. Zhang 等。（参见"三春水柏枝"条）

经比对，本材料的 ITS2 序列与小花水柏枝 *M. wardii* Marquand 的 ITS2 序列（NCBI 数据库登录号为 EU240605）的相似度为 100%，与三春水柏枝 *M. paniculata* P. Y. Zhang et Y. J. Zhang、心叶水柏枝 *M. pulcherrima* Batal. 的 ITS2 序列（NCBI 数据库登录号分别为 EU240599、KM242196）的相似度均为 99%。NCBI 数据库未收录秀丽水柏枝 *M. elegans* Royle 的 ITS2 序列信息。

雪豆

Xuedou

卡玛肖夏

མཁལ་མ་ནོ་ག།

▶ **材　　料**

药材标本收集自甘肃省兰州市黄河药材市场（馆藏标本号 003372）。

▶ **基　　原**

不明。

▶ **药材音译名**

卡玛肖夏、卡肖。

▶ **药用部位**

成熟种子。

▶ **功能主治**

补肾、散寒、下气、利肠胃、
止呕吐。适用于肾病、肠胃不
和、呕逆、腹痛吐泻。

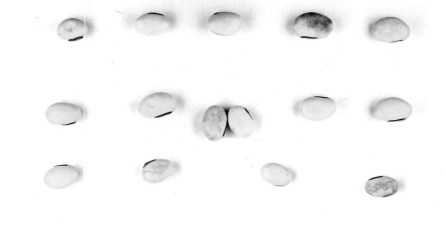

附　　注

　　《四部医典》中记载有 མཁལ་མ་ནོ་ག།（卡玛肖夏）；《蓝琉璃》记载卡玛肖夏为清肾热之药物，有白、黄、黑 3 种，以白者质佳。《晶珠本草》在"树木类药物"的"果实类药物"中记载有 4 种 ནོ་ག།（肖夏），各种的功效有所不同，卡玛肖夏为其中之一，其种子有白、红、黑 3 种。现代文献的记载藏医所用卡玛肖夏 [简称 མཁལ་ནོ།（卡肖）] 的基原主要为豆科刀豆属（*Canavalia*）植物刀豆 *C. gladiata* (Jacq.) DC. 和洋刀豆 *C. ensiformis* (Linn.) DC.（直生刀豆）的种子，《部标藏药》（附录）、《藏标》以刀豆 /མཁལ་ནོ།/ 卡肖之名收载了刀豆 *C. gladiata* (Jacq.) DC.。刀豆 *C. gladiata* (Jacq.) DC. 的种子为红色或褐色，似应为红类卡玛肖夏；直生刀豆 *C. ensiformis* (Linn.) DC. 是我国引种栽培的植物，其种皮为白色或黑色，应为古籍记载的白、黑类卡玛肖夏。据市场调查，现市售刀豆药材多为红色，但部分藏药处方中也有注明为白刀豆的情况。刀豆为常见蔬菜，我国有 2 个栽培品种，即刀豆 *C. gladiata* (Jacq.) DC.（蔓生刀豆）和直生刀豆 *C. ensiformis* (Linn.) DC.（洋刀豆、矮生刀豆），前者的种子为红色或褐色，后者的种子为白色，最常见的为蔓生刀豆。据文献记载，部分地区也有以扁豆 *Lablab purpureus* (Linn.) Sweet. 作为卡玛肖夏代用品的情况。

　　经比对，本材料的 ITS2 序列与 *C. dictyota* Piper（《中国植物志》未记载该种）的 ITS2 序列（NCBI

▶ ITS2 条形码序列 / 简并序列

CACAATGTTCCCCCTACACCTATGCCTTTTCCAATAAGGTATTTTGTGGGGT
GAAGGTTGGCTTTCCATAAGCATTGCCTTGTGGTTGGTTGAAATATGAGTCC
TTGGTGGAATGCCCCATGATAAATGGTAGTTGAGTGATCCTCGAGGCCAATC
ATGCRTGGGTTCCTCTCACATTTTGGACCTTGACCCCTTGAGTTTTCTTTAG
AACACTCATAATG

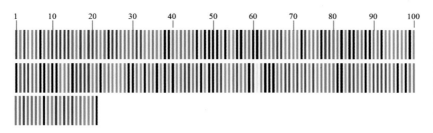

数据库登录号为 KT751432）的相似度为 99%，与刀豆 *C. gladiata* (Jacq.) DC.、*C. vitiensis* J. D. Sauer
（《中国植物志》未记载该种）的 ITS2 序列（NCBI 数据库登录号分别为 HAP00538、GU217649，
KT751463）的相似度均为 98%，与 *C. brasiliensis* Mart. ex Benth.（《中国植物志》未记载该种）
的 ITS2 序列（NCBI 数据库登录号为 KT751428）的相似度为 96%，与直生刀豆 *C. ensiformis* (Linn.)
DC. 的 ITS2 序列（NCBI 数据库登录号为 EU288912）的相似度为 61%。

　　实验样本未鉴定其基原物种。据销售者所述，药材商品雪豆即白刀豆，其种子呈白色。从样品的
种皮颜色来看，其应为直生刀豆 *C. ensiformis* (Linn.) DC.，但其 ITS2 序列与直生刀豆 *C. ensiformis* (Linn.)
DC. 的 ITS2 序列的相似度较低，且与收集于广西玉林市中药材专业市场的刀豆（呈红色）的 ITS2 序
列也略有差异，难以确定其基原。暂与"刀豆"条分别收录，供参考。（参见"刀豆"条）

鸭嘴花

Yazuihua

巴夏嘎

 བ་ཤ་ཀ།

▶ **材　料**

药材标本收集自四川省成都市荷花池中药材专业市场（馆藏标本号 003346）。

▶ **基　原**

爵床科植物黑叶小驳骨 *Gendarussa ventricosa* (Wall. ex Sims.) Nees（*Justicia ventricosa* Wall. ex Sims.）或小驳骨 *G. vulgaris* Nees（*J. gendarussa* Burm.）（100%、98%）。

▶ **形态特征**

黑叶小驳骨：多年生、直立、粗壮草本或亚灌木，高约 1 m，除花序外全株无毛。叶纸质，呈椭圆形或倒卵形，长 10 ~ 17 cm，宽 3 ~ 6 cm，先端短渐尖或急尖，基部渐狭，干时呈草黄色或黄绿色，常有颗粒状隆起，中脉粗大，腹面稍凸，背面呈半柱状

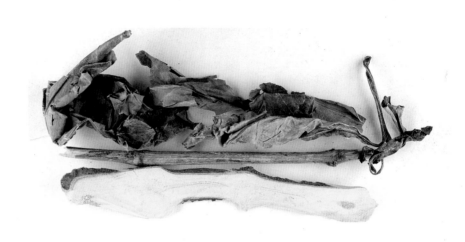

凸起，侧脉每边 6 ~ 7，两面近同等凸起，在背面半透明；叶柄长 0.5 ~ 1.5 cm。穗状花序顶生，密生；苞片大，覆瓦状重叠，呈阔卵形或近圆形，长 1 ~ 1.5 cm，宽约 1 cm，被微柔毛；萼裂片呈披针状线形，长约 3 mm；花冠呈白色或粉红色，长 1.5 ~ 1.6 cm，上唇呈长圆状卵形，下唇 3 浅裂。蒴果长约 8 mm，被柔毛。花期冬季。

小驳骨：多年生草本或亚灌木，直立，无毛，高约 1 m。茎呈圆柱形，节膨大。枝多数，对生，嫩枝常呈深紫色。叶纸质，呈狭披针形至披针状线形，长 5 ~ 10 cm，宽 5 ~ 15 mm，先端渐尖，基部渐狭，全缘，中脉粗大，表面平坦，背面呈半柱状凸起，侧脉每边 6 ~ 8，均呈深紫色，有时侧脉半透明；叶柄长不足 10 mm，上部的叶有时近无柄。穗状花序顶生，下部间断，上部密花；苞片对生，花序下部的 1 或 2 对呈叶状，比萼长，花序上部的小，呈披针状线形，比萼短，内含 2 至数花；萼裂片呈披针状线形，长约 4 mm，无毛或被疏柔毛；花冠呈白色或粉红色，长 1.2 ~ 1.4 cm，上唇呈长圆状卵形，下唇 3 浅裂。蒴果长 1.2 cm，无毛。花期春季。

▶ ITS2 条形码序列 / 简并序列

CGCATCGCATCGCCCCCTCCCCCCCTCCCACGGAGCGGCGGGGCCGGGGCG
GAGATTGGCCTCCCGTGCGCTACCGTCGCGCGGCCGGCCTAAATGCGATCCC
CCGGCGGCGCTTGTCGCGACCAGTGGTGGTTGAATCCTCAACTCGCGTGCTG
ACAGTCGCGCCGAACGGCGTCGTCCGGACGGGCATCACCTGTGGACCCAACC
AGCGCCGCGGCGCTTTCGACCG

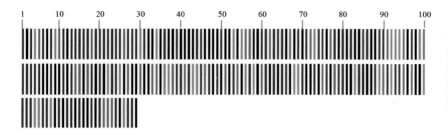

▶ 药材音译名

巴夏嘎、帕下嘎、哇夏嘎、志下嘎、帕下嘎窍。

▶ 药用部位

地上部分。

▶ 功能主治

除湿止痛、活血散瘀。适用于高血压、瘫痪、肝炎、胆囊炎、流行性感冒、跌打损伤；外用于疮疖肿毒。

附　注

《月王药诊》《四部医典》等古籍中记载有治血热病之药物 བ་ཤ་ཀ། （巴夏嘎）。据《度母本草》《晶珠本草》等记载，巴夏嘎自古即存在代用品。据现代文献记载和调查，各地藏医均以爵床科植物鸭嘴花 *Adhatoda vasica* Nees 作为巴夏嘎的正品（青海省未成册的标准以巴夏嘎之名收载了该种），或称 བ་ཤ་ཀ་མཆོག །（帕下嘎窍）。以往巴夏嘎药材多为进口，但目前已较少使用，现多使用巴夏嘎的代用品，各地习用的代用品存在一定的差异。西藏藏医多习用玄参科植物毛果婆婆纳 *Veronica eriogyne* H. Winkl.、长果婆婆纳 *V. ciliata* Fisch.，称其为巴夏嘎、 བ་ཤ་ཀ་དམན་པ། （帕下嘎门巴）或 ཕྱུར་རྣག་དོལ་མཁྲིས། （冬那端赤、董那童赤）。《西藏藏标》以 ཕྱུར་རྣག་དོལ་མཁྲིས། / 董那童赤 / 董那童赤之名、《四川藏标》以毛果婆婆纳 / ཕྱུར་རྣག་དོལ་མཁྲིས། / 当娜冬赤之名收载了长果婆婆纳 *V. ciliata* Fisch.、长果婆婆纳拉萨亚种 *V. ciliata* Fisch. subsp. *cephaloides* (Pennell) Hong、毛果婆婆纳 *V. eriogyne* H. Winkl.。青海、西藏察隅、云南迪庆藏医则主要使用罂粟科植物赛北紫堇 *Corydalis impatiens* (Pall.) Fisch.[据《中国植物志》记载和调查，青藏高原分布的应为与赛北紫堇 *C. impatiens* (Pall.) Fisch. 接近的假北紫堇 *C. pseudoimpatiens* Fedde]、察隅紫堇 *C. tsayulensis* C. Y. Wu et H. Chuang、皱波黄堇 *C. crispa* Prain 等数种紫堇属（*Corydalis*）植物，

称其为巴夏嘎或 ཛ་བ་ཟངས། (扎桑)。《西藏藏标》以 ཛ་བ་ཟངས།/ 扎桑 / 扎桑之名收载了皱波黄堇 *C. crispa* Prain；《青海藏标》（1992 年版）附录中以哇夏嘎之名收载了赛北紫堇 *C. impatiens* (Pall.) Fisch.，并指出"（哇夏嘎）正品有争议，有待研究"。（参见"长果婆婆纳"条）

经比对，本材料的 ITS2 序列与 *J. ventricosa* Wall. ex Sims.[黑叶小驳骨 *G. ventricosa* (Wall. ex Sims.) Nees] 的 ITS2 序列（NCBI 数据库登录号为 KP092808）的相似度为 100%，与 *J. gendarussa* Burm.（小驳骨 *G. vulgaris* Nees）的 ITS2 序列（NCBI 数据库登录号为 KC441029 和 KC441028）的相似度为 98%。

鸭嘴花属（*Adhatoda*）植物在全世界约有 5 种，我国仅有鸭嘴花 *A. vasica* Nees（《中国植物志》记载的鸭嘴花的拉丁学名为 *A. vasica* Nees，将 *J. adhatoda* L. 作为其异名）。鸭嘴花 *A. vasica* Nees 最早发现于印度，我国南方各省有栽培或逸为野生，民间将其用于续筋接骨、祛风止痛、祛痰，其功效与藏医应用不同。NCBI 数据库中收录有鸭嘴花 *J. adhatoda* L. 的 ITS2 序列，分别由美国学者、中国学者和印度学者提交。经比对，数据库中这些序列之间的相似性很高（94% 以上）。本实验材料的药材商品名为鸭嘴花，经初步鉴别也为爵床科植物，但未确定其种类，其 ITS2 序列与 NCBI 数据库中收录的鸭嘴花 *J. adhatoda* L. 的 ITS2 序列无显著的相似性。参考 ITS2 鉴别结果，将其基原暂定为黑叶小驳骨 *G. ventricosa* (Wall. ex Sims.) Nees 或小驳骨 *G. vulgaris* Nees，供参考。

芫荽子

Yansuizi

吾苏

ཆུ་སུ།

▶ **材　料**

药材标本收集自安徽省亳州市中国（亳州）中药材交易中心（馆藏标本号 003550）。

▶ **基　原**

伞形科植物芫荽 *Coriandrum sativum* L.（100%）。

▶ **形态特征**

一年生或二年生，有强烈气味的草本，高 20 ～ 100 cm。根呈纺锤形，细长，有多数纤细的支根。茎呈圆柱形，直立，多分枝，有条纹，通常光滑。根生叶有柄，柄长 2 ～ 8 cm；叶片 1 或 2 回羽状全裂，羽片呈广卵形或扇形半裂，长 1 ～ 2 cm，宽 1 ～ 1.5 cm，边缘有钝锯齿、缺刻或深裂，上部的茎生叶 3 至多回羽状分裂，末回裂片呈狭线形，长 5 ～ 10 mm，宽 0.5 ～ 1 mm，先端钝，全缘。伞形花序顶生或与叶对生，花序梗长 2 ～ 8 cm；伞幅 3 ～ 7，长 1 ～ 2.5 cm；小总苞片 2 ～ 5，呈线形，全缘；小伞形花序有孕花 3 ～ 9，花呈白色或带淡紫色；萼齿通常大小不等，小的呈卵状三角形，大的呈长卵形；花瓣呈倒卵形，长 1 ～ 1.2 mm，宽约 1 mm，先端有内凹的小舌片，辐射瓣长 2 ～ 3.5 mm，宽 1 ～ 2 mm，通常全缘，

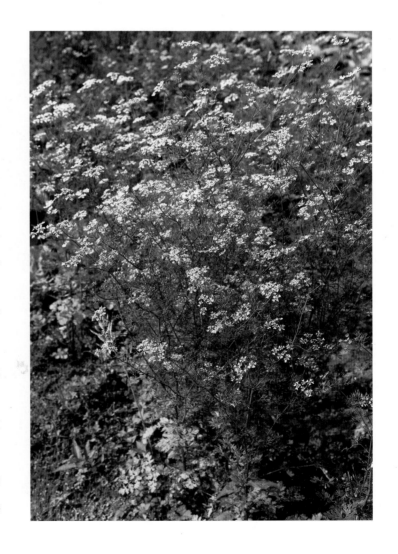

有 3 ～ 5 脉；花丝长 1 ～ 2 mm，花药呈卵形，长约 0.7 mm；花柱幼时直立，果实成熟时向外反曲。果实呈圆球形，背面主棱及相邻的次棱明显，胚乳腹面内凹，油管不明显，或有 1 位于次棱的下方。花果期 4 ～ 11 月。

▶ ITS2 条形码序列 / 简并序列

CGCATTGTCTTGCCCACAACCACCCACTCCTTGAGGAGTTGTGTTGGTTTGG
GGGCGGAAACTGGCCTCCCGTGCCTTGTCGCGCGGTTGGCGGAAAATCGAGT
CTCCGACGACGGATGTCGTGACATCGGTGGTTGTAAAAGGCCCTCTTGTCTT
GTCACGCGAATCCTAGTCATCTTAGCGAGCTCCAGGACCCTTAGGCGCACAC
ACTCTGTGCGCTTTGATTG

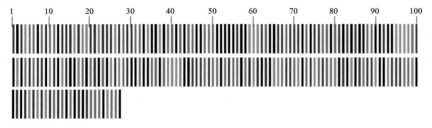

▶ 药材音译名

吾苏、乌苏、莪斯、乌索。

▶ 药用部位

全草或果实。

▶ 功能主治

清热、解表、健胃。适用于"培根""木布"病、消化不良、食欲不振、口渴、胃肠绞痛、小儿麻疹。

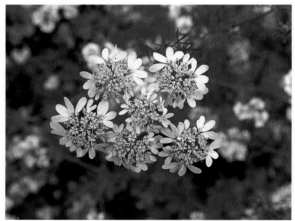
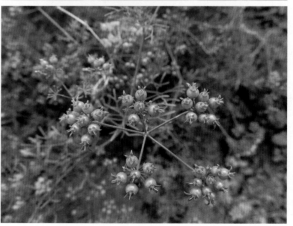

附 注

　　《月王月诊》《四部医典》等古籍中记载有治胃病之药物 ᰮ（吾苏）。《蓝琉璃》记载吾苏有黑色、黄色之分；《晶珠本草》记载吾苏分白[ᰮ（吾苏）]、黑[ᰮ（西斗、夏达、许德）]2种。现藏医均以伞形科植物芫荽 *Coriandrum sativum* L. 作为白者（吾苏），且使用较多，《部标藏药》《藏标》等收载有该种的果实（芫荽果 /ᰮ/ 吾苏）和全草（芫荽 /ᰮ/ 吾苏）。关于黑者（西斗）的基原，有文献记载为伞形科植物芹菜 *Apium graveolens* L. 或茴香 *Foeniculum vulgare* Mill.，但少用。

　　经比对，本材料的 ITS2 序列与芫荽 *C. sativum* L. 的 ITS2 序列（NCBI 数据库登录号为 KP406143）的相似度为 100%，与土耳其芫荽 *C. tordylium* (Fenzl) Bornm.（《中国植物志》未记载该种）的 ITS2 序列（NCBI 数据库登录号为 JF807556）的相似度为 95%。

野草莓

Yecaomei

志达萨增

འབྲི་ཏ་ས་འཛིན།

▶ **材 料**

药材标本采集自四川省阿坝藏族羌族自治州马尔康市马尔康镇大郎足沟,采集号 2011001(馆藏标本号 003702);甘肃省甘南藏族自治州卓尼县纳浪镇,采集号 1408017(馆藏标本号 003266)。

▶ **基 原**

蔷薇科植物野草莓 *Fragaria vesca* Linn.（*F. nipponica* Hand.-Mazz.）（100%）。

▶ **形态特征**

多年生草本,高 5 ~ 30 cm。茎被开展柔毛,稀脱落。叶具 3 小叶,稀羽状 5 小叶,小叶无柄或先端小叶具短柄;小叶片呈倒卵圆形、椭圆形或宽卵圆形,长 1 ~ 5 cm,宽 0.6 ~ 4 cm,先端圆钝,顶生小叶基部呈宽楔形,侧生小叶基部呈楔形,边缘具缺刻状锯齿,锯齿圆钝或急尖,上面呈绿色,疏被短柔毛,

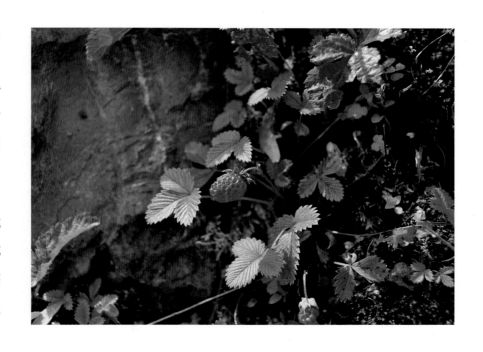

下面呈淡绿色,被短柔毛或有时脱落几无毛;叶柄长 3 ~ 20 cm,疏被开展的柔毛,稀脱落。花序呈聚伞状,有花 2 ~ 4(~ 5),基部具 1 有柄小叶或淡绿色钻形苞片;花梗被紧贴柔毛,长 1 ~ 3 cm;萼片呈卵状披针形,先端尾尖,副萼片呈窄披针形或钻形,花瓣呈白色,倒卵形,基部具短爪;雄蕊 20,不等长;雌蕊多数。聚合果呈卵球形,红色;瘦果呈卵形,表面脉纹不显著。花期 4 ~ 6 月,果期 6 ~ 9 月。

▶ **药材音译名**

志达萨增、直打萨曾、直打洒曾、知达沙增窍、孜孜洒曾、孜孜萨增、子子萨曾。

▶ **药用部位**

全草。

▶ ITS2 条形码序列 / 简并序列

CACGTCGTTGCCCCCCCGACCCCTTCGGGGGCCGGACGGGACGGATGATGG
CCTTCCCGTGTGCCCCGTCACGCGGTTGGCATAAATACCGAGTCCTCGGCGA
CCGGCGCCGCGACAATCGGTGGTTGTCAAACCTCGGTGCCTTGTCGCGTGCG
TGAGTCGATCGCGGGACTTCCTTCACCCTAAGCGCGTCGCTAACCCGACGCT
TTCAACG

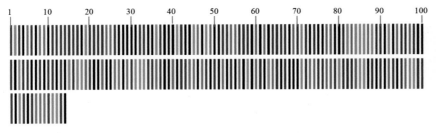

▶ 功能主治

引吐肺痰、托引脑腔脓血。适用于热性化脓症、肺胃瘀血、黄水病脓疡。

附　注

　　《四部医典》记载有排脓血、敛黄水之药物 འབྲི་ཏ་ས་འཛིན། （志达萨增）；《蓝琉璃》在"药物补述"中记载有 ཅི་ཙི་ས་འཛིན། （孜孜洒曾）；《甘露滴注释》记载有 ས་འཛིན། （萨曾），言其有 3 种；《晶珠本草》则记载 འབྲི་ཏ་ས་འཛིན། （志达萨增）又名 ས་འཛིན། （萨曾）、ཅི་ཙི་ས་འཛིན། （孜孜洒曾）。现代文献记载的萨曾类的基原主要包括蔷薇科草莓属（*Fragaria*）多种植物及玄参科植物短穗兔耳草 *Lagotis brachystachya* Maxim.，不同文献及标准中记载的名称及其基原也不尽一致，其中各地使用的草莓属植物主要有东方草莓 *F. orientalis* Lozinsk.、草莓 *F. nilgerrensis* Schtr.、西藏草莓 *F. nubicola* (Hook. f.) Lindl. ex Lacaita、西南草莓 *F. moupinensis* (Franch.) Card.、野草莓 *F. vesca* Linn.、纤细草莓 *F. gracilis* Lozinsk. 等。《部标藏药》以草莓 /འབྲི་ཏ་ས་འཛིན/ 志达萨曾之名收载了东方草莓 *F. orientalis* Lozinsk. 及其同属多种植物；《藏标》以草莓 /ཅི་ཙི་ས་འཛིན/ 孜孜洒曾之名收载了草莓 *F. nilgerrensis* Schtr.（黄毛草莓）及其同属多种植物，以短穗兔耳草 /འབྲི་ཏ་ས་འཛིན/ 直打洒曾之名收载了短穗兔耳草 *L. brachystachya* Maxim.，但二者的功能主治相同。也有部分藏医使用蓼科植物多穗蓼 *Polygonum polystachyum* Wall. ex Meisn.（直打萨增）和虎耳草科植物喜马拉雅虎耳草 *Saxifraga brunonis* Wall.[འབྲི་ཏ་ས་འཛིན་ཁབ།（直打洒曾卡布）、འབྲི་ཏ་ས་འཛིན་དམན་པ།（直打洒曾曼巴）]。据《晶珠本草》记载，志达萨曾和孜孜洒曾应为同一药物，草莓属植物和短穗兔耳草 *L. brachystachya* Maxim. 可能因均有匍匐状茎及聚合状果序相似而被作为同一药物使用。（参见"短穗兔耳草"条）

　　经比对，本材料的 ITS2 序列与野草莓 *F. nipponica* Hand.-Mazz.、野草莓 *F. vesca* Linn.（《中国植物志》将 *F. nipponica* Hand.-Mazz. 作为野草莓 *F. vesca* Linn. 的异名）、纤细草莓 *F. gracilis* Lozinsk. 的 ITS2 序列（NCBI 数据库登录号分别为 AF163486、KU881051、AF163488）的相似度均为 100%。

异色风毛菊

Yisefengmaoju

杂赤巴莫卡

ཙ་མཁྲིས་བ་མོ་ཁ།

▶ **材　　料**

药材标本采集自甘肃省甘南藏族自治州合作市，采集号 1408055（馆藏标本号 003269）。

▶ **基　　原**

菊科植物异色风毛菊 *Saussurea brunneopilosa* Hand.-Mazz.（褐毛风毛菊）（99%）。

▶ **形态特征**

多年生草本，高 7 ~ 45 cm。根茎有分枝，颈部被纤维撕裂的残鞘并发出不育枝与花茎。茎直立，不分枝，密被白色长绢毛。基生叶呈狭线形，长 3 ~ 10（~ 15）cm，宽 1 mm，近基部加宽成鞘状，全缘，内卷，上面无毛，下面密被白色绢毛；茎生叶与基生叶类似。头状花序单生于茎端，基部有多数通常

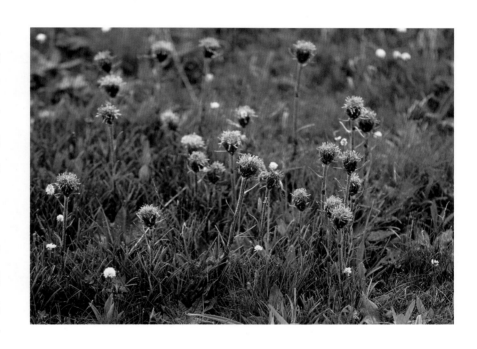

超过头状花序且在果期呈星状排列的最上部茎生叶；总苞呈近球形，直径 2 cm；总苞片 4 层，外层呈卵状椭圆形，长 1.1 cm，宽 3 mm，先端长渐尖，呈紫褐色，外弯，中层呈椭圆状披针形，长 1.2 cm，宽 2 mm，先端呈紫色，内层呈线状披针形，长 2 ~ 3 cm，宽 1 mm，外面呈紫色，全部总苞外面被褐色和白色的长柔毛；小花呈紫色，长 1.4 cm，细管部与檐部均长 7 mm。瘦果呈圆锥状，长 3.5 mm，无毛，先端有小冠；冠毛呈黄褐色，2 层，外层短，呈糙毛状，长 1.5 ~ 2 mm，内层长，呈羽毛状，长 1.1 cm。花果期 7 ~ 8 月。

▶ **药材音译名**

杂赤巴莫卡、杂赤哇冒卡、扎赤哇毛卡、杂扯、杂赤、匝赤。

▶ **药用部位**

地上部分或头状花序。

▶ ITS2 条形码序列 / 简并序列

CGCATCGCGTCGCCCCCAACCACGCCTTCCTCATGGGGATGTGTTTTGTTTG
GGGCGGAGAATGGTCTCCCGTGCTCATGGTGCGGTTGGCCTAAAAAGGAGTC
CCCTTCGACGGACGCACGGCTAGTGGTGGTTTTCCAAGGCCTTCGTATCGAG
TTGTGCATACGCGAGGGAATCGCTCTCCAAAGACCCCAACGTGTCGTCTTGC
GACGACGCTTCGACCG

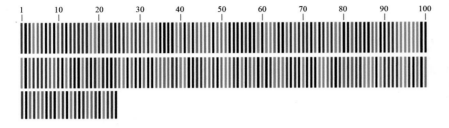

▶ 功能主治

清热凉血。适用于肝炎、胆囊炎、黄疸、胃肠炎、感冒发热、内脏出血。

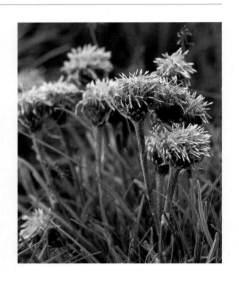

附　注

　　《四部医典》《晶珠本草》等古籍中记载有治"赤巴"病、肝胆病之药物 ཙ་མཁྲིས།[ཙ་མཁྲིས།（杂赤）]。《晶珠本草》记载杂赤分为黑（山生）和白（田生）2 类。现代文献记载的杂赤类的基原较为复杂，涉及菊科的多属多种植物，不同文献记载的及各地习用的基原种类不尽一致。其中，黑者 [ཙ་མཁྲིས་བ་མོ་ཀ།（杂赤巴冒卡）] 的基原主要为风毛菊属（*Saussurea*）植物，包括禾叶风毛菊 *S. graminea* Dunn、褐毛风毛菊 *S. brunneopilosa* Hand.-Mazz.（异色风毛菊）、沙生风毛菊 *S. arenaria* Maxim.、披针叶风毛菊 *S. minuta* C. Winkl（小风毛菊）、矮丛风毛菊 *S. eopygmea* Hand.-Mazz. 等；白者 [ཙ་མཁྲིས་དཀར་པ།（杂赤曼巴）] 的基原为菊科植物山苦荬 *Ixeris chinensis* (Thunb.) Nakai[中华小苦荬 *Ixeridium chinense* (Thunb.) Tzvel.]、细叶苦荬菜 *Ixeris gracilis* DC.[细叶小苦荬 *Ixeridium gracile* (DC.) Shih] 和岩参 *Cicerbita macrorrhiza* (Royle) Beauverd [头嘴菊 *Cephalorrhynchus macrorrhizus* (Royle) Tsuil] 等，黑、白 2 类的功能主治相近。《部标藏药》等收载了禾叶风毛菊 *S. graminea* Dunn、褐毛风毛菊 *S. brunneopilosa* Hand.-Mazz.（异色风毛菊）作为杂赤或杂赤巴莫卡的基原。（参见"窄叶小苦荬""中华小苦荬"条）

　　经比对，本材料的 ITS2 序列与异色风毛菊 *S. brunneopilosa* Hand.-Mazz.、牛耳风毛菊 *S. woodiana* Hemsl.、钻叶风毛菊 *S. subulata* C. B. Clarke 的 ITS2 序列（NCBI 数据库登录号分别为 EF420942、EF420951、EF420934）的相似度均为 99%。

银叶火绒草

Yinyehuorongcao

扎托巴

སྡེ་ཐོག་པ།

▶ 材　料

药材标本采集自西藏自治区昌都市江达县佐曲，采集号 2013087（馆藏标本号 003475）。

▶ 基　原

菊科植物银叶火绒草 *Leontopodium souliei* Beauv.（99%）。

▶ 形态特征

多年生草本。根茎细，横走，有 1 或少数簇生的花茎和少数不育的莲座状叶丛；根出条细长，呈匍枝状，长达 6 cm，平卧，无细根，有不久枯萎的叶和顶生的叶丛。茎从膝曲的基部直立，高 6 ~ 25 cm，纤细，草质，后稍坚挺，不分枝，稀上部有花序枝，被白色蛛丝状长柔毛，下部有较密的叶。莲座状叶上面毛

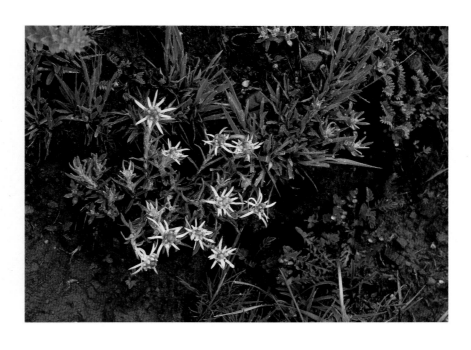

常脱落，基部渐狭成短狭的鞘部；茎生叶直立，常附贴于茎上或稍开展，呈狭线形或舌状线形，长 1 ~ 4 cm，宽 1 ~ 3 mm，稀 4 mm，茎下部叶基部等宽，无柄，茎上部叶基部稍扩大，半抱茎，先端尖，有短小尖头，叶质，两面被同样的或茎下部叶上面被较疏薄的银白色绢状茸毛，茎上部叶基部被长柔毛；苞叶多数，较茎上部叶稍短、稍尖，基部不扩大，两面被银白色长柔毛或白色茸毛，或下面毛茸较薄，较花序长 2 ~ 3 倍，密集，开展成直径约 2 cm 的苞叶群，或有长达 3 mm 的花序梗而开展成直径达 5 cm 的复苞叶群。头状花序直径 5 ~ 7 mm，少数密集或达 20；总苞长 3.5 ~ 4 mm，有长柔毛状密茸毛；总苞片约 3 层，先端无毛，呈褐色，宽尖，稍露出毛茸之上；小花异型，雄花或雌花较少，或雌雄异株；花冠长 3 ~ 4 mm，雄花花冠呈狭漏斗状，有卵圆形裂片，雌花花冠呈丝状；冠毛呈白色，较花冠稍长，下部有细齿，雄花冠毛上部多少棒状粗厚，有锯齿，雌花冠毛细；不育的子房常无毛。瘦果被短粗毛或无毛。花期 7 ~ 8 月，果期 9 月。

▶ ITS2 条形码序列 / 简并序列

CGCATCGTGTCGCCCCCTACCATTCTTCTAATAGATGTTTGGTGCGGGGCGG
AGATTGGTCTCCCGCTTCAATGATACGGTTGGCCAAAATAGGAGTCCCCAGC
GATGGACGCACGACTAGTGGTGGTTGCCAAACCTTCGTCTTGTGTTGTGCGT
CTTGAGTCGTACGGGAAGATCTCTTTAAAGACCCCAATGTGTTGTCTTTCGAT
GATGCTTCGACCG

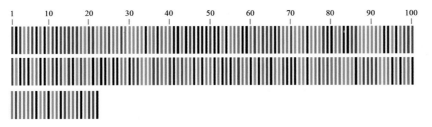

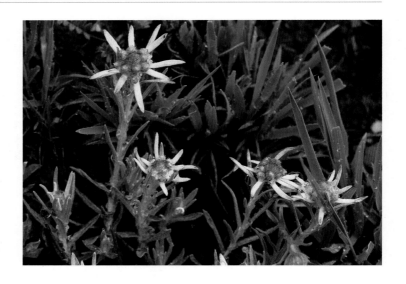

▶ 药材音译名
扎托巴、扎托、扎永、扎琼、扎果。

▶ 药用部位
地上部分或花序。

▶ 功能主治
清热、解毒、止血。适用于流行性感冒、瘟病时疫、矿物药中毒、疔疮、肉瘤、出血。

 附　注

　　《蓝琉璃》在"药物补述"中记载了治疗石类药物中毒之药物ཟ་བའི་ཐོག[扎吉托苟，简称为ཟ་（扎哇）]。《晶珠本草》记载ཟ་ཐོག（扎托）分山生（扎果）、甸生（扎永）、小（扎琼）3 种。ཟ་ཐོག（扎托）和ཟ་ཐོག་པ（扎托巴）均为ཟ་བའི་ཐོག（扎吉托苟）的简称。现代文献记载扎托（扎托巴）的基原包括菊科火绒草属（*Leontopodium*）和香青属（*Anaphalis*）的多种植物，通常未再细分品种而统称为扎托或扎托巴，不同文献记载的基原有 10 余种，其中最常用的为火绒草 *L. leontopodioides* (Willd.) Beauv.，银叶火绒草 *L. souliei* Beauv.（高原火绒草）也为其基原之一。（参见"香芸火绒草""珠光香青"条）

　　经比对，本材料的 ITS2 序列与火绒草 *L. leontopodioides* (Willd.) Beauv.、黄白火绒草 *L. ochroleucum* Beauv. 的 ITS2 序列（NCBI 数据库登录号分别为 FJ980329、FJ639953）的相似度均为 100%，与银叶火绒草 *L. souliei* Beauv. 的 ITS2 序列（NCBI 数据库登录号为 FJ639959）的相似度为 99%。

印度獐牙菜

Yinduzhangyacai

甲蒂

ཚ་ཏིག

▶ 材　料
药材标本收集自四川省成都市荷花池中药材专业市场（馆藏标本号 003516）、云南省迪庆藏族自治州藏医院（馆藏标本号 003361）。

▶ 基　原
龙胆科植物印度獐牙菜 *Swertia chirayita* (Roxb. ex Flemi) Karsten（100%）。

▶ 形态特征
一年生草本，高 60 ~ 150 cm。茎有棱，呈近圆形。茎生叶无柄，呈椭圆形，长约 5 cm，宽约 2 cm，比基生叶小，先端急尖，具 5 脉，全缘。圆锥花序较大，多花；花呈黄绿色；花梗长至 1.9 cm，簇生；花萼裂片 4，呈披针形，长约 4 mm；花冠裂片 4，呈卵形，长约 6 mm，先端急尖，略带紫色脉，裂片基部具 2 有毛的腺窝；雄蕊分离，花丝呈线形，花药呈长椭圆形。蒴果呈卵形，长约 6 mm，急尖；种子小，光滑。

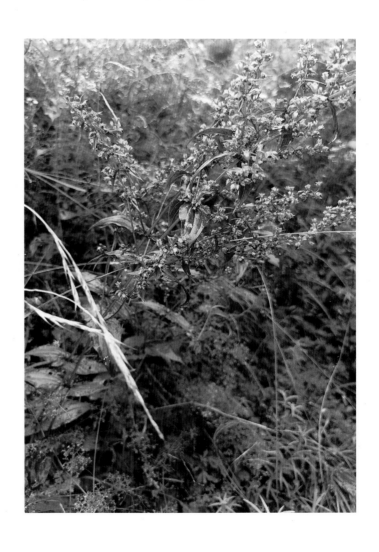

▶ 药材音译名
甲蒂、蒂达、甲滴、迦滴、蒂达加布。

▶ 药用部位
全草。

▶ 功能主治
清肝利胆、退诸热、滋补。适用于黄疸性肝炎、病毒性肝炎、血病、胃病。

附　注

ཏིག་ཏ།（蒂达）为一类主要治疗肝胆疾病的藏药的总称，因其功效与中药茵陈相似，现代文献也将

▶ ITS2 条形码序列 / 简并序列

CGCATCGCGTCGCCCCCCAACCCCGTGTGTTAACTCGTACGGGTGACGTGAG
GGGGCGGAAACTGGCTTCCCGTGCTTGGCCGCGGCTGGCCTAAATGCGAGTC
CCTTGCGACGGACGCGACGACAAGTGGTGGTTGATTGCCTCAACTAAGGTGC
TGTCGCGCGACGCCCGTCGAATGAGGAGACTCCCTGACCCTGATGCATGCGT
TGTCACGACGCTTGCTACGACCG

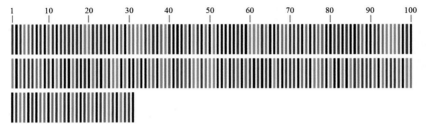

蒂达称为藏茵陈。《晶珠本草》记载蒂达按产地分为印度蒂达 [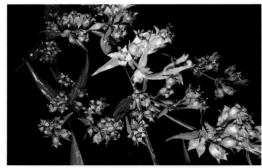 度蒂达[甲蒂、迦蒂]、尼泊尔蒂达[哇蒂]和西藏蒂达[窝蒂]3 类，其中西藏蒂达又分为松蒂、色蒂、桑蒂等 6 种。现代文献记载的蒂达类的基原极为复杂，涉及龙胆科、虎耳草科、唇形科、石竹科等的多属多种植物。市场调查显示，现藏医所用印度蒂达（甲蒂）和尼泊尔蒂达（哇滴）的基原主要为印度獐牙菜 S. chirayita (Roxb. ex Flemi) Karsten 或普兰獐牙菜 S. purpurascens Wall.，《部标藏药》和《青海藏标》以印度獐牙菜 /甲蒂（甲斗）之名收载了前种。文献记载印度獐牙菜 S. chirayita (Roxb. ex Flemi) Karsten 在我国无分布，但据调查，西藏吉隆、定结等地区有该种分布，但该种尚未成为商品药材，药材主要从印度和尼泊

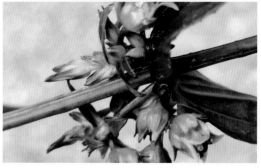

尔进口。另外，据对药材经营商的走访和对收集于市场的印度獐牙菜商品药材的基原鉴定，发现有误以宽丝獐牙菜 S. dilatata C. B. Clarke 和龙胆科肋柱花属（Lomatogonium）植物混充印度獐牙菜的情况。（参见"川西獐牙菜""抱茎獐牙菜""篦齿虎耳草""椭圆叶花锚"条）

经比对，本材料的 ITS2 序列与印度獐牙菜 S. chirayita (Roxb. ex Flemi) Karsten、普兰獐牙菜 S. ciliata (D. Don ex G. Don) B. L. Burtt（S. purpurascens Wall.）的 ITS2 序列（NCBI 数据库登录号分别为 FJ010809、FJ010797，FJ010798）的相似度均为 100%。

本材料药材名为印度獐牙菜，经形态学鉴定，其基原为印度獐牙菜 S. chirayita (Roxb. ex Flemi) Karsten，与 ITS2 鉴定结果一致。该种与普兰獐牙菜 S. purpurascens Wall. 在形态上有较大差异。

优越虎耳草

Youyuehuercao

达莪

 དག་ས།

▶ **材　料**

药材标本采集自青海省果洛藏族自治州班玛县亚尔堂乡果芒村，采集号 1408181（馆藏标本号 003310）；收集自云南省迪庆藏族自治州藏医院（馆藏标本号 003359）。

▶ **基　原**

虎耳草科植物优越虎耳草 *Saxifraga egregia* Engl.（99%）。

▶ **形态特征**

多年生草本，高 9 ~ 32 cm。茎中下部疏生褐色卷曲柔毛（有时带腺头），稀无毛，上部被短腺毛（腺头黑褐色）。基生叶具长柄，呈心形、心状卵形至狭卵形，长 1.55 ~ 3.25 cm，宽 1.2 ~ 2 cm，腹面近无毛，背面和边缘具褐色长柔毛（有时具腺头），叶柄长 1.9 ~ 5 cm，边缘具卷曲长腺毛；茎生叶（3 ~）7 ~ 13，中、下部者呈心状卵形至心形，长 1.15 ~ 2.6 cm，宽 0.75 ~ 2 cm，先端稍钝或急尖，基部呈心形，腹面无毛或近无毛，背面和边缘具褐色长柔毛，叶柄长 0.15 ~ 1.9 cm，具褐色卷曲长柔毛（有的具腺头），最上部者呈披针形至长圆形，长 0.88 ~ 1.6 cm，宽 3 ~ 7 mm，先端急尖或稍钝，基部通常呈楔形至近圆形，两面被褐色腺毛或无毛，边缘具褐色卷曲长腺毛并杂有短腺毛，具长 2 ~ 3 mm 的柄。多歧聚伞花序呈

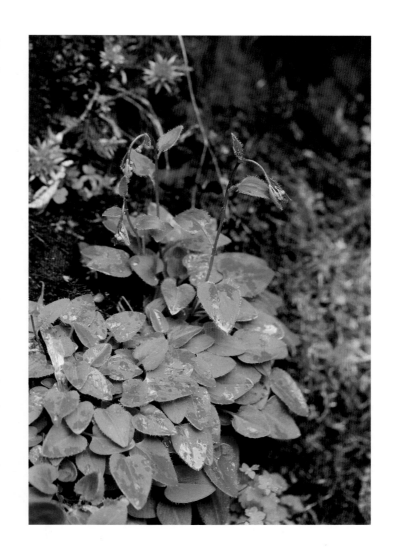

伞房状，长 1.9 ~ 8 cm，具 3 ~ 9 花；花序分枝长 1 ~ 5.3 cm，具 1 ~ 3 花；花梗长 0.4 ~ 6 cm，被短腺毛（腺头呈黑褐色）；萼片在花期反曲，呈卵形至阔卵形，长 2 ~ 3.8 mm，宽 1.2 ~ 2 mm，

▶ ITS2 条形码序列 / 简并序列

CGTACGCATGTCTCTCACAACCCTTCGCCCCTTGCGGACGTAGGGCTTCGTG
CGAGCAGAGATTGGTATCCCGTGCTCTCGAGGCGCGGCTTACCTAAAAAAAG
AGAGCCAGTGACAAAGCGTCACGTCTAGTGGTGGTTAATGTGCCTTTACGGC
CGACCAGTTCGCGGCGTGAATGCTTGTCGCTTGGAAAGCTCGATCGACACCT
TGAGCATCGTCMAATCGGTGTGCTACTGTCG

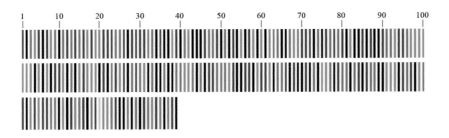

003310 样本:

CGTACGCATGTCTCTCACAACCCTTCGCCCCTTGCGGAC
GTAGGGCTTCGTGCGAGCAGAGATTGGTATCCCGTGCTCT
CGAGGCGCGGCTTACCTAAAAAAAGAGAGCCAGTGACAAA
GCGTCACGTCTAGTGGTGGTTAATGTGCCTTTACGGCCGA
CCAGTTCGCGGCGTGAATGCTTGTCGCTTGGAAAGCTCGA
TCGACACCTTGAGCATCGTCCAATCGGTGTGCTACTGTCG

003359 样本:

CGTACGCATGTCTCTCACAACCCTTCGCCCCTTGCGGAC
GTAGGGCTTCGTGCGAGCAGAGATTGGTATCCCGTGCTCT
CGAGGCGCGGCTTACCTAAAAAAAGAGAGCCAGTGACAAA
GCGTCACGTCTAGTGGTGGTTAATGTGCCTTTACGGCCGA
CCAGTTCGCGGCGTGAATGCTTGTCGCTTGGAAAGCTCGA
TCGACACCTTGAGCATCGTCAAATCGGTGTGCTACTGTCG

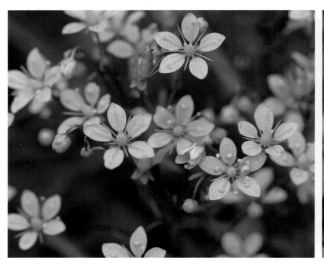
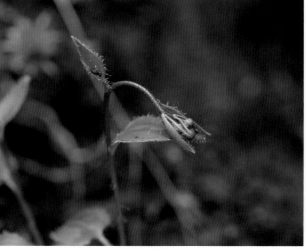

先端钝，腹面无毛，背面和边缘具腺毛，3 ～ 6 脉于先端不汇合；花瓣呈黄色，椭圆形至卵形，长 5.3 ～ 8 mm，宽 2.3 ～ 3.5 mm，先端钝或稍急尖，基部呈楔形至圆形，具长 0.4 ～ 1.1 mm 的爪，脉 3 ～ 6 （～ 7），具（2 ～）4 ～ 6（～ 10）痂体；雄蕊长 4 ～ 6 mm，花丝呈钻形；子房近上位，呈卵球形，长 2.5 ～ 3.8 mm，花柱 2，长 1 ～ 1.5 mm。花期 7 ～ 9 月。

▶ 药材音译名

达莪、达鄂、达欧、答悟、欧丹、喔登、堆孜伟丹、莪伟丹、色滴惹。

▶ 药用部位

全草。

▶ 功能主治

活血、补血、明目。适用于气血亏损、眼病、跌打损伤。

附　注

《晶珠本草》记载有 འོད་ལྡན། （喔登），言其为治血病、"赤巴"病、滋补益寿、利器荣色、增强体力之药物，分为黄 [འོད་ལྡན། （喔登）]、白 [འོད་ལྡན་དཀར་པོ། （欧丹嘎布）]2 种，黄者又名 ད་ཡ། （达莪）。现代文献记载的喔登的基原涉及茅膏菜科茅膏菜属（Drosera）、虎耳草科虎耳草属（Saxifraga）和梅花草属（Parnassia）的多种植物，但不同文献对黄、白 2 种喔登的基原存在争议，多认为白者（欧丹嘎布）的基原为黑蕊虎耳草 S. melanocentra Franch.；而关于黄者（喔登）的基原，《晶珠本草》（重译本）记载为优越虎耳草 S. egregia Engl.，《藏药志》（达鄂）和《中华本草·藏药卷》（达莪）记载系茅膏菜科植物新月茅膏菜 D. peltata Smith var. lunata (Buch.-Ham.) C. B. Clarke、光萼茅膏菜 D. peltata Smith var. glabrata Y. Z. Ruan。《部标藏药》（附录）和《青海藏标》以达莪 /ད་ཡ། 之名收载了新月茅膏菜 D. peltata Smith var. lunata (Buch.-Ham.) C. B. Clarke（据对采自西藏林芝、吉隆等的标本鉴定，应为茅膏菜 D. peltata Smith var. multisepala Y. Z. Ruan）。也有文献记载优越虎耳草 S. egregia Engl.、山地虎耳草 S. montana H. Smith 等为 ཏིག་ད། （蒂达）类的品种之一 གསེར་ཏིག （色滴）类 [གསེར་ཏིག་རིགས། （色滴惹）] 的基原。（参见"川西獐牙菜"条）

经比对，本材料的 ITS2 序列与优越虎耳草 S. egregia Engl.、山羊臭虎耳草 S. hirculus L. 的 ITS2 序列（NCBI 数据库登录号分别为 KU363216 ～ KU363217，KX166339）的相似度均为 99%。

余甘子

Yuganzi

居如拉

ཀྱུ་རུ་ར།

▶ 材　料

药材标本收集自安徽省亳州市中国（亳州）中药材交易中心（产地：云南。馆藏标本号 003546）、甘肃省兰州市黄河药材市场（馆藏标本号 003371）。

▶ 基　原

大戟科植物余甘子 *Phyllanthus emblica* L.（100%）。

▶ 形态特征

乔木，高达 23 m，胸径 50 cm；树皮呈浅褐色。枝条具纵细条纹，被黄褐色短柔毛。叶片纸质至革质，2 列，呈线状长圆形，长 8 ~ 20 mm，宽 2 ~ 6 mm，先端平截或钝圆，有锐尖头或微凹，基部呈浅心形而稍偏斜，上面呈绿色，下面呈浅绿色，干后带红色或淡褐色，边缘略背卷，侧脉每边 4 ~ 7；叶柄长 0.3 ~ 0.7 mm；托叶呈三角形，长 0.8 ~ 1.5 mm，呈褐红

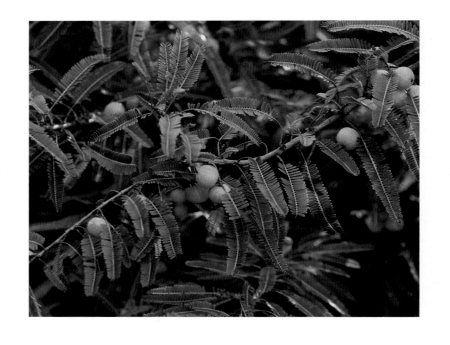

色，边缘有睫毛。多朵雄花和 1 雌花或全部为雄花组成腋生的聚伞花序；萼片 6。雄花花梗长 1 ~ 2.5 mm；萼片膜质，呈黄色，长倒卵形或匙形，近相等，长 1.2 ~ 2.5 mm，宽 0.5 ~ 1 mm，先端钝或呈圆形，全缘或有浅齿；雄蕊 3，花丝合生成长 0.3 ~ 0.7 mm 的柱，花药直立，呈长圆形，长 0.5 ~ 0.9 mm，先端具短尖头，药室平行，纵裂；花粉呈近球形，直径 17.5 ~ 19 μm，具 4 ~ 6 孔沟，内孔多呈长椭圆形；花盘腺体 6，呈近三角形。雌花花梗长约 0.5 mm；萼片呈长圆形或匙形，长 1.6 ~ 2.5 mm，宽 0.7 ~ 1.3 mm，先端钝或呈圆形，较厚，边缘膜质，多少具浅齿；花盘呈杯状，包藏子房达一半以上，边缘撕裂；子房呈卵圆形，长约 1.5 mm，3 室，花柱 3，长 2.5 ~ 4 mm，基部合生，先端 2 裂，裂片先端再 2 裂。蒴果呈核果状，圆球形，直径 1 ~ 1.3 cm，外果皮肉质，呈绿白色或淡黄白色，内果皮硬壳质；种子略带红色，长 5 ~ 6 mm，宽 2 ~ 3 mm。花期 4 ~ 6 月，

▶ ITS2 条形码序列 / 简并序列

CGCAACGTCGCTCCCTCACTTCCCTCTTGTGGGGCTCGTGAATTGGGAGCGG
AAAATGGCTTCCCATAAACTTCGAGATTGTGGTTGGCCCAAACATGAGACCA
GGTCGGTCAGTGCCGTGGCATTCGGTGGTTGAAAATACCCTAAAAACGCCTC
GTTCATTTGGCCGAACCAGCACGGATCTCAACGACCCTCTATGTATCCGACG

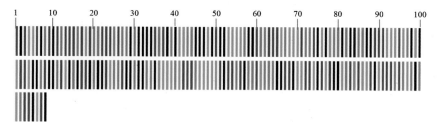

果期 7 ~ 9 月。

▶ 药材音译名

居如拉、居如热、局如日、朱如拉。

▶ 药用部位

成熟果实。

▶ 功能主治

清热凉血、消食健胃。适用于肝病、胆病、消化不良、眼病、"培根"病、"赤巴"病等。

附 注

《四部医典》《度母本草》等古籍中均记载有治"培赤"病、疗血分病之药物ﾠﾠﾠﾠ（居如拉）。《晶珠本草》记载居如拉分白、红 2 种。据调查，各地藏医均以大戟科植物余甘子 *P. emblica* L. 为居如拉正品，《藏标》等以余甘子 /ﾠﾠﾠ/ 居如拉之名收载了该种。据文献记载，四川、云南部分地区有使用中药山楂、栀子作为居如拉的情况，云南迪庆也曾有使用虎耳草科植物刺茶藨 *Ribes alpestre* Wall. ex Decne. 的果实作为居如拉的情况。据《迪庆藏药》等记载，上述情况可能受 18 世纪绛贝嘉措在《正确认药图鉴》附图中注汉文"山查"的影响，也可能与《晶珠本草》记载"分白、红两种"有关，而关于红者居如拉的基原尚不清楚。

经比对，本材料的 ITS2 序列与余甘子 *P. emblica* L.、水油甘 *P. parvifolius* Buch.-Ham. ex D. Don 的 ITS2 序列（NCBI 数据库登录号分别为 LC089029、KF938920 ~ KF938923，AY765294）的相似度均为 100%。

本实验各样品经鉴定基原为余甘子 *P. emblica* L.。水油甘 *P. parvifolius* Buch.-Ham. ex D. Don 未见有藏医药用的记载。

芸香叶唐松草

Yunxiangyetangsongcao

莪真

ཨོ་སྒྲིག

▶ **材　　料**

药材标本采集自青海省果洛藏族自治州久治县索乎日麻乡，采集号 1408163（馆藏标本号 003302）。

▶ **基　　原**

毛茛科植物芸香叶唐松草 *Thalictrum rutifolium* Hook. f. et Thoms.（99%）。

▶ **形态特征**

植株全体无毛。茎高 11 ~ 50 cm，上部分枝。基生叶和茎下部叶有长柄，为三至四回近羽状复叶；叶片长 3.2 ~ 11 cm；小叶草质，顶生小叶呈楔状倒卵形，有时呈菱形、椭圆形或近圆形，长 3 ~ 8 mm，宽 2 ~ 7 mm，先端呈圆形，基部呈楔形至圆形，3 裂或不裂，通常全缘，两面脉平，脉网不明显；叶柄长达 6 cm，基部有短鞘，托叶膜质，分裂。花序似总状花序，狭长；花梗长 2 ~ 7 mm，结果时增长到 8 ~ 14 mm；萼片 4，呈淡紫色，卵形，长约 1.5 mm，宽约 1 mm，早落；雄蕊 4 ~ 18（~ 30），长 2 ~ 3 mm，花药呈椭圆形，长 0.5 ~ 1.5 mm，先端有短尖，花丝呈丝形；心皮 3 ~ 5，基部渐狭成短柄，花柱短，腹面密生柱头组织。瘦果倒垂，稍扁，呈镰状半月形，长 4 ~ 6 mm，有 8 纵肋，子房柱长约 1 mm，宿存花柱长约 0.3 mm，反曲。6 月开花。

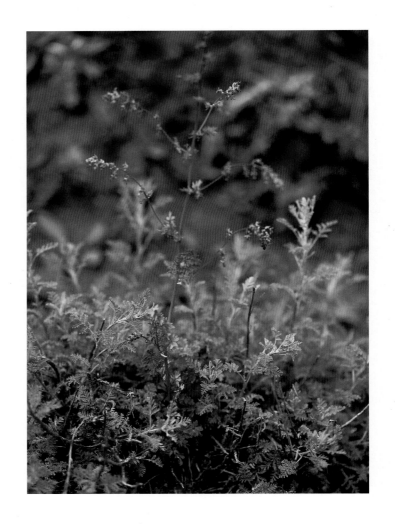

▶ **药材音译名**

莪真、鹅整、哦正、结居巴、加久巴、俄甲久、莪加久。

▶ ITS2 条形码序列 / 简并序列

CGCACAGCGTCGCCCCCCATCCACACACAGTGTGCAAGGGGGCGGAGATTGG
CCCCCCGAGCCCCCATCGGGCACGGTCGGCACAAATGCCTGTCCCTGGCAG
CGGTCGCCGCGGTCAAGTGGTGGCTTCAAATACCATTTCGGTGACCGGTTGG
CGCCGCGGCCATAGTTGGGACGGAATCGACCCGCAGAGGCCGTTACGACGG
CGTTTCACCCTG

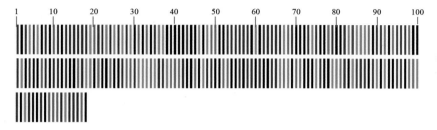

▶ 药用部位

全草或根及根茎。

▶ 功能主治

清热解毒。适用于疮、食物中毒症、溃疡、肠炎等。

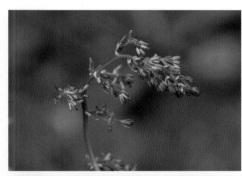

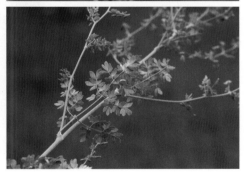

附　注

《月王药诊》《四部医典》等古籍中均记载有ཙན་ཞིལ།（裁真）；《蓝琉璃》记载裁真又名སྐྱུགས་ཀྱི་པ（结居巴），为降瘟、疗毒热证之药物。《晶珠本草》以结居巴为正名，记载其分为雄 [ཉུང་ཙེ་ཞིལ།（娘孜折）]、雌 [སྐྱུགས་ཀྱི།（结居、吉合觉）] 2 类。现代文献记载的裁真类的基原主要包括毛茛科黄连属（*Coptis*）和唐松草属（*Thalictrum*）植物，黄连属植物为雄者（娘孜折），唐松草属植物为雌者（结居）。唐松草属植物多被统称为裁真，各地所用种类不尽一致，多以狭序唐松草 *T. atriplex* Finet. et Gagnep.、芸香叶唐松草 *T. rutifolium* Hook. f. et Thoms. 为正品，其他种类为代用品，包括腺毛唐松草 *T. foetidum* L.、高原唐松草 *T. cultratum* Wall.、丽江唐松草 *T. wangii* Boivin、株芽唐松草 *T. chelidonii* DC.、长柄唐松草 *T. przewalskii* Maxim. 等。《四川藏标》以高原唐松草 /སྐྱུགས་ཀྱི།/ 俄甲久之名收载了高原唐松草 *T. cultratum* Wall.，规定以其根及根茎入药。（参见"高原唐松草"条）

经比对，本材料的 ITS2 序列与芸香叶唐松草 *T. rutifolium* Hook. f. et Thoms.、钩柱唐松草 *T. uncatum* Maxim. 的 ITS2 序列（NCBI 数据库登录号分别为 JX233734、JF742178，JX233753、JF742190）的相似度为 99%。

藏茴香

Zanghuixiang

果扭

ནོ་སྦོད།

▶ **材　料**

药材标本收集自四川省成都市荷花池中药材专业市场（馆藏标本号 003497）、青海省西宁市九康药材市场（馆藏标本号 003572）。

▶ **基　原**

伞形科植物迷果芹 *Sphallerocarpus gracilis* (Bess.) K.-Pol.（96%）或茴香 *Foeniculum vulgare* Mill.（96%）。

▶ **形态特征**

迷果芹：多年生草本，高 50 ~ 120 cm。根呈块状或圆锥形。茎呈圆形，多分枝，有细条纹，下部密被或疏生白毛，上部无毛或近无毛。基生叶早落或凋存；茎生叶 2 ~ 3 回羽状分裂，二回羽片呈卵形或卵状披针形，长 1.5 ~ 2.5 cm，宽 0.5 ~ 1 cm，先端长尖，基部有短柄或

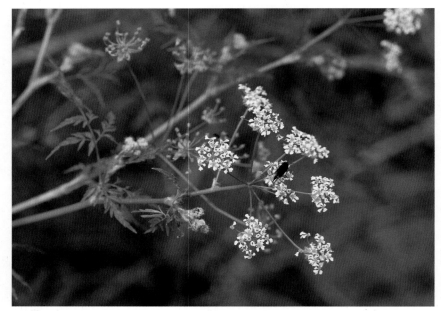

注：上图为迷果芹 *Sphallerocarpus gracilis* (Bess.) K.-Pol.。

近无柄，末回裂片边缘有羽状缺刻或齿裂，通常表面呈绿色，背面呈淡绿色，无毛或疏生柔毛；叶柄长 1 ~ 7 cm，基部有阔叶鞘，鞘呈棕褐色，边缘膜质，被白色柔毛，脉 7 ~ 11，序托叶的柄呈鞘状，裂片细小。复伞形花序顶生和侧生；伞幅 6 ~ 13，不等长，有毛或无毛；小总苞片通常 5，呈长卵形至广披针形，长 1.5 ~ 2.5 mm，宽 1 ~ 2 mm，常向下反曲，边缘膜质，有毛；小伞形花序有 15 ~ 25 花；花梗不等长；萼齿细小；花瓣呈倒卵形，长约 1.2 mm，宽 1 mm，先端有内折的小舌片；花丝与花瓣等长或稍超出花瓣，花药呈卵圆形，长约 0.5 mm。果实呈椭圆状长圆形，长 4 ~ 7 mm，宽 1.5 ~ 2 mm，两侧微扁，背部有 5 凸起的棱，棱略呈波状，棱槽内油管 2 ~ 3，合生面油管 4 ~ 6；胚乳腹面内凹。花果期 7 ~ 10 月。

茴香：草本，高 0.4 ~ 2 m。茎直立，光滑，呈灰绿色或苍白色，多分枝。较下部的茎生叶叶柄

▶ **ITS2 条形码序列 / 简并序列**

CACATTTGCTTGCCCCMACCACTCACTCCTTGATGAGATGTGCTGGTTTTTG
GGCGGAAATTGGCCTCCCGTGCCTTGTTGTGCGGYTGGTGCAAAAGCGAGTC
TCCGGCGKTGGACGTCGTGACATCGGTGGTTGTAAAAKACCCTCTTGACTTG
TCGCACGAATCCKCGTCATCTWAGTGAGCTCTAGGACCCTTGGGCRCYACA
CAATCTGTTYGCCCTAACTG

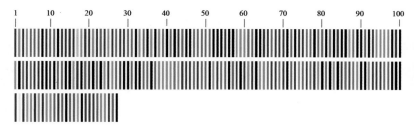

003497 样本：

CACATTTGCTTGCCCCAACCACTCACTCCTTGATGAGATG
TGCTGGTTTTTGGGCGGAAATTGGCCTCCCGTGCCTTGTT
GTGCGGTTGGTGCAAAAGCGAGTCTCCGGCGTTGGACGT
CGTGACATCGGTGGTTGTAAAAGACCCTCTTGACTTGTCG
CACGAATCCTCGTCATCTAAGTGAGCTCTAGGACCCTTGG
GCACCACACAATCTGTTTGCCCTAACTG

003572 样本：

CACATTTGCTTGCCCCCACCACTCACTCCTTGATGAGATG
TGCTGGTTTTTGGGCGGAAATTGGCCTCCCGTGCCTTGTT
GTGCGGCTGGTGCAAAAGCGAGTCTCCGGCGGTGGACGT
CGTGACATCGGTGGTTGTAAATACCCTCTTGACTTGTCG
CACGAATCCGCGTCATCTTAGTGAGCTCTAGGACCCTTGG
GCGCTACACAATCTGTTCGCCCTAACTG

长 5 ~ 15 cm，中部或上部的茎生叶叶柄部分或全部呈鞘状，叶鞘边缘膜质；叶片呈阔三角形，长
4 ~ 30 cm，宽 5 ~ 40 cm，4 ~ 5 回羽状全裂，末回裂片呈线形，长 1 ~ 6 cm，宽约 1 mm。复伞
形花序顶生与侧生，花序梗长 2 ~ 25 cm；伞幅 6 ~ 29，不等长，长 1.5 ~ 10 cm；小伞形花序有
14 ~ 39 花；花梗纤细，不等长；无萼齿；花瓣呈黄色，呈倒卵形或近倒卵圆形，长约 1 mm，先端
有内折的小舌片，中脉 1；花丝略长于花瓣，花药呈卵圆形，淡黄色；花柱基呈圆锥形，花柱极短，
向外叉开或贴伏在花柱基上。果实呈长圆形，长 4 ~ 6 mm，宽 1.5 ~ 2.2 mm，主棱 5，尖锐，每
棱槽内油管 1，合生面油管 2；胚乳腹面近平直或微凹。花期 5 ~ 6 月，果期 7 ~ 9 月。

▶ **药材音译名**

果扭、郭女、郭扭、郭牛、果鸟、米几宁、扎帝嘎、阿扎孜。

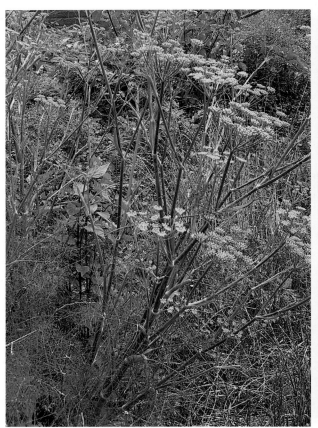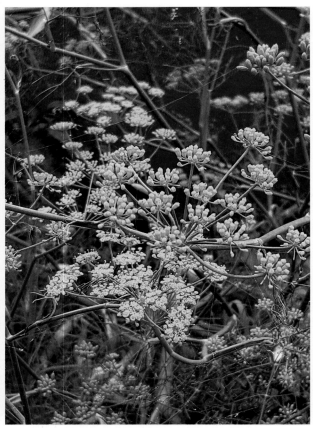

注：2 图均为茴香 *Foeniculum vulgare* Mill.。

▶ 药用部位

成熟果实。

▶ 功能主治

理气、止痛、解毒。适用于"隆"病、眼病、食欲不振、胃痛、腹痛、疝气、"培根"病、夜盲症。

附　注

《四部医典》《晶珠本草》等中记载有祛风、清心热、解毒、治眼病之药物ཀོ་སྙད།（果扭）。现代文献记载各地藏医所用果扭的基原多为伞形科植物葛缕子 *Carum carvi* L.，《部标藏药》等收载的果扭的基原也为该种，药材又被称为藏茴香。有文献记载同属植物田葛缕子 *C. buriaticum* Turcz. 的果实也被当作"果扭"使用。

《四部医典》等中记载有ཟི་ར་དཀར་པོ།（斯拉嘎保）；《蓝琉璃》记载该类药物分为白、黑、黄 3 类；《晶珠本草》（汉译重译本）记载ཟི་ར།（司拉、孜拉）分为白 [ཟི་ར་དཀར་པོ།（司拉嘎保）]、黑 [ཟི་ར་ནག་པོ།（司拉那保）]2 种，并记载"本品开黄花 [ཟི་ར་སེར་པོ།（司日色波）] 的，称为柴胡，有人说是齿苞筋骨草，也有人说是镰形棘豆、苞叶雪莲。本人不用其说"，故也未记载其形态。现代文献记载各地藏医所用

ཟི་ར།（司拉）的基原涉及伞形科、茜草科、毛茛科的多属多种植物，其中伞形科柴胡属（*Bupleurum*）的多种植物被称为司日色波。《四部医典系列挂图全集》第二十六图中的 ཟི་ར་སེར་པོ།（司日色波，第 47 号图，汉译名为黄小茴香）和 ཟི་ར་དཀར་པ་བོད་རྒྱས་སེར་པོ།（斯拉曼巴坡吉色波，第 52 号图，汉译名为"次藏小茴香"）的附图确为伞形科植物，但不是柴胡属植物，国外有文献将这 2 幅图分别鉴定为伞形科植物莳萝 *Anethum graveolens* L.（第 47 号图）和北柴胡 *B. chinense* DC.（第 52 号图）。这说明果扭（藏茴香）的形态与司拉相近，藏茴香药材商品也可能来源于司拉的基原。据《中国植物志》记载，莳萝 *A. graveolens* L. 原产于欧洲，我国有引种栽培，其果实被称为洋茴香或土茴香。

经比对，本材料的 ITS2 序列与伞形科植物莳萝 *A. graveolens* L.、迷果芹 *S. gracilis* (Bess.) K.-Pol.、茴香 *F. vulgare* Mill. 的 ITS2 序列（NCBI 数据库登录号分别为 KM210328 ~ KM210329、KF454294、KX165868）的相似度均为 96%。

本材料为藏茴香药材商品，其 ITS2 序列与 NCBI 数据库所录 5 条国内外采集的葛缕子 *C. carvi* L. 样本的 ITS2 序列无显著的相似性（相似度约 77%）。NCBI 数据库中这 5 条 ITS2 序列的相似性很高，且它们由不同单位提交，这表明该数据库中葛缕子 *C. carvi* L. 的 ITS2 序列的可靠性较高。同时，本材料的 ITS2 序列与自采的葛缕子 *C. carvi* L. 样品的 ITS2 序列相似度也较低（低于 77%）。据此判断，本材料原定的基原（葛缕子 *C. carvi* L.）可能有误，其药材细长，更似迷果芹 *S. gracilis* (Bess.) K.-Pol. 或茴香 *F. vulgare* Mill.。（参见"葛缕子"条）

藏木香

Zangmuxiang

玛奴巴扎

ཨ་ནུ་པ་ཏྲ།

▶ 材　料

药材标本收集自青海省西宁市九康药材市场（馆藏标本号 003578）。

▶ 基　原

菊科植物总状土木香 *Inula racemosa* Hook. f.（100%）或土木香 *I. helenium* L.（100%）。

▶ 形态特征

总状土木香：多年生草本。根茎块状。茎高 60 ～ 200 cm，基部木质，直径达 14 mm，常有长分枝，稀不分枝，下部常稍脱毛，上部被长密毛；节间长 4 ～ 20 cm。基部和下部叶呈椭圆状披针形，有具翅的长柄，长 20 ～ 50 cm，宽 10 ～ 20 cm，边缘有不规则的齿或重齿，先端尖，上面被基部疣状的糙毛，下面被黄绿色密茸毛，中

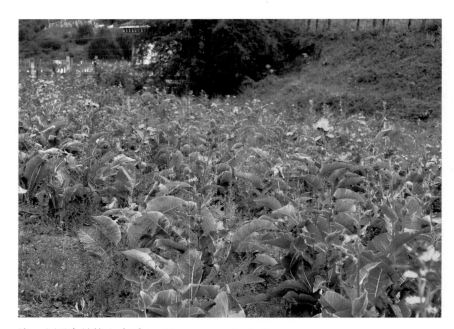

注：上图为总状土木香 *Inula racemosa* Hook. f.。

脉粗壮，与 15 ～ 20 对侧脉在下面凸起；中部叶呈长圆形或卵圆状披针形，基部宽或呈心形，半抱茎；上部叶较小。头状花序少数或较多数，直径 5 ～ 8 cm，有的有长 0.5 ～ 4 cm 的花序梗，排列成总状花序；总苞宽 2.5 ～ 3 cm，长 0.8 ～ 2.2 cm，总苞片 5 ～ 6 层，外层总苞片叶质，呈宽卵圆形，先端常钝，反折，被茸毛，宽达 7 mm，内层总苞片呈长圆形，先端扩大成卵圆状三角形，干膜质，背面有疏毛，有缘毛，较外层长约 2 倍，最内层总苞片干膜质，呈线形，先端稍扩大成狭尖；舌状花舌片呈线形，长约 2.5 cm，宽 1.5 ～ 2 mm，先端有 3 齿；管状花长 9 ～ 9.5 mm。冠毛呈污白色，有 40 余个具微齿的毛；瘦果呈四面体形或五面体形，有棱和细沟，无毛，长 3 ～ 4 mm。花果期 8 ～ 9 月。

土木香：多年生草本。根茎块状，有分枝。茎直立，高 60 ～ 150cm 或达 250 cm，粗壮，直径达

▶ ITS2 条形码序列 / 简并序列

CGCATCGTGTCGCTCCTCTCCATGCCTCCTCAAAGGGGTGTGCGAGATAGGA
GCGGATACTGGTCTCCCGTGCCTACGGTGCGGTTGGCCAAAATAGGAGTCTC
CTTTGATGGACACACGGCAAGTGGTGGTTGACAAAACCTTTAGTCTCGTGTC
GTGTGTCCTGACTTGTAAGCGAAGACCTCGTAAACTACCCTATGGTGTCGTC
TTATGACGACGCTTCGACCG

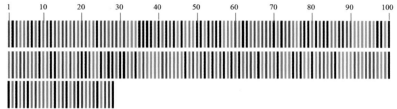

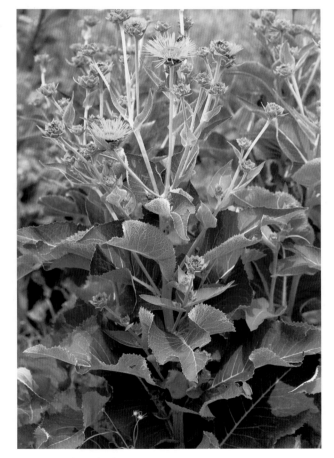

注：上图为土木香 *Inula helenium* L.。

1 cm，不分枝或上部有分枝，被开展的长毛，下部有较疏的叶；节间长 4 ~ 15 cm。基部和下部叶在花期常生存，基部渐狭成具翅、长达 20 cm 的柄，连柄长 30 ~ 60 cm，宽 10 ~ 25 cm，叶片呈椭圆状披针形，边缘有不规则的齿或重齿，先端尖，上面被基部疣状的糙毛，下面被黄绿色密茸毛，中脉和近 20 对侧脉在下面稍凸起，网脉明显；中部叶呈卵圆状披针形或长圆形，长 15 ~ 35 cm，宽 5 ~ 18 cm，基部呈心形，半抱茎；上部叶较小，呈披针形。头状花序少数，直径 6 ~ 8 cm，排列成伞房状花序，花序梗长 6 ~ 12 cm，为多数苞叶所围裹；总苞片 5 ~ 6 层，外层总苞片草质，呈宽卵圆形，先端常钝，反折，被茸毛，宽 6 ~ 9 mm，内层总苞片长圆形，先端扩大成卵圆三角形，干膜质，背面有疏毛，有缘毛，较外层总苞片长 3 倍，最内层总苞片呈线形，先端稍扩大或狭尖；舌状花呈黄色，舌片呈线形，长 2 ~ 3 cm，宽 2 ~ 2.5 mm，先端有 3 ~ 4 浅裂片；管状花长 9 ~ 10 mm，有披针形裂片。冠毛呈污白色，长 8 ~ 10 mm，有极多数具细齿的毛；瘦果呈四面体形或五面体形，有棱和细沟，无毛，长 3 ~ 4 mm。花期 6 ~ 9 月。

▶ 药材音译名

玛奴巴扎、玛奴、意昂、意昂桑布、西青。

▶ 药用部位

根。

▶ 功能主治

健脾和胃、调气解郁、止痛、安胎。适用于慢性胃炎、胃肠功能紊乱、肋间神经痛、胸肋挫伤、岔气作痛等。

附　注

《晶珠本草》中记载有 པུ་ཥྐར་མཱུལ། （毕嘎木拉）、མ་ནུ་པ་ཏྲ། （玛奴巴扎）和 རུ་རྟ། （如达），言玛奴是总称，细分为多种，但分类并不一致。现代文献记载藏医使用的玛奴类药材也主要分为 3 类，即藏木香（玛奴巴扎、玛奴）、川木香（毕嘎木拉）和云木香（如达），其基原均为菊科植物，但各地习用的药名及其基原并不相同。有关文献和标准中记载的藏木香的基原多为总状土木香 *Inula racemosa* Hook. f. 和土木香 *I. helenium* L.，川木香的基原多为川木香 *Vladimiria souliei* (Franch.) Ling [*Dolomiaea souliei* (Franch.) Shih] 及同属的多种植物，云木香的基原多为云木香 *Saussurea costus* (Falc.) Lipsch. [木香 *Aucklandia lappa* Decne.、*S. lappa* (Decne.) C. B. Clarke]。总状土木香 *I. racemosa* Hook. f. 和土木香 *I. helenium* L. 的分类在植物分类学上存在争议，有学者认为两者为同种，但《中国植物志》分别记载了两者，记载两者均仅分布于新疆。据调查，现青海循化、内蒙古克什克腾旗栽培的均为土木香 *I. helenium* L.，四川白玉有少量总状土木香 *I. racemosa* Hook. f. 栽培，西藏拉萨及山南偶见庭院中栽培总状土木香 *I. racemosa* Hook. f.。

经比对，本材料的 ITS2 序列与总状土木香 *I. racemosa* Hook. f.、土木香 *I. helenium* L. 的 ITS2 序列（NCBI 数据库登录号分别为 KF454311、KF454310 和 EU257425，FN870378 和 GQ434528）的相似度均为 100%。

本材料未经基原鉴定。根据 ITS2 鉴别结果，并参考相关文献记载，确定其基原为总状青木香 *I. racemosa* Hook. f. 或土木香 *I. helenium* L.。

藏茜草

Zangqiancao

佐

བཙོད།

▶ 材　料

药材标本收集自四川省成都市荷花池中药材专业市场（印度产。馆藏标本号 003491）、青海省西宁市九康药材市场（馆藏标本号 003620）。

▶ 基　原

不明。

▶ 药材音译名

佐、宗、座。

▶ 药用部位

全草或根及根茎。

▶ 功能主治

全草：适用于肺炎、肾炎、阴道滴虫。根及根茎：清热解毒、活血化瘀；适用于吐血、衄血、便血、血崩、尿血、月经不调、闭经腹痛、瘀血肿痛、跌打损伤、赤痢。

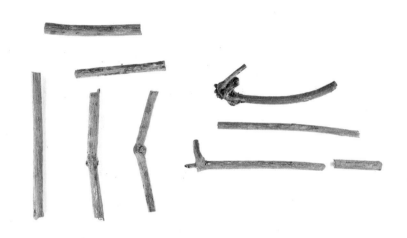

注：馆藏标本号 003491。

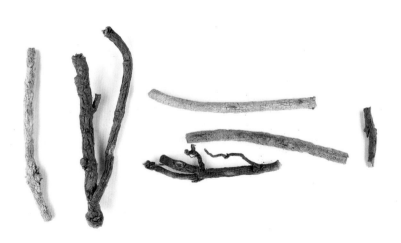

注：馆藏标本号 003620。

附　注

藏茜草的基原较为复杂。《晶珠本草》中记载 བཙོད། （佐）分为大、中、小 3 类。现有关标准中作为茜草（藏茜草）/བཙོད/ 佐基原收载的有茜草科植物光茎茜草 *Rubia wallichiana* Decne.、西藏茜草 *R. tibetica* Hook. f.、茜草 *R. cordifolia* L. 及同属数种植物；此外，各文献记载的被当作佐使用的还有同属植物梵茜草 *R. manjith* Roxb. ex Fleming、柄花茜草 *R. podantha* Diels、钩毛茜草 *R. oncotricha* Hand.-Mazz.、中国茜草 *R. chinensis* Regel et Maack 等多种，部分地区还习用同科的拉拉藤

▶ **ITS2 条形码序列 / 简并序列**

CACATCGCGTCGCCCCACCATGCCTCCTTGATGGGGATGCTTGGATGTGGGC
GGAAATTGGTCTCCCGTTTCTATTGTACGGTTGGCTAAAACAGGAGTCCCCT
TCGACGGACGCATGGTTAGTGGTGGTTGACAAGACCCTCTTATCAAATTGTG
TGTTCTAAGGAGTAAGGAATATCTCTTTAATGACCCCAATGTGTCGTCTTGTG
ACGATGCTTCGACCG

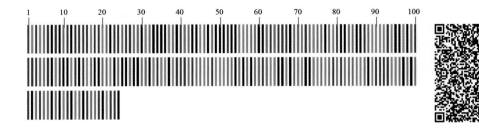

属（*Galium*）植物蓬子菜 *G. verum* L.。现藏医也直接使用从药材市场购买的中药茜草。

经比对，本材料的 ITS2 序列与 NCBI 数据库中收录的采集自秦岭和云南等地的茜草 *R. cordifolia* L. 样本的 ITS2 序列（NCBI 数据库登录号为 KP098124、KP098127、KP098109 和 MH711507）无显著相似性，与菊科植物穗序橐吾 *Ligularia subspicata* (Bur. et Franch.) Hand.-Mazz. 的 ITS2 序列（NCBI 数据库登录号为 KY307785、JF976825 和 KU696036）的相似度为 95%。NCBI 数据库中未收录光茎茜草 *R. wallichiana* Decne. 和西藏茜草 *R. tibetica* Hook. f. 的 ITS2 序列信息。

本材料的商品名为藏茜草，未能鉴定其基原，据 ITS2 鉴别也难以确定其基原。从药材性状来看，003620 样本与穗序橐吾 *L. subspicata* (Bur. et Franch.) Hand.-Mazz. 的肉质细根也有相似之处，暂收录以供参考。

藏紫菀

Zangziwan

美多路梅

ཨེ་ཏོག་ལུག་མིག

▶ 材　料

药材标本收集自青海省西宁市九康药材市场（药材名：藏紫菀。馆藏标本号 003607）、西藏藏医学院藏药有限公司（药材名：高山紫菀。馆藏标本号 2015091401）。

▶ 基　原

菊科植物紫菀 *Aster tataricus* L. f.（99%）、东俄洛紫菀 *A. tongolensis* Franch.（99%）、缘毛紫菀 *A. souliei* Franch.（99%）或大花紫菀 *A. megalanthus* Ling（100%）。

▶ 形态特征

紫菀：多年生草本。根茎斜升。茎直立，高 40 ~ 50 cm，粗壮，基部叶在花期枯落，在茎上残留纤维状枯叶残片。叶厚纸质，上面被短糙毛，下面被稍疏的短粗毛，但沿脉的毛较密；基部叶呈长圆状或椭圆状匙形，下半部渐狭成长柄，连柄长 20 ~ 50 cm，宽 3 ~ 13 cm，先端尖或渐尖，边缘有具小尖头的圆齿或浅齿；中

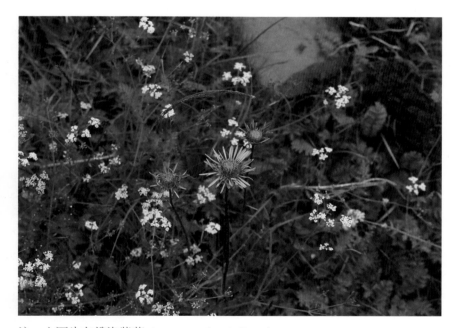

注：上图为东俄洛紫菀 *Aster tongolensis* Franch.。

部叶呈长圆形或长圆状披针形，无柄，全缘或有浅齿；上部叶狭小，中脉粗壮，与 5 ~ 10 对侧脉在下面凸起，网脉明显。头状花序多数，直径 2.5 ~ 4.5 cm，在茎和枝端排列成复伞房状，花序梗长，有线形苞叶；总苞片 3 层，呈半球形，密被短毛；舌状花约 20 或更多，舌片呈蓝紫色，有 4 至多脉；管状花稍有毛。瘦果呈倒卵状长圆形，紫褐色，两面各有 1 或 3 脉，上部被疏粗毛；冠毛呈污白色或带红色，有多数不等长的糙毛。花期 7 ~ 9 月，果期 8 ~ 10 月。

东俄洛紫菀：多年生草本。根茎细，平卧或斜升，常有细匍枝。茎直立或与莲座状叶丛丛生，高 14 ~ 42 cm，稍细，有细沟，被疏或密的长毛，通常不分枝，下部有较密的叶。基部叶与莲座状叶

▶ **ITS2 条形码序列 / 简并序列**

CGCATCGCGTCGCTCCCACCATACCTTCCTTCGGGATGCTAGGTTGGGGGCG
GATAATGGCCTCCCGTTTCTCACGGAGTGGTTGGCCAAAATAAAAGTCCCCT
TTGATGGATGCACGACTAGTGGTGGTTGACAAAACCCGGTATTGTGTCGTGT
GTCTTGTCAAAAGGGTGCAACTTAATAGACCCAACGCGTTGTCAAGAAGCAA
CGCATCGACCG

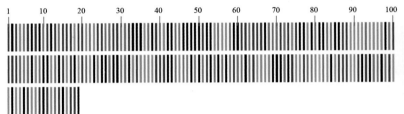

呈长圆状匙形或匙形，长 4 ~ 12 cm，宽 0.5 ~ 1.8 cm，下部渐狭或急狭成具翅而基部半抱茎的柄，先端钝或呈圆形，全缘或上半部有浅齿；下部叶呈长圆状或线状披针形，无柄，半抱茎；中部及上部叶小，长 1 ~ 4 cm，宽 0.1 ~ 0.4 cm，稍尖；全部叶两面被长粗毛，中脉在下面凸起，侧脉及离基三出脉明显。头状花序在茎（或枝）端单生，直径 3 ~ 5 cm，稀达 6.5 cm；总苞呈半球形，直径 0.8 ~ 1.2 cm，总苞片 2 ~ 3 层，近等长或外层总苞片稍短，呈长圆状线形，长约 8 mm，宽 1.5 mm，先端尖，上部草质，被密毛，下部革质；舌状花 30 ~ 60，管部长 1.5 mm，有微毛，舌片呈蓝色或浅红色，长 15 ~ 30 mm，宽 2 ~ 3 mm；管状花呈黄色，长 4 ~ 5 mm，管部长 1.5 mm，裂片长 1.2 mm，外面有疏毛；花柱附片长 0.7 mm。冠毛 1 层，呈紫褐色，长稍超过花冠的管部，有较少的不等长的糙毛。瘦果长度略超 2 mm，呈倒卵圆形，被短粗毛。花期 6 ~ 8 月，果期 7 ~ 9 月。

缘毛紫菀：多年生草本。根茎粗壮，木质。茎单生或与莲座状叶丛丛生，直立，高 5 ~ 45 cm，纤细，不分枝，有细沟，被疏或密的长粗毛，基部被枯叶残片，下部有密生的叶。莲座状叶及茎基部叶呈倒卵圆形、长圆状匙形或倒披针形，长 2 ~ 7 cm，稀达 11 cm，下部渐狭成具宽翅而抱茎的柄，先端钝或尖，全缘；下部及上部叶呈长圆状线形，长 1.5 ~ 3 cm，宽

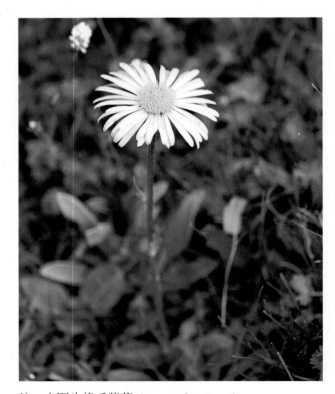

注：上图为缘毛紫菀 *Aster souliei* Franch.。

0.1 ~ 0.3 cm；全部叶两面被疏毛或近无毛，或上面近边缘处、下面沿脉被疏毛，有白色长缘毛，中脉在下面凸起，有离基三出脉。头状花序在茎端单生，直径 3 ~ 4 cm，稀达 6 cm；总苞呈半球形，直径 0.8 ~ 1.5 cm，稀达 2 cm，总苞片约 3 层，近等长或外层总苞片稍短，长 7 ~ 10 mm，呈线状，稀匙状长圆形，先端钝或稍尖，下部革质，上部草质，背面无毛或沿中脉有毛，或有缘毛，先端有时带紫绿色；舌状花 30 ~ 50，管部长 1.5 ~ 2 mm，舌片呈蓝紫色，长 12 ~ 23 mm，宽 2 ~ 3 mm；管状花呈黄色，长 3.5 ~ 5 mm，管部长 1.2 ~ 2 mm，有短毛，裂片长 1.5 mm；花柱附片长 1 mm。冠毛 1 层，呈紫褐色，长 0.8 ~ 2 mm，稍超过花冠管部，有不等的糙毛；瘦果呈卵圆形，稍扁，基部稍狭，长 2.5 ~ 3 mm，宽 1.5 mm，被密粗毛。花期 5 ~ 7 月，果期 8 月。

大花紫菀：多年生草本。根茎粗壮（直径达 6 mm），有密集的须根、单生的花茎和莲座状叶丛。茎直立，高 35 ~ 45 cm，粗壮（直径 5 ~ 7 mm），有棱及细沟，下部被错杂、长达 4 mm 的长毛，上部呈紫红色，被较密的短毛，下部有较密的叶。基部叶在花期枯萎或生存，与莲座状叶同形，呈长圆状匙形，长 7 ~ 12 cm，下部渐狭成具宽翅的柄，先端钝或呈圆形，近全缘；中部以上叶呈长圆形或线状披针形，渐狭小，无柄，先端钝或尖；全部叶两面被稍密的短毛，边缘和中脉被开展的长毛，中脉粗壮，离基三出脉在下面凸起，侧脉细。头状花序在茎端单生，直径约 6.5 cm；总苞呈半球形，直径约 2 cm，总苞片约 3 层，草质，下部革质，呈长圆状或线状披针形，长约 10 mm，宽 1.5 ~ 2 mm，外面密被粗毛，内面上部被短毛，边缘常呈浅红色，先端钝或稍尖；舌状花约 100，舌片紫红色，长 25 ~ 30 mm，宽 3.4 mm；管状花呈黄色，长约 6 mm，外面被疏短毛；花柱附片呈长披针形；冠毛 1 层，呈紫褐色，长不超过管状花的管部，有少数不等长的糙毛；子房长 2 mm，稍扁，被密短毛。花期 8 月。

▶ 药材音译名

美多路梅、美多漏梅、美朵路梅、美多罗米、罗米、美朵露咪、露米、麦多漏莫。

▶ 药用部位

花序。

▶ 功能主治

清热解毒、镇咳祛痰。适用于瘟疫、中毒症、支气管炎、咳嗽气喘、咳吐脓血、小便短赤；外用于癣。

附　注

《四部医典》中记载有 མེ་ཏོག་ལུག་མིག（美多路梅）。《晶珠本草》言 མེ་ཏོག་ལུག་མིག（美多路梅）种类很多。现代文献记载的美多路梅的基原主要为菊科紫菀属（Aster）植物，我国约有 100 种该属植物，青藏高原分布的种类较多，各地藏医使用的紫菀花（美朵路梅）的基原也较为复杂。《部标藏药》等标准中收载的美多路梅的基原有缘毛紫菀 A. souliei Franch.、块根紫菀 A. asteroides O. Ktze.（星舌紫菀）、柔软紫菀 A. flaccidus Bunge（萎软紫菀）、重冠紫菀 A. diplostephioides (DC.) C. B. Clarke，共 4

种；不同文献记载各地藏医还使用紫菀 *A. tataricus* L. f.、线叶紫菀 *A. farreri* Hand.-Mazz.（狭苞紫菀 *A. farreri* W. W. Sm. et J. F. Jeffr.）、绵毛紫菀 *A. gossypiphorus* Ling [厚棉紫菀 *A. prainii* (Drumm.) Y. L. Chen]、东俄洛紫菀 *A. tongolensis* Franch. 以及短葶飞蓬 *Erigeron breviscapus* (Vant.) Hand.-Mazz. 等的花序。

经比对，本材料的 ITS2 序列与大花紫菀 *A. megalanthus* Ling 的 ITS2 序列（NCBI 数据库登录号为 MK693188 和 MK693187）的相似度为 100%，与缘毛紫菀 *A. souliei* Franch.、紫菀 *A. tataricus* L. f.、东俄洛紫菀 *A. tongolensis* Franch.、长叶紫菀 *A. dolichopodus* Linn、*A. hayatae* H. Lévl. & Vaniot（《中国植物志》未记载该种）的 ITS2 序列（NCBI 数据库登录号分别为 GU444006、KY624413、JN543835、KP313688、HQ154041）的相似度均为 99%，与高山紫菀 *A. alpines* L. 的 ITS2 序列（NCBI 数据库登录号为 LC027372 和 JN543817）的相似度为 94% 和 92%。

本材料（药材名分别为藏紫菀和高山紫菀）未进行基原鉴定。根据 ITS2 鉴别结果，并参考物种分布情况及藏医药专著文献的记载，其基原可能为缘毛紫菀 *A. souliei* Franch.、紫菀 *A. tataricus* L. f.、东俄洛紫菀 *A. tongolensis* Franch. 或大花紫菀 *A. megalanthus* Ling[《藏药晶镜本草》记载该种为ཀྲོལ་སྟོན་སྟོང་འཁོར（卓蕙东阔）的基原，也有文献记载其为ལུག་མིག་ཀྲོལ་སྟོན་སྟོང་འཁོར（漏梅卓蕙东阔）的基原，漏梅卓蕙东阔也应为ལུག་མིག（漏梅，美朵漏梅的品种之一）]。高山紫菀 *A. alpines* L.（*A. pulchellus* Willd.）虽分布广泛，但仅见蒙医使用，未见藏医药用该种的记载。（参见"重冠紫菀"条）

泽漆

Zeqi

塔奴

བར་བུ།

▶ 材　料

药材标本采集自甘肃省甘南藏族自治州夏河县扎油乡扎油沟（馆藏标本号 003285）。

▶ 基　原

大戟科植物泽漆 *Euphorbia helioscopia* Linn.（99%）。

▶ 形态特征

一年生草本。根纤细，长 7 ～ 10 cm，直径 3 ～ 5 mm，下部分枝。茎直立，单一或自基部多分枝，分枝斜展向上，高 10 ～ 30（～ 50）cm，直径 3 ～ 5（～ 7）mm，光滑无毛。叶互生，呈倒卵形或匙形，长 1 ～ 3.5 cm，宽 5 ～ 15 mm，先端具锯齿，中部以下渐狭或呈楔形；总苞叶 5，呈倒卵状长圆形，长 3 ～ 4 cm，宽 8 ～ 14 mm，先端具锯齿，基部略

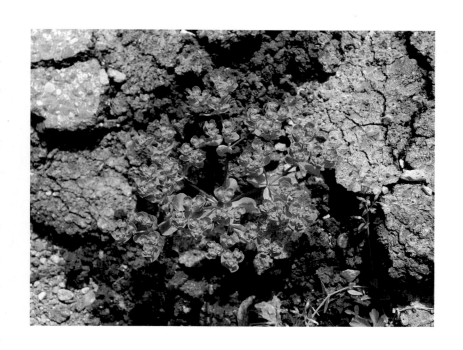

渐狭，无柄；总伞幅 5，长 2 ～ 4 cm；苞叶 2，呈卵圆形，先端具锯齿，基部呈圆形。花序单生，有梗或近无梗；总苞呈钟状，高约 2.5 mm，直径约 2 mm，光滑无毛，边缘 5 裂，裂片呈半圆形，边缘和内侧具柔毛；腺体 4，呈盘状，中部内凹，基部具短柄，呈淡褐色；雄花数枚，明显伸出总苞外；雌花 1，子房柄略伸出总苞边缘。蒴果呈三棱状阔圆形，光滑，无毛，具明显的 3 纵沟，长 2.5 ～ 3 mm，直径 3 ～ 4.5 mm；成熟时分裂为 3 分果爿；种子呈卵状，长约 2 mm，直径约 1.5 mm，呈暗褐色，具明显的脊网，种阜呈扁平状，无柄。花果期 4 ～ 10 月。

▶ 药材音译名

塔奴、塔乐、塔尔奴、塔日庆、春布、川布、冲布。

▶ 药用部位

全草。

▶ ITS2 条形码序列 / 简并序列

CTCAATCGTCGCCCCAACTACCTCCCTAATAAGGGACGTGTGCGGGGGCGGA
TGCTGGCTTCCCGTGTGCATTGAGCTCGCGGTTGGCCCAAATTCCCGGTCCT
TGGTGGCAGCGCCACGACAATCGGTGGTTGAGAGACCCTCGCTAATCGTCGT
TTGCGCTCGACTGCCATTCCGACCTAAGTTGCCCCGAAGCGTACCAAACGGT
GCGTTCGCTTTG

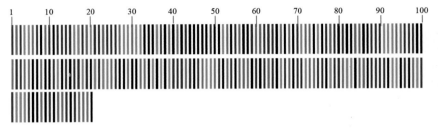

▶ 功能主治

消炎、利尿、泻下、驱肠虫。适用于疮，
皮癣，皮肤炭疽，畜癞病，下泻寒、热
两性引起的肠道疾病，肠虫病。

附 注

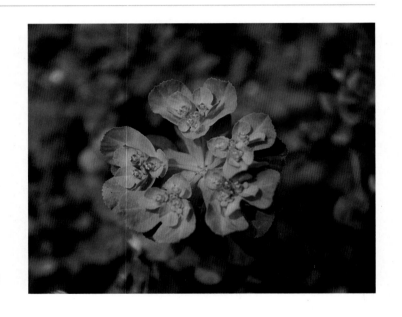

　　《蓝琉璃》《晶珠本草》中记载有
ད་ཁྲི།（图其、独其）、ཐར་ནུ།（塔奴）和
ཆུ་ནག།（春布）3 类大戟类药物。《晶珠本
草》记载塔奴分为大（塔奴）、小（春布）
2 种。现代文献记载的上述药物的基原

均为大戟属（*Euphorbia*）植物，但各地习用的基原种类不同，常用的大者（塔奴）的基原包括疣果
大戟 *E. micractina* Boiss.、青藏大戟 *E. altotibetica* O. Pauls.、大果大戟 *E. wallichii* Hook. f.、青海大戟
E. kozlowii Prok.、大狼毒 *E. nematocypha* Hand.-Mazz. 等，小者（春布）的基原有高山大戟 *E. stracheyi*
Boiss. 等。据文献记载，四川甘孜藏医习以泽漆 *E. helioscopia* Linn. 作为塔奴或春布的基原药用；也
有文献将泽漆 *E. helioscopia* Linn. 作为图其的基原，称之为 སྣོ་ད་ཁྲི།（菜图其）。

　　经比对，本材料的 ITS2 序列与泽漆 *E. helioscopia* Linn. 的 ITS2 序列（NCBI 数据库登录号为
JN010052、JQ750880 和 AF334268）的相似度为 99%。

窄叶小苦荬

Zhaiyexiaokumai

杂赤

ཙ་མཁྲིས།

▶ **材　料**

药材标本采集自青海省海东市循化撒拉族自治县道帏藏族乡比隆村，采集号 1408072（馆藏标本号 003255）；青海省黄南藏族自治州同仁市保安镇当赛村，采集号 1408101（馆藏标本号 003284）。

▶ **基　原**

菊科植物窄叶小苦荬 *Ixeridium gramineum* (Fisch.) Tzvel.（100%）。

▶ **形态特征**

多年生草本，高 6 ~ 30 cm。根垂直或弯曲，不分枝或有分枝，生多数或少数须根。茎低矮，主茎不明显，自基部多分枝，全部茎枝无毛。基生叶呈匙状长椭圆形、长椭圆形、长椭圆状倒披针形、披针形、倒披针形或线形，连叶柄长 3.5 ~ 7.5 cm，宽 0.2 ~ 6 cm，不分裂或至少含有不分裂的基生叶，全缘或有尖齿或

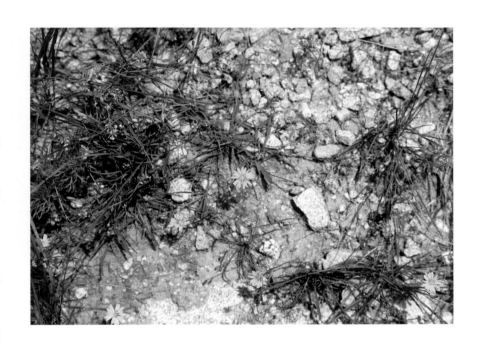

羽状浅裂或深裂或至少基生叶中含有羽状分裂的叶，基部渐狭成长或短柄，侧裂片 1 ~ 7 对，集中在叶的中下部，中裂片较大，呈长椭圆形、镰形或狭线形，向两侧的侧裂片渐小，最上部或最下部的侧裂片常呈尖齿状；茎生叶少数，1 ~ 2，通常不裂，较小，与基生叶同形，基部无柄，稍见抱茎；全部叶两面无毛。头状花序多数，在茎枝先端排成伞房花序或伞房圆锥花序，含 15 ~ 27 舌状小花；总苞呈圆柱状，长 7 ~ 8 mm，总苞片 2 ~ 3 层，外层及最外层小，呈宽卵形，长 0.8 mm，宽 0.5 ~ 0.6 mm，先端急尖，内层长，呈线状长椭圆形，长 7 ~ 8 mm，宽 1 ~ 2 mm，先端钝；舌状小花呈黄色，极少为白色或红色。瘦果呈红褐色，稍压扁，呈长椭圆形，长 2.5 mm，宽 0.7 mm，有 10 高起的钝肋，沿肋有上指的小刺毛，向上渐狭成细喙；喙细丝状，长 2.5 mm；冠毛呈白色，微粗糙，长近 4 mm。花果期 3 ~ 9 月。

▶ **ITS2 条形码序列 / 简并序列**

CGCATCGCGGCGCCCCCATCATGCTCCCCGTACGGGCTGTCATTGTGTTTG
GGGGCGGAGATTGGCCTCCCGTGCTTGTGGTGTGGTTGGCCTAAATAGGAGT
CCCCTTCGGTGGATACACGGCTAGTGGTGGTTGTTAAGACCCTCGTGTTATG
CCGTGTATTGTGAGCTGCTTGGGAAACCCTCATCAACGACCCTATTGTATCG
TTTTCGGACGGTGCTTCGACCG

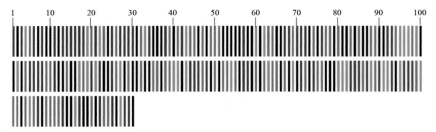

▶ **药材音译名**

杂赤、匝赤、加苦、杂扯。

▶ **药用部位**

地上部分。

▶ **功能主治**

清热利胆。适用于黄疸性肝炎（"赤白"
热、肝热）、胆囊炎、脉病。

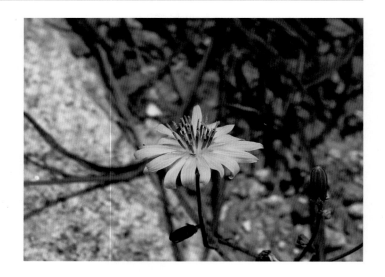

附　注

　　《晶珠本草》记载有 ཙ་མཁྲིས།（杂
赤），言其分为山生的黑者、田生的白者 2 种。现代文献记载的杂赤类药材的基原涉及菊科苦荬
菜属（*Ixeris*）、小苦荬属（*Ixeridium*）、岩参属（*Cicerbita*）、头嘴菊属（*Cephalorrhynchus*）、
风毛菊属（*Saussurea*）等的多种植物，多以风毛菊属植物作为黑者 [ཙ་མཁྲིས་ནག་པོ།（杂赤巴冒卡）]，
其他属植物作为白者 [ཙ་མཁྲིས་དཀར་པོ།（杂赤门巴）]，其中使用较多的为小苦荬属植物。《部标藏药》
等收载的杂赤或杂赤曼巴的基原为山苦荬 *Ixeris chinensis* (Thunb.) Nakai[中华小苦荬 *Ixeridium
chinense* (Thunb.) Tzvel.]、细叶苦荬菜 *Ixeris gracilis* DC.[细叶小苦荬 *Ixeridium gracile* (DC.) Shih]
或同属数种植物。有文献记载和研究报道，齿缘苦荬菜 *Ixeris dentata* (Thunb.) Nakai 和窄叶小
苦荬 *Ixeridium gramineum* (Fisch.) Tzvel. 为杂赤的基原之一。（参见"异色风毛菊""中华小苦
荬"条）

　　《中国植物志》中记载有小苦荬 *Ixeridium dentatum* (Thunb.) Tzvel.，将 *Ixeris dentata* (Thunb.)
Nakai 作为其异名，同时认为《中国高等植物图鉴》（4:703）记载的 *Ixeris dentata* auct. non (Thunb.)

Nakai 应为窄叶小苦荬 *Ixeridium gramineum* (Fisch.) Tzvel.。从分布来看，小苦荬 *Ixeridium dentatum* (Thunb.) Tzvel. 分布于江苏、浙江、福建、安徽、江西、湖北、广东等低海拔地区。据此判断，藏医药专著中记载的齿缘苦荬菜 *Ixeris dentata* (Thunb.) Nakai 应为在青藏高原分布的窄叶小苦荬 *Ixeridium gramineum* (Fisch.) Tzvel.。

经比对，本材料的 ITS2 序列与窄叶小苦荬 *Ixeridium gramineum* (Fisch.) Tzvel. 的 ITS2 序列（NCBI 数据库登录号为 KU508324）的相似度为 100%，与菊科植物绢毛苣 *Soroseris glomerata* (Decne.) Stebbins 的 ITS2 序列（NCBI 数据库登录号为 HQ436215）的相似度为 92%，与圆叶苦荬菜 *Ixeris stolonifera* A. Gray、*Ixeridium dentatum* subsp. *ozense* (Sugim.) Yonek.、*Ixeridium dentatum* (Thunb.) Tzvel. f. *atropurpureum*、*Ixeridium dentatum* (Thunb.) Tzvel. subsp. *kitayamense* (Murata) Pak & Kawano 的 ITS2 序列（NCBI 数据库登录号分别为 AB766226、AB766222、AB766215、AB766224）的相似度均为 89%，与 *Ixeridium alpicola* (Takeda) Pak & Kawano 的 ITS2 序列（NCBI 数据库登录号为 AB766225）的相似度为 88%。后 4 种均未见《中国植物志》记载。

粘毛鼠尾草

Zhanmaoshuweicao

吉孜赛保

འཛིབ་རྩི་སེར་པོ།

▶ **材　　料**

药材标本采集自四川省阿坝藏族羌族自治州马尔康市马尔康镇，采集号 2011014（馆藏标本号 003664）；甘肃省甘南藏族自治州卓尼县阿子滩镇垭口，采集号 1408024（馆藏标本号 003279）。

▶ **基　　原**

唇形科植物粘毛鼠尾草 *Salvia roborowskii* Maxim.（黄花鼠尾草）（99%）。

▶ **形态特征**

一年生或二年生草本。根呈长锥形，长 10 ~ 15 cm，直径 3 ~ 7 mm，呈褐色。茎直立，高 30 ~ 90 cm，多分枝，呈钝四棱形，具 4 槽，密被有粘腺的长硬毛。叶片呈戟形或戟状三角形，长 3 ~ 8 cm，宽 2.5 ~ 5.5 cm，先端变锐尖或钝，基部呈浅心形或截形，边缘具圆齿，两面被粗伏毛，下面尚被浅黄色腺点；叶

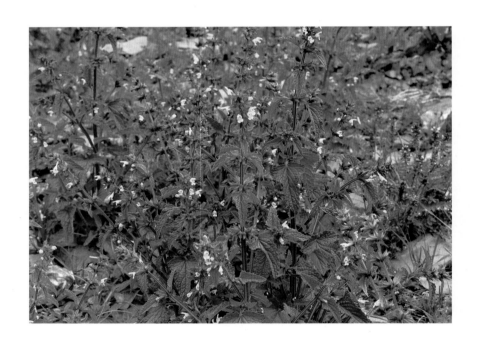

柄长 2 ~ 6 cm，下部者较长，向茎顶渐变短，毛被与茎同。轮伞花序具 4 ~ 6 花，上部密集，下部疏离，组成顶生或腋生的总状花序；下部苞片与叶同形，上部苞片呈披针形或卵圆形，长 5 ~ 15 mm，全缘或波状，被长柔毛及腺毛，有浅黄褐色腺点；花梗长约 3 mm，与花序轴被粘腺硬毛；花萼呈钟形，开花时长 6 ~ 8 mm，花后增大，外被长硬毛及腺短柔毛，其间混生浅黄褐色腺点，内面被微硬伏毛，呈二唇形，唇裂至花萼长的 1/3，上唇呈三角状半圆形，长约 3.5 mm，宽约 5 mm，先端具 3 短尖头，下唇与上唇近等长，浅裂成 2 齿，齿呈三角形，先端锐尖，具长约 1 mm 的刺尖头；花冠呈黄色，短小，长 1 ~ 1.3（~ 1.6）cm，外面疏被柔毛或近无毛，内面离花冠筒基部 2 ~ 2.5 mm 处有不完全的疏柔毛环，花冠筒稍外伸，在中部以下稍缢缩，出萼后膨大，至喉部宽约 5 mm，冠檐呈二唇形，上唇直伸，呈长圆形，长约 4.5 mm，宽约 2.7 mm，全缘，下唇比上

▶ ITS2 条形码序列 / 简并序列

CGCATCGCGTCGCCCCCTCTYCCCGCGCACARCGCGGTTTGWGGGGGTGGA
AATTGGCCTCCCGTGCRCCCCGGCGCGCGGCTGGCCCAAATGCGATCCCTC
GGCGACYCGTKTCGCGACAAGTGGTGGTTGAACAACTCACTTTCGTGTCGTG
CTTCTGYGTCGTCGGTAWGGGCATCCGTAAACGACCCAACGGTGTCGGCGT
CGCACGACGCCCCACCTTCGACCG

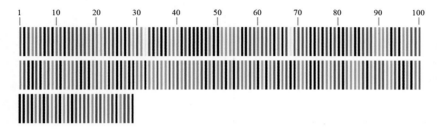

003664 样本：

CGCATCGCGTCGCCCCCTCTCCCCGCGCACAGCGCGGTT
TGAGGGGGTGGAAATTGGCCTCCCGTGCACCCCGGCGCG
CGGCTGGCCCAAATGCGATCCCTCGGCGACTCGTGTCGC
GACAAGTGGTGGTTGAACAACTCACTTTCGTGTCGTGCTT
CTGCGTCGTCGGTATGGGCATCCGTAAACGACCCAACGG
TGTCGGCGTCGCACGACGCCCCACCTTCGACCG

003279 样本：

CGCATCGCGTCGCCCCCTCTTCCCGCGCACAACGCGGTT
TGTGGGGGTGGAAATTGGCCTCCCGTGCGCCCCGGCGCG
CGGCTGGCCCAAATGCGATCCCTCGGCGACCCGTTTCGC
GACAAGTGGTGGTTGAACAACTCACTTTCGTGTCGTGCTT
CTGTGTCGTCGGTAAGGGCATCCGTAAACGACCCAACGGT
GTCGGCGTCGCACGACGCCCCACCTTCGACCG

唇大，长约 3.5 mm，宽约 7 mm，3 裂，中裂片呈倒心形，长 1.5 mm，宽 3 mm，先端微缺，基部收缩，侧裂片呈斜半圆形，宽约 2 mm；能育雄蕊 2，伸至上唇，内藏或近外伸，花丝长约 4 mm，药隔弯成弧形，长约 4 mm，上下臂近等长，2 下臂药室联合；花柱伸出，先端不相等 2 浅裂，后裂片较短；花盘前方略膨大。小坚果呈倒卵圆形，长 2.8 mm，直径 1.9 mm，呈暗褐色，光滑。花期 6 ~ 8 月，果期 9 ~ 10 月。

▶ 药材音译名

吉孜赛保、吉子嘎保、吉孜嘎保、吉孜色保、吉子色博、吉孜青保、居孜青保、吉子青保、兴托里色博。

▶ **药用部位**

全草。

▶ **功能主治**

止血、消炎、止痛。适用于肝炎、肺炎、肺结核、咯血、风火牙痛。

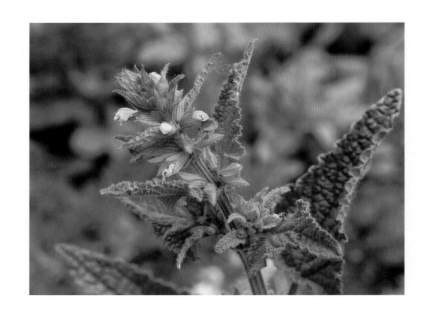

附　注

《蓝琉璃》中记载有 འཇིབ་རྩེ（吉孜）；《晶珠本草》以 འཇིབ་རྩེ་ཆེན་པོ（吉孜青保）为正名，将其按花色分为白、蓝（青）2 种，言其为治口病、牙病及肝热病之药物。现代文献记载的吉孜类药材的基原包括唇形科青兰属（*Dracocephalum*）、鼠尾草属（*Salvia*）、荆芥属（*Nepeta*）、黄芩属（*Scutellaria*）等的多种植物，按花色大致被分为白 [འཇིབ་རྩེ་དཀར་པོ（吉孜嘎保）]、黄 [འཇིབ་རྩེ་སེར་པོ（吉孜赛保）]、蓝 [འཇིབ་རྩེ་སྔོ་པོ（吉孜莫保、吉孜木保）] 或青 [འཇིབ་རྩེ་ཆེན་པོ（吉孜青保）] 几类，但不同文献对其品种划分及基原有不同观点，各地藏医使用的基原也不尽一致。据不同文献记载，粘毛鼠尾草 *Salvia roborowskii* Maxim.（黄花鼠尾草）为吉孜嘎保、吉孜色保或吉孜青保的基原之一。《部标藏药》和《青海藏标》以异叶青兰 /འཇིབ་རྩེ་ཆེན་པོ/ 吉孜青保（居孜青保）之名收载了唇形科植物异叶青兰 *Dracocephalum heterophyllum* Benth.（白花枝子花）。《晶珠本草》记载有 ཞིམ་ཐིག་ལི（兴托里），言其为治眼病、云翳之药物，分为大、中、小 3 类，其中大者又有白、黄 2 种。也有文献记载粘毛鼠尾草 *Salvia roborowskii* Maxim.（黄花鼠尾草）为兴托里的大者的黄色品种 [ཞིམ་ཐིག་སེར་པོ（兴托里色博）] 的基原。（参见 "白花枝子花" "少毛甘西鼠尾草" 条）

经比对，本材料的 ITS2 序列与甘西鼠尾草 *Salvia przewalskii* Maxim.、少花鼠尾草 *Salvia pauciflora* Stib. 的 ITS2 序列（NCBI 数据库登录号分别为 KC473272、KC473254）的相似度均为 100%，与粘毛鼠尾草 *Salvia roborowskii* Maxim. 的 ITS2 序列（NCBI 数据库登录号为 MH808597）的相似度为 99%。

獐牙菜

Zhangyacai

桑蒂

ཟངས་ཏིག

▶ **材　　料**

药材标本收集自安徽省亳州市中国（亳州）中药材交易中心（馆藏标本号 003543）。

▶ **基　　原**

龙胆科植物青叶胆 *Swertia mileensis* T. N. Ho et W. L. Shi（100%）。

▶ **形态特征**

一年生草本，高 15 ～ 45 cm。主根呈棕黄色。茎直立，呈四棱形，具窄翅，下部常呈紫色，直径 2 ～ 4 mm，从基部起呈塔形分枝。叶无柄，叶片呈狭矩圆形、披针形至线形，长 4 ～ 40 mm，宽 1.5 ～ 10 mm，先端急尖，基部呈楔形，具 3 脉。圆锥状聚伞花序具多花，开展，侧枝生单花；花梗细，长 0.4 ～ 3 cm，果时略伸长，基部具 1 对苞片；花 4 基数，直径约 1 cm；花萼呈绿色，叶状，稍短于花冠，裂片呈线状披针形，长 6 ～ 10 mm，先端急尖，背面中脉明显；花冠呈淡蓝色，裂片呈矩圆形或卵状披针形，长 7 ～ 12 mm，先端急尖，具小尖头，下部具 2 腺窝，腺窝呈杯状，仅先端具短柔毛状流苏；花丝扁平，长 4.5 ～ 6 mm，花药呈蓝色，椭圆形，长 2 ～ 2.5 mm；子房呈卵状矩圆形，长 3.5 ～ 4.5 mm，花柱明显，柱头小。蒴果呈椭圆状卵形或长椭圆形，长达 1 cm；种子呈棕褐色，卵球形，直径约 0.6 mm。花果期 9 ～ 11 月。

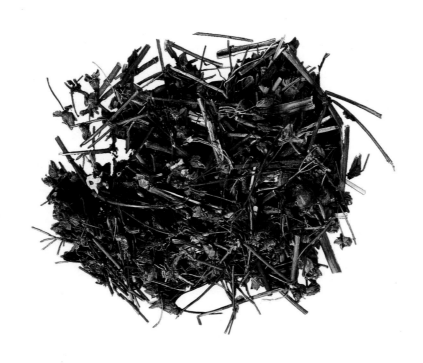

▶ ITS2 条形码序列 / 简并序列

CGCATCGCGTCGCCCCCCCAACCCCGTGTGTTAACTCGTACGGGTGACGTGA
GGGGGCGGAAATTGGCTTCCCGTGCTTGCCCGCGGCTGGCCTAAATGCGAGT
CCCTTGCGATGGACGCGACGACAAGTGGTGGTTGATTGTCTCAACTAAGGTG
CTGTCACGCGACGTCCGTCGAATAAGGAGACTCCCCGACCCTGATGCTCGCG
TCGTCATGACGCTTGCTACGACCG

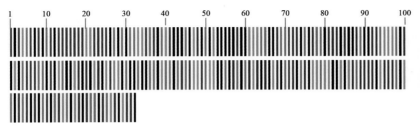

▶ 药材音译名

桑蒂、蒂达、桑滴。

▶ 药用部位

全草。

▶ 功能主治

清热利胆。适用于肝炎、肝胆疾病、"赤巴"病、血液病、尿路感染、胃火过盛。

附　注

ཏིག་ཏ།（蒂达）为藏医临床中治疗肝胆疾病的一类药材的总称。《晶珠本草》记载蒂达按产地分为印度蒂达、尼泊尔蒂达、西藏蒂达三大类，西藏蒂达又分为 6 种，ཟངས་ཏིག（桑蒂）为西藏蒂达中的 1 种。据现代文献记载和实地调查显示，现藏医所用桑蒂的基原包括獐牙菜属（*Swertia*）的多种植物，《部标藏药》《藏标》《青海藏标》等收载的蒂达或桑蒂的基原有川西獐牙菜 *S. mussotii* Franch.、抱茎獐牙菜 *S. franchetiana* H. Smith、普兰獐牙菜 *S. purpurascens* Wall.。据文献记载，青叶胆 *S. mileensis* T. N. Ho et W. L. Shi、大籽獐牙菜 *S. macrosperma* (C. B. Clarke) C. B. Clarke、紫红獐牙菜 *S. punicea* Hemsl. 为云南藏医习用的桑蒂的基原。（参见"川西獐牙菜""抱茎獐牙菜""大籽獐牙菜""篦齿虎耳草""椭圆叶花锚"条）

经比对，本材料的 ITS2 序列与青叶胆 *S. mileensis* T. N. Ho et W. L. Shi、大籽獐牙菜 *S. macrosperma* (C. B. Clarke) C. B. Clarke 的 ITS2 序列（前者的中药材 DNA 条形码鉴定系统登录号为 LX007，后者的 NCBI 数据库登录号为 KC861331、KC861319 和 AJ294699）的相似度均为 100%。

经形态鉴定，本材料的基原为青叶胆 *S. mileensis* T. N. Ho et W. L. Shi，参照 ITS2 鉴定结果，并结合文献记载，暂定其基原为青叶胆 *S. mileensis* T. N. Ho et W. L. Shi。

芝麻菜

Zhimacai

盖菜

ཀྲེ་ཚེ

▶ **材　　料**

药材标本采集自甘肃省甘南藏族自治州夏河县扎油乡扎油沟，采集号 1408123（馆藏标本号 003234）。

▶ **基　　原**

十字花科植物芝麻菜 *Eruca sativa* Mill.（100%）。

▶ **形态特征**

一年生草本，高 20 ~ 90 cm。茎直立，上部常分枝，疏生硬长毛或近无毛。基生叶及下部叶大头羽状分裂或不分裂，长 4 ~ 7 cm，宽 2 ~ 3 cm，顶裂片呈近圆形或短卵形，有细齿，侧裂片呈卵形或三角状卵形，全缘，仅下面脉上疏生柔毛，叶柄长 2 ~ 4 cm；上部叶无柄，具 1 ~ 3 对裂片，顶裂片呈卵形，侧裂片呈长圆形。总状花序疏生多数花；花直径 1 ~ 1.5 cm，花梗长 2 ~ 3 mm，具长柔毛；萼片呈长圆形，长 8 ~ 10 mm，呈棕紫色，外面有蛛丝状长柔毛；花瓣呈黄色，后变为白色，有紫纹，呈短倒卵形，长 1.5 ~ 2 cm，基部有窄线形长爪。长角果呈圆柱形，长 2 ~ 3 cm，果瓣无毛，有 1 隆起中脉；喙呈剑形，扁平，长 5 ~ 9 mm，先端尖，有 5 纵脉；果柄长 2 ~ 3 mm；种子呈近球形或卵形，直径 1.5 ~ 2 mm，呈棕色，有棱角。花期 5 ~ 6 月，果期 7 ~ 8 月。

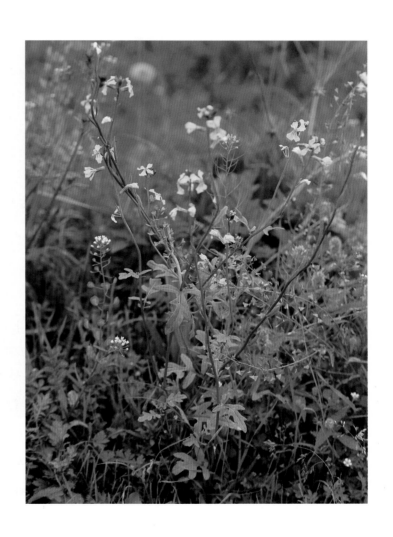

▶ **药材音译名**

盖菜、永嘎杰布。

▶ ITS2 条形码序列 / 简并序列

CAAATCGTCGTCCCCCATCCTCTCGAGGATAAGGGACGGAAGCTGGTCTCC
CGTGTGTTACCGCACGCGGTTGGCCAAAATCCGAGCAAAGGACGCCTGGAGT
GTCTCGACATGCGGTGGTGAATTCAAAACTCGTCATACTGTCGATCATTCCG
GTCCAAAAGCTCTCGATGACCCAAAGTCCTCAACG

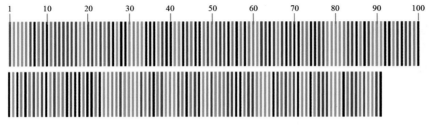

▶ 药用部位

地上部分或种子。

▶ 功能主治

地上部分：适用于炭疽；外用于脂肪瘤。种子：
消肿；适用于乳房肿胀、炭疽。

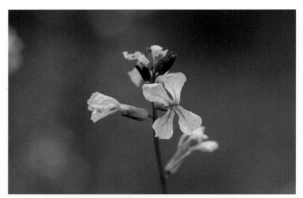

附　注

　　《度母本草》《蓝琉璃》《晶珠本草》等古
籍中均记载有消散肿胀、治疗疮之药物ཡུངས（盖
菜）。现代文献记载的盖菜的基原涉及十字花科
的多属植物，包括蔊菜 *Rorippa indica* (L.) Hiern、
沼生蔊菜 *R. islandica* (Oed.) Borb.、无瓣蔊菜 *R.
dubia* (Pers.) Hara[*R. montana* (Wall.) Gat.；也有
文献将 *R. montana* (Wall.) Gat. 作为蔊菜 *R. indica*
(L.) Hiern 的异名]、播娘蒿 *Descurainia sophia* (L.)

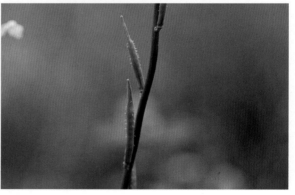

Webb. ex Prantl、垂果大蒜芥 *Sisymbrium heteromallum* C. A. Mey.、芝麻菜 *E. sativa* Mill. 等。

　　经比对，本材料的 ITS2 序列与芝麻菜 *E. sativa* Mill.、*E. vesicaria* (Linnaeus) Cavanilles subsp.
sativa (Miller) Thellung（《中国植物志》未记载该拉丁学名，但有文献记载其为《中国植物志》记载
的芝麻菜 *E. sativa* Mill. 的异名）、羽裂芝麻菜 *E. pinnatifida* (Desf.) Pomel（《中国植物志》未记载
该种）的 ITS2 序列（NCBI 数据库登录号分别为 AY254536，KX282139、KX282136、KF454469、
KF454470，MF192766、MF192767）的相似度均为 100%。

止泻木子

Zhixiemuzi

度模牛

 durgo-mo-nyung

▶ **材　　料**

药材标本收集自四川省成都市荷花池中药材专业市场（馆藏标本号 003353、003483）；青海省西宁市九康药材市场（馆藏标本号 003582）。

▶ **基　　原**

夹竹桃科植物止泻木 *Holarrhena antidysenterica* Wall. ex A. DC.（100%）。

▶ **形态特征**

乔木，高达 10 m，胸径 20 cm。树皮呈浅灰色，枝条呈灰绿色，具皮孔，被短柔毛，幼嫩部分毛更密，全株具乳汁。叶膜质，对生，呈阔卵形、近圆形或椭圆形，先端急尖至钝或呈圆形，基部急尖或呈圆形，长 10 ~ 24 cm，宽 4 ~ 11.5 cm，叶面呈深绿色，叶背呈浅绿色，两面被短柔毛，叶背毛更密，老时叶面毛渐脱落；中脉和侧脉在叶面扁平，在叶背凸起，侧脉每边 12 ~ 15，

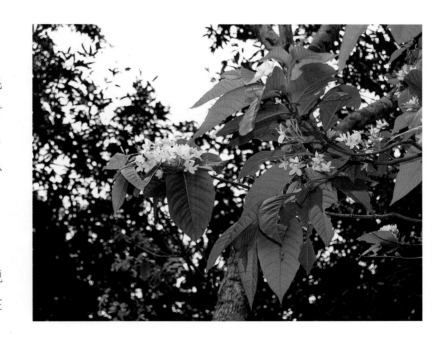

斜曲上升，至叶缘网结；叶柄长约 5 mm，被短柔毛。伞房状聚伞花序顶生和腋生，长 5 ~ 6 cm，直径 4 ~ 8 cm，被短柔毛，着花稠密；苞片小，呈线形，被微毛；花萼裂片呈长圆状披针形，长 2 mm，宽 1 mm，外面被短柔毛，内面基部具 5 腺体；花冠呈白色，向外展开，直径 2 ~ 2.5 cm，内、外面被短柔毛，喉部毛更密，花冠筒细长，基部膨大，喉部收缩，长 1 ~ 1.5 cm，直径 1.5 ~ 2 mm，花冠裂片呈长圆形，先端圆，长 15 ~ 17 mm，宽 5 ~ 6 mm；雄蕊着生于花冠筒近基部，花丝呈丝状，长 1 mm，基部被柔毛，花药呈长圆状披针形，长 1.5 mm，宽 0.5 mm；无花盘；心皮 2，离生，无毛，花柱呈丝状，柱头呈长圆形，到达花丝基部，先端钝，短 2 裂；每心皮有多颗胚珠。蓇葖果双生，呈长圆柱形，先端渐尖，向内弯，长 20 ~ 43 cm，直径 5 ~ 8 mm，无毛，具白色斑点；种子呈浅黄色，长圆形，长约 2 cm，宽约 3 mm，中部凹陷，先端具黄白色绢质种毛；种毛长 5 cm。花期 4 ~ 7 月，

▶ ITS2 条形码序列／简并序列

CGCATCGCGTCGCCCCCGCACGCCTCGCCCCGAACGGGACGACGGTCGCG
CACGGGGGCGGAAAATGGCCTCCCGTACTCTGCTTGCGGTTGGCCCAAACCC
GAGTCCCTCTCGTCRCGGACGTCACGACAAGTGGTAGCGGAAACCTCGAACT
CGAACGCGAGTCGTGCGCACCTCGTGGCCGAGGAGACCCTTAGACCCTACGC
TGAGTCCCTCTCCGGGGACGCTCGCAACGACTG

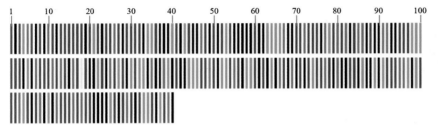

果期 6 ～ 12 月。

▶ 药材音译名

度模牛、斗毛娘、土膜钮、毒毛妞。

▶ 药用部位

成熟种子。

▶ 功能主治

清热、利胆、止泻。适用于"赤巴"病、
肝胆病、胃肠热病、腹泻、痢疾。

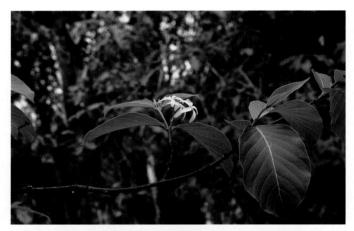
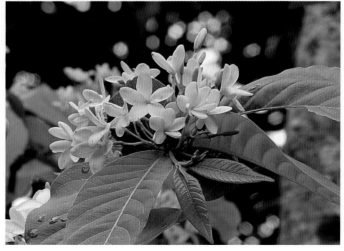

附　注

　　《月王药诊》中记载有治胆病、止
热泻之药物 དུག་མོ་ཉུང་ (度模牛)。《晶珠
本草》记载的度模牛的植物和种子形态各
有 2 种。现代文献均以夹竹桃科植物止泻
木 H. antidysenterica Wall. ex A. DC.（止
泻 木 H. pubescens Wallich ex G. Don） 为
正品，同时也指出其植株形态与古籍文献
记载不符。据文献记载和调查，现各地使
用多种代用品，其基原涉及夹竹桃科植物羊角拗 Strophanthus divaricatus (Lour.) Hook. et Arn.、络石
Trachelospermum jasminoides (Lindl.) Lem.，萝藦科鹅绒藤属（Cynanchum）的多种植物，柳叶菜科植
物沼生柳叶菜 Epilobium palustre L.（全草），木犀科植物连翘 Forsythia suspensa (Thunb.) Vahl 等的全

草或果实。现有标准中仅收载了止泻木 *H. antidysenterica* Wall. ex A. DC.，据调查，市售的止泻木子药材也主要为该种，但各地藏医也自行采集使用老瓜头 *C. komarovii* Al. Iljinski、大理白前 *C. forrestii* Schltr.、变色白前 *C. versicolor* Bunge 等作为代用品；现四川省成都市荷花池中药材专业市场销售的止泻木子药材有 2 种，一种为止泻木 *H. antidysenterica* Wall. ex A. DC.，另一种似为木犀科梣属（*Fraxinus*）植物的种子。

经比对，本材料的 ITS2 序列与止泻木 *H. pubescens* Wallich ex G. Don [《中国植物志》未记载该拉丁学名，但有文献记载其为《中国植物志》记载的止泻木 *H. antidysenterica* Wall. ex A. DC. 的异名；《中国植物志》英文版（*Flora of China*）以该拉丁学名作为止泻木的正名] 的 ITS2 序列（NCBI 数据库登录号为 MK426887、MK426886、KT758180）的相似度为 100%。

本材料药材名为止泻木子，经形态鉴定，其基原为止泻木 *H. antidysenterica* Wall. ex A. DC. 的种子。《中国植物志》记载止泻木属（*Holarrhena*）植物全世界约有 20 种，我国仅有止泻木 *H. antidysenterica* Wall. ex A. DC.。

中华山紫茉莉

Zhonghuashanzimoli

巴朱

བ་ཞུ།

▶ **材　料**

药材标本采集自西藏自治区昌都市城郊，采集号 2007（馆藏标本号 003442）；西藏自治区山南市加查县冷达乡帮达村，采集号 2013（馆藏标本号 003449）。

▶ **基　原**

紫茉莉科植物中华山紫茉莉 *Oxybaphus himalaicus* Edgew. var. *chinensis* (Heim.) D. Q. Lu[中华紫茉莉 *Mirabilis himalaica* (Edgew.) Heim. var. *chinensis* Heim.]。

▶ **形态特征**

一年生草本。茎斜升或平卧，呈圆柱形，多分枝，长 50 ~ 180 cm，疏生腺毛至近无毛。叶片呈卵形，长 2 ~ 6 cm，宽 1 ~ 5 cm，先端渐尖或急尖，基部呈心形或圆形，上面粗糙，下面被毛，边缘具毛或不明显小齿；叶柄长 1 ~ 2 cm。花生于枝顶或叶腋，花梗细长，长 2 ~ 2.5 cm，密被粘腺毛；总苞呈钟形，

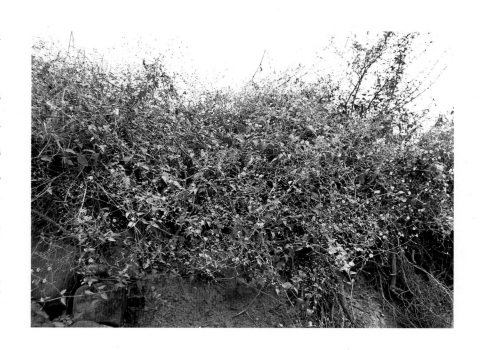

长 2.5 ~ 5 mm，具 5 三角形齿，外面密被粘腺毛；花被呈紫红色或粉红色，长 6 ~ 8 mm，先端 5 裂；雄蕊 5，与花被近等长，花丝呈线形，拳卷，内弯，花药呈卵形，2 室，纵裂；子房呈倒圆锥形，无毛，花柱呈线形，与花被等长或较花被稍长，柱头膨大，多裂。果实呈椭圆体状或卵球形，长约 5 mm，黑色。花果期 8 ~ 10 月。

▶ **药材音译名**

巴朱、帕朱、帕竹、哇志、阿巴珠。

▶ **药用部位**

根（块根）。

▶ ITS2 条形码序列 / 简并序列

CACAAAGCATCTCCCCAACCCTACTCCTTTGTGAGGTAGGGGAAGGATGATG
ACCTCCTGTGCCCCTAGTCGGGTGTTGTTGGTCTAAATAGGGAGCCCTCGGT
GATGAGCTGCGGCAATAGTTGGTTAACAAGGCCTCTGGCCGTGTTTCATTTT
GTTGTCCGAGCAAATTGCTGATTAGGGCTCGCACGACCCTGTACTTTTTATG
TTG

▶ 功能主治

温肾、生肌、利尿、排石、干黄水。适
用于胃寒、肾寒、下身寒、阳痿浮肿、
膀胱结石、腰痛、关节痛、黄水病。

附 注

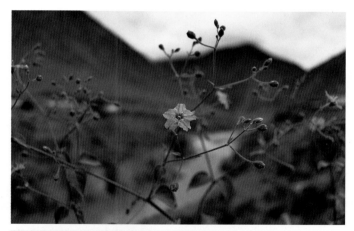
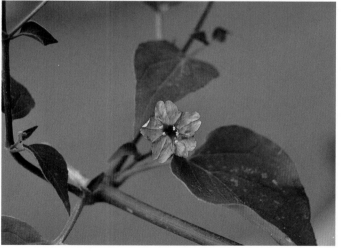

　　《蓝琉璃》等古籍记载 ᮠᩣᩮ（巴
朱）有白、黑 2 种，以白者入药。现代
文献记载紫茉莉科植物喜马拉雅紫茉莉
Mirabilis himalaica (Edgew.) Heim. 为巴朱
的正品，其变种中华紫茉莉 *M. himalaica*
(Edgew.) Heim. var. *chinensis* Heim. 为 代
用品。《中国植物志》将喜马拉雅紫茉
莉 *M. himalaica* (Edgew.) Heim. 从紫茉莉
属（*Mirabilis*）中分出，归入山紫茉莉属
（*Oxybaphus*），并将其记载为山紫茉莉 *O.*
himalaicus Edgew.，将 *M. himalaica* (Edgew.)
Heim. 作为其异名，又指出该种雄蕊 4 枚，
总苞密被粘腺毛，产于印度西北部、不丹，西藏是否有该种分布尚存疑，我国仅分布有该种的变种中
华山紫茉莉 *O. himalaicus* Edgew. var. *chinensis* (Heim.) D. Q. Lu（雄蕊 5，茎疏被腺毛至近无毛）。但
据调查，西藏加查雅鲁藏布江河谷地带分布有山紫茉莉 *O. himalaicus* Edgew.。有学者调查表明，在同

一植株上也存在雄蕊 4 和 5 的花，以雄蕊数区分该 2 种是否合适还值得商榷。据文献记载，青海、甘肃南部和四川西部部分地区尚以玄参科植物狭裂马先蒿 *Pedicularis angustiloba* Tsong、褐毛马先蒿 *P. dunniana* Bonati. 等数种马先蒿属（*Pedicularis*）植物的根作为巴朱，这 2 种为地方习用品。

经比对，本材料的 ITS2 序列与 *M. himalaica* Edgew. 的 ITS2 序列（NCBI 数据库登录号为 MH258159、KY624406、EU239675）的相似度为 100%，与多花紫茉莉 *M. multiflora* (Torr.) A. Gray（《中国植物志》未记载该种）的 ITS2 序列（NCBI 数据库登录号为 EF079452）的相似度为 98%，与紫茉莉 *M. jalapa* L. 的 ITS2 序列（NCBI 数据库登录号为 EF079461）的相似度为 97%。

本材料为自采样品，经鉴定为中华山紫茉莉 *O. himalaicus* Edgew. var. *chinensis* (Heim.) D. Q. Lu，其 ITS2 序列与收集自青海西宁药材市场的喜马拉雅紫茉莉药材的 ITS2 序列的相似度为 100%。NCBI 数据库中未收录该种的 ITS2 序列信息。鉴于在植物分类学上对国内是否分布有山紫茉莉 *O. himalaicus* Edgew.（喜马拉雅紫茉莉）尚存疑，暂将二者分别收录。（参见"喜马拉雅紫茉莉"条）

中华小苦荬

Zhonghuaxiaokumai

杂赤曼巴

ཙ་མཁྲིས་དམན་པ།

▶ 材　料

药材标本采集自西藏自治区拉萨市（馆藏标本号 003394、003396）；收集自阿坝藏族羌族自治州藏医院（药材名：杂赤曼巴。馆藏标本号 003395）、西藏自治区昌都市西藏昌都藏药厂（药材名：杂赤曼巴。馆藏标本号 003402）。

▶ 基　原

菊科植物中华小苦荬 *Ixeridium chinense* (Thunb.) Tzvel.[山苦荬 *Ixeris chinensis* (Thunb.) Nakai]（99%、97%）。

▶ 形态特征

多年生草本，高 5 ~ 47 cm。根垂直直伸，通常不分枝；根茎极短缩。茎直立单生或少数茎成簇生，基部直径 1 ~ 3 mm，上部有伞房花序状分枝。基生叶呈长椭圆形、倒披针形、线形或舌形，连叶柄长 2.5 ~ 15 cm，宽 2 ~ 5.5 cm，先端钝或急尖或向上渐窄，基部渐狭成有翼的短或长柄，全缘，不分裂且无锯

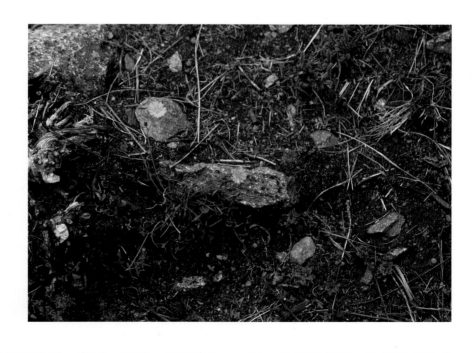

齿或边缘有尖齿或凹齿，或羽状浅裂、半裂、深裂，侧裂片 2 ~ 7 对，呈长三角形、线状三角形或线形，自中部向上或向下的侧裂片渐小，向基部的侧裂片常呈锯齿状，有时呈半圆形；茎生叶 2 ~ 4，极少 1 或无，呈长披针形或长椭圆状披针形，不裂，全缘，先端渐狭，基部扩大，耳状抱茎或至少基部茎生叶的基部明显耳状抱茎；全部叶两面无毛。头状花序通常在茎枝先端排成伞房花序，含 21 ~ 25 舌状小花；总苞呈圆柱状，长 8 ~ 9 mm，总苞片 3 ~ 4 层，外层及最外层总苞片呈宽卵形，长 1.5 mm，宽 0.8 mm，先端急尖，内层总苞片呈长椭圆状倒披针形，长 8 ~ 9 mm，宽 1 ~ 1.5 mm，先端急尖；舌状小花呈黄色，干时带红色。瘦果呈褐色，长椭圆形，长 2.2 mm，宽 0.3 mm，有 10

▶ ITS2 条形码序列 / 简并序列

CGCATCGCGTCGTCCCCCAACATACTCTCCCTTAYTGGGTTGTCATGTTGAT
TGGGGACGGAGATTGGCCTCCCGTGCTTCTGGTGCGGTTGGCCTAAATAGGA
GGCCCCTTCGGTGGATACACGGCTAGTGGTGGTTGTTAAGACCCTCGTATTG
TKCTGTGTGTTGTGAGCTGTTAGGGAAACCCTCACCAAAGACCCTATTGTAT
CGTCTTGGTACGATGCTTCGACCG

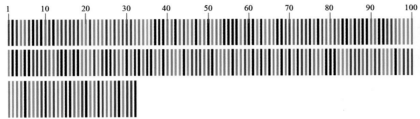

003394 和 003402 样本：

CGCATCGCGTCGTCCCCCAACATACTCTCCCTTATTGGGT
TGTCATGTTGATTGGGGACGGAGATTGGCCTCCCGTGCTT
CTGGTGCGGTTGGCCTAAATAGGAGGCCCCTTCGGTGGA
TACACGGCTAGTGGTGGTTGTTAAGACCCTCGTATTGTGC
TGTGTGTTGTGAGCTGTTAGGGAAACCCTCACCAAAGACC
CTATTGTATCGTCTTGGTACGATGCTTCGACCG

003396 和 003395 样本：

CGCATCGCGTCGTCCCCCAACATACTCTCCCTTACTGGGT
TGTCATGTTGATTGGGGACGGAGATTGGCCTCCCGTGCTT
CTGGTGCGGTTGGCCTAAATAGGAGGCCCCTTCGGTGGA
TACACGGCTAGTGGTGGTTGTTAAGACCCTCGTATTGTTC
TGTGTTGTGAGCTGTTAGGGAAACCCTCACCAAAGACCCT
ATTGTATCGTCTTGGTACGATGCTTCGACCG

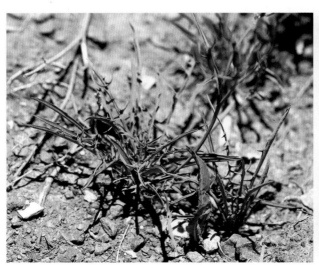
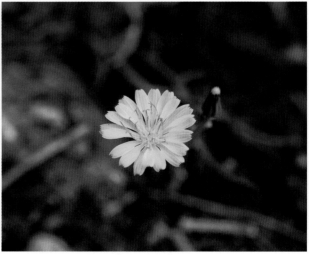

高起的钝肋，肋上有上指的小刺毛，先端急尖成细喙，喙细，细丝状，长 2.8 mm；冠毛呈白色，微糙，长 5 mm。花果期 1 ~ 10 月。

▶ 药材音译名

杂赤曼巴、杂赤门巴、匝赤、杂赤、杂扯、加苦。

▶ 药用部位

地上部分。

▶ 功能主治

清热利胆。适用于黄疸性肝炎（"赤白"热、肝热）、胆囊炎、脉病。

附　注

《晶珠本草》记载 ཙ་འབྲིས། （杂赤）分为山生的黑者、田生的白者 2 类。现有关文献中记载的杂赤的基原包括菊科的多属多种植物，大致分为 3 类：ཙ་འབྲིས་དཀར་པ། （杂赤曼巴，即白者）类，主要为苦荬菜属（*Ixeris*）或小苦荬属（*Ixeridium*）植物山苦荬 *Ixeris chinensis* (Thunb.) Nakai[中华小苦荬 *Ixeridium chinense* (Thunb.) Tzvel.]、细叶苦荬菜 *Ixeris gracilis* DC.[细叶小苦荬 *Ixeridium gracile* (DC.) Shih]、齿缘苦荬菜 *Ixeris dentata* (Thunb.) Nakai[窄叶小苦荬 *Ixeridium gramineum* (Fisch.) Tzvel.]、苦荬菜 *Ixeris denticulata* (Houtt.) Stebb.[黄瓜菜 *Paraixeris denticulata* (Houtt.) Nakai] 等；ཙ་འབྲིས་བ་མོ་ཁ། （杂赤巴冒卡，即黑者）类，主要为风毛菊属（*Saussurea*）植物褐毛风毛菊 *S. brunneopilosa* Hand.-Mazz.（异色风毛菊）、禾叶风毛菊 *S. graminea* Dunn 等；ཙ་འབྲིས་མཆོག （扎赤确，即正品）类，主要为岩参 *Cicerbita macrorrhiza* (Royle) Beauverd [头嘴菊 *Cephalorrhynchus macrorrhizus* (Royle) Tsuil]。上述 3 种杂赤类药材有相似的清热利胆功效，主要用于肝胆疾病。《部标藏药》《藏标》《青海藏标》等收载的杂赤或杂赤曼巴的基原为山苦荬 *Ixeris chinensis* (Thunb.) Nakai（中华小苦荬）、细叶苦荬菜 *Ixeris gracilis* DC.（细叶小苦荬）及其同属数种。（参见"异色风毛菊"条）

经比对，本材料的 ITS2 序列与中华小苦荬 *Ixeridium chinense* (Thunb.) Tzvel. 的 ITS2 序列（NCBI 数据库登录号为 MK524229 和 KT249890）的相似度为 99% 和 97%，与圆叶苦荬菜 *Ixeris stolonifera* A. Gray、沙苦荬菜 *Ixeris repens* (L.) A. Gray[*Chorisis repens* (L.) DC.] 的 ITS2 序列（NCBI 数据库登录号分别为 AB766226、HQ436225）的相似度均为 96%。

本材料的商品名为杂赤或杂赤曼巴，但未经基原鉴定。据 ITS2 鉴别结果，并结合文献记载，确定其基原为中华小苦荬 *Ixeridium chinense* (Thunb.) Tzvel.。

珠光香青

Zhuguangxiangqing

甘达巴扎

གཟུ་དུ་བ།

▶ 材　料

药材标本采集自西藏自治区林芝市巴宜区鲁朗镇，采集号 2011216（馆藏标本号 003638）。

▶ 基　原

菊科植物珠光香青 *Anaphalis margaritacea* (L.) Benth. et Hook. f.（100%）。

▶ 形态特征

多年生草本。根茎横走或斜升，木质，有具褐色鳞片的短匐枝。茎直立或斜升，单生或少数丛生，高 30 ~ 60 cm，有时达 100 cm，常粗壮，不分枝，稀在断茎或健株上有分枝，被灰白色绵毛，下部木质。下部叶在花期常枯萎，先端钝；中部叶开展，呈线状披针形，长 5 ~ 9 cm，宽 0.3 ~ 0.8 cm，基部稍狭，半抱茎，不下延，边缘稍反卷，先端渐尖，有长尖头；全部叶稍革质，上面被蛛丝状毛，后常脱毛，下面被灰白色或浅褐色厚绵毛，有在下面凸起的中脉，常有近边缘的两侧脉。头状花序多数，在茎和枝端排列成复伞房状，稀较少而排列成伞房状；花序梗长 4 ~ 17 mm；总苞呈宽钟状或半球状，长 6 ~ 8 mm，直径 8 ~ 13 mm，总苞片 5 ~ 7 层，多少开展，基部多少褐色，上部呈白色，

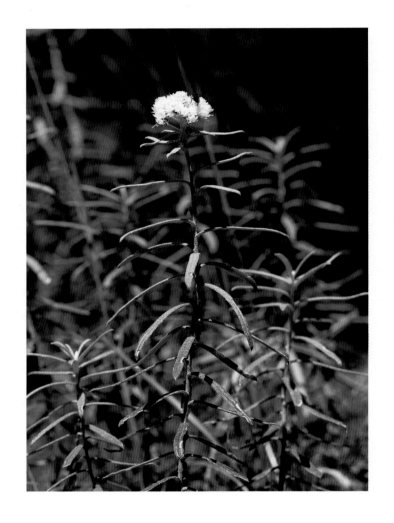

外层长达总苞全长的 1/3，呈卵圆形，被绵毛，内层呈卵圆形至长椭圆形，长 5 mm，宽 2.5 mm，在雄株宽达 3 mm，先端呈圆形或稍尖，最内层呈线状倒披针形，宽 0.5 mm，有长达全长 3/4 的爪部；花托呈蜂窝状；雌株头状花序外围有多层雌花，中央有 3 ~ 20 雄花；雄株头状花序全部为雄花或外围有极少雌花；花冠长 3 ~ 5 mm；冠毛较花冠稍长，雌花冠毛呈细丝状，雄花冠毛上部较粗厚，

▶ **ITS2 条形码序列 / 简并序列**

CGCATCGTGTCGCCCCCTACCACTCCTCAAATGGATGTTTGGTGTGGGGGCG
GATATTGGTCTCCCGTTTCTTCGATACGGTTGGCCAAAATATGAGTTCCCAT
CGATGGACGCACGACTATTGGTGATTGATAAAACCTTCGTCTTCTGTTGTGC
ATCTTCATTCGTACGGGAAGCTTAAAGACCCCAATGTGTTGTCTTTTGATGAT
GCTTCGACCG

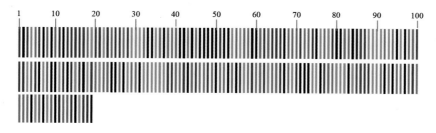

有细锯齿。瘦果呈长椭圆形，长 0.7 mm，有小腺点。花果期 8 ～ 11 月。

▶ **药材音译名**

甘达巴扎、甘达八渣、干得巴渣、甘达巴扎嘎保、嘎纳八渣、扎哇。

▶ **药用部位**

地上部分、花序。

▶ **功能主治**

祛风湿、消痞。适用于"培根"病、痞块、风湿病、流行性感冒、胃溃疡、灰色水肿。

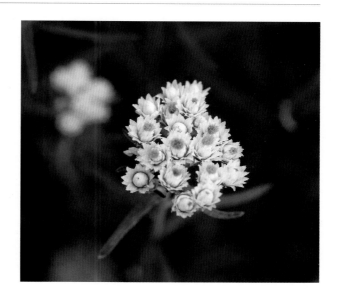

> **附　注**

　　《蓝琉璃》和《晶珠本草》均记载有 ཀནྡ་ཀ (甘达巴扎)和 ཟ་[扎哇，或 ཟ་ཏོག་པ (扎托巴)，二者均为 ཟ་ཡི་ཏོག (扎吉托苟)的简称]，前者为治痞肿、浮肿、痛风、肾病、感冒、中毒病之药物，后者为治疗石类药物中毒之药物；甘达巴扎按花(花序总苞)或根的颜色分为白(甘达巴扎嘎保)、黄(甘达巴扎赛保)2 种，扎托巴分为山生(扎果)、甸生(扎永)、小(扎琼)3 种。现代文献记载的藏医所用甘达巴扎和扎哇(扎托巴)的基原主要包括菊科香青属(*Anaphalis*)、火绒草属(*Leontopodium*)和鼠麹草属(*Gnaphalium*)植物，各地藏医多以香青属植物作甘达巴扎或其白者(甘达巴扎嘎保)的基原，以鼠麹草属植物作为甘达巴扎的黄者(甘达巴扎赛保)的基原，以火绒草属植物作为扎哇的基原，但不同文献记载的甘达巴扎和扎哇的基原有交叉。文献记载的甘达巴扎的基原有乳白香青 *A. lactea* Maxim.、尼泊尔香青 *A. nepalensis* (Spreng.) Hand.-Mazz.、铃铃香青 *A. hancockii* Maxim.、四川香青 *A.*

szechuanensis Ling et Y. L. Chen、珠光香青 *A. margaritacea* (L.) Benth. et Hook. f. 等。《部标藏药》《青海藏标》以乳白香青 /ཀྲུང་བུ་ཡ/ 甘旦巴扎之名收载了乳白香青 *A. lactea* Maxim. 的花序。(参见"香芸火绒草""银叶火绒草"条)

　　经比对，本材料的 ITS2 序列与珠光香青 *A. margaritacea* (L.) Benth. et Hook. f.、尼泊尔香青 *A. nepalensis* (Spreng.) Hand.-Mazz.、紫苞香青 *A. porphyrolepis* Ling et Y. L. Chen 的 ITS2 序列（NCBI 数据库登录号分别为 MH117424、GU444021、JQ895483）的相似度均为 100%，与单头尼泊尔香青 *A. nubigena* DC.[*A. nepalensis* (Spreng.) Hand.-Mazz. var. *monocephala* (DC.) Hand.-Mazz.] 的 ITS2 序 列（NCBI 数据库登录号为 FJ639962）的相似度为 99%。

紫花黄华

Zihuahuanghua

拉哇萨玛

ཁྲ་བ་སྲུང་མ།

▶ **材　料**

药材标本收集自西藏藏医学院藏药有限公司（馆藏标本号2015091406）。

▶ **基　原**

豆科植物紫花野决明 *Thermopsis barbata* Benth.（100%）。

▶ **形态特征**

多年生草本，高8～30 cm。根茎粗壮，直径达2 cm，木质化。茎直立，分枝，具纵槽纹，花期全株密被白色或棕色伸展长柔毛，具丝样光泽，果期渐稀疏。茎下部叶4～7轮生，包括叶片和托叶连合成鞘状；茎上部叶叶片和托叶渐分离；三出复叶，具短柄；托叶叶片状，稍窄于小叶；小叶呈长圆形或披针形至

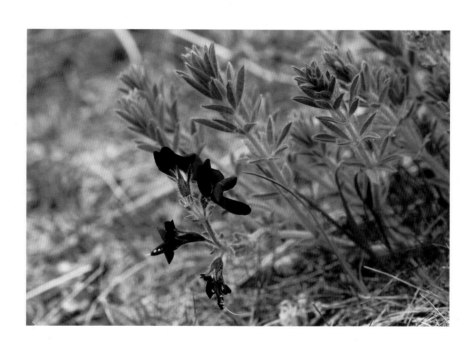

倒披针形，先端锐尖，侧小叶不等大，边缘渐下延成翅状叶柄。总状花序顶生，疏松，长4～19 cm；苞片呈椭圆形或卵形，先端锐尖，基部连合成鞘状；花萼呈近二唇形，基部渐狭至花梗，上方2齿连合较高，下方3齿呈披针形；花冠呈紫色，干后有时呈蓝色，旗瓣呈近圆形，瓣柄长5～6 mm，先端凹缺，基部呈截形或近心形，翼瓣和龙骨瓣近等长；子房具长柄，胚珠4～13。荚果呈长椭圆形，先端和基部急尖，扁平，呈褐色，被伸展长毛；种子呈黄褐色，肾形，微扁，长7～8 mm，宽4～5 mm，种脐呈白色，点状。花期6～7月，果期8～9月。

▶ **药材音译名**

拉哇萨玛、拉哇塞玛、拉瓦色玛、纳哇色玛、沙对嘎保、洒杜嘎保、萨都嘎尔保。

▶ **药用部位**

带根全草或根及根茎。

▶ ITS2 条形码序列 / 简并序列

CACATCGTTGCCCCCAATGCCTCAGCCTTGTGCTAGGCTTTGAGTGGGGCGA
ATGTTGGCTTCCCGCGAGCAAGGTCTCACGGTTGGTTGAAAAATTGAGTCCG
TGGTGGAGGGCGCCGCGATGGATGGTGGTTGAGTAAAAGCTCGAGATCGATC
GTGCGCGTCACTCGTGCCGGATTTGGGACTTTGTGACCCATGGGCGTCTTGT
TGGTCGCCCATGACG

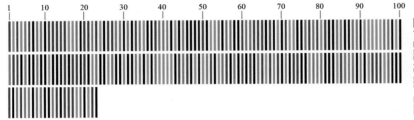

▶ 功能主治

杀虫、止痛、消炎。适用于虫病、高血压、中风、炭疽、水肿、肺热、咳嗽。

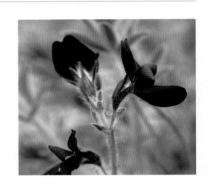

附　注

　　《鲜明注释》中记载有 གཟན་འདུད་དཀར་པོ།（萨都嘎尔保）；《晶珠本草》中记载有 གཟན་དུག[གཟན་འདུག（萨都、煞杜、洒杜）]类和 ཟར་མ།（萨玛）类药物，言前者为治疗罗喉病和中风症之药物，后者为治心性水肿、引腹水之药物，二者均分为 9 种，麝萨玛 [ལྭ་ཟར་མ།（拉哇萨玛）] 为萨玛中的一种。现代文献对萨都类和萨玛类的基原有争议，二者的基原涉及豆科、唇形科、菊科等的多属多种植物，且基原种类有交叉。据文献记载，ལྭ་ཟར་མ།（拉哇萨玛）的基原以豆科植物紫花黄华 *T. barbata* Benth.（紫花野决明）为正品，高山黄华 *T. alpine* (Pall.) Ledeb.（高山野决明）等为代用品，《部标藏药》《藏标》以紫花黄华 /ལྭ་ཟར་མ།/ 拉瓦色玛之名收载了前者。也有人认为紫花黄华 *T. barbata* Benth. 为洒杜的白者 [གཟན་འདུད་དཀར་པོ།（洒杜嘎保）] 的基原。

　　经比对，本材料的 ITS2 序列与豆科植物紫花野决明 *T. barbata* Benth. 的 ITS2 序列（NCBI 数据库登录号为 AH013157，中药材 DNA 条形码鉴定系统登录号为 AY359638）的相似度为 100%，与矮生野决明 *T. smithiana* Pet.-Stib.、*Piptanthus leiocarpus* Stapf [光果黄花木 *P. nepalensis* (Hook.) D. Don f. *leiocarpus* (Stapf) S. Q. Wei；尼泊尔黄花木 *P. nepalensis* (Hook.) D. Don] 的 ITS2 序列（前者的 NCBI 数据库登录号为 AF123445、中药材 DNA 条形码鉴定系统登录号为 AY773354，后者的 NCBI 数据库登录号为 AY091569）的相似度均为 99%。

　　本材料药材名为紫花黄华，药材音译名为拉哇塞玛，未经基原鉴定。根据 ITS2 鉴别结果，并结合文献记载，确定其基原为紫花野决明 *T. barbata* Benth.。

紫铆子	麻茹泽
Zimaozi	ས་ད་ཆེ།

▶ **材　料**

药材标本收集自青海省西宁市九康药材市场（馆藏标本号 003621）。

▶ **基　原**

豆科植物紫矿 *Butea monosperma* (Lam.) Kuntze（100%）。

▶ **形态特征**

乔木，高 10 ~ 20 m，胸径达 30 cm。树皮呈灰黑色。叶具长约 10 cm 的粗柄；小叶厚革质，不同形，顶生小叶呈宽倒卵形或近圆形，长 14 ~ 17 cm，宽 12 ~ 15 cm，先端圆，基部呈阔楔形，侧生小叶长呈卵形或长圆形，长 11.5 ~ 16 cm，宽 8.5 ~ 10 cm，两侧不对称，先端钝，基部呈圆形，两面粗糙，上面

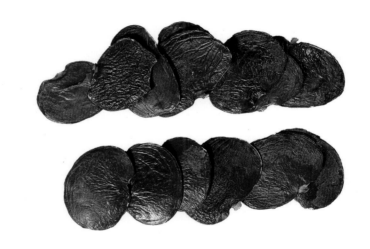

无毛，下面沿脉被短柔毛，侧脉 6 ~ 7 对，与主脉在下面隆起，网脉在下面裸露，网眼明显；小叶柄粗壮，长约 8 mm；小托叶呈钻状，长约 1.5 mm。总状或圆锥花序腋生或生于无叶枝的节上，花序轴和花梗密被褐色或黑褐色绒毛；花萼长 1 ~ 1.2 cm，外面密被紧贴的褐色或黑褐色绒毛，里面密被银灰色或淡棕色柔毛；花冠呈橘红色，后渐变为黄色，比花萼长约 3 倍，旗瓣呈长卵形，外弯，长 4.5 ~ 5 cm，翼瓣呈狭镰形，长约 4 cm，基部具圆耳，龙骨瓣呈宽镰形，长 5 ~ 5.5 cm，背部弯拱并合成 1 脊，基部具圆耳，各部密被银灰色绒毛；雄蕊内藏，花药呈长圆形；子房密被绒毛。未成熟荚果呈扁长圆形，长 12 ~ 15 cm，宽 3.5 ~ 4 cm，被紧贴的银灰色短柔毛，先端钝圆，果颈长 12 ~ 15 mm；种子呈宽肾形或肾状圆形，极压扁，高约 2.7 cm，宽 2.2 ~ 2.6 cm，呈褐红色。花期 3 ~ 4 月。

▶ ITS2 条形码序列 / 简并序列

CACATCGTTACCCTCACGCAAACGTCCCGAGTCGGCCGTTGCGTGGTAGGGT
GTATGCTGGCCTCCCGCGAGCGCCGTCTCGTGGTTGGTTGAAAAGCGGGTTC
GTGGCCGAGCGCGCCGTGATAGAATGGTGGACGGGCAACGCTCGAGACCGAT
CACGTGCGGCCCGGTCGGGTAAGGACCGTCCGACCCCCGTGCGTCCCTGGA
CGCTCCCGGCG

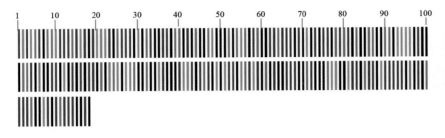

▶ 药材音译名

麻茹泽、麻如子、麻路子、麻如泽、玛茹孜、玛茄子。

▶ 药用部位

成熟种子。

▶ 功能主治

驱虫、干黄水、止瘙痒。适用于"生乃病"（虫病）、黄水病、皮肤瘙痒。

附　注

　　《四部医典》中记载有ས་འབྲུ།（麻茹泽）；《晶珠本草》将其归于"树木类药物"的"果实类药物"中，言其为治虫病之药物，将其分为红、白 2 种。据现代文献记载和市场调查显示，藏医所用麻茹泽的基原为豆科植物紫矿 *Butea monosperma* (Lam.) Kuntze（紫铆），《部标藏药》等以紫铆子 /ས་འབྲུ/ 麻如子之名也收载了该种，规定以其种子入药。据文献记载，云南迪庆藏医有以豆科植物马鞍羊蹄甲 *Bauhinia faberi* Oliv.（桉叶羊蹄甲 *Bauhinia brachycarpa* Wall. ex Benth.）的种子代替麻茹泽的情况。

　　《中国植物志》记载的 *Butea monosperma* (Lam.) Kuntze 的中文名为紫矿，而一些藏医药专著多使用紫铆。

　　经比对，本材料的 ITS2 序列与紫矿 *Butea monosperma* (Lam.) Kuntze 的 ITS2 序列（NCBI 数据库登录号为 KJ436383、KJ436384、KC984653）的相似度为 100%。

总状绿绒蒿

Zongzhuanglüronghao

阿恰才温

ཨ་བྱག་ཆེར་སྐྱོན།

▶ **材　　料**

药材标本采集自西藏自治区拉萨市林周县旁多乡，采集号 2013146（馆藏标本号 003467）。

▶ **基　　原**

罂粟科植物总状绿绒蒿 *Meconopsis racemosa* Maxim.[*M. horridula* Hook. f. et Thoms. var. *racemosa* (Maxim.) Prain]（100%）。

▶ **形态特征**

一年生草本，高 20 ~ 50 cm，全体被黄褐色或淡黄色坚硬而平展的硬刺。主根呈圆柱形，长达 20 cm，向下渐狭。基生叶呈长圆状披针形、倒披针形或稀狭卵形、条形，先端急尖或钝，基部呈狭楔形，下延至叶柄基部，全缘或呈波状，两面绿色，中脉在背面隆起，侧脉在两面均明显，叶脉延伸至翅；下部茎生叶同基生叶，全缘，具短柄或近无柄。花生于上部叶腋内，最上部花无苞片；萼片呈长圆状卵形，外面被刺毛；花瓣 5 ~ 8，呈倒卵状长圆形，天蓝色或蓝紫色，有时呈红色，无毛；花丝呈丝状，长约 1 cm，呈紫色；子房呈卵形，花柱呈圆锥形，具棱，无毛，柱头呈长圆形。蒴果呈卵形或长卵形，密被刺毛，4 ~ 6 瓣自先端开裂至全长的

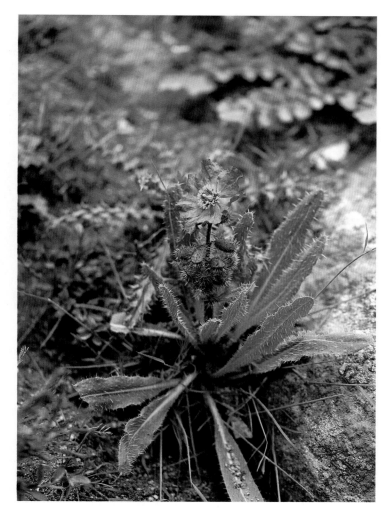

1/3；果柄长 1 ~ 15 cm，被刺毛；种子呈长圆形，种皮具窗格状网纹。花果期 5 ~ 11 月。

▶ **药材音译名**

阿恰才温、刺儿恩、刺尔恩、才儿恩、才尔恩、才温。

▶ ITS2 条形码序列／简并序列

CGCACCGAGTCACCCCCTTCAACTCCTGTCCTTGTGCCATCTGGAGACATTG
ATATCGGAGAGTGGATGGGGGCGGAGATTGACCCCCCGTGCCTTGCGGTGCG
GTCGGTCTAAATAAAGGCCCTGGGAGGCCGGCGTCACGATTTGTGGTGGTCG
ACACTCGTTGTCTCTCCTCATTCCGAAATCCGTGTCTGTTGTGCCACCGTGA
AGGACCACCAGGACCCCATTGGGCCGCTAATGCGGCACCCACTCTG

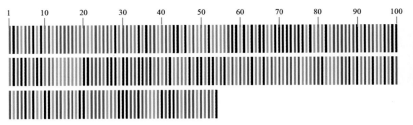

▶ 药用部位

全草或花。

▶ 功能主治

接骨、清热、止痛、活血化瘀。适用于头伤、骨折、骨裂、胸背疼痛、关节热痛。

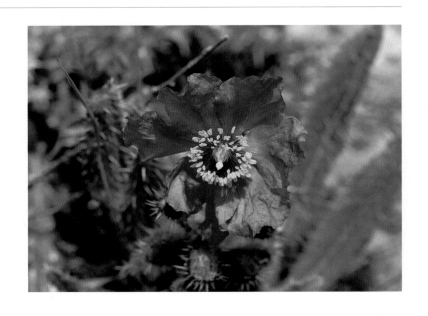

附　注

《四部医典》中记载有接骨、补骨髓之药物 ཚེར་སྔོན། （刺儿恩）。《晶珠本草》记载刺儿恩有 3 种，3 种的功效和形状基本相同。据现代文献记载和实地调查显示，现藏医所用刺儿恩的基原主要为罂粟科植物多刺绿绒蒿 *Meconopsis horridula* Hook. f. et Thoms.、总状绿绒蒿 *M. horridula* Hook. f. et Thoms. var. *racemosa* (Maxim.) Prain（*M. racemosa* Maxim.）；此外，拟多刺绿绒蒿 *M. pseudohorridula* C. Y. Wu et Chuang、滇西绿绒蒿 *M. impedita* Prain 等也作为刺儿恩使用，以多刺绿绒蒿 *M. horridula* Hook. f. et Thoms. 为正品（枝头开花，即单花顶生）。《部标藏药》《藏标》《青海藏标》以多刺绿绒蒿／ཚེར་སྔོན།／刺尔恩之名收载了多刺绿绒蒿 *M. horridula* Hook. f. et Thoms.；《青海省医疗机构制剂藏药材及其炮制方法指南（2019 年版）》以多刺绿绒蒿／ཚེར་སྔོན།／刺尔恩之名记载了多刺绿绒蒿 *M. horridula* Hook. f. et Thoms. 和总状绿绒蒿 *M. racemosa* Maxim.。（参见"多刺绿绒蒿"条）

经比对，本材料的 ITS2 的序列与总状绿绒蒿 *M. racemosa* Maxim.、多刺绿绒蒿 *M. horridula* Hook. f. et Thoms. 的 ITS2 序列（NCBI 数据库登录号分别为 KU508306、KU508307）的相似度均为 100%。

中文名拼音索引

拉丁学名索引

S

药材藏文名索引